权威·前沿·原创

皮书系列为
“十二五”“十三五”国家重点图书出版规划项目

医院蓝皮书

BLUE BOOK OF HOSPITALS

中国医院竞争力报告（2017~2018）

ANNUAL REPORT ON CHINA'S HOSPITAL COMPETITIVENESS (2017-2018)

分级诊疗：路难行势在必行

编委会主任／曹荣桂　钟南山

主　　编／庄一强

副 主 编／廖新波　王兴琳　刘　洪

艾力彼医院管理研究中心

社会科学文献出版社

SOCIAL SCIENCES ACADEMIC PRESS (CHINA)

图书在版编目（CIP）数据

中国医院竞争力报告. 2017－2018：分级诊疗：路难行势在必行／庄一强主编. －－北京：社会科学文献出版社，2018. 3
（医院蓝皮书）
ISBN 978－7－5201－2436－2

Ⅰ. ①中… Ⅱ. ①庄… Ⅲ. ①医院－管理－研究报告－中国－2017－2018 Ⅳ. ①R197. 32

中国版本图书馆 CIP 数据核字（2018）第 045771 号

医院蓝皮书
中国医院竞争力报告（2017～2018）
——分级诊疗：路难行势在必行

主　　编／庄一强
副 主 编／廖新波　王兴琳　刘　洪

出 版 人／谢寿光
项目统筹／周　丽　高　雁
责任编辑／高　雁　梁　雁

出　　版／社会科学文献出版社·经济与管理分社（010）59367226
　　　　　地址：北京市北三环中路甲 29 号院华龙大厦　邮编：100029
　　　　　网址：www. ssap. com. cn
发　　行／市场营销中心（010）59367081　59367018
印　　装／三河市东方印刷有限公司

规　　格／开　本：787mm × 1092mm　1/16
　　　　　印　张：33　字　数：503 千字
版　　次／2018 年 3 月第 1 版　2018 年 3 月第 1 次印刷
书　　号／ISBN 978－7－5201－2436－2
定　　价／108. 00 元

皮书序列号／PSN B－2016－529－1/1

本书如有印装质量问题，请与读者服务中心（010－59367028）联系

《中国医院竞争力报告（2017~2018）》
编委会

艾力彼医院管理研究中心

艾力彼医院管理研究中心（Institute of Asclepius Hospital Management，以下简称“艾力彼”），成立于2004年1月9日，是一家独立第三方研究机构，它结合多年来中国医院竞争力排名所累积的经验与数据库，建立了医院的综合竞争力和专科能力评价体系、中国医院竞争力星级认证体系、中国医院竞争力HIC认证体系。经广东省教育厅核准，艾力彼正式成为南方医科大学卫生管理学院教学大纲要求的在校生实习基地。

艾力彼愿景：以大数据为工具，努力成为中国最佳第三方医院评价机构。

艾力彼使命：推动医院管理职业化、医疗数据透明化。通过医院排名、星级认证、BHI平台、管理咨询和艾力彼医管学院，努力推动医院管理职业化；通过大数据挖掘与研究、HIC排名、HIC认证（信息互联互通）、3H（HQ-share、HSP、HR-share）共享信息平台，努力推动医疗数据透明化。

艾力彼组织开展医院第三方评价、医疗大数据、医院专科发展、医院运行效率、医院投融资及医院发展战略等学术研究；组稿发表医院管理研究论文，先后在各类医管杂志上发表数十篇医院管理论文；核心成员主编《中国医院竞争力报告（2017）》《中国医院竞争力报告（2016）》《中国民营医院竞争力报告（2015）》《中国民营医院竞争力报告（2014）》《医院品牌战略》，主译《美国JCI医院评审标准（第四版）》等十几本专著。从2016年起，每年出版《中国医院竞争力报告》，这是根据中国医院竞争力排名结果（顶级医院100强、省会市属/计划单列市医院100强、地级城市医院500强、县级医院500强、非公立医院500强、中医医院500强、省域医院30

强、县级专科30强、地级专科30强、医院信息互联互通（HIC）100强、上市医疗服务企业30强、非公立医院集团80强、医养结合机构80强、康复医院80强、华人地区最佳医院100强），对不同层级、不同类别约3000家上榜医院进行横向和纵向对比研究、总结分析而成的年度行业报告。

主要编撰者简介

庄一强　博士，现为艾力彼医院管理研究中心主任，兼任中国器官移植发展基金会副秘书长、中国医院协会原副秘书长、国内数家著名大学客座教授，开设“医疗大数据与第三方医院评价”课程；发表数十篇医院管理论文；主编/主译 9 本医院管理类书籍，包括《中国医院竞争力报告（2017）》《中国医院竞争力报告（2016）》《中国民营医院发展报告（2015）》《医院品牌战略》《美国 JCI 医院评审标准（第四版）》等。“中国医院竞争力”综合竞争力和专科能力评价、中国医院竞争力星级认证、中国医院竞争力 HIC 认证、专科质量与安全评价（HQ-share）、医院物力资源效率评价（HSP）、医院人力资源效率评价（HR-share）研究方法创始人之一；主持编撰“中国医院协会患者安全十大目标（2014～2015）”；成功指导数家医院股份制改造、完成多家民营医院投融资尽职调查。目前担任一家上市民营医院、两家非上市民营医院的独立董事。

廖新波　管理学硕士，广东省卫生和计划生育委员会巡视员；曾任广东省人民医院副院长，主持医院行政管理和信息化工作；兼任中山大学、南方医科大学、广州医科大学客座教授，北京交通大学博士后导师。著有《医院前线服务》《变革时代的医院管理》《医改，何去何从》等专著。注重医疗安全与医生价值在医改中的作用。

王兴琳　艾力彼医院管理研究中心执行主任，艾力彼管理顾问有限公司总裁，艾力彼联合创始人，管理学博士，广东省卫生经济学会副会长、绩效管理与评估分会会长，汕头大学医学院附属第一医院管理学客座教授、广州医科大学客座教授、广东卫生经济研究院研究员。2011～2014 年中国医院竞争力排名研究负责人，中国医院竞争力星级认证评定委员会专家、专科质量与安全评价（HQ-Share）共享平台创始人之一。《中国医院竞争力报告(2017)》《中国医院竞争力报告（2016)》副主编，《医患关系思考与对策》副主编，《医院品牌战略》编委，《医院品牌营销》作者之一。专注于医院管理研究，主持和为国内上百家医院提供管理咨询服务。

刘　洪　湘雅医学院硕士，泌尿外科副主任医师。在湘雅医学院附二院、岳阳市一人民医院、佛山市禅城中心医院等三级甲等综合医院工作 20 余年，曾任泌尿外科主任、外科主任、医务部主任、质改部主任、业务副院长。自 2002 年初起在美国 JCI 高级顾问 Derick Pasternak、Judy Moomjian、David Kitchin 等的直接指导下从事 JCI 认证准备工作七年，全面掌握 JCI 认证标准，是中国首位 JCI 办公室主任。全程参与了广州中医药大学祈福医院、美国 CHC 医疗集团慈林医院的创建和营运。2017 年 3 月加盟艾力彼，负责中国医院竞争力星级认证标准制定与更新、星级认证体系构建和专家培训，并参与星级认证执行工作。

摘　要

《中国医院竞争力报告（2017～2018）》由艾力彼医院管理研究中心策划，主编为庄一强；副主编为廖新波、王兴琳、刘洪。本书主要是根据艾力彼“第三方医院分层评价体系”系列排行榜，对2017年度的排名结果进行横向和纵向的对比研究、总结分析而成的年度行业报告。全书分为总报告、分报告一、分报告二、分报告三以及专题报告、附录六个部分。

总报告共分为两个部分，第一部分是中国医院竞争力2016～2017年16个排行榜。包括2017顶级医院100强、省会市属/计划单列市医院100强、地级城市医院500强、县级医院500强、非公立医院500强、中医医院500强、省域医院30强（各省）、县级专科30强、地级城市专科30强、医院信息互联HIC 100强以及2016上市医疗服务（医服）企业排行榜、非公立医院集团排行榜、非公立医院发展指数排行榜（各省）、医养结合机构50强、康复医院50强、华人地区最佳医院100强。第二部分是分级诊疗与区域均衡性分析，包括分级诊疗标杆——地级、县级医院运营分析、医院星级认证发展报告2017和医院信息互联报告2017。

分报告一：分层分类报告是根据2016～2017年中国医院竞争力排行榜的结果，从第三方分层分类评价体系出发，以各排行榜为单位对上榜医院进行东中西部、七大经济区以及各省份医院的区域分布、竞争力维度、省竞争力指数、各省份医疗资源均衡度、其他竞争力相关因素等综合分析，包括县级医院报告、地级城市医院报告、省会市属/计划单列市医院报告、中国顶级医院及亚洲华人地区最佳医院报告、中医医院报告。

分报告二：区域报告是根据国务院划分的我国七大经济区域，即东北、华北、华东、华中、华南、西北和西南，以省为单位对2017年发布的24个省份的30强医院进行分析。一方面从榜单综合排名出发，分析每省份的综合实力；另一方面从省域排名出发进行更深层次的研究，以期了解省域内医院发展现状。

分报告三：该部分为专科报告，县级、地级医院的专科单元能力对建立分级诊疗制度、合理配置医疗资源、提高医疗卫生服务公平与可及性、促进经济社会和谐发展具有重要意义。在艾力彼中国医院竞争力排名的基础上，通过5个维度30多个指标，对地级、县级医院专科进行综合评价。

最后一部分是专题报告：非公医院报告，从多个方面探讨总结非公立医院发展的有效途径，包括《非公医院发展指数：社会办医的坐标》《非公立医院及非公立医院集团报告》《医养结合机构及康复医院报告》《2017年A股上市公司投资医疗服务企业分析报告》《民营医疗机构港股IPO解析》《最具投资价值医院的衡量：BHI投资评级》。

医改已经进入深水区，当下分级诊疗路难行而势在必行。希望《中国医院竞争力报告（2017～2018）》的出版，能为医疗业界带来科学、客观的参考依据。

庄一强　博士

艾力彼医院管理研究中心主任

2018年1月9日

分级诊疗，路难行势在必行

艾力彼一直从第三方角度对不同层级医院进行研究与评价，体现了独立客观、严谨求实的工作态度。

分级诊疗制度，是要按照疾病的轻、重、缓、急及治疗的难易程度进行分级，不同级别的医疗机构承担不同疾病的诊治职能，实现基层首诊和双向转诊。分级诊疗制度是解决我国医疗服务体系格局和人民群众看病就医需求之间不匹配问题的必然选择。党的十九大提出“实施健康中国战略”，要“深化医药卫生体制改革，全面建立中国特色基本医疗卫生制度”。当前，顶级医院虹吸医疗技术、医疗人才及患者的现象仍较为明显，因此，为实现党的十九大提出的目标任务、打破虹吸现象、满足群众看病需求，分级诊疗势在必行！

分级诊疗之路难行，体现在几个方面。一是政府对公立医院的补偿机制不完善，自负盈亏的现象依然存在；二是同地区、同级医院之间存在直接的竞争关系，上下级医院之间存在间接竞争关系，医院对分享医疗技术、医疗资源存有芥蒂；三是部分患者追逐优质医疗资源，不信任基层医院。

怎么推进分级诊疗？在我看来，技术下沉是关键，利益共享是动力，IT技术是工具，政府指引是方向，社会参与是增量，其中，“技术下沉”尤为重要。李克强总理曾提出，让优质医疗资源上下贯通，以医联体之“通”，破解群众看病之“痛”。通过HIT技术推动医院信息互联互通，利用网络实现“技术下沉”，就是实现分级诊疗和构建医联体的核心。艾力彼医院管理研究中心多年来致力于分层分类对中国医院进行排名，给不同层级的医院树立标杆，推出的医院信息互联互通（Hospital Information Connectivity，HIC）排名为分级诊疗提供了标杆，新推出的HIC认证从院内互联、院际互联、第三方互联和大众互联四个维度评价 HIC 现状，有效帮助医院改进信息互联互通建设从而推动分级诊疗。

我期待艾力彼最新研究成果《中国医院竞争力报告（2017～2018）》的出版，相信该书能够为完善分级诊疗体系提供新的、有价值的参考资料。

中国工程院院士

钟南山

2018 年 1 月 9 日

社会办医的坐标：非公立医院发展评价

国家多次出台鼓励社会资本办医政策，从近几年卫生统计的数据来看，我国的非公立医院仍处在规模较小、缺少集团化运营的发展阶段。为了给各地区非公立医院的发展树立标杆，艾力彼利用大数据研究开发了非公立医院发展指数（以下简称非公指数）。

非公指数是通过对公立医院和非公立医院进行对照研究，借鉴国内外关于非公立医院能力评估等理论与方法，确定指标选择原则，调查汇总指定区域内公立医院和非公立医院的机构总数、医院质量、服务能力和运营效率等相关指标项，以建立一套针对全国、各省份非公立医院数量、质量及其医疗服务能力的年度综合评价体系，从而对非公立医院进行“行业画像”。

艾力彼还开发了 BHI（最具投资价值的医院，Best-valued Hospital for Investment）投资评级体系，该评级体系反映了一个地区对非公立医院发展的环境友好度和医院服务能力。环境友好度指的是社会办医扶持政策、非公立医院与公立医院的竞争态势等外部竞争因素，医院服务能力指的是非公立医院竞争力。通过展示不同区域间非公立医院的不同发展状态，从而客观、全面地对区域的非公立医院发展情况进行分析和评价。

总体来说，艾力彼非公立医院发展评价填补了国内对非公立医院发展地区评价的空白，直观反映出各地非公立医院发展差异，从而有利于投资人在投资决策前形成对目标区域的初步印象，为非公立医院的投资和发展提供了较好的评价和参照体系。

自 2010 年以来，艾力彼医院评价已经由单一的县级医院排名发展为分层分类 16 个排行榜。他们以前瞻的视野、独立的观点、严谨的态度和坚持不懈的努力取得了可喜的成绩。艾力彼开发的非公指数，将记录中国非公立医院的发展历程和变革轨迹，为推动社会办医提供有意义的参照体系。

中国医院协会创会会长、卫生部原副部长

曹荣桂

2018 年 1 月 9 日

目　录

Ⅰ　总报告

Ⅱ　分报告一　分层分类报告

Ⅲ　分报告二　区域报告

Ⅳ 分报告三 专科报告

Ⅴ 专题报告 非公医院报告

Ⅵ 附录

皮书数据库阅读**使用指南**

总 报 告

General Reports

B.1
中国医院竞争力排行榜

一 2017顶级医院100强

顶级医院：全国最佳综合医院，含中医医院，不含专科医院和部队医院。2017 顶级医院 100 强见表 1。

表 1 2017 顶级医院 100 强

名次	医院	得分	省份	城市	医院认证（级别/JCI/星级认证/HIMSS 等）	性质
1	北京协和医院	948.24	北京	北京	三甲	公立
2	四川大学华西医院	931.10	四川	成都	三甲	公立
3	复旦大学附属中山医院	921.72	上海	上海	三甲/HIMSS6	公立
4	上海交通大学医学院附属瑞金医院	913.23	上海	上海	三甲	公立
5	北京大学第一医院	904.96	北京	北京	三甲	公立

续表

名次	医院	得分	省份	城市	医院认证（级别/JCI/星级认证/HIMSS 等）	性质
6	中山大学附属第一医院	895.28	广东	广州	三甲	公立
7	复旦大学附属华山医院	889.79	上海	上海	三甲/JCI	公立
8	北京大学人民医院	882.20	北京	北京	三甲/HIMSS7	公立
9	华中科技大学同济医学院附属同济医院	873.11	湖北	武汉	三甲	公立
10	浙江大学附属第一医院	869.78	浙江	杭州	三甲/JCI/HIMSS6	公立
11	北京大学第三医院	863.12	北京	北京	三甲	公立
12	南方医科大学南方医院	857.83	广东	广州	三甲	公立
13	中国医科大学附属第一医院	852.27	辽宁	沈阳	三甲	公立
14	华中科技大学同济医学院附属协和医院	845.87	湖北	武汉	三甲	公立
15	中南大学湘雅医院	838.24	湖南	长沙	三甲	公立
16	上海交通大学医学院附属仁济医院	830.82	上海	上海	三甲	公立
17	中国医科大学附属盛京医院	823.64	辽宁	沈阳	三甲/HIMSS7	公立
18	中南大学湘雅二医院	815.24	湖南	长沙	三甲	公立
19	山东大学齐鲁医院	810.49	山东	济南	三甲	公立
20	上海交通大学医学院附属第九人民医院	808.05	上海	上海	三甲	公立
21	江苏省人民医院	804.88	江苏	南京	三甲	公立
22	浙江大学医学院附属第二医院	800.02	浙江	杭州	三甲/JCI/HIMSS6	公立
23	广东省人民医院	796.88	广东	广州	三甲	公立
24	上海交通大学医学院附属新华医院	794.41	上海	上海	三甲	公立
25	首都医科大学附属北京安贞医院	786.04	北京	北京	三甲	公立
26	上海市第六人民医院	783.62	上海	上海	三甲/HIMSS6	公立
27	中山大学孙逸仙纪念医院	780.69	广东	广州	三甲	公立
28	山东省立医院	775.58	山东	济南	三甲	公立
29	广州医科大学附属第一医院	773.09	广东	广州	三甲	公立
30	天津医科大学总医院	771.31	天津	天津	三甲	公立
31	吉林大学白求恩第一医院	767.71	吉林	长春	三甲	公立
32	中山大学附属第三医院	765.92	广东	广州	三甲	公立
33	首都医科大学附属北京天坛医院	761.76	北京	北京	三甲	公立

续表

名次	医院	得分	省份	城市	医院认证（级别/JCI/星级认证/HIMSS 等）	性质
34	苏州大学附属第一医院	759.62	江苏	苏州	三甲	公立
35	郑州大学第一附属医院	751.16	河南	郑州	三甲	公立
36	南京鼓楼医院	747.17	江苏	南京	三甲	公立
37	北京朝阳医院	741.86	北京	北京	三甲	公立
38	武汉大学人民医院	739.19	湖北	武汉	三甲	公立
39	首都医科大学宣武医院	733.68	北京	北京	三甲/HIMSS7	公立
40	哈尔滨医科大学附属第一医院	732.18	黑龙江	哈尔滨	三甲	公立
41	首都医科大学附属北京同仁医院	727.93	北京	北京	三甲	公立
42	中日友好医院	724.78	北京	北京	三甲	公立
43	上海市第一人民医院	722.93	上海	上海	三甲	公立
44	西安交通大学第一附属医院	717.25	陕西	西安	三甲	公立
45	重庆医科大学附属第一医院	716.11	重庆	重庆	三甲	公立
46	北京医院	712.06	北京	北京	三甲	公立
47	首都医科大学附属北京友谊医院	707.59	北京	北京	三甲	公立
48	北京积水潭医院	705.21	北京	北京	三甲	公立
49	哈尔滨医科大学附属第二医院	702.61	黑龙江	哈尔滨	三甲	公立
50	西安交通大学第二附属医院	700.33	陕西	西安	三甲	公立
51	安徽医科大学第一附属医院	694.47	安徽	合肥	三甲	公立
52	南方医科大学珠江医院	691.94	广东	广州	三甲	公立
53	东南大学附属中大医院	690.53	江苏	南京	三甲	公立
54	青岛大学附属医院	684.12	山东	青岛	三甲	公立
55	新疆医科大学第一附属医院	681.71	新疆	乌鲁木齐	三甲/HIMSS6	公立
56	武汉大学中南医院	677.43	湖北	武汉	三甲	公立
57	广东省中医院	672.28	广东	广州	三甲	公立
58	天津医科大学第二医院	665.80	天津	天津	三甲	公立
59	福建医科大学附属协和医院	662.25	福建	福州	三甲	公立
60	复旦大学附属华东医院	661.06	上海	上海	三甲	公立
61	重庆医科大学附属第二医院	657.61	重庆	重庆	三甲	公立
62	吉林大学第二医院	653.81	吉林	长春	三甲	公立
63	河北医科大学第二医院	648.74	河北	石家庄	三甲	公立
64	四川省人民医院	646.64	四川	成都	三甲	公立
65	徐州医科大学附属医院	645.13	江苏	徐州	三甲	公立
66	温州医科大学附属第一医院	640.09	浙江	温州	三甲	公立

续表

名次	医院	得分	省份	城市	医院认证（级别/JCI/星级认证/HIMSS 等）	性质
67	浙江大学医学院附属邵逸夫医院	637.04	浙江	杭州	三甲/JCI/HIMSS7	公立
68	福建医科大学附属第一医院	629.61	福建	福州	三甲	公立
69	广州市第一人民医院	623.96	广东	广州	三甲	公立
70	中南大学湘雅三医院	620.71	湖南	长沙	三甲	公立
71	江苏省中医院	614.19	江苏	南京	三甲	公立
72	浙江省人民医院	607.67	浙江	杭州	三甲	公立
73	中国中医科学院西苑医院	605.20	北京	北京	三甲	公立
74	河南省人民医院	599.74	河南	郑州	三甲/HIMSS6	公立
75	南昌大学第一附属医院	597.25	江西	南昌	三甲/HIMSS6	公立
76	广西医科大学第一附属医院	591.79	广西	南宁	三甲	公立
77	福建省立医院	586.90	福建	福州	三甲	公立
78	上海中医药大学附属龙华医院	575.68	上海	上海	三甲/HIMSS6	公立
79	湖南省人民医院	571.23	湖南	长沙	三甲	公立
80	天津市第一中心医院	563.08	天津	天津	三甲	公立
81	安徽省立医院	555.30	安徽	合肥	三甲	公立
82	中国中医科学院广安门医院	549.49	北京	北京	三甲	公立
83	昆明医科大学第一附属医院	543.40	云南	昆明	三甲	公立
84	上海中医药大学附属曙光医院	538.17	上海	上海	三甲	公立
85	大连医科大学附属第一医院	535.71	辽宁	大连	三甲	公立
86	新疆维吾尔自治区人民医院	530.25	新疆	乌鲁木齐	三甲	公立
87	广州中医药大学第一附属医院	524.99	广东	广州	三甲	公立
88	吉林大学中日联谊医院	519.64	吉林	长春	三甲	公立
89	上海市第十人民医院	516.86	上海	上海	三甲	公立
90	河北医科大学第三医院	514.49	河北	石家庄	三甲	公立
91	北京中医药大学东直门医院	509.25	北京	北京	三甲	公立
92	深圳市人民医院	501.69	广东	深圳	三甲	公立
93	山西医科大学第一医院	496.39	山西	太原	三甲	公立
94	宁夏医科大学总医院	494.12	宁夏	银川	三甲	公立
95	贵州医科大学附属医院	489.08	贵州	贵阳	三甲	公立
96	厦门大学附属第一医院	486.37	福建	厦门	三甲/JCI/HIMSS7	公立
97	武汉市中心医院	480.78	湖北	武汉	三甲	公立
98	兰州大学第二医院	468.45	甘肃	兰州	三甲	公立
99	大连医科大学附属第二医院	463.29	辽宁	大连	三甲/星级认证*	公立
100	广州医科大学附属第二医院	455.12	广东	广州	三甲	公立

注：*指处在星级认证中。

二 2017省会市属/计划单列市医院100强

省会市属/计划单列市医院：医院位于省会城市和计划单列市，由市卫计委管辖的综合医院、中医医院、市办医学院附属综合医院和该市区级医院。2017省会市属/计划单列市医院100强见表2。

表2 2017省会市属/计划单列市医院100强

名次	医院	得分	省份	城市	医院认证（级别/JCI/星级认证/HIMSS等）	性质
1	广州医科大学附属第一医院	915.86	广东	广州	三甲	公立
2	南京鼓楼医院	906.49	江苏	南京	三甲	公立
3	青岛大学附属医院	891.08	山东	青岛	三甲	公立
4	广州市第一人民医院	879.34	广东	广州	三甲	公立
5	大连医科大学附属第一医院	874.57	辽宁	大连	三甲	公立
6	深圳市人民医院	860.46	广东	深圳	三甲	公立
7	厦门大学附属第一医院	854.85	福建	厦门	三甲/JCI/HIMSS7	公立
8	武汉市中心医院	844.11	湖北	武汉	三甲	公立
9	大连医科大学附属第二医院	843.22	辽宁	大连	三甲/星级认证*	公立
10	广州医科大学附属第二医院	835.34	广东	广州	三甲	公立
11	杭州市第一人民医院	828.84	浙江	杭州	三甲	公立
12	郑州市中心医院	822.52	河南	郑州	三甲	公立
13	武汉市第一医院	808.36	湖北	武汉	三甲	公立
14	成都市第三人民医院	803.51	四川	成都	三甲	公立
15	厦门大学附属中山医院	802.49	福建	厦门	三甲	公立
16	济南市中心医院	799.99	山东	济南	三甲	公立
17	南京市第一医院	786.34	江苏	南京	三甲	公立
18	成都市第一人民医院	772.55	四川	成都	三甲	公立
19	长沙市中心医院	768.71	湖南	长沙	三甲	公立
20	合肥市第一人民医院	767.43	安徽	合肥	三甲	公立
21	海口市人民医院	759.78	海南	海口	三甲	公立
22	北京大学深圳医院	747.71	广东	深圳	三甲	公立
23	石家庄市第一医院	742.75	河北	石家庄	三甲	公立
24	郑州人民医院	738.13	河南	郑州	三甲/JCI	公立
25	广州医科大学附属第三医院	733.23	广东	广州	三甲	公立

续表

名次	医院	得分	省份	城市	医院认证（级别/JCI/星级认证/HIMSS 等）	性质
26	郑州市第一人民医院	715.76	河南	郑州	三甲	公立
27	沈阳医学院附属中心医院	707.52	辽宁	沈阳	三甲	公立
28	哈尔滨市第一医院	691.19	黑龙江	哈尔滨	三甲	公立
29	杭州师范大学附属医院	688.73	浙江	杭州	三甲	公立
30	成都市第二人民医院	687.51	四川	成都	三甲	公立
31	深圳市第二人民医院	686.31	广东	深圳	三甲	公立
32	成都市第五人民医院	685.90	四川	成都	三甲	公立
33	西安市中心医院	682.92	陕西	西安	三甲	公立
34	武汉市第三医院	675.69	湖北	武汉	三甲	公立
35	青岛市市立医院	670.60	山东	青岛	三甲	公立
36	沈阳市第四人民医院	668.58	辽宁	沈阳	三甲	公立
37	广州市红十字会医院	666.45	广东	广州	三甲	公立
38	昆明市第一人民医院	665.52	云南	昆明	三甲	公立
39	南宁市第一人民医院	663.68	广西	南宁	三甲	公立
40	南昌市第一医院	661.00	江西	南昌	三甲	公立
41	合肥市第二人民医院	659.29	安徽	合肥	三甲	公立
42	深圳市南山区人民医院	657.46	广东	深圳	三甲	公立
43	长沙市第一医院	656.80	湖南	长沙	三甲	公立
44	深圳市中医院	649.45	广东	深圳	三甲	公立
45	宁波市第二医院	639.20	浙江	宁波	三甲/JCI/星级认证*	公立
46	厦门市中医院	637.58	福建	厦门	三甲	公立
47	西安市红会医院	636.98	陕西	西安	三甲	公立
48	杭州市红十字会医院	636.01	浙江	杭州	三甲	公立
49	昆明市延安医院	630.03	云南	昆明	三甲	公立
50	武汉市第四医院	627.54	湖北	武汉	三甲	公立
51	香港大学深圳医院	619.61	广东	深圳	三级	公立
52	合肥市滨湖医院	618.36	安徽	合肥	三级	公立
53	西安市第一医院	616.23	陕西	西安	三甲	公立
54	西安长安医院	615.60	陕西	西安	三级/星级认证/HIMSS6	非公立
55	武汉市普仁医院	608.10	湖北	武汉	三甲/星级认证	非公立
56	长沙市中医医院	607.98	湖南	长沙	三甲	公立
57	浙江萧山医院	599.05	浙江	杭州	三乙	非公立
58	杭州市中医院	589.97	浙江	杭州	三甲	公立

续表

名次	医院	得分	省份	城市	医院认证（级别/JCI/星级认证/HIMSS 等）	性质
59	太原市中心医院	586.53	山西	太原	三甲	公立
60	贵阳市第一人民医院	583.53	贵州	贵阳	三甲	公立
61	大连市中心医院	582.74	辽宁	大连	三甲	公立
62	郑州市第二人民医院	578.47	河南	郑州	二甲	公立
63	沈阳市第五人民医院	576.04	辽宁	沈阳	三甲	公立
64	西安市中医医院	574.54	陕西	西安	三甲	公立
65	哈尔滨市第四医院	569.79	黑龙江	哈尔滨	三甲	公立
66	沈阳医学院附属第二医院	564.72	辽宁	沈阳	三甲	公立
67	哈尔滨市第五医院	563.44	黑龙江	哈尔滨	三级	公立
68	西安高新医院	562.37	陕西	西安	三甲	非公立
69	南宁市第二人民医院	556.14	广西	南宁	三甲	公立
70	福州市第一医院	546.56	福建	福州	三甲	公立
71	长沙市第三医院	543.06	湖南	长沙	三级	公立
72	沈阳市第一人民医院	538.16	辽宁	沈阳	三级	公立
73	一汽总医院	537.46	吉林	长春	三甲	公立
74	贵阳市金阳医院	536.24	贵州	贵阳	三甲	公立
75	宁波市第一医院	534.21	浙江	宁波	三甲	公立
76	成都大学附属医院	530.15	四川	成都	三甲	公立
77	宁波市医疗中心李惠利医院	524.70	浙江	宁波	三甲	公立
78	银川市第一人民医院	523.25	宁夏	银川	三甲	公立
79	西电集团医院	521.18	陕西	西安	三级	公立
80	长春市中心医院	517.73	吉林	长春	三甲	公立
81	长沙市第四医院	516.70	湖南	长沙	三级	公立
82	南京市中医院	514.36	江苏	南京	三甲	公立
83	福州市第二医院	511.62	福建	福州	三甲	公立
84	厦门长庚医院	507.51	福建	厦门	三级	非公立
85	郑州市中医院	504.54	河南	郑州	三甲	公立
86	华润武钢总医院	503.54	湖北	武汉	三甲	非公立
87	南京明基医院	502.52	江苏	南京	三级	非公立
88	郑州市第三人民医院	501.47	河南	郑州	三级	公立
89	石家庄市第三医院	500.10	河北	石家庄	三乙	公立
90	西宁市第一人民医院	499.44	青海	西宁	三甲	公立
91	南京同仁医院	496.29	江苏	南京	三级	非公立

续表

名次	医院	得分	省份	城市	医院认证（级别/JCI/星级认证/HIMSS 等）	性质
92	青岛市中心医院	490.60	山东	青岛	三甲	公立
93	兰州市第二人民医院	478.01	甘肃	兰州	三乙	公立
94	广州市中医医院	472.74	广东	广州	三甲	公立
95	乌鲁木齐市友谊医院	459.31	新疆	乌鲁木齐	三甲	公立
96	大连大学附属中山医院	458.41	辽宁	大连	三甲/HIMSS6	公立
97	呼和浩特市第一医院	450.54	内蒙古	呼和浩特	三级	公立
98	广州市番禺区中心医院	444.04	广东	广州	三甲	公立
99	成飞医院	437.71	四川	成都	三乙	公立
100	厦门市第三医院	429.16	福建	厦门	三乙/星级认证*	公立

注：*指处在星级认证中。

三　2017地级城市医院500强

地级城市医院：位于地级城市（不含省会城市和计划单列市）的综合医院，中医医院、各级医学院附属综合医院和区级医院。2017 地级城市医院 500 强见表 3、表 4、表 5。

表 3　2017 地级城市医院 100 强

名次	医院	得分	省份	城市	医院认证（级别/JCI/星级认证/HIMSS 等）	性质
1	苏州大学附属第一医院	915.44	江苏	苏州	三甲	公立
2	徐州医科大学附属医院	897.85	江苏	徐州	三甲	公立
3	温州医科大学附属第一医院	893.73	浙江	温州	三甲	公立
4	烟台毓璜顶医院	884.49	山东	烟台	三甲/HIMSS6	公立
5	聊城市人民医院	877.35	山东	聊城	三甲	公立
6	佛山市第一人民医院	868.76	广东	佛山	三甲	公立
7	临沂市人民医院	865.91	山东	临沂	三甲	公立
8	汕头大学医学院第一附属医院	860.76	广东	汕头	三甲	公立
9	东莞市人民医院	842.15	广东	东莞	三甲	公立

续表

名次	医院	得分	省份	城市	医院认证（级别/JCI/星级认证/HIMSS 等）	性质
10	十堰市太和医院	833.68	湖北	十堰	三甲	公立
11	济宁市第一人民医院	828.29	山东	济宁	三甲	公立
12	徐州市中心医院	815.37	江苏	徐州	三甲	公立
13	济宁医学院附属医院	805.77	山东	济宁	三甲/JCI/HIMSS6	公立
14	温州医科大学附属第二医院	797.45	浙江	温州	三甲	公立
15	无锡市人民医院	789.01	江苏	无锡	三甲	公立
16	中山市人民医院	784.27	广东	中山	三甲	公立
17	常州市第一人民医院	773.02	江苏	常州	三甲	公立
18	遵义医学院附属医院	756.43	贵州	遵义	三甲	公立
19	沧州市中心医院	749.84	河北	沧州	三甲	公立
20	佛山市中医院	744.62	广东	佛山	三甲	公立
21	惠州市中心人民医院	741.62	广东	惠州	三级	公立
22	西南医科大学附属医院	733.10	四川	泸州	三甲	公立
23	新乡医学院第一附属医院	725.50	河南	新乡	三甲	公立
24	梅州市人民医院	722.49	广东	梅州	三甲	公立
25	江苏省苏北人民医院	717.59	江苏	扬州	三甲	公立
26	南通大学附属医院	712.90	江苏	南通	三甲	公立
27	粤北人民医院	706.91	广东	韶关	三甲	公立
28	郴州市第一人民医院	703.04	湖南	郴州	三甲	公立
29	浙江省台州医院	697.16	浙江	台州	三甲/HIMSS6	公立
30	苏州市立医院	693.77	江苏	苏州	三甲	公立
31	潍坊市人民医院	689.67	山东	潍坊	三甲/星级认证*	公立
32	宜昌市中心人民医院	685.35	湖北	宜昌	三甲	公立
33	江门市中心医院	677.67	广东	江门	三甲	公立
34	蚌埠医学院第一附属医院	676.50	安徽	蚌埠	三甲	公立
35	襄阳市中心医院	671.24	湖北	襄阳	三甲	公立
36	金华市中心医院	667.68	浙江	金华	三甲	公立
37	泉州市第一医院	665.39	福建	泉州	三甲	公立
38	广东医科大学附属医院	661.57	广东	湛江	三甲	公立
39	大庆油田总医院	653.58	黑龙江	大庆	三甲	公立
40	绵阳市中心医院	650.29	四川	绵阳	三甲	公立
41	淮安市第一人民医院	644.90	江苏	淮安	三甲/HIMSS6	公立
42	常州市第二人民医院	643.80	江苏	常州	三甲	公立
43	川北医学院附属医院	637.32	四川	南充	三甲	公立
44	十堰市人民医院	633.25	湖北	十堰	三甲	公立
45	柳州市人民医院	627.01	广西	柳州	三甲	公立

续表

名次	医院	得分	省份	城市	医院认证（级别/JCI/星级认证/HIMSS 等）	性质
46	苏州大学附属第二医院	624.51	江苏	苏州	三甲	公立
47	柳州市工人医院	620.15	广西	柳州	三甲	公立
48	泰安市中心医院	614.71	山东	泰安	三甲	公立
49	齐齐哈尔市第一医院	612.87	黑龙江	齐齐哈尔	三甲	公立
50	泰州市人民医院	610.22	江苏	泰州	三甲	公立
51	河南科技大学第一附属医院	607.33	河南	洛阳	三甲	公立
52	新乡市中心医院	601.86	河南	新乡	三甲	公立
53	连云港市第一人民医院	596.24	江苏	连云港	三甲	公立
54	南阳市中心医院	591.63	河南	南阳	三甲	公立
55	清远市人民医院	590.66	广东	清远	三甲	公立
56	邯郸市中心医院	585.25	河北	邯郸	三甲	公立
57	皖南医学院弋矶山医院	583.61	安徽	芜湖	三甲	公立
58	南华大学附属第一医院	582.62	湖南	衡阳	三甲	公立
59	滨州医学院附属医院	581.40	山东	滨州	三甲/HIMSS6	公立
60	无锡市第二人民医院	575.77	江苏	无锡	三甲/JCI/HIMSS6	公立
61	遂宁市中心医院	572.03	四川	遂宁	三甲	公立
62	盐城市第一人民医院	568.56	江苏	盐城	三甲	公立
63	湛江中心人民医院	565.42	广东	湛江	三甲	公立
64	福建医科大学附属第二医院	559.17	福建	泉州	三甲	公立
65	绍兴市人民医院	552.26	浙江	绍兴	三甲	公立
66	常德市第一人民医院	547.65	湖南	常德	三甲/星级认证*	公立
67	汕头市中心医院	545.92	广东	汕头	三甲	公立
68	江苏大学附属医院	541.12	江苏	镇江	三甲	公立
69	唐山工人医院	538.30	河北	唐山	三甲	公立
70	株洲市中心医院	535.40	湖南	株洲	三甲	公立
71	荆州市中心医院	529.29	湖北	荆州	三甲	公立
72	丽水市中心医院	524.48	浙江	丽水	三甲	公立
73	承德医学院附属医院	519.40	河北	承德	三甲	公立
74	德阳市人民医院	514.26	四川	德阳	三甲/星级认证	公立
75	曲靖市第一人民医院	511.81	云南	曲靖	三甲	公立
76	荆州市第一人民医院	505.92	湖北	荆州	三甲	公立
77	邵阳市中心医院	503.43	湖南	邵阳	三甲	公立
78	湖州市中心医院	498.81	浙江	湖州	三甲	公立
79	商丘市第一人民医院	488.23	河南	商丘	三甲	公立
80	镇江市第一人民医院	479.74	江苏	镇江	三甲/JCI	公立
81	扬州市第一人民医院	475.29	江苏	扬州	三甲	公立

续表

名次	医院	得分	省份	城市	医院认证（级别/JCI/星级认证/HIMSS等）	性质
82	锦州医科大学附属第一医院	472.39	辽宁	锦州	三甲	公立
83	漳州市医院	468.31	福建	漳州	三甲	公立
84	延安大学附属医院	463.08	陕西	延安	三甲	公立
85	陕西中医药大学附属医院	454.96	陕西	咸阳	三甲	公立
86	沧州中西医结合医院	450.54	河北	沧州	三甲	公立
87	佛山市禅城中心医院	445.45	广东	佛山	三甲/星级认证	非公立
88	南充市中心医院	439.64	四川	南充	三甲	公立
89	茂名市人民医院	428.38	广东	茂名	三甲	公立
90	东莞东华医院	422.09	广东	东莞	三甲	非公立
91	河北大学附属医院	412.86	河北	保定	三甲	公立
92	淄博市中心医院	410.40	山东	淄博	三甲/星级认证*	公立
93	盘锦市中心医院	404.19	辽宁	盘锦	三甲	公立
94	鄂东医疗集团黄石市中心医院	399.99	湖北	黄石	三甲/JCI/HIMSS6	公立
95	恩施土家族苗族自治州中心医院	395.24	湖北	恩施州	三甲	公立
96	龙岩市第一医院	389.12	福建	龙岩	三甲	公立
97	丽水市人民医院	377.27	浙江	丽水	三甲/星级认证*	公立
98	娄底市中心医院	362.39	湖南	娄底	三甲	公立
99	九江市第一人民医院	350.14	江西	九江	三甲	公立
100	吉林市中心医院	341.60	吉林	吉林	三甲	公立

表4　2017地级城市医院101～300强

名次	医院	省份	城市	医院认证（级别/JCI/星级认证/HIMSS等）	性质
101	长治医学院附属和平医院	山西	长治	三甲	公立
102	邯郸市第一医院	河北	邯郸	三甲	公立
103	赣南医学院第一附属医院	江西	赣州	三甲	公立
104	宜宾市第二人民医院	四川	宜宾	三甲	公立
105	赤峰市医院	内蒙古	赤峰	三甲	公立
106	沧州市人民医院	河北	沧州	三甲	公立
107	保定市第一中心医院	河北	保定	三甲	公立
108	佳木斯大学附属第一医院	黑龙江	佳木斯	三甲	公立
109	肇庆市第一人民医院	广东	肇庆	三甲	公立
110	六安市人民医院	安徽	六安	三甲	公立
111	徐州市第一人民医院	江苏	徐州	三甲	公立

续表

名次	医院	省份	城市	医院认证（级别/JCI/星级认证/HIMSS 等）	性质
112	嘉兴市第一医院	浙江	嘉兴	三甲	公立
113	葫芦岛市中心医院	辽宁	葫芦岛	三甲	公立
114	东莞康华医院	广东	东莞	三甲	非公立
115	秦皇岛市第一医院	河北	秦皇岛	三甲	公立
116	吉林市人民医院	吉林	吉林	三甲	公立
117	赣州市人民医院	江西	赣州	三甲	公立
118	临沂市沂水中心医院	山东	临沂	三甲	公立
119	菏泽市立医院	山东	菏泽	三甲	公立
120	延边大学附属医院	吉林	延边州	三甲	公立
121	中山市中医院	广东	中山	三甲	公立
122	襄阳市第一人民医院	湖北	襄阳	三甲	公立
123	佳木斯市中心医院	黑龙江	佳木斯	三甲	公立
124	德州市人民医院	山东	德州	三甲	公立
125	日照市人民医院	山东	日照	三甲	公立
126	荆门市第一人民医院	湖北	荆门	三甲	公立
127	亳州市人民医院	安徽	亳州	三甲	公立
128	鄂尔多斯市中心医院	内蒙古	鄂尔多斯	三甲	公立
129	齐齐哈尔医学院附属第三医院	黑龙江	齐齐哈尔	三甲	公立
130	滨州市人民医院	山东	滨州	三甲	公立
131	牡丹江市第二人民医院	黑龙江	牡丹江	三甲	公立
132	包头市中心医院	内蒙古	包头	三甲/HIMSS6	公立
133	桂林医学院附属医院	广西	桂林	三甲	公立
134	湘潭市中心医院	湖南	湘潭	三甲	公立
135	烟台市烟台山医院	山东	烟台	三甲	公立
136	赤峰学院附属医院	内蒙古	赤峰	三甲	公立
137	遵义市第一人民医院	贵州	遵义	三甲	公立
138	河南大学淮河医院	河南	开封	三甲	公立
139	大同市第五人民医院	山西	大同	三甲	公立
140	潍坊医学院附属医院	山东	潍坊	三甲	公立
141	安庆市立医院	安徽	安庆	三甲	公立
142	洛阳市中心医院	河南	洛阳	三甲	公立
143	濮阳市人民医院	河南	濮阳	三甲	公立
144	四平市中心医院	吉林	四平	三甲	公立
145	石河子大学医学院第一附属医院	新疆	省管县	三甲	公立

续表

名次	医院	省份	城市	医院认证（级别/JCI/星级认证/HIMSS等）	性质
146	莆田市第一医院	福建	莆田	三甲	公立
147	东营市人民医院	山东	东营	三甲	公立
148	齐齐哈尔医学院附属第一医院	黑龙江	齐齐哈尔	三甲	公立
149	孝感市中心医院	湖北	孝感	三甲	公立
150	宜宾市第一人民医院	四川	宜宾	三甲	公立
151	包头医学院第一附属医院	内蒙古	包头	三甲	公立
152	达州市中心医院	四川	达州	三甲	公立
153	开封市中心医院	河南	开封	三甲	公立
154	邢台市人民医院	河北	邢台	三甲	公立
155	驻马店市中心医院	河南	驻马店	三级	公立
156	右江民族医学院附属医院	广西	百色	三甲	公立
157	唐山市人民医院	河北	唐山	三甲	公立
158	珠海市人民医院	广东	珠海	三甲/星级认证*	公立
159	衢州市人民医院	浙江	衢州	三甲	公立
160	濮阳市油田总医院	河南	濮阳	三甲	非公立
161	威海市立医院	山东	威海	三甲	公立
162	盐城市第三人民医院	江苏	盐城	三甲	公立
163	鹤岗市人民医院	黑龙江	鹤岗	三甲	公立
164	华北理工大学附属医院	河北	唐山	三甲	公立
165	自贡市第一人民医院	四川	自贡	三甲	公立
166	本溪中心医院	辽宁	本溪	三甲	公立
167	阜阳市人民医院	安徽	阜阳	三甲	公立
168	鞍钢集团总医院	辽宁	鞍山	三甲	公立
169	中山大学附属第五医院	广东	珠海	三甲	公立
170	怀化市第一人民医院	湖南	怀化	三甲	公立
171	乌兰察布市中心医院	内蒙古	乌兰察布	三甲	公立
172	漯河市中心医院	河南	漯河	三甲/星级认证*	公立
173	西南医科大学附属中医医院	四川	泸州	三甲/星级认证*	公立
174	潍坊市中医院	山东	潍坊	三甲	公立
175	玉林市第一人民医院	广西	玉林	三甲	公立
176	吉化总医院	吉林	吉林	三甲	公立
177	牡丹江市第一人民医院	黑龙江	牡丹江	三甲	公立
178	绥化市第一医院	黑龙江	绥化	三甲	公立
179	钦州市第一人民医院	广西	钦州	三甲	公立

续表

名次	医院	省份	城市	医院认证（级别/JCI/星级认证/HIMSS 等）	性质
180	北海市人民医院	广西	北海	三甲	公立
181	南华大学附属第二医院	湖南	衡阳	三甲	公立
182	连云港市第二人民医院	江苏	连云港	三甲	公立
183	齐齐哈尔医学院附属第二医院	黑龙江	齐齐哈尔	三甲	公立
184	芜湖市第二人民医院	安徽	芜湖	三甲	公立
185	大庆龙南医院	黑龙江	大庆	三甲	公立
186	运城市中心医院	山西	运城	三甲	公立
187	泰山医学院附属医院	山东	泰安	三甲	公立
188	冀中能源峰峰集团总医院	河北	邯郸	三甲	公立
189	嘉兴市第二医院	浙江	嘉兴	三甲	公立
190	随州市中心医院	湖北	随州	三甲	公立
191	牡丹江医学院红旗医院	黑龙江	牡丹江	三甲	公立
192	信阳市中心医院	河南	信阳	三级	公立
193	荆门市第二人民医院	湖北	荆门	三甲	公立
194	三门峡市中心医院	河南	三门峡	三甲	公立
195	大同煤矿集团公司总医院	山西	大同	三甲	公立
196	贵港市人民医院	广西	贵港	三甲	公立
197	常州市中医医院	江苏	常州	三甲	公立
198	玉溪市人民医院	云南	玉溪	三甲	公立
199	周口市中心医院	河南	周口	三甲	公立
200	平顶山市第一人民医院	河南	平顶山	三甲	公立
201	朝阳市中心医院	辽宁	朝阳	三甲	公立
202	绵阳市第三人民医院	四川	绵阳	三甲	公立
203	许昌市中心医院	河南	许昌	三级	公立
204	抚顺矿务局总医院	辽宁	抚顺	三甲	公立
205	苏州九龙医院	江苏	苏州	三甲	非公立
206	河南大学第一附属医院	河南	开封	三级	公立
207	南京鼓楼医院集团宿迁市人民医院	江苏	宿迁	三乙	非公立
208	铁岭市中心医院	辽宁	铁岭	三甲	公立
209	安阳市人民医院	河南	安阳	三甲	公立
210	莆田学院附属医院	福建	莆田	三甲	公立
211	温州市中心医院	浙江	温州	三甲	公立
212	宜昌市第一人民医院	湖北	宜昌	三甲	公立
213	聊城市第二人民医院	山东	聊城	三级	公立

续表

名次	医院	省份	城市	医院认证（级别/JCI/星级认证/HIMSS 等）	性质
214	台州市第一人民医院	浙江	台州	三乙	公立
215	滁州市第一人民医院	安徽	滁州	三甲	公立
216	榆林市第一医院	陕西	榆林	三甲	公立
217	普洱市人民医院	云南	普洱	三甲	公立
218	枣庄矿业集团中心医院	山东	枣庄	三甲	公立
219	萍乡市人民医院	江西	萍乡	三甲	公立
220	揭阳市人民医院	广东	揭阳	三甲	公立
221	汕头大学医学院第二附属医院	广东	汕头	三级	公立
222	柳州市中医院	广西	柳州	三甲	公立
223	梧州市红十字会医院	广西	梧州	三级	公立
224	钦州市第二人民医院	广西	钦州	三甲	公立
225	南通市第一人民医院	江苏	南通	三甲	公立
226	内蒙古包钢医院	内蒙古	包头	三甲	公立
227	佛山市第二人民医院	广东	佛山	三甲	公立
228	九江学院附属医院	江西	九江	三甲	公立
229	宜昌市第二人民医院	湖北	宜昌	三甲	公立
230	宜春市人民医院	江西	宜春	三甲	公立
231	东风总医院	湖北	十堰	三甲	公立
232	三明市第一医院	福建	三明	三甲	公立
233	鄂州市中心医院	湖北	鄂州	三甲	公立
234	江门市五邑中医院	广东	江门	三甲	公立
235	河北北方学院附属第一医院	河北	张家口	三甲	公立
236	舟山医院	浙江	舟山	三甲/JCI	公立
237	咸宁市中心医院	湖北	咸宁	三甲	公立
238	临汾市第四人民医院	山西	临汾	三甲	公立
239	新乡市第一人民医院	河南	新乡	三级	公立
240	台州市立医院	浙江	台州	三乙	公立
241	焦作市人民医院	河南	焦作	三甲	公立
242	廊坊市人民医院	河北	廊坊	三甲	公立
243	伊犁州友谊医院	新疆	伊犁州	三甲	公立
244	阳江市人民医院	广东	阳江	三甲	公立
245	文山壮族苗族自治州人民医院	云南	文山州	三级	公立
246	安顺市人民医院	贵州	安顺	三甲	公立
247	襄阳市中医医院	湖北	襄阳	三甲	公立

续表

名次	医院	省份	城市	医院认证（级别/JCI/星级认证/HIMSS 等）	性质
248	承德市中心医院	河北	承德	三甲	公立
249	鞍山市中心医院	辽宁	鞍山	三甲	公立
250	平顶山煤业公司总医院	河南	平顶山	三甲	公立
251	浙江金华广福医院	浙江	金华	三乙	非公立
252	安康市中心医院	陕西	安康	三甲	公立
253	莱芜市人民医院	山东	莱芜	三级	公立
254	淮北矿工总医院	安徽	淮北	三甲	非公立
255	淮安市第二人民医院	江苏	淮安	三甲	公立
256	枣庄市立医院	山东	枣庄	三甲	公立
257	淄博市第一医院	山东	淄博	三甲/JCI	公立
258	铜陵市人民医院	安徽	铜陵	三甲	公立
259	乐山市人民医院	四川	乐山	三甲	公立
260	辽阳市中心医院	辽宁	辽阳	三甲	公立
261	宁德市闽东医院	福建	宁德	三甲	公立
262	阜新矿业集团总医院	辽宁	阜新	三甲	公立
263	龙岩市第二医院	福建	龙岩	三乙	公立
264	呼伦贝尔市人民医院	内蒙古	呼伦贝尔	三乙	公立
265	新余市人民医院	江西	新余	三甲	公立
266	汉中市中心医院	陕西	汉中	三甲	公立
267	攀枝花市中心医院	四川	攀枝花	三甲	公立
268	锦州市中心医院	辽宁	锦州	三甲	公立
269	广元市中心医院	四川	广元	三甲	公立
270	河南能源焦煤中央医院	河南	焦作	三甲	公立
271	宝鸡市中心医院	陕西	宝鸡	三甲	公立
272	温州市人民医院	浙江	温州	三甲	公立
273	眉山市人民医院	四川	眉山	三甲	公立
274	鹤壁市人民医院	河南	鹤壁	三级	公立
275	徐州市中医院	江苏	徐州	三甲	公立
276	咸阳市中心医院	陕西	咸阳	三甲	公立
277	阳泉煤业总医院	山西	阳泉	三甲	公立
278	铜仁市人民医院	贵州	铜仁	三甲	公立
279	汕头潮南民生医院	广东	汕头	三乙	非公立
280	南阳市第一人民医院	河南	南阳	三级	公立
281	渭南市中心医院	陕西	渭南	三甲	公立

续表

名次	医院	省份	城市	医院认证（级别/JCI/星级认证/HIMSS 等）	性质
282	保定市第二医院	河北	保定	三甲	公立
283	宝鸡市中医医院	陕西	宝鸡	三甲	公立
284	中山市小榄人民医院	广东	中山	三甲	公立
285	广元市第一人民医院	四川	广元	三甲	公立
286	东莞市中医院	广东	东莞	三甲	公立
287	宁德市医院	福建	宁德	三甲	公立
288	自贡市第四人民医院	四川	自贡	三甲	公立
289	永州市中心医院	湖南	永州	三甲	公立
290	大理州人民医院	云南	大理州	三甲	公立
291	通辽市医院	内蒙古	通辽	三甲	公立
292	昭通市第一人民医院	云南	昭通	三甲	公立
293	南平市第一医院	福建	南平	三甲	公立
294	临沂市中医医院	山东	临沂	三甲	公立
295	楚雄州人民医院	云南	楚雄	三乙	公立
296	保山市人民医院	云南	保山	三甲	公立
297	天水市第一人民医院	甘肃	天水	三甲	公立
298	延安大学咸阳医院	陕西	咸阳	三级	非公立
299	黔东南州人民医院	贵州	黔东南州	三甲	公立
300	温州康宁医院	浙江	温州	三甲/星级认证	非公立

表 5　地级城市医院 301～500 强

医院	城市	级别	性质	医院	城市	级别	性质
黑龙江省							
大庆市人民医院	大庆	三甲	公立				
吉林省							
白城市中心医院	白城	二甲	公立	吉林油田总医院	松原	三甲	公立
白山市中心医院	白山	三乙	公立	松原市中心医院	松原	三级	公立
北华大学附属医院	吉林	三甲	公立	通化市中心医院	通化	三乙	公立
四平市第一人民医院	四平	三乙	公立				
辽宁省							
本钢总医院	本溪	三甲	公立	阜新市第二人民医院	阜新	三级	公立
朝阳市第二医院	朝阳	三甲	公立	锦州医科大学附属第三医院	锦州	三甲	公立
丹东市中心医院	丹东	三甲	公立	辽宁医学院附属第一医院	锦州	三甲	公立

续表

医院	城市	级别	性质	医院	城市	级别	性质
抚顺市中心医院	抚顺	三甲	公立	营口市中心医院	营口	三甲	公立
河北省							
保定市第二中心医院	保定	三甲	公立	哈励逊国际和平医院	衡水	三甲	公立
保定市第一医院	保定	三甲	公立	开滦总医院	唐山	三甲	公立
河北工程大学附属医院	邯郸	三甲	公立	张家口市第一医院	张家口	三级	公立
内蒙古自治区							
巴彦淖尔市医院	巴彦淖尔	三甲	公立	乌海市人民医院	乌海	三级	公立
山西省							
大同市第三人民医院	大同	三甲	公立	山西省汾阳医院	吕梁	三甲	公立
晋城大医院	晋城	三甲	公立	忻州市人民医院	忻州	三甲	公立
晋城市人民医院	晋城	三甲	公立	阳泉市第一人民医院	阳泉	三甲	公立
晋中市第一人民医院	晋中	三甲	公立	长治市人民医院	长治	三甲	公立
临汾市人民医院	临汾	三甲	公立	长治市第二人民医院	长治	三级	公立
吕梁市人民医院	吕梁	三甲	公立				
安徽省							
安庆市第一人民医院	安庆	三甲	公立	六安市第二人民医院	六安	二甲	公立
蚌埠市第三人民医院	蚌埠	三甲	公立	六安市中医院	六安	三甲	公立
蚌埠市第一人民医院	蚌埠	三级	公立	马鞍山市人民医院	马鞍山	三甲	公立
蚌埠医学院第二附属医院	蚌埠	三甲	公立	马鞍山市中心医院	马鞍山	三甲	非公立
池州市人民医院	池州	三甲	公立	芜湖市第一人民医院	芜湖	三级	公立
阜阳市第二人民医院	阜阳	三甲	公立	芜湖市中医医院	芜湖	三甲	公立
淮北市人民医院	淮北	三甲	公立	皖北煤电集团总医院	宿州	三甲	公立
淮南朝阳医院	淮南	三乙	非公立	宿州市立医院	宿州	三甲	公立
淮南东方医院集团总医院	淮南	三级	非公立	宣城市人民医院	宣城	三乙	公立
淮南市第一人民医院	淮南	三甲	公立	宣城中心医院	宣城	三级	公立
黄山市人民医院	黄山	三甲	公立				
福建省							
三明市第二医院	三明	三乙	公立	漳州正兴医院	漳州	三级	非公立
江苏省							
常州市第三人民医院	常州	三级	公立	泰州市第二人民医院	泰州	三级	公立
连云港市赣榆区人民医院	连云港	三级	公立	无锡市第三人民医院	无锡	三甲	公立
连云港市东方医院	连云港	三乙	公立	无锡市第四人民医院	无锡	三甲	公立
南通瑞慈医院	南通	三乙	非公立	无锡市中医医院	无锡	三甲	公立
南通市第三人民医院	南通	三甲	公立	徐州矿务集团总医院	徐州	三乙	非公立
南通市通州区人民医院	南通	三级	非公立	扬州市江都人民医院	扬州	三级	公立

续表

医院	城市	级别	性质	医院	城市	级别	性质
苏州市吴江区第一人民医院	苏州	三级	公立				
江西省							
抚州市第一人民医院	抚州	三甲	公立	九江市中医医院	九江	三甲	公立
吉安市中心人民医院	吉安	三甲	公立	上饶市人民医院	上饶	三甲	公立
景德镇市第一人民医院	景德镇	三甲	公立				
山东省							
滨州市中心医院	滨州	三甲	公立	聊城市中医医院	聊城	三甲	公立
胜利油田中心医院	东营	三甲	非公立	日照市中医医院	日照	三甲	公立
济宁医学院附属医院兖州院区	济宁	二甲	非公立	泰安市中医医院	泰安	三甲	公立
莱芜钢铁集团医院	莱芜	三级	公立	威海市文登中心医院	威海	三甲	公立
浙江省							
湖州市第一人民医院	湖州	三级	公立	台州市中心医院	台州	三甲	公立
金华市人民医院	金华	三乙	公立	温州市中西医结合医院	温州	三甲	公立
金华市中医医院	金华	三甲	公立	温州市中医院	温州	三甲	公立
河南省							
安阳市中医院	安阳	三甲	公立	平顶山市第二人民医院	平顶山	三级	公立
焦作市第二人民医院	焦作	三甲	公立	黄河三门峡医院	三门峡	三级	公立
开封市中医院	开封	三甲	公立	新乡市第二人民医院	新乡	三级	公立
河南科技大学第二附属医院	洛阳	三级	公立	许昌市人民医院	许昌	三甲	公立
洛阳东方医院	洛阳	三级	非公立	周口市中医院	周口	三甲	公立
洛阳市第一人民医院	洛阳	三乙	非公立	驻马店市第一人民医院	驻马店	三级	公立
南阳市第二人民医院	南阳	三甲	公立	驻马店市中医院	驻马店	三甲	公立
南阳医专第一附属医院	南阳	三级	公立				
湖北省							
湖北民族学院附属民大医院	恩施州	三甲	公立	荆州市第三人民医院	荆州	三级	公立
黄冈市中心医院	黄冈	三甲	公立	孝感市第一人民医院	孝感	三级	公立
黄石市爱康医院	黄石	三级	非公立	葛洲坝集团中心医院	宜昌	三甲	公立
荆州市第二人民医院	荆州	三乙	公立	三峡大学仁和医院	宜昌	三级	公立
湖南省							
常德市第一中医医院	常德	三甲	公立	湘西自治州人民医院	湘西州	三乙	公立
湘南学院附属医院	郴州	三甲	公立	益阳市中心医院	益阳	三甲	公立
衡阳市中心医院	衡阳	三甲	公立	岳阳市二人民医院	岳阳	三级	公立
南华大学附属南华医院	衡阳	三甲	公立	岳阳市一人民医院	岳阳	三甲	公立
怀化市第二人民医院	怀化	三级	公立	岳阳市中医医院	岳阳	三甲	公立
邵阳市第一人民医院	邵阳	三级	公立	张家界市人民医院	张家界	三级	公立

续表

医院	城市	级别	性质	医院	城市	级别	性质
湘潭市第一人民医院	湘潭	三级	公立	湖南省直中医医院	株洲	三甲	公立
广东省							
潮州市人民医院	潮州	三级	公立	茂名石化医院	茂名	三级	非公立
潮州市中心医院	潮州	三级	公立	茂名市中医院	茂名	三甲	公立
东莞常安医院	东莞	未定	非公立	韶关市第一人民医院	韶关	三甲	公立
东莞市第三人民医院	东莞	三甲	公立	云浮市人民医院	云浮	三甲	公立
河源市人民医院	河源	三级	公立	广东省农垦中心医院	湛江	三甲	公立
惠州市第三人民医院	惠州	三级	公立	湛江市第二人民医院	湛江	三乙	公立
惠州市第一人民医院	惠州	三甲	公立	中山市博爱医院	中山	三甲	公立
江门市人民医院	江门	三甲	公立	珠海市中西医结合医院	珠海	三级	公立
广西壮族自治区							
百色市人民医院	百色	三甲	公立	贺州市人民医院	贺州	三级	公立
广西壮族自治区南溪山医院	桂林	三甲	公立	来宾市人民医院	来宾	三级	公立
桂林市人民医院	桂林	三甲	公立	柳州市柳铁中心医院	柳州	三甲	公立
河池市人民医院	河池	三甲	公立	梧州市工人医院	梧州	三甲	公立
海南省							
海南省农垦三亚医院	三亚	三甲	公立	三亚市人民医院	三亚	三甲	公立
甘肃省							
定西市人民医院	定西	三甲	公立	天水市中西医结合医院	天水	三甲	公立
酒钢医院	嘉峪关	三乙	公立	武威市人民医院	武威	三乙	公立
酒泉市人民医院	酒泉	三甲	公立	张掖市人民医院	张掖	三甲	公立
庆阳市人民医院	庆阳	三甲	公立				
宁夏回族自治区							
吴忠市人民医院	吴忠	三乙	公立				
陕西省							
安康市中医医院	安康	三甲	公立	咸阳市第一人民医院	咸阳	三乙	公立
宝鸡市人民医院	宝鸡	三级	公立	延安市人民医院	延安	三级	公立
三二〇一医院	汉中	三甲	公立	榆林市第二医院	榆林	三甲	公立
商洛市中心医院	商洛	三级	公立	榆林市中医医院	榆林	三甲	公立
铜川市人民医院	铜川	三乙	公立				
新疆维吾尔自治区							
巴音郭楞蒙古自治州人民医院	巴音郭楞州	三甲	公立	克拉玛依市中心医院	克拉玛依	三甲	公立
喀什地区第一人民医院	喀什	二甲	公立				
贵州省							
贵航安顺医院	安顺	三甲	公立	贵州医科大学第三附属医院	黔南州	三甲	公立

续表

医院	城市	级别	性质	医院	城市	级别	性质
毕节市第一人民医院	毕节	三甲	公立	黔南州人民医院	黔南州	三甲	公立
贵州水城矿业集团总医院	六盘水	三甲	公立	黔南州中医院	黔南州	三甲	公立
六盘水市人民医院	六盘水	三甲	公立	黔西南州人民医院	黔西南州	三甲	公立
贵州医科大学第二附属医院	黔东南州	三甲	公立	遵义市播州区人民医院	遵义	三级	公立
四川省							
达州市中西医结合医院	达州	三甲	公立	内江市中医医院	内江	三甲	公立
四川大学华西广安医院	广安	三甲	公立	攀钢集团总医院	攀枝花	三甲	公立
巴中市中心医院	巴中	三甲	公立	攀枝花市中西医结合医院	攀枝花	三甲	公立
凉山州第一人民医院	凉山州	三甲	公立	遂宁市中医院	遂宁	三甲	公立
眉山市中医医院	眉山	三甲	公立	雅安市人民医院	雅安	三甲	公立
内江市第二人民医院	内江	三甲	公立	资阳市第一人民医院	资阳	三甲	公立
内江市第一人民医院	内江	三甲	公立	自贡市第三人民医院	自贡	三乙	公立
云南省							
德宏州人民医院	德宏州	三乙	公立	西双版纳州人民医院	西双版纳州	三甲	公立
临沧市人民医院	临沧	三级	公立				

注：* 指处在星级认证中。

四　2017县级医院500强

县级医院：位于县域的综合医院，含中医医院。2017 县级医院 500 强见表 6、表 7、表 8。

表 6　2017 县级医院 100 强

名次	医院	得分	省份	城市	医院认证（级别/JCI/星级认证/HIMSS 等）	性质
1	瑞安市人民医院	848.37	浙江	温州	三乙/JCI/星级认证	公立
2	高州市人民医院	805.20	广东	茂名	三甲/星级认证	公立
3	江阴市人民医院	799.82	江苏	无锡	三甲	公立
4	诸暨市人民医院	792.12	浙江	绍兴	三乙/星级认证*	公立

续表

名次	医院	得分	省份	城市	医院认证 (级别/JCI/星级认证/HIMSS 等)	性质
5	宜兴市人民医院	777.61	江苏	无锡	三甲	公立
6	昆山市第一人民医院	766.67	江苏	苏州	三乙	公立
7	张家港市第一人民医院	759.18	江苏	苏州	三乙	公立
8	东阳市人民医院	752.60	浙江	金华	三乙	公立
9	温岭市第一人民医院	741.76	浙江	台州	三乙	公立
10	滕州市中心人民医院	738.35	山东	枣庄	三乙	公立
11	天门市第一人民医院	730.29	湖北	省管县	三甲/HIMSS6	公立
12	泰兴市人民医院	718.36	江苏	泰州	三乙	公立
13	常熟市第一人民医院	709.26	江苏	苏州	二甲/JCI	公立
14	普宁市人民医院	701.28	广东	揭阳	三甲/星级认证*	公立
15	义乌市中心医院	693.47	浙江	金华	三乙	公立
16	诸城市人民医院	680.19	山东	潍坊	三乙	公立
17	寿光市人民医院	674.67	山东	潍坊	三乙	公立
18	常熟市第二人民医院	664.28	江苏	苏州	三乙	公立
19	余姚市人民医院	662.35	浙江	宁波	三乙/JCI	公立
20	简阳市人民医院	649.20	四川	成都	三甲	公立
21	永康市第一人民医院	640.84	浙江	金华	三乙	公立
22	慈溪市人民医院	639.30	浙江	宁波	三乙/JCI	公立
23	单县中心医院	635.88	山东	菏泽	三甲	公立
24	太仓市第一人民医院	627.26	江苏	苏州	三级	公立
25	仙桃市第一人民医院	617.83	湖北	省管县	三级	公立
26	平邑县人民医院	616.20	山东	临沂	三乙/星级认证	公立
27	莒县人民医院	603.74	山东	日照	三乙	公立
28	即墨市人民医院	594.67	山东	青岛	二甲	公立
29	廉江市人民医院	591.23	广东	湛江	三级	公立
30	兰陵县人民医院	581.43	山东	临沂	三乙	公立
31	宁乡县人民医院	569.72	湖南	长沙	二甲	公立
32	金乡县人民医院	565.91	山东	济宁	三乙	公立
33	开平市中心医院	556.87	广东	江门	三甲	公立
34	邳州市人民医院	554.27	江苏	徐州	三乙	公立
35	靖江市人民医院	544.80	江苏	泰州	三级/星级认证	公立
36	新昌县人民医院	541.14	浙江	绍兴	三乙	公立
37	乐清市人民医院	534.70	浙江	温州	三乙	公立

续表

名次	医院	得分	省份	城市	医院认证（级别/JCI/星级认证/HIMSS 等）	性质
38	益都中心医院	525.78	山东	潍坊	三甲	公立
39	兴化市人民医院	520.48	江苏	泰州	三级	公立
40	沭阳县人民医院	517.88	江苏	宿迁	三乙	非公立
41	丹阳市人民医院	513.38	江苏	镇江	三乙	公立
42	昆山市中医医院	507.14	江苏	苏州	三乙	公立
43	昌邑市人民医院	497.27	山东	潍坊	二甲	公立
44	江阴市中医院	493.60	江苏	无锡	三乙	公立
45	新泰市人民医院	490.31	山东	泰安	三乙	公立
46	张家港市中医医院	483.85	江苏	苏州	三乙	公立
47	台山市人民医院	480.29	广东	江门	二甲	公立
48	梅河口市中心医院	473.59	吉林	通化	三甲	公立
49	汉川市人民医院	471.99	湖北	孝感	三乙	公立
50	海门市人民医院	469.31	江苏	南通	三级	公立
51	安丘市人民医院	464.87	山东	潍坊	三乙	公立
52	灵山县人民医院	461.85	广西	钦州	三级	公立
53	莱阳市中心医院	459.94	山东	烟台	三乙	公立
54	遵化市人民医院	452.31	河北	唐山	二甲	公立
55	浏阳市人民医院	449.18	湖南	长沙	二甲	公立
56	普宁市华侨医院	447.09	广东	揭阳	三甲	公立
57	临泉县人民医院	443.54	安徽	阜阳	二甲	公立
58	嵊州市人民医院	438.61	浙江	绍兴	三乙	公立
59	平度市人民医院	432.64	山东	青岛	三乙	公立
60	曹县人民医院	426.91	山东	菏泽	三乙	公立
61	东台市人民医院	424.25	江苏	盐城	三乙	公立
62	兴义市人民医院	422.97	贵州	黔西南州	三甲	公立
63	启东市人民医院	416.72	江苏	南通	三级	公立
64	象山县第一人民医院	415.58	浙江	宁波	三乙/JCI	公立
65	太和县人民医院	412.16	安徽	阜阳	三乙	公立
66	福鼎市医院	405.42	福建	宁德	三乙	公立
67	滑县人民医院	403.68	河南	安阳	二甲	公立
68	莱州市人民医院	402.11	山东	烟台	三乙	公立
69	常熟市中医院	399.90	江苏	苏州	三乙/星级认证*	公立

续表

名次	医院	得分	省份	城市	医院认证（级别/JCI/星级认证/HIMSS 等）	性质
70	垫江县人民医院	397.54	重庆	重庆	三甲	公立
71	枣阳市第一人民医院	396.85	湖北	襄阳	三乙	公立
72	沂南县人民医院	393.76	山东	临沂	二甲	公立
73	都江堰市人民医院	387.40	四川	成都	三乙	公立
74	北流市人民医院	385.65	广西	玉林	二甲	公立
75	蓬莱市人民医院	383.30	山东	烟台	二甲	公立
76	德清县人民医院	382.31	浙江	湖州	二甲	公立
77	太和县中医院	381.72	安徽	阜阳	三甲	公立
78	瓦房店市中心医院	378.64	辽宁	大连	三乙	公立
79	苍南县人民医院	376.99	浙江	温州	三乙/JCI	公立
80	如皋市人民医院	375.26	江苏	南通	三级	公立
81	海安县人民医院	372.88	江苏	南通	三级	公立
82	巩义市人民医院	369.28	河南	郑州	二甲	公立
83	武安市第一人民医院	367.36	河北	邯郸	三级/星级认证	公立
84	高密市人民医院	360.39	山东	潍坊	三乙	公立
85	石门县人民医院	359.97	湖南	常德	二甲	公立
86	邹城市人民医院	357.81	山东	济宁	三乙	公立
87	乳山市人民医院	351.33	山东	威海	三乙	公立
88	安徽医科大学附属巢湖医院	348.74	安徽	合肥	三甲	公立
89	昌乐县人民医院	342.38	山东	潍坊	三乙/星级认证*	公立
90	仁寿县人民医院	339.52	四川	眉山	三乙	公立
91	溧阳市人民医院	333.25	江苏	常州	二甲	公立
92	宣汉县人民医院	330.34	四川	达州	三乙	公立
93	射洪县人民医院	328.60	四川	遂宁	三乙	公立
94	惠东县人民医院	327.31	广东	惠州	三级	公立
95	桐乡市第一人民医院	323.84	浙江	嘉兴	三乙	公立
96	浏阳市中医医院	316.44	湖南	长沙	三甲/星级认证*	公立
97	个旧市人民医院	313.17	云南	红河州	三甲	公立
98	大石桥市中心医院	306.53	辽宁	营口	三乙	公立
99	庄河市中心医院	302.90	辽宁	大连	三级	公立
100	莒南县人民医院	299.27	山东	临沂	三乙/星级认证*	公立

注：*指处在星级认证中。

表 7　2017 县级医院 101～300 强

名次	医院	省份	城市	医院认证（级别/JCI/星级认证/HIMSS 等）	性质
101	张家港澳洋医院	江苏	苏州	二甲/JCI	非公立
102	湘乡市人民医院	湖南	湘潭	三级	公立
103	沛县人民医院	江苏	徐州	二甲	公立
104	新沂市人民医院	江苏	徐州	三级	公立
105	建德市第一人民医院	浙江	杭州	三乙/JCI/HIMSS6	公立
106	兰溪市人民医院	浙江	金华	二甲	公立
107	阆中市人民医院	四川	南充	三乙	公立
108	桃江县人民医院	湖南	益阳	二甲	公立
109	河南宏力医院	河南	新乡	三乙	非公立
110	平阳县人民医院	浙江	温州	三乙	公立
111	钟祥市人民医院	湖北	荆门	三级	公立
112	德惠市人民医院	吉林	长春	二甲	公立
113	高邮市人民医院	江苏	扬州	三级	公立
114	杞县人民医院	河南	开封	二甲	公立
115	湘潭县人民医院	湖南	湘潭	三级	公立
116	义乌復元私立医院	浙江	金华	二甲	非公立
117	浠水县人民医院	湖北	黄冈	三级	公立
118	海宁康华医院	浙江	嘉兴	二甲	非公立
119	利辛县人民医院	安徽	亳州	二甲	公立
120	榆树市医院	吉林	长春	二甲	公立
121	罗定市人民医院	广东	云浮	三甲	公立
122	长兴县人民医院	浙江	湖州	三乙	公立
123	涿州市医院	河北	保定	三甲	非公立
124	泗洪县人民医院	江苏	宿迁	二甲	非公立
125	诸暨市中医医院	浙江	绍兴	三甲	公立
126	定州市人民医院	河北	保定	二甲	公立
127	敦化市医院	吉林	延边州	二甲	公立
128	费县人民医院	山东	临沂	二甲	公立
129	肇东市人民医院	黑龙江	绥化	二甲	公立
130	建湖县人民医院	江苏	盐城	三级	公立
131	安岳县人民医院	四川	资阳	三乙	公立
132	海宁市人民医院	浙江	嘉兴	三乙	公立
133	三台县人民医院	四川	绵阳	三乙	公立
134	东海县人民医院	江苏	连云港	二甲	公立

续表

名次	医院	省份	城市	医院认证（级别/JCI/星级认证/HIMSS 等）	性质
135	平江县第一人民医院	湖南	岳阳	二甲	公立
136	荣成市人民医院	山东	威海	二甲	公立
137	胶州中心医院	山东	青岛	三乙	公立
138	郯城县第一人民医院	山东	临沂	二甲	公立
139	涟水县人民医院	江苏	淮安	二甲	公立
140	湖南师范大学附属湘东医院	湖南	株洲	三级	公立
141	崇州市人民医院	四川	成都	三乙	公立
142	唐河县人民医院	河南	南阳	二甲	公立
143	邛崃市医疗中心医院	四川	成都	二甲	公立
144	林州市人民医院	河南	安阳	二甲	公立
145	监利县人民医院	湖北	荆州	三级	公立
146	如东县人民医院	江苏	南通	二甲	公立
147	潜江市中心医院	湖北	省管县	三乙	公立
148	博罗县人民医院	广东	惠州	二甲	公立
149	邹平县人民医院	山东	滨州	三乙	公立
150	肥城市人民医院	山东	泰安	二甲	公立
151	英德市人民医院	广东	清远	三级	公立
152	应城市人民医院	湖北	孝感	二甲	公立
153	信宜市人民医院	广东	茂名	二甲	公立
154	莱西市人民医院	山东	青岛	二甲	公立
155	华容县人民医院	湖南	岳阳	二甲	公立
156	新郑市人民医院	河南	郑州	二甲	非公立
157	大冶市人民医院	湖北	黄石	三级	公立
158	乌兰浩特市人民医院	内蒙古	兴安盟	二甲	公立
159	建瓯市立医院	福建	南平	二甲	公立
160	柘城县人民医院	河南	商丘	二甲	公立
161	澧县人民医院	湖南	常德	二甲	公立
162	汶上县人民医院	山东	济宁	二甲	公立
163	新郑市中医院	河南	郑州	二甲	非公立
164	宁国市人民医院	安徽	宣城	二甲	公立
165	麻城市人民医院	湖北	黄冈	二甲	公立
166	嘉善县第一人民医院	浙江	嘉兴	三乙	公立
167	东明县人民医院	山东	菏泽	二甲	公立

续表

名次	医院	省份	城市	医院认证（级别/JCI/星级认证/HIMSS等）	性质
168	赤壁市人民医院	湖北	咸宁	二甲	公立
169	天台县人民医院	浙江	台州	三乙	公立
170	鱼台县人民医院	山东	济宁	二甲	公立
171	沭阳县中医院	江苏	宿迁	三乙	非公立
172	临清市人民医院	山东	聊城	二甲/星级认证*	公立
173	江油市人民医院	四川	绵阳	三乙	公立
174	宁城县中心医院	内蒙古	赤峰	三级	公立
175	镇平县人民医院	河南	南阳	二甲	公立
176	玉环县人民医院	浙江	台州	二甲	公立
177	谷城县人民医院	湖北	襄阳	三级	公立
178	禹州市人民医院	河南	许昌	二甲	公立
179	凤城市中心医院	辽宁	丹东	三级	公立
180	神木县医院	陕西	榆林	二甲	公立
181	凤阳县第一人民医院	安徽	滁州	二甲	公立
182	彭州市人民医院	四川	成都	三乙	公立
183	三门县人民医院	浙江	台州	二甲	公立
184	平湖市第一人民医院	浙江	嘉兴	二甲	公立
185	大理市第一人民医院	云南	大理州	二甲	公立
186	永城市人民医院	河南	商丘	二甲	公立
187	海伦市人民医院	黑龙江	绥化	三乙	公立
188	吴川市人民医院	广东	湛江	二甲	公立
189	青州市人民医院	山东	潍坊	二甲	公立
190	连州市人民医院	广东	清远	二甲	公立
191	清河县中心医院	河北	邢台	未定	公立
192	京山县人民医院	湖北	荆门	二甲	公立
193	武冈市人民医院	湖南	邵阳	二甲	公立
194	曲阜市人民医院	山东	济宁	二甲	公立
195	当阳市人民医院	湖北	宜昌	二甲	公立
196	乐至县人民医院	四川	资阳	三乙	公立
197	冷水江市人民医院	湖南	娄底	二甲	公立
198	巨野县人民医院	山东	菏泽	三乙	公立
199	固始县人民医院	河南	信阳	二甲	非公立
200	太康县人民医院	河南	周口	二甲	公立

续表

名次	医院	省份	城市	医院认证（级别/JCI/星级认证/HIMSS 等）	性质
201	桂平市人民医院	广西	贵港	二甲	公立
202	沂水县人民医院	山东	临沂	二甲	公立
203	成武县人民医院	山东	菏泽	二甲	公立
204	迁安市人民医院	河北	唐山	二甲	公立
205	涡阳县人民医院	安徽	亳州	二甲	公立
206	香河县人民医院	河北	廊坊	二甲	公立
207	凌源市中心医院	辽宁	朝阳	三级	公立
208	高唐县人民医院	山东	聊城	二甲	公立
209	阳春市人民医院	广东	阳江	二甲	公立
210	仙游县医院	福建	莆田	二甲	公立
211	怀集县人民医院	广东	肇庆	二甲	公立
212	北票市中心医院	辽宁	朝阳	三乙	公立
213	仙居县人民医院	浙江	台州	二甲	公立
214	公安县中医医院	湖北	荆州	三甲	公立
215	通许县人民医院	河南	开封	二甲	公立
216	江山市人民医院	浙江	衢州	二甲	公立
217	新民市人民医院	辽宁	沈阳	三级	公立
218	黄梅县人民医院	湖北	黄冈	二级	公立
219	公安县人民医院	湖北	荆州	三级	公立
220	泗阳县人民医院	江苏	宿迁	二甲	非公立
221	开远市人民医院	云南	红河州	二甲	公立
222	宜城市人民医院	湖北	襄阳	二甲	公立
223	安化县人民医院	湖南	益阳	二甲	公立
224	安吉县人民医院	浙江	湖州	二甲	公立
225	登封市人民医院	河南	郑州	二甲	公立
226	灌云县人民医院	江苏	连云港	二甲	公立
227	大竹县人民医院	四川	达州	三乙	公立
228	梨树县第一人民医院	吉林	四平	二甲	公立
229	通许县中医医院	河南	开封	二甲	公立
230	长乐市医院	福建	福州	二甲	公立
231	常山县人民医院	浙江	衢州	二甲	公立
232	海阳市人民医院	山东	烟台	二甲	公立
233	谷城县中医医院	湖北	襄阳	二甲	公立

续表

名次	医院	省份	城市	医院认证（级别/JCI/星级认证/HIMSS 等）	性质
234	丰城市人民医院	江西	宜春	三乙	公立
235	昌图县中心医院	辽宁	铁岭	三乙	公立
236	武义县第一人民医院	浙江	金华	二甲	公立
237	鹤山市人民医院	广东	江门	二甲	公立
238	辛集市第一医院	河北	石家庄	二甲	公立
239	庐江县人民医院	安徽	合肥	二甲	公立
240	双峰县人民医院	湖南	娄底	二级	公立
241	温岭市中医院	浙江	台州	三甲	公立
242	琼海市人民医院	海南	省管县	三甲	公立
243	大名县人民医院	河北	邯郸	二甲	公立
244	南部县人民医院	四川	南充	三乙	公立
245	重庆市垫江县中医院	重庆	重庆	三甲	公立
246	新兴县人民医院	广东	云浮	二甲	公立
247	恩施市中心医院	湖北	恩施州	三级	公立
248	莒县中医医院	山东	日照	三甲	公立
249	平昌县人民医院	四川	巴中	三乙	公立
250	巢湖市第二人民医院	安徽	合肥	二甲	公立
251	南皮县人民医院	河北	沧州	二甲/星级认证*	公立
252	广水市第一人民医院	湖北	随州	二甲	公立
253	义乌市稠州医院	浙江	金华	二甲	非公立
254	即墨市中医医院	山东	青岛	二甲	公立
255	南京鼓楼医院集团仪征医院	江苏	扬州	二甲	非公立
256	红安县人民医院	湖北	黄冈	二甲	公立
257	隆回县人民医院	湖南	邵阳	二甲	公立
258	江西鄱阳湖医院	江西	上饶	二级	非公立
259	玉田县医院	河北	唐山	二甲	公立
260	宜兴市中医医院	江苏	无锡	三乙	公立
261	阳谷县人民医院	山东	聊城	二甲	公立
262	晋江市医院	福建	泉州	三级	公立
263	惠安县医院	福建	泉州	二甲	公立
264	仪征市人民医院	江苏	扬州	二甲	公立
265	莎车县人民医院	新疆	喀什	二甲	公立
266	济阳县人民医院	山东	济南	二甲	公立

续表

名次	医院	省份	城市	医院认证（级别/JCI/星级认证/HIMSS 等）	性质
267	丰县人民医院	江苏	徐州	二甲	公立
268	仪陇县人民医院	四川	南充	三乙	公立
269	松滋市人民医院	湖北	荆州	二甲	公立
270	宝应县人民医院	江苏	扬州	二甲	公立
271	宁海县第一医院	浙江	宁波	二甲	公立
272	郓城县人民医院	山东	菏泽	二甲	公立
273	盱眙县人民医院	江苏	淮安	二甲	公立
274	界首市人民医院	安徽	阜阳	二甲	公立
275	招远市人民医院	山东	烟台	二甲	公立
276	临朐县人民医院	山东	潍坊	二甲	公立
277	齐河县人民医院	山东	德州	二甲	公立
278	扶风县人民医院	陕西	宝鸡	二甲	公立
279	合浦县人民医院	广西	北海	二甲	公立
280	新化县人民医院	湖南	娄底	二甲	公立
281	东港市中心医院	辽宁	丹东	二甲	公立
282	瓦房店第三医院	辽宁	大连	二甲	非公立
283	东平县人民医院	山东	泰安	二甲	公立
284	双辽市中心医院	吉林	四平	二甲	公立
285	南漳县人民医院	湖北	襄阳	二甲	公立
286	射阳县人民医院	江苏	盐城	二甲	公立
287	夏邑县人民医院	河南	商丘	二甲	公立
288	临邑县人民医院	山东	德州	三乙	公立
289	隆昌县人民医院	四川	内江	三乙	公立
290	邵武市立医院	福建	南平	三乙	公立
291	长兴县中医院	浙江	湖州	三乙	公立
292	洪湖市人民医院	湖北	荆州	二甲/星级认证*	公立
293	德化县医院	福建	泉州	二甲	公立
294	承德县医院	河北	承德	二甲	公立
295	伊宁县人民医院	新疆	伊犁州	二甲	公立
296	西平县人民医院	河南	驻马店	二甲	公立
297	舒城县人民医院	安徽	六安	二甲	公立
298	石狮市医院	福建	泉州	三乙	公立
299	龙泉市人民医院	浙江	丽水	二甲	公立
300	桓台县人民医院	山东	淄博	三乙	公立

注：* 指处在星级认证中。

表 8　2017 县级医院 301～500 强

医院	城市	级别	性质	医院	城市	级别	性质
黑龙江省							
虎林市人民医院	鸡西	二甲	公立	安达市医院	绥化	二甲	公立
勃利县人民医院	七台河	二甲	公立				
吉林省							
公主岭市中心医院	四平	二甲	公立	前郭县医院	松原	三级	公立
伊通满族自治县第一人民医院	四平	二甲	公立	延吉市医院	延边州	二甲	公立
辽宁省							
海城市中心医院	鞍山	二甲	公立	北镇市人民医院	锦州	二甲	公立
岫岩县中心人民医院	鞍山	三乙	公立	凌海市人民医院	锦州	二甲	公立
桓仁满族自治县人民医院	本溪	二甲	公立	铁岭县第一人民医院	铁岭	二甲	公立
建平县医院	朝阳	二甲	公立	铁岭县中心医院	铁岭	二甲	公立
绥中县医院	葫芦岛	三级	公立	盖州市中西医结合医院	营口	二甲	公立
兴城市人民医院	葫芦岛	三级	公立				
河北省							
唐县白求恩纪念医院	保定	二甲	公立	乐亭县医院	唐山	二甲	公立
河间市人民医院	沧州	二甲	公立	滦县人民医院	唐山	二甲	公立
任丘市人民医院	沧州	二甲	公立	迁西县人民医院	唐山	二甲	公立
青龙满族自治县医院	秦皇岛	二甲	公立	巨鹿县医院	邢台	二甲	公立
井陉县医院	石家庄	二甲	公立	威县人民医院	邢台	二甲	公立
正定县人民医院	石家庄	二甲	公立				
内蒙古自治区							
准格尔旗人民医院	鄂尔多斯	二甲	公立	霍林郭勒市人民医院	通辽	二甲	公立
托克托县医院	呼和浩特	二乙	公立				
山西省							
孝义市人民医院	吕梁	二甲	公立	原平市第一人民医院	忻州	二甲	公立
安徽省							
蒙城县第一人民医院	亳州	二甲	公立	长丰县人民医院	合肥	二级	公立
来安县家宁医院	滁州	二甲	非公立	当涂县人民医院	马鞍山	二甲	公立
天长市人民医院	滁州	二甲	公立	无为县人民医院	芜湖	二甲	公立
肥东县人民医院	合肥	二甲	公立	砀山县人民医院	宿州	二甲	公立
肥西县人民医院	合肥	二甲	公立	泾县医院	宣城	二甲	公立
福建省							
福清市医院	福州	二甲	公立	南安市医院	泉州	三乙	公立
平潭县医院	福州	二甲	公立	永安市立医院	三明	二甲	公立
安溪县医院	泉州	三级	公立	尤溪县医院	三明	二甲	公立

续表

医院	城市	级别	性质	医院	城市	级别	性质
晋江市安海医院	泉州	二甲	公立	龙海市第一医院	漳州	二甲	公立
晋江市中医院	泉州	三乙	公立	漳浦县医院	漳州	二甲	公立
江苏省							
灌南县人民医院	连云港	二甲	非公立	新沂市中医医院	徐州	二甲	公立
海门市中医院	南通	二甲	公立	高邮市中医医院	扬州	三乙	公立
启东市中医院	南通	三乙	公立	丹阳市中医院	镇江	三乙	公立
如皋市中医院	南通	三乙	公立	句容市人民医院	镇江	二甲	公立
太仓市中医医院	苏州	三乙	公立	扬中市人民医院	镇江	二甲	公立
靖江市中医院	泰州	三乙	公立				
江西省							
南昌县人民医院	南昌	二甲	公立	贵溪市人民医院	鹰潭	二甲	公立
樟树市人民医院	宜春	二甲	公立				
山东省							
博兴县人民医院	滨州	二甲	公立	茌平县人民医院	聊城	二甲	公立
无棣县人民医院	滨州	二甲	公立	冠县中心医院	聊城	二级	非公立
宁津县人民医院	德州	二甲	公立	莘县人民医院	聊城	二甲	公立
平原县第一人民医院	德州	二甲	公立	蒙阴县人民医院	临沂	二甲	公立
夏津县人民医院	德州	二甲	公立	平邑县中医医院	临沂	三甲	公立
禹城市人民医院	德州	二甲	公立	肥城市中医医院	泰安	三甲	公立
广饶县人民医院	东营	二甲	公立	新泰市中医院	泰安	三甲	公立
单县东大医院	菏泽	二级	非公立	诸城中医医院	潍坊	三甲	非公立
郓城诚信医院	菏泽	二级	非公立	龙口市人民医院	烟台	二甲	公立
平阴县人民医院	济南	二甲	公立	栖霞市人民医院	烟台	二甲	公立
微山县人民医院	济宁	二甲	公立	滕州市中医医院	枣庄	三乙	公立
浙江省							
临安市人民医院	杭州	三乙	公立	青田县人民医院	丽水	二甲	公立
海盐县人民医院	嘉兴	二甲	公立	慈林医院	宁波	三甲	非公立
平湖市中医院	嘉兴	三乙	公立	江山贝林医院	衢州	二乙	非公立
东阳市中医院	金华	三乙	公立	临海市第一人民医院	台州	二甲	公立
义乌市中医医院	金华	三甲	公立	瑞安市中医院	温州	三乙	公立
河南省							
偃师市人民医院	洛阳	二级	公立	荥阳市人民医院	郑州	二甲	公立
新野县人民医院	南阳	二级	公立	河南鹿邑真源医院	周口	二级	非公立
虞城县人民医院	商丘	二甲	公立	淮阳县人民医院	周口	二甲	公立
辉县市人民医院	新乡	二甲	公立	沈丘县人民医院	周口	二甲	公立

续表

医院	城市	级别	性质	医院	城市	级别	性质
潢川县人民医院	信阳	二甲	公立	项城市第一人民医院	周口	二甲	公立
长葛市人民医院	许昌	二甲	公立	项城市中医院	周口	二甲	公立
登封市中医院	郑州	二甲	公立	平舆县人民医院	驻马店	二甲	公立
新密市中医院	郑州	二甲	公立	上蔡县人民医院	驻马店	二甲	公立
湖北省							
武穴市第一人民医院	黄冈	二甲	公立	郧西县人民医院	十堰	二甲	公立
大冶市中医医院	黄石	二甲	公立	老河口市第一医院	襄阳	二甲	公立
沙洋县人民医院	荆门	二甲	公立	孝昌县第一人民医院	孝感	二甲	公立
钟祥市中医院	荆门	三级	公立	云梦县人民医院	孝感	二甲	公立
洪湖市中医医院	荆州	三甲	公立	宜都市第一人民医院	宜昌	二甲	公立
丹江口市第一医院	十堰	二甲	公立	枝江市人民医院	宜昌	二甲	公立
湖南省							
汉寿县人民医院	常德	三乙	公立	新邵县人民医院	邵阳	二甲	公立
桃源县人民医院	常德	二甲	公立	湘乡市第二人民医院	湘潭	二甲	公立
桂阳县第一人民医院	郴州	二甲	公立	道县人民医院	永州	二甲	公立
常宁市中医院	衡阳	二甲	公立	祁阳县人民医院	永州	二甲	公立
溆浦县人民医院	怀化	二甲	公立	慈利县人民医院	张家界	二甲	公立
涟源市人民医院	娄底	二甲	公立	长沙县第一人民医院	长沙	二甲	公立
邵东县人民医院	邵阳	二甲	公立	攸县人民医院	株洲	二甲	公立
广东省							
饶平县人民医院	潮州	二甲	公立	海丰县彭湃纪念医院	汕尾	二甲	公立
恩平市人民医院	江门	二甲	公立	陆丰市人民医院	汕尾	二甲	公立
惠来县人民医院	揭阳	二甲	公立	雷州市人民医院	湛江	二甲	公立
化州市人民医院	茂名	二甲	公立	遂溪县人民医院	湛江	二甲	公立
大埔县人民医院	梅州	二甲	公立	徐闻县人民医院	湛江	二甲	公立
五华县人民医院	梅州	二甲	公立	德庆县人民医院	肇庆	二甲	公立
兴宁市人民医院	梅州	二甲	公立	四会市人民医院	肇庆	二甲	公立
广西壮族自治区							
平果县人民医院	百色	二甲	公立	兴安界首中西医结合医院	桂林	二甲	非公立
平南县人民医院	贵港	二甲	公立	横县人民医院	南宁	二甲	公立
全州县人民医院	桂林	二甲	公立				
海南省							
文昌市人民医院	省管县	二甲	公立				
甘肃省							
陇西县第一人民医院	定西	二甲	公立				

续表

医院	城市	级别	性质	医院	城市	级别	性质
宁夏回族自治区							
灵武市人民医院	银川	二级	公立				
陕西省							
凤翔县医院	宝鸡	二甲	公立	府谷县人民医院	榆林	二甲	公立
西乡县人民医院	汉中	二甲	公立				
新疆维吾尔自治区							
兵团二师库尔勒医院	巴音郭楞州	三级	公立	石河子市人民医院	省管县	二甲	公立
焉耆县人民医院	巴音郭楞州	二甲	公立	奎屯医院	伊犁州	三甲	公立
玛纳斯县人民医院	昌吉州	二甲	公立	伊宁市人民医院	伊犁州	二甲	公立
贵州省							
盘州市人民医院	六盘水	二甲	公立	仁怀市人民医院	遵义	三级	公立
思南县人民医院	铜仁	三乙	公立				
四川省							
简阳市中医医院	成都	三乙	公立	江油市第二人民医院	绵阳	三乙	公立
新津县人民医院	成都	二甲	公立	九〇三医院	绵阳	三级	公立
渠县人民医院	达州	三乙	公立	盐亭县人民医院	绵阳	三乙	公立
绵竹市人民医院	德阳	二甲	公立	威远县人民医院	内江	二甲	公立
中江县人民医院	德阳	三乙	公立	资中市人民医院	内江	三乙	公立
邻水县人民医院	广安	三乙	公立	射洪县中医院	遂宁	三乙	公立
岳池县人民医院	广安	三乙	公立	安岳县中医医院	资阳	三乙	公立
峨眉山市人民医院	乐山	三乙	公立	荣县人民医院	自贡	二甲	公立
西昌市人民医院	凉山州	三乙	公立				
云南省							
安宁市人民医院	昆明	二甲	公立	广南县人民医院	文山州	二甲	公立
宜良县第一人民医院	昆明	二甲	公立				
重庆市							
丰都县人民医院	重庆	二甲	公立	石柱土家族自治县人民医院	重庆	二甲	公立
奉节县人民医院	重庆	二甲	公立	忠县人民医院	重庆	二甲	公立

注：＊指处在星级认证中。

五 2017非公立医院500强

非公立医院：政府持股小于50%的股份制医院，即社会资本（含国有商业资本）控股及改制后医院，包括原创型和改制后非公立医院。2017非公立医院500强见表9、表10、表11。

表9 2017非公立医院100强

名次	医院	得分	省份	城市	医院认证（级别/JCI/星级认证/HIMSS等）	性质
1	佛山市禅城中心医院	760.43	广东	佛山	三甲/星级认证	改制
2	东莞东华医院	757.40	广东	东莞	三甲	原创
3	东莞康华医院	739.39	广东	东莞	三甲	原创
4	濮阳市油田总医院	727.44	河南	濮阳	三甲	改制
5	苏州九龙医院	709.86	江苏	苏州	三甲	原创
6	武汉亚洲心脏病医院	697.36	湖北	武汉	未定	原创
7	西安长安医院	675.15	陕西	西安	三级/星级认证/HIMSS6	原创
8	首都医科大学三博脑科医院	663.11	北京	北京	三级	原创
9	武汉市普仁医院	660.18	湖北	武汉	三甲/星级认证*	改制
10	北京和睦家医院	657.78	北京	北京	二级/JCI/HIMSS6	原创
11	浙江萧山医院	642.42	浙江	杭州	三乙	改制
12	南京鼓楼医院集团宿迁市人民医院	630.60	江苏	宿迁	三乙	改制
13	西安高新医院	626.73	陕西	西安	三甲	原创
14	厦门长庚医院	621.82	福建	厦门	三级	原创
15	浙江金华广福医院	615.78	浙江	金华	三乙	改制
16	华润武钢总医院	600.90	湖北	武汉	三甲	改制
17	广州复大肿瘤医院	593.72	广东	广州	三级/JCI	原创
18	沭阳县人民医院	580.75	江苏	宿迁	三乙	改制
19	淮北矿工总医院	572.74	安徽	淮北	三甲	改制
20	汕头潮南民生医院	561.21	广东	汕头	三乙	原创
21	南京明基医院	546.90	江苏	南京	三级	原创
22	延安大学咸阳医院	544.23	陕西	咸阳	三级	改制
23	南京同仁医院	540.67	江苏	南京	三级	原创
24	温州康宁医院	538.40	浙江	温州	三甲/星级认证*	原创

续表

名次	医院	得分	省份	城市	医院认证（级别/JCI/星级认证/HIMSS 等）	性质
25	张家港澳洋医院	522.78	江苏	苏州	二甲/JCI	原创
26	马鞍山市中心医院	520.00	安徽	马鞍山	三甲	改制
27	浙江大学明州医院	505.41	浙江	宁波	三甲	原创
28	广东三九脑科医院	502.75	广东	广州	三甲	原创
29	胜利油田中心医院	485.65	山东	东营	三甲	改制
30	淮南朝阳医院	474.28	安徽	淮南	三乙	原创
31	新疆佳音医院	470.25	新疆	乌鲁木齐	三甲/星级认证*	原创
32	深圳华侨医院	463.07	广东	深圳	三级/星级认证*	原创
33	河北以岭医院	459.97	河北	石家庄	三甲	原创
34	北京燕化医院	458.48	北京	北京	三级/JCI	改制
35	南通瑞慈医院	453.92	江苏	南通	三乙	原创
36	厦门莲花医院	440.55	福建	厦门	三级/星级认证	原创
37	黄石市爱康医院	438.24	湖北	黄石	三级	改制
38	河南宏力医院	425.41	河南	新乡	三乙	原创
39	北京北亚骨科医院	422.38	北京	北京	未定	原创
40	义乌復元私立医院	414.81	浙江	金华	二甲	原创
41	东莞常安医院	412.25	广东	东莞	未定	原创
42	云南肾脏病医院	409.31	云南	昆明	三级	原创
43	贵州利美康外科医院	408.68	贵州	贵阳	未定	原创
44	青岛开泰耳鼻喉头颈外科医院	405.79	山东	青岛	未定	原创
45	合肥高新心血管病医院	402.67	安徽	合肥	三级	原创
46	石家庄平安医院	402.48	河北	石家庄	二甲	原创
47	海宁康华医院	400.39	浙江	嘉兴	二甲	原创
48	湖南旺旺医院	395.67	湖南	长沙	三级/JCI	原创
49	涿州市医院	390.62	河北	保定	三甲	改制
50	深圳恒生医院	387.38	广东	深圳	三级	原创
51	浙江大学国际医院	386.01	浙江	杭州	三级/JCI	原创
52	祈福医院	383.12	广东	广州	三甲/JCI	原创
53	南通市通州区人民医院	379.67	江苏	南通	三级	改制
54	淮南东方医院集团总医院	375.86	安徽	淮南	三级/星级认证*	改制
55	洛阳东方医院	373.86	河南	洛阳	三级	改制
56	贵州省肿瘤医院	371.91	贵州	贵阳	三甲	改制
57	上海杨思医院	369.58	上海	上海	二甲	原创

续表

名次	医院	得分	省份	城市	医院认证（级别/JCI/星级认证/HIMSS等）	性质
58	洛阳市第一人民医院	366.55	河南	洛阳	三乙	改制
59	武汉市汉阳医院	364.84	湖北	武汉	三乙	改制
60	泗洪县人民医院	362.45	江苏	宿迁	二甲	改制
61	沈阳维康医院	360.80	辽宁	沈阳	三级	原创
62	漳州正兴医院	358.32	福建	漳州	三级/JCI	原创
63	北京市健宫医院	355.61	北京	北京	二甲/JCI	改制
64	茂名石化医院	350.78	广东	茂名	三级	改制
65	新郑市人民医院	349.42	河南	郑州	二甲	改制
66	济宁医学院附属医院兖州院区	344.16	山东	济宁	二甲	改制
67	昆明市儿童医院	340.95	云南	昆明	三甲/JCI/HIMSS6	改制
68	徐州矿务集团总医院	339.50	江苏	徐州	三乙	改制
69	新郑市中医院	336.29	河南	郑州	二甲	改制
70	上饶市第五人民医院	332.57	江西	上饶	三甲	改制
71	沭阳县中医院	330.27	江苏	宿迁	三乙	改制
72	固始县人民医院	327.78	河南	信阳	二甲	改制
73	燕达陆道培医院	324.35	河北	廊坊	未定	原创
74	东莞光华医院	322.70	广东	东莞	二级	原创
75	淮南新华医疗集团新华医院	320.42	安徽	淮南	三乙	改制
76	中信惠州医院	317.43	广东	惠州	三级	原创
77	泗阳县人民医院	315.65	江苏	宿迁	二甲	改制
78	北大医疗鲁中医院	311.91	山东	淄博	三甲/星级认证*	改制
79	京东中美医院	308.87	河北	廊坊	二甲	原创
80	上海远大心胸医院	306.76	上海	上海	三甲	原创
81	浙江爱德医院	301.78	浙江	杭州	三乙	改制
82	昆明同仁医院	301.08	云南	昆明	三级	原创
83	扬州洪泉医院	298.21	江苏	扬州	二甲	原创
84	东莞仁康医院	295.27	广东	东莞	三乙	原创
85	义乌市稠州医院	290.72	浙江	金华	二甲	原创
86	丹东市第一医院	287.57	辽宁	丹东	三甲	改制
87	四川现代医院	286.53	四川	成都	三级	原创
88	京东誉美中西医结合肾病医院	283.91	河北	廊坊	三甲/星级认证*	原创
89	南京鼓楼医院集团仪征医院	280.38	江苏	扬州	二甲	改制
90	江西鄱阳湖医院	276.61	江西	上饶	二级	原创
91	瓦房店第三医院	270.54	辽宁	大连	二甲	改制
92	单县东大医院	267.24	山东	菏泽	二级	原创
93	北京美中宜和妇儿医院	263.55	北京	北京	未定	原创

续表

名次	医院	得分	省份	城市	医院认证（级别/JCI/星级认证/HIMSS 等）	性质
94	吉林心脏病医院	259.39	吉林	长春	三甲	原创
95	厦门大学附属厦门眼科中心	252.63	福建	厦门	三甲	改制
96	北大医疗康复医院	247.61	北京	北京	二级	原创
97	沈阳何氏眼科医院	238.75	辽宁	沈阳	二甲	原创
98	湘雅博爱康复医院	233.09	湖南	长沙	三级	原创
99	泉州德诚医院	216.15	福建	泉州	三级	原创
100	深圳龙城医院	208.09	广东	深圳	三甲/星级认证*	原创

表 10　2017 非公立医院 101～300 强

名次	医院	省份	城市	医院认证（级别/JCI/星级认证/HIMSS 等）	起源
101	北京大学国际医院	北京	北京	三级	原创
102	郑州颐和医院	河南	郑州	三级	原创
103	鹤岗鹤矿医院	黑龙江	鹤岗	三甲	改制
104	广州中医药大学金沙洲医院	广东	广州	三甲	原创
105	河北燕达医院	河北	廊坊	三级	原创
106	双鸭山市煤炭总医院	黑龙江	双鸭山	三甲	改制
107	四川省人民医院友谊医院	四川	成都	三级	原创
108	中国石油中心医院	河北	廊坊	三甲	改制
109	鸡西矿业集团总医院	黑龙江	鸡西	三甲	改制
110	吉林国文医院	吉林	四平	三级	原创
111	常州鼎武医院	江苏	常州	二级	原创
112	苏州明基医院	江苏	苏州	三级	原创
113	徐州仁慈医院	江苏	徐州	二级	原创
114	北京新世纪儿童医院	北京	北京	未定	原创
115	皖北康复医院	安徽	淮北	三级	改制
116	重庆市黔江民族医院	重庆	重庆	二级	原创
117	六安世立医院	安徽	六安	二甲	改制
118	成都誉美医院	四川	成都	二甲	原创
119	淮北朝阳医院	安徽	淮北	二甲	原创
120	贵州医科大学附属白云医院	贵州	贵阳	三级	原创

续表

名次	医院	省份	城市	医院认证（级别/JCI/星级认证/HIMSS 等）	起源
121	苏州永鼎医院	江苏	苏州	二甲	原创
122	东莞台心医院	广东	东莞	三级	原创
123	湖南康雅医院	湖南	益阳	三级	原创
124	广东同江医院	广东	佛山	三甲	原创
125	齐齐哈尔建华医院	黑龙江	齐齐哈尔	三级	改制
126	天水 407 医院	甘肃	天水	未定	改制
127	慈林医院	浙江	宁波	三甲	原创
128	洛阳市第二中医院	河南	洛阳	三甲	改制
129	成都市西区医院	四川	成都	三乙	原创
130	黄山首康医院	安徽	黄山	三级	原创
131	苏州大学附属瑞华医院	江苏	苏州	二级	原创
132	北京京煤集团总医院	北京	北京	三级	改制
133	宿迁市中医院	江苏	宿迁	三甲	改制
134	武汉太康医院	湖北	武汉	未定	原创
135	西安唐城医院	陕西	西安	二甲	原创
136	五四一总医院	山西	运城	三乙	原创
137	淮南东方医院集团肿瘤医院	安徽	淮南	三级	原创
138	灌南县人民医院	江苏	连云港	二甲	改制
139	来安县家宁医院	安徽	滁州	二甲	原创
140	河南鹿邑真源医院	河南	周口	二级	原创
141	鹤壁京立肿瘤医院	河南	鹤壁	二级	原创
142	成都黄再军医院	四川	成都	三级	原创
143	安徽济民肿瘤医院	安徽	合肥	三级	原创
144	新容奇医院	广东	佛山	二甲	改制
145	山东潍城经济开发区人民医院	山东	潍坊	三级	原创
146	黄骅开发区博爱医院	河北	沧州	二级	原创
147	西安凤城医院	陕西	西安	二甲	原创
148	汕尾市人民医院	广东	汕尾	三级	改制
149	贺州广济医院	广西	贺州	三级/星级认证*	改制
150	西安大兴医院	陕西	西安	三乙/星级认证	改制
151	岳阳市岳化医院	湖南	岳阳	二甲	原创
152	云南博亚医院	云南	昆明	三级	原创

续表

名次	医院	省份	城市	医院认证（级别/JCI/星级认证/HIMSS 等）	起源
153	宿迁市工人医院	江苏	宿迁	二级	原创
154	哈尔滨嘉润医院	黑龙江	哈尔滨	三级	原创
155	洋河人民医院	江苏	宿迁	三级	改制
156	浙江新安国际医院	浙江	嘉兴	三乙	原创
157	台州骨伤医院	浙江	台州	三乙	原创
158	云南中德骨科医院	云南	昆明	三级	原创
159	横店文荣医院	浙江	金华	二甲	原创
160	永州湘南医院	湖南	永州	二级	改制
161	徐州市矿山医院	江苏	徐州	二甲	改制
162	河南弘大医院	河南	郑州	三级	原创
163	徐州矿务集团第一医院	江苏	徐州	二甲	改制
164	陕西友谊医院	陕西	西安	三乙	原创
165	鄂钢医院	湖北	鄂州	三乙	改制
166	徐州矿务集团第二医院	江苏	徐州	二甲	改制
167	贵州医科大学附属乌当医院	贵州	贵阳	三级	原创
168	宿迁市钟吾医院	江苏	宿迁	二甲	原创
169	郓城诚信医院	山东	菏泽	二级	原创
170	洛阳市东都医院	河南	洛阳	未定	改制
171	揭阳市慈云医院	广东	揭阳	二甲	原创
172	冠县中心医院	山东	聊城	二级	原创
173	深圳万丰医院	广东	深圳	未定	原创
174	莆田盛兴医院	福建	莆田	二级	原创
175	诸城中医医院	山东	潍坊	三甲	改制
176	兴安界首中西医结合医院	广西	桂林	二甲	改制
177	江山贝林医院	浙江	衢州	二乙	原创
178	盱眙县中医院	江苏	淮安	二甲	改制
179	建德市中医院	浙江	杭州	二甲	改制
180	河南信合医院	河南	信阳	三甲	原创
181	江汉油田总医院	湖北	省管县	三甲	改制
182	邳州东大医院	江苏	徐州	二级	原创
183	巩义瑞康医院	河南	郑州	二级	原创
184	景县人民医院	河北	衡水	二甲	改制

续表

名次	医院	省份	城市	医院认证 (级别/JCI/星级认证/HIMSS 等)	起源
185	宣威云峰医院	云南	曲靖	二甲	原创
186	遂平仁安医院	河南	驻马店	二级	原创
187	安宁鑫湖医院	云南	昆明	二乙	原创
188	重庆红岭医院	重庆	重庆	二级	改制
189	如皋博爱医院	江苏	南通	二级	原创
190	杭州慈养老年医院	浙江	杭州	一级	原创
191	大同市新健康医院	山西	大同	未定	原创
192	萍乡赣西医院	江西	萍乡	二甲	改制
193	重庆三博江陵医院	重庆	重庆	未定	改制
194	北大医疗淄博医院	山东	淄博	三级	改制
195	宁波开发区中心医院	浙江	宁波	未定	原创
196	兖州九一医院	山东	济宁	三甲	改制
197	豫西协和医院	河南	南阳	二甲	原创
198	莆田人民医院	福建	莆田	二乙	改制
199	建一克山医养康复医院	黑龙江	齐齐哈尔	二级	原创
200	东莞广济医院	广东	东莞	未定	原创
201	长沙康乃馨老年病医院	湖南	长沙	二甲	原创
202	芜湖广济医院	安徽	芜湖	二级	原创
203	周口永善医院	河南	周口	二级	原创
204	保定裕东医院	河北	保定	二级	原创
205	泗洪县中医院	江苏	宿迁	二甲	改制
206	淮南新华医疗集团北方医院	安徽	淮南	二甲	改制
207	株洲新兴医院	湖南	株洲	二级	原创
208	青海仁济医院	青海	西宁	三乙	原创
209	武汉长峰康复医院	湖北	武汉	三级	改制
210	杭州绿康老年康复医院	浙江	杭州	未定	原创
211	宝鸡高新人民医院	陕西	宝鸡	三甲	原创
212	建始民族医院	湖北	恩施州	二级	原创
213	海城市正骨医院	辽宁	鞍山	三甲	改制
214	新泰洪强医院	山东	泰安	三乙	原创
215	中信湘雅生殖与遗传专科医院	湖南	长沙	未定	原创
216	曹县磐石医院	山东	菏泽	二级	原创
217	昆山宗仁卿纪念医院	江苏	苏州	二级	原创

续表

名次	医院	省份	城市	医院认证（级别/JCI/星级认证/HIMSS等）	起源
218	清苑县裕东医院	河北	保定	二级	原创
219	上海赫尔森康复医院	上海	上海	未定	原创
220	北京京都儿童医院	北京	北京	三级	原创
221	北京市朝阳区三环肿瘤医院	北京	北京	二甲	原创
222	武冈展辉医院	湖南	邵阳	二甲	原创
223	崇州市第二医院	四川	崇州	二甲	改制
224	东营鸿港医院	山东	东营	未定	原创
225	辽宁奉天中医院	辽宁	沈阳	三甲	原创
226	惠阳三和医院	广东	惠州	二甲	原创
227	南华附二醴陵兆和医院	湖南	株洲	二级	原创
228	上海安达医院	上海	上海	未定	原创
229	北京市朝阳区桓兴肿瘤医院	北京	北京	二级	原创
230	南阳张仲景医院	河南	南阳	三级	原创
231	洛阳市第六人民医院	河南	洛阳	二甲	改制
232	青岛福山康复医院	山东	青岛	二级	原创
233	衡阳华程医院	湖南	衡阳	二级	原创
234	邯郸明仁医院	河北	邯郸	二级	原创
235	无锡亿仁肿瘤医院	江苏	无锡	未定	原创
236	成都新华医院	四川	成都	二甲	原创
237	长沙南雅医院	湖南	长沙	二级	原创
238	合肥长江医院	安徽	合肥	未定	原创
239	上蔡县协和医院	河南	驻马店	二级	原创
240	北京麦瑞骨科医院	北京	北京	二级/JCI	原创
241	巨野县北城医院	山东	菏泽	二级	原创
242	资中资州医院	四川	内江	二级	原创
243	顺德和平外科医院	广东	佛山	未定	原创
244	泉州东南医院	福建	泉州	二甲/星级认证*	原创
245	怀化沅陵南方医院	湖南	怀化	未定	原创
246	郑州大桥医院	河南	郑州	二级	原创
247	平阳县长庚医院	浙江	温州	未定	原创
248	江安川南医院	四川	宜宾	未定	原创
249	佛山健翔医院	广东	佛山	三级	原创
250	吉林省柳河医院	吉林	通化	二甲	改制

续表

名次	医院	省份	城市	医院认证（级别/JCI/星级认证/HIMSS 等）	起源
251	长春骨伤医院	吉林	长春	三乙	原创
252	沭阳协和医院	江苏	宿迁	二乙	原创
253	温州东华医院	浙江	温州	三乙	原创
254	扬州东方医院	江苏	扬州	二乙	原创
255	乐清开发区医院	浙江	温州	未定	原创
256	汝州市金庚康复医院	河南	平顶山	未定	原创
257	北京嫣然天使儿童医院	北京	北京	二级/JCI	原创
258	北京华韩医疗美容医院	北京	北京	一级/JCI	原创
259	舟山定海广华医院	浙江	舟山	未定	原创
260	东莞市樟木头石新医院	广东	东莞	二甲	原创
261	浦江第二医院	浙江	金华	二乙	原创
262	宁波华信医院	浙江	宁波	二级	原创
263	许昌市第二人民医院	河南	许昌	二级	改制
264	眉山肿瘤医院	四川	眉山	二甲	原创
265	扬州友好医院	江苏	扬州	二甲	原创
266	抚州第五医院	江西	抚州	二甲	原创
267	保定泰和康复医院	河北	保定	二级	原创
268	广州现代医院	广东	广州	二级/JCI	原创
269	杭州口腔医院	浙江	杭州	未定	改制
270	四川悦好医学美容医院	四川	成都	未定/JCI	原创
271	云南圣约翰医院	云南	昆明	三乙	原创
272	南京扬子医院	江苏	南京	二甲	原创
273	荣县新城医院	四川	自贡	二甲	原创
274	大悟民康医院	湖北	武汉	未定	原创
275	天津和睦家医院	天津	天津	未定/JCI	原创
276	中华慈善吉林延安医院	吉林	长春	二甲	原创
277	北京明德医院	北京	北京	未定/JCI	原创
278	南宁广济高峰医院	广西	南宁	二级	原创
279	银川国龙医院	宁夏	银川	二级	原创
280	醴陵市泰安医院	湖南	株洲	二乙	原创
281	天津美中宜和妇儿医院	天津	天津	未定/JCI	原创
282	滨海新仁慈医院	江苏	盐城	二级	原创
283	海南现代妇婴医院	海南	海口	三级/JCI	原创

续表

名次	医院	省份	城市	医院认证（级别/JCI/星级认证/HIMSS 等）	起源
284	北京精诚博爱康复医院	北京	北京	二级	原创
285	北京博仁医院	北京	北京	二级	原创
286	获嘉县红十字医院	河南	新乡	二级	原创
287	黄石普仁医院	湖北	黄石	二级	原创
288	大连百佳妇产医院	辽宁	大连	二级/JCI	原创
289	昆明市第一人民医院星耀医院	云南	昆明	二甲	原创
290	天津爱维医院	天津	天津	未定/JCI	原创
291	桂阳泰康医院	湖南	郴州	二级	原创
292	成都安琪儿妇产医院	四川	成都	二级/JCI	原创
293	西安安琪儿妇产医院	陕西	西安	未定/JCI	原创
294	云南瑞奇德医院	云南	昆明	未定/JCI	原创
295	威海海大医院	山东	威海	二级	原创
296	南京南钢医院	江苏	南京	二乙	原创
297	西安北环医院	陕西	西安	二甲	原创
298	曲江妇产医院	陕西	西安	未定/JCI	原创
299	合肥中山医院	安徽	合肥	未定	原创
300	云南九洲医院	云南	昆明	未定	原创

表 11　2017 非公立医院 301～500 强

医院	城市	级别	性质	医院	城市	级别	性质
黑龙江省							
大庆康复医院	大庆	未定	原创	黑龙江祥云皮肤病医院	哈尔滨	三级	原创
大庆眼科医院	大庆	三级	原创	黑龙江中德骨科医院	哈尔滨	未定	原创
黑龙江玛丽亚妇产医院	哈尔滨	三级	原创	佳木斯市骨科医院	佳木斯	未定	原创
吉林省							
吉林市康圣医院	吉林	二甲	原创	吉林百合口腔医院	长春	未定	原创
珲春市锡和医院	延边州	未定	原创				
辽宁省							
大连何氏眼科医院	大连	未定	原创	凌海金城医院	锦州	二级	原创
大连立光康复医院	大连	二级	原创	沈阳爱尔眼科医院	沈阳	三级	原创
丹东泓信医院	丹东	一级	原创	营口何氏眼科医院	营口	未定	原创
北京市							
北京爱尔英智眼科医院	北京	三级	原创	北京美尔目医院	北京	未定	原创

续表

医院	城市	级别	性质	医院	城市	级别	性质
北京爱育华妇儿医院	北京	三级	原创	北京民众眼科医院	北京	未定	原创
北京北亚医院	北京	未定	原创	北京脑血管病医院	北京	未定	原创
北京广慈中医药研究院广济中医医院	北京	未定	原创	北京天伦医院	北京	未定	原创
北京和美妇儿医院	北京	二级	原创	北京天坛普华医院	北京	未定	原创
北京京城皮肤病医院	北京	未定	原创	泰康之家燕园康复医院	北京	二级	原创
河北省							
承德围场大都医院	承德	二级	原创	石家庄世舜中医肿瘤医院	石家庄	未定	原创
衡水同瑞眼科医院	衡水	未定	原创	石家庄长城医院	石家庄	二甲	原创
石家庄和协口腔医院	石家庄	未定	原创	唐山市丰润区京丰医院	唐山	未定	原创
内蒙古自治区							
包头金氏中医肾脏疾病医院	包头	二级	原创	包头鹿城口腔医院	包头	未定	原创
包头昆河医院	包头	二级	原创	鄂尔多斯市广厦医院	鄂尔多斯	未定	原创
山西省							
大同现代脑科医院	大同	未定	原创	山西华晋骨科医院	太原	三级	原创
大同现代医院	大同	未定	原创	山西黄河医院	太原	二级	原创
晋中鹰华眼科医院	晋中	二甲	原创	山西三针脑血管病医院	太原	未定	原创
朔州现代医院	朔州	未定	原创	山西贞爱妇产医院	太原	未定	原创
山西和济肾脏病医院	太原	未定	原创	忻州现代医院	忻州	未定	原创
天津市							
天津华兴医院	天津	二乙	原创	天津捷希肿瘤医院	天津	二级	原创
安徽省							
宿松东城人民医院	安庆	未定	原创	合肥友好医院	合肥	未定	原创
阜南仁和医院	阜阳	二级	原创	淮南博爱医院	淮南	未定	原创
阜阳创伤医院	阜阳	二乙	原创	淮南济民医院	淮南	二级	原创
阜阳东方妇产医院	阜阳	未定	原创	六安百佳妇产医院	六安	未定	原创
肥东东城医院	合肥	未定	原创	铜陵博爱医院	铜陵	二级	原创
合肥爱尔眼科医院	合肥	未定	原创	芜湖仁济骨科医院	芜湖	二级	原创
合肥凤凰肿瘤医院	合肥	二级	原创	宿州西苑医院	宿州	二级	原创
合肥同仁医院	合肥	未定	原创				
福建省							
福清天安医院	福州	二级	原创	厦门科宏眼科医院	厦门	三级	原创
江苏省							
淮安同济医院	淮安	未定	原创	无锡百佳妇产医院	无锡	未定	原创
淮安中山医院	淮安	二级	原创	强华骨科医院	徐州	二级	原创

续表

医院	城市	级别	性质	医院	城市	级别	性质
南京丁义山肛肠专科医院	南京	未定	原创	徐州和平妇产医院	徐州	二级	原创
南京华世佳宝妇产医院	南京	二级	原创	盐城盐阜医院	盐城	二级	原创
苏州大学附属理想眼科医院	苏州	三级	原创	镇江东吴医院	镇江	二级	原创
张家港市香山医院	苏州	未定	原创				
江西省							
江西广济医院	南昌	二级	原创	南昌仁爱妇产医院	南昌	二级	原创
山东省							
单县正大医院	菏泽	未定	原创	寿光晨鸣医院	潍坊	二级	原创
菏泽黄河骨科医院	菏泽	未定	原创	潍坊复能肾病医院	潍坊	未定	原创
济南艾玛妇产医院	济南	未定	原创	淄博昌国医院	淄博	二级	原创
青岛莲池妇婴医院	青岛	未定	原创	淄博莲池妇婴医院	淄博	二甲	原创
泰安协和医院	泰安	三乙	原创	淄博万杰肿瘤医院	淄博	三级	原创
威海光华医院	威海	二级	原创				
上海市							
上海博爱医院	上海	未定	原创	上海美华妇儿医院	上海	未定	原创
上海禾新医院	上海	未定	原创	上海曲阳医院	上海	二级	改制
上海虹桥医院	上海	未定	原创	泰康之家申园康复医院	上海	二级	原创
浙江省							
萧山经济技术开发区医院	杭州	二乙	原创	温岭东方医院	台州	二乙	原创
横店集团医院	金华	三甲	原创	乐清凤凰医院	温州	未定	原创
兰溪永球医院	金华	一甲	原创	温州东瓯医院	温州	未定	原创
宁波口腔医院	宁波	未定	原创	温州建国医院	温州	二级	原创
台州安民医院	台州	未定	原创	永嘉利民消化专科医院	温州	未定	原创
河南省							
开封市光明医院	开封	三级	原创	郑州新华医院	郑州	二级	原创
洛阳乳腺病医院	洛阳	未定	原创	郑州中医骨伤病医院	郑州	三级	原创
嵩县西关骨科医院	洛阳	二级	原创	周口惠济康复医院	周口	二级	原创
南阳胸科医院	南阳	二级	原创	周口协和骨科医院	周口	二级	原创
南乐中兴医院	濮阳	未定	原创	周口永兴医院	周口	二甲	原创
许昌万荣心脑血管病医院	许昌	未定	原创	驻马店市东笃医院	驻马店	未定	原创
郑州仁济医院	郑州	二级	原创				
湖北省							
恩施亚菲亚妇产医院	恩施州	三级	原创	武汉长诚医院	武汉	未定	原创
随州东方医院	随州	未定	原创	武汉长动医院	武汉	未定	原创
武汉艾格眼科医院	武汉	三级	改制	嘉鱼康泰医院	咸宁	二级	原创

续表

医院	城市	级别	性质	医院	城市	级别	性质
武汉玛丽亚妇产医院	武汉	二级	原创	咸宁麻塘风湿病医院	咸宁	二甲	原创
武汉市普仁广惠医院	武汉	一级	原创				
湖南省							
娄底民生医院	娄底	二级	原创	长沙华韩华美医疗美容医院	长沙	未定	原创
新宁崀山医院	邵阳	二甲	原创	长沙泰和医院	长沙	三级	原创
张家界大众医院	张家界	一级	原创	长沙佑康医院	长沙	未定	原创
湖南光琇医院	长沙	二级	原创	株洲家鸿口腔医院	株洲	未定	原创
长沙爱尔眼科医院	长沙	未定	原创	株洲恺德心血管病医院	株洲	三级	原创
长沙高新医院	长沙	未定	原创	株洲市康复医院	株洲	二级	原创
广东省							
佛山市高明区明城华立医院	佛山	未定	原创	深圳春天医疗美容医院	深圳	未定	原创
广州爱尔眼科医院	广州	未定	原创	深圳和美妇儿医院	深圳	未定	原创
广州白云山医院	广州	二级	原创	深圳军龙医院	深圳	二级	改制
广州益寿医院	广州	未定	原创	深圳流花医院	深圳	二甲	改制
广州紫荆医院	广州	二甲	原创	深圳阳光整形美容医院	深圳	未定	原创
梅州铁炉桥医院	梅州	二级	原创	深圳远东妇产医院	深圳	三级	原创
深圳宝田医院	深圳	未定	原创	深圳中山泌尿外科医院	深圳	二级	原创
深圳宝兴医院	深圳	未定	原创	中山广济医院	中山	未定	原创
深圳博爱医院	深圳	未定	原创	珠海中山医院	珠海	未定	原创
广西壮族自治区							
贺州广济妇产医院	贺州	未定	原创	南宁玉洞医院	南宁	未定	原创
贺州广济康复医院	贺州	未定	原创	玉林市桂南医院	玉林	二甲	原创
海南省							
海南瑞韩医学美容医院	海口	未定	原创	海南现代妇女儿童医院	海口	三级	原创
甘肃省							
兰州慈和堂医院	兰州	未定	原创				
宁夏回族自治区							
吴忠市新区医院	吴忠	二甲	原创	临夏张氏回医正骨医院	银川	二级	原创
新疆维吾尔自治区							
和田新生医院	和田	二级	原创	新疆老年病医院	乌鲁木齐	二级	原创
乌鲁木齐阿迪娅眼科医院	乌鲁木齐	二级	原创	新疆心脑血管病医院	乌鲁木齐	三级	原创
新疆渡洲中医医院	乌鲁木齐	二级	原创				
贵州省							
贵阳东方骨科医院	贵阳	未定	原创	仁怀新朝阳医院	遵义	未定	原创
贵阳结石病医院	贵阳	未定	原创	遵义华溪医院	遵义	未定	原创

续表

医院	城市	级别	性质	医院	城市	级别	性质
六盘水安心康复医院	六盘水	未定	原创				
四川省							
成都爱尔眼科医院	成都	未定	原创	成都西南儿童医院	成都	未定	原创
成都东区医院	成都	二乙	原创	成都心血管病医院	成都	未定	原创
成都复兴医院	成都	未定	原创	彭州同一医院	成都	二甲	原创
成都金沙医院	成都	二乙	原创	四川奥斯迪康骨医院	成都	二甲	原创
成都康福肾脏病医院	成都	二级	原创	四川长城肾脏病医院	成都	二级	原创
成都玛丽亚妇产儿童医院	成都	未定	原创	丹棱县中医医院	眉山	二乙	改制
成都仁一医院	成都	未定	原创				
云南省							
芒市创伤骨科医院	德宏州	未定	原创	华宁瑞仁医院	玉溪	二级	原创
昆明三博脑科医院	昆明	三级	原创	通海秀山医院	玉溪	二级	原创
昆明中英安琪儿妇产医院	昆明	未定	原创	元江民族医院	玉溪	二乙	原创
云南玛莉亚医院	昆明	未定	原创				
重庆市							
重庆安琪儿妇产医院	重庆	未定	原创	重庆康华医院	重庆	二级	原创
重庆北安医院	重庆	二级	原创				

注：1）2016 年上榜医院中有 2 家改制医院重新回归公有制；另有 19 家由于违反“一票否决四要素”（一级甲等医疗事故、虚假广告、骗保、欺诈病人）被移除出 2017 榜单。

2）＊指星级认证中。

六　2017中医医院500强

中医医院：由各级中医药管理局管辖的综合性医院，含中西医结合医院和民族医院。2017 中医医院 100 强见表 12、表 13。

表 12　2017 中医医院 100 强

名次	医院	得分	省份	城市	医院认证（级别/JCI/星级认证/HIMSS 等）	性质
1	广东省中医院	872.39	广东	广州	三甲	公立
2	江苏省中医院	853.41	江苏	南京	三甲	公立
3	中国中医科学院西苑医院	839.68	北京	北京	三甲	公立

续表

名次	医院	得分	省份	城市	医院认证（级别/JCI/星级认证/HIMSS 等）	性质
4	上海中医药大学附属龙华医院	827.85	上海	上海	三甲/HIMSS6	公立
5	中国中医科学院广安门医院	823.36	北京	北京	三甲	公立
6	上海中医药大学附属曙光医院	811.74	上海	上海	三甲	公立
7	广州中医药大学第一附属医院	805.76	广东	广州	三甲	公立
8	北京中医药大学东直门医院	796.22	北京	北京	三甲	公立
9	天津中医药大学第一附属医院	794.28	天津	天津	三甲	公立
10	浙江省中医院	772.21	浙江	杭州	三甲	公立
11	辽宁中医药大学附属医院	762.46	辽宁	沈阳	三甲	公立
12	湖北省中医院	743.79	湖北	武汉	三甲	公立
13	重庆市中医院	741.65	重庆	重庆	三甲	公立
14	首都医科大学附属北京中医医院	732.95	北京	北京	三甲	公立
15	成都中医药大学附属医院	730.52	四川	成都	三甲	公立
16	佛山市中医院	722.60	广东	佛山	三甲	公立
17	长春中医药大学附属医院	719.35	吉林	长春	三甲	公立
18	陕西中医药大学附属医院	711.74	陕西	咸阳	三甲	公立
19	山东中医药大学附属医院	708.53	山东	济南	三甲	公立
20	黑龙江中医药大学附属第一医院	698.37	黑龙江	哈尔滨	三甲	公立
21	安徽中医药大学第一附属医院	696.05	安徽	合肥	三甲	公立
22	河南中医药大学第一附属医院	688.84	河南	郑州	三甲	公立
23	武汉市第一医院	680.40	湖北	武汉	三甲	公立
24	浙江省立同德医院	662.31	浙江	杭州	三甲	公立
25	上海中医药大学附属岳阳中西医结合医院	659.84	上海	上海	三甲/HIMSS6	公立
26	广西中医药大学第一附属医院	643.12	广西	南宁	三甲	公立
27	新疆维吾尔自治区中医医院	632.27	新疆	乌鲁木齐	三甲	公立
28	福建中医药大学附属人民医院	623.25	福建	福州	三甲	公立
29	甘肃省中医院	622.71	甘肃	兰州	三甲	公立
30	中国中医科学院望京医院	613.02	北京	北京	三甲	公立
31	湖南中医药大学第一附属医院	608.05	湖南	长沙	三甲	公立
32	江西中医药大学附属医院	606.17	江西	南昌	三甲	公立
33	上海市普陀区中心医院	594.80	上海	上海	三乙	公立
34	黑龙江省中医医院	593.15	黑龙江	哈尔滨	三甲	公立
35	河北省中医院	589.43	河北	石家庄	三甲	公立

续表

名次	医院	得分	省份	城市	医院认证（级别/JCI/星级认证/HIMSS 等）	性质
36	河南省中医院	586.49	河南	郑州	三甲	公立
37	成都市第一人民医院	575.92	四川	成都	三甲	公立
38	沧州中西医结合医院	564.11	河北	沧州	三甲	公立
39	深圳市中医院	561.17	广东	深圳	三甲	公立
40	中山市中医院	546.09	广东	中山	三甲	公立
41	广西中医药大学附属瑞康医院	533.32	广西	南宁	三甲	公立
42	西南医科大学附属中医医院	523.66	四川	泸州	三甲/星级认证*	公立
43	北京中医药大学东方医院	517.26	北京	北京	三甲	公立
44	厦门市中医院	515.35	福建	厦门	三甲	公立
45	潍坊市中医院	512.50	山东	潍坊	三甲	公立
46	常州市中医医院	511.04	江苏	常州	三甲	公立
47	柳州市中医院	508.88	广西	柳州	三甲	公立
48	湖南中医药大学第二附属医院	505.29	湖南	长沙	三甲	公立
49	天津市中医药研究院附属医院	501.21	天津	天津	三甲	公立
50	杭州市红十字会医院	487.81	浙江	杭州	三甲	公立
51	广东省第二中医院	484.54	广东	广州	三甲	公立
52	上海市中医医院	482.88	上海	上海	三甲	公立
53	陕西省中医医院	476.59	陕西	西安	三甲	公立
54	山西省中医院	475.16	山西	太原	三甲	公立
55	江门市五邑中医院	472.50	广东	江门	三甲	公立
56	襄阳市中医医院	455.45	湖北	襄阳	三甲	公立
57	贵州省中医医院	452.76	贵州	贵阳	三甲	公立
58	徐州市中医院	450.78	江苏	徐州	三甲	公立
59	长沙市中医医院	449.96	湖南	长沙	三甲	公立
60	杭州市中医院	443.92	浙江	杭州	三甲	公立
61	浙江省新华医院	440.07	浙江	杭州	三甲	公立
62	西安市中医医院	437.37	陕西	西安	三甲	公立
63	天津中医药大学第二附属医院	433.38	天津	天津	三甲	公立
64	宝鸡市中医医院	425.94	陕西	宝鸡	三甲	公立
65	东莞市中医院	414.03	广东	东莞	三甲	公立
66	云南省中医医院	410.09	云南	昆明	三甲	公立
67	贵阳中医学院第二附属医院	406.90	贵州	贵阳	三甲	公立
68	南京市中医院	403.92	江苏	南京	三甲	公立

续表

名次	医院	得分	省份	城市	医院认证（级别/JCI/星级认证/HIMSS等）	性质
69	黑龙江中医药大学附属第二医院	401.62	黑龙江	哈尔滨	三甲	公立
70	山东中医药大学第二附属医院	396.70	山东	济南	三甲	公立
71	甘肃中医药大学附属医院	395.95	甘肃	兰州	三甲	公立
72	临沂市中医医院	393.98	山东	临沂	三甲	公立
73	茂名市中医院	388.55	广东	茂名	三甲	公立
74	山西省中西医结合医院	380.00	山西	太原	三甲	公立
75	安康市中医医院	378.32	陕西	安康	三甲	公立
76	开封市中医院	374.65	河南	开封	三甲	公立
77	湖南省直中医医院	370.10	湖南	株洲	三甲	公立
78	温州市中医院	365.93	浙江	温州	三甲	公立
79	无锡市中医医院	350.16	江苏	无锡	三甲	公立
80	福州市第二医院	346.06	福建	福州	三甲	公立
81	安阳市中医院	341.56	河南	安阳	三甲	公立
82	昆山市中医医院	333.96	江苏	苏州	三乙	公立
83	金华市中医医院	326.26	浙江	金华	三甲	公立
84	郑州市中医院	322.92	河南	郑州	三甲	公立
85	泰安市中医医院	319.60	山东	泰安	三甲	公立
86	日照市中医医院	318.21	山东	日照	三甲	公立
87	山西中医学院附属医院	317.72	山西	太原	三甲	公立
88	湖北省中西医结合医院	315.97	湖北	武汉	三甲	公立
89	九江市中医医院	314.16	江西	九江	三甲	公立
90	常德市第一中医医院	308.20	湖南	常德	三甲	公立
91	芜湖市中医医院	307.10	安徽	芜湖	三甲	公立
92	江苏省中西医结合医院	297.01	江苏	南京	三甲	公立
93	六安市中医院	293.96	安徽	六安	三甲	公立
94	青海省中医院	290.42	青海	西宁	三甲	公立
95	海南省中医院	283.58	海南	海口	三甲	公立
96	遂宁市中医院	279.87	四川	遂宁	三甲	公立
97	周口市中医院	278.32	河南	周口	三甲	公立
98	上海市第七人民医院	267.60	上海	上海	三甲/HIMSS6	公立
99	福建中医药大学附属第二人民医院	257.45	福建	福州	三甲	公立
100	内蒙古自治区中医医院	251.41	内蒙古	呼和浩特	三甲	公立

注：* 指处在星级认证中。

2017 中医医院 101 ~500 强见表 13。

表 13　2017 中医医院 101 ~500 强

医院	城市	级别	性质	医院	城市	级别	性质
黑龙江省							
大庆市中医医院	大庆	三甲	公立	牡丹江市中医医院	牡丹江	三甲	公立
哈尔滨市中医医院	哈尔滨	三甲	公立	齐齐哈尔市中医医院	齐齐哈尔	三甲	公立
佳木斯市中医医院	佳木斯	三甲	公立	伊春市中医医院	伊春	二甲	公立
吉林省							
吉林省吉林中西医结合医院	吉林	三甲	公立	通化市中医院	通化	二甲	公立
辽源市中医院	辽源	三甲	公立	吉林省中医药科学院第一临床医院	长春	三甲	公立
四平市中医医院	四平	三乙	公立	长春市中医院	长春	三甲	公立
辽宁省							
鞍山市中医院	鞍山	三甲	公立	辽阳市中医医院	辽阳	三乙	公立
海城市中医院	鞍山	三甲	公立	盘锦市中医院	盘锦	三乙	公立
本溪市中医院	本溪	三甲	公立	辽宁中医药大学附属第二医院	沈阳	三甲	公立
大连市金州区中医医院	大连	三乙	公立	辽宁中医药大学附属第四医院	沈阳	三甲	公立
大连市中西医结合医院	大连	三甲	公立	沈阳市第七人民医院	沈阳	三甲	公立
大连市中医医院	大连	三甲	公立	铁岭市中医医院	铁岭	三甲	公立
抚顺市中医院	抚顺	三甲	公立	营口市中医院	营口	三甲	公立
锦州市中医医院	锦州	三甲	公立				
北京市							
北京市朝阳区中医医院	北京	二甲	公立	北京市中西医结合医院	北京	二甲	公立
北京市第一中西医结合医院	北京	三甲	公立	北京中医药大学第三附属医院	北京	三甲	公立
北京市门头沟区中医院	北京	二甲	公立	北京中医药大学附属护国寺中医医院	北京	三甲	公立
北京市宣武中医医院	北京	三乙	公立				
河北省							
保定市第一中医院	保定	三甲	公立	秦皇岛市中医医院	秦皇岛	三甲	公立
沧州市中医院	沧州	二甲	公立	石家庄平安医院	石家庄	二甲	非公立
承德市中医院	承德	三甲	公立	石家庄市中医院	石家庄	三甲	公立
邯郸市中医院	邯郸	三甲	公立	唐山市中医医院	唐山	三甲	公立
衡水市中医医院	衡水	三级	公立	邢台市中医院	邢台	二甲	公立
廊坊市中医医院	廊坊	三甲	公立	张家口市中医院	张家口	二甲	公立
香河县中医医院	廊坊	二甲	公立				
内蒙古自治区							
包头市蒙医中医医院	包头	三甲	公立	内蒙古国际蒙医医院	呼和浩特	三甲	公立

续表

医院	城市	级别	性质	医院	城市	级别	性质
呼和浩特市中蒙医院	呼和浩特	三乙	公立				
山西省							
大同市中医医院	大同	二甲	公立	忻州市中医医院	忻州	三甲	公立
晋中市中医院	晋中	三乙	公立	阳泉市中医医院	阳泉	二甲	公立
朔州市中医院	朔州	二甲	公立	运城市中医医院	运城	三乙	公立
太原市中医医院	太原	三乙	公立	长治市中医院	长治	三乙	公立
天津市							
天津市宝坻区中医院	天津	二甲	公立	天津市西青区中医院	天津	二甲	公立
天津市北辰区中医医院	天津	三甲	公立	天津市中西医结合医院	天津	三甲	公立
天津市武清区中医医院	天津	三甲	公立				
安徽省							
安庆市中医医院	安庆	二甲	公立	庐江县中医院	合肥	二甲	公立
蚌埠市中医医院	蚌埠	二甲	公立	淮北市中医医院	淮北	三甲	公立
亳州市华佗中医院	亳州	二甲	公立	濉溪县中医院	淮北	二甲	公立
蒙城县中医院	亳州	二甲	公立	淮南市中医医院	淮南	二甲	公立
利辛县中医院	亳州	二甲	公立	黄山市中医医院	黄山	二甲	公立
滁州市中西医结合医院	滁州	三甲	公立	马鞍山市中医院	马鞍山	三甲	公立
天长市中医院	滁州	二甲	公立	铜陵市中医医院	铜陵	三甲	公立
阜阳市中医医院	阜阳	三乙	公立	宿州市中医院	宿州	二甲	公立
太和县中医院	阜阳	三甲	公立	宣城市中医院	宣城	二甲	公立
肥西县中医院	合肥	二甲	公立				
福建省							
福州市中医院	福州	三甲	公立	晋江市中医院	泉州	三乙	公立
龙岩市中医院	龙岩	三乙	公立	泉州市中医院	泉州	三甲	公立
南平市人民医院	南平	三甲	公立	南安市中医院	泉州	二甲	公立
宁德市中医院	宁德	三甲	公立	三明市中西医结合医院	三明	三甲	公立
莆田市中医医院	莆田	三级	公立	漳州市中医院	漳州	三甲	公立
江苏省							
常州市金坛区中医医院	常州	二甲	公立	泰州市中医院	泰州	三甲	公立
溧阳市中医院	常州	二甲	公立	江阴市中医院	无锡	三乙	公立
淮安市中医院	淮安	三甲	公立	无锡市第三人民医院	无锡	三甲	公立
涟水县中医院	淮安	二甲	公立	宜兴市中医医院	无锡	三乙	公立
盱眙县中医院	淮安	二甲	非公立	沭阳县中医院	宿迁	三乙	非公立
连云港市中医院	连云港	三甲	公立	宿迁市中医院	宿迁	三甲	非公立
江苏省第二中医院	南京	三甲	公立	沛县中医院	徐州	二甲	公立

续表

医院	城市	级别	性质	医院	城市	级别	性质
南京市高淳中医院	南京	二甲	公立	邳州市中医院	徐州	三乙	公立
南京市溧水区中医院	南京	二甲	公立	睢宁县中医院	徐州	二甲	公立
南京市中西医结合医院	南京	三甲	公立	新沂市中医医院	徐州	二甲	公立
海安县中医院	南通	三乙	公立	东台市中医院	盐城	三乙	公立
海门市中医院	南通	二甲	公立	建湖县中医院	盐城	二甲	公立
南通市中医院	南通	三甲	公立	响水县中医院	盐城	二甲	公立
启东市中医院	南通	三乙	公立	盐城市大丰中医院	盐城	二甲	公立
如东县中医院	南通	三乙	公立	盐城市中医院	盐城	三甲	公立
如皋市中医院	南通	三乙	公立	宝应县中医医院	扬州	二甲	公立
常熟市中医院	苏州	三乙	公立	高邮市中医医院	扬州	三乙	公立
苏州市中医医院	苏州	三甲	公立	扬州市江都中医院	扬州	二甲	公立
太仓市中医医院	苏州	三乙	公立	扬州市中医院	扬州	三甲	公立
张家港市中医医院	苏州	三乙	公立	仪征市中医院	扬州	二甲	公立
靖江市中医院	泰州	三乙	公立	丹阳市中医院	镇江	三乙	公立
泰兴市中医院	泰州	二甲	公立	镇江市中医院	镇江	三甲	公立
泰州市姜堰中医院	泰州	三乙	公立				
江西省							
赣州市中医院	赣州	三甲	公立	上饶市中医院	上饶	二甲	公立
景德镇市中医医院	景德镇	三甲	公立	宜春市中医院	宜春	三甲	公立
南昌市洪都中医院	南昌	三甲	公立	鹰潭市中医院	鹰潭	三甲	公立
南昌市中西医结合医院	南昌	三甲	公立				
山东省							
滨州市中医医院	滨州	三乙	公立	肥城市中医医院	泰安	三甲	公立
德州市中医院	德州	三级	公立	宁阳县中医院	泰安	二甲	公立
临邑县中医院	德州	二甲	公立	泰安市中医二院	泰安	二甲	公立
广饶县中医院	东营	二甲	公立	新泰市中医院	泰安	三甲	公立
菏泽市中医医院	菏泽	三甲	公立	荣成市中医院	威海	三甲	公立
济南市中医医院	济南	三甲	公立	乳山市中医院	威海	二甲	公立
济阳县中医院	济南	二甲	公立	威海市中医院	威海	三甲	公立
济南市章丘区中医医院	济南	三甲	公立	高密市中医院	潍坊	二甲	公立
济宁市兖州区中医医院	济宁	二甲	公立	青州市中医院	潍坊	二甲	公立
济宁市中医院	济宁	三甲	公立	寿光市中医医院	潍坊	二甲	公立
曲阜市中医院	济宁	三甲	公立	诸城中医医院	潍坊	三甲	非公立
莱芜市中医医院	莱芜	三甲	公立	莱阳市中医院	烟台	二甲	公立
聊城市中医医院	聊城	三甲	公立	莱州市中医医院	烟台	三甲	公立
蒙阴县中医医院	临沂	二甲	公立	龙口市中医院	烟台	二甲	公立

续表

医院	城市	级别	性质	医院	城市	级别	性质
平邑县中医医院	临沂	三甲	公立	蓬莱市中医医院	烟台	二甲	公立
即墨市中医医院	青岛	二甲	公立	烟台市中医医院	烟台	三甲	公立
平度市中医医院	青岛	二甲	公立	滕州市中医医院	枣庄	三乙	公立
青岛市黄岛区中医医院	青岛	三甲	公立	枣庄市中医医院	枣庄	三甲	公立
青岛市中医医院(海慈)	青岛	三甲	公立	淄博市中西医结合医院	淄博	三甲	公立
山东青岛中西医结合医院	青岛	三甲	公立	淄博市中医医院	淄博	三甲	公立
莒县中医医院	日照	三甲	公立				
上海市							
上海市宝山区中西医结合医院	上海	三甲	公立	上海市中西医结合医院	上海	三甲	公立
上海市奉贤区中医医院	上海	二甲	公立				
浙江省							
淳安县中医院	杭州	二甲	公立	宁波市中医院	宁波	三甲	公立
杭州市萧山区中医院	杭州	三甲	公立	象山县中医医院	宁波	二甲	公立
杭州市余杭区中医院	杭州	三乙	公立	余姚市中医医院	宁波	二甲	公立
建德市中医院	杭州	二甲	非公立	衢州市中医医院	衢州	三甲	公立
临安市中医院	杭州	二甲	公立	绍兴市柯桥区中医医院	绍兴	二甲	公立
浙江中医药大学附属第三医院	杭州	三甲	公立	绍兴市上虞中医医院	绍兴	三甲	公立
安吉县中医医院	湖州	二甲	公立	绍兴市中医院	绍兴	三甲	公立
德清县中医院	湖州	二甲	公立	嵊州市中医院	绍兴	二甲	公立
湖州市中医院	湖州	三甲	公立	新昌县中医院	绍兴	三甲	公立
长兴县中医院	湖州	三乙	公立	诸暨市中医医院	绍兴	三甲	公立
嘉兴市中医医院	嘉兴	三甲	公立	临海市中医院	台州	二甲	公立
平湖市中医院	嘉兴	三乙	公立	台州市中医院	台州	三乙	公立
桐乡市中医医院	嘉兴	三乙	公立	温岭市中医院	台州	三甲	公立
东阳市中医院	金华	三乙	公立	玉环市中医院	台州	二甲	公立
兰溪市中医院	金华	二甲	公立	瑞安市中医院	温州	三乙	公立
义乌市中医医院	金华	三甲	公立	温州市中西医结合医院	温州	三甲	公立
丽水市中医医院	丽水	三甲	公立	永嘉县中医医院	温州	三乙	公立
慈溪市中医医院	宁波	二甲	公立	舟山市中医院	舟山	三甲	公立
奉化市中医医院	宁波	三乙	公立				
河南省							
鹤壁市中医院	鹤壁	二甲	公立	商丘市中医院	商丘	三级	公立
焦作市中医院	焦作	三甲	公立	新乡市中医院	新乡	二甲	公立
通许县中医医院	开封	二甲	公立	信阳市中医院	信阳	二甲	公立
洛阳市第二中医院	洛阳	三甲	非公立	许昌市中医院	许昌	三甲	公立
洛阳市第一中医院	洛阳	三甲	公立	河南省中医药研究院附属医院	郑州	三甲	公立

续表

医院	城市	级别	性质	医院	城市	级别	性质
漯河市中医院	漯河	三甲	公立	河南中医药大学第三附属医院	郑州	三甲	公立
南阳市中医院	南阳	三甲	公立	新密市中医院	郑州	二甲	公立
平顶山市中医医院	平顶山	三甲	公立	新郑市中医院	郑州	二甲	非公立
濮阳市中医医院	濮阳	三甲	公立	项城市中医院	周口	二甲	公立
三门峡市中医医院	三门峡	三甲	公立	驻马店市中医院	驻马店	三甲	公立
河南中医药大学第一附属医院豫东医院	商丘	二甲	公立				
湖北省							
鄂州市中医医院	鄂州	三甲	公立	随州市中医医院	随州	三甲	公立
黄冈市中医医院	黄冈	三甲	公立	武汉六七二中西医结合医院	武汉	二甲	公立
武穴市中医医院	黄冈	二甲	公立	武汉市蔡甸区中医医院	武汉	二甲	公立
大冶市中医医院	黄石	二甲	公立	武汉市中医医院	武汉	三甲	公立
黄石市中医医院	黄石	三甲	公立	咸宁市中医医院	咸宁	三甲	公立
荆门市中医医院	荆门	三甲	公立	谷城县中医医院	襄阳	二甲	公立
钟祥市中医院	荆门	三级	公立	汉川市中医医院	孝感	二甲	公立
公安县中医医院	荆州	三甲	公立	孝感市中医院	孝感	三甲	公立
洪湖市中医医院	荆州	三甲	公立	宜昌市中医医院	宜昌	三甲	公立
荆州市中医医院	荆州	三甲	公立	宜都市中医医院	宜昌	二甲	公立
十堰市中医医院	十堰	三甲	公立				
湖南省							
常德市第二中医院	常德	二甲	公立	湘潭市中医医院	湘潭	三甲	公立
临澧县中医医院	常德	二甲	公立	湘乡市中医医院	湘潭	二甲	公立
郴州市中医医院	郴州	三甲	公立	安化县中医医院	益阳	二甲	公立
桂阳县中医医院	郴州	二甲	公立	益阳市第一中医医院	益阳	三甲	公立
资兴市中医医院	郴州	二甲	公立	永州市中医院	永州	三甲	公立
常宁市中医院	衡阳	二甲	公立	岳阳市中医医院	岳阳	三甲	公立
衡阳市中医医院	衡阳	三甲	公立	张家界市中医院	张家界	二甲	公立
怀化市中医医院	怀化	三甲	公立	湖南省中医药研究院附属医院	长沙	三甲	公立
娄底市中医医院	娄底	三级	公立	浏阳市中医医院	长沙	三甲	公立
邵东县中医医院	邵阳	二甲	公立	醴陵市中医院	株洲	三甲	公立
邵阳市中医医院	邵阳	三甲	公立				
广东省							
潮州市中医医院	潮州	二甲	公立	高州市中医院	茂名	二甲	公立
东莞市虎门医院	东莞	二甲	公立	梅州市第二中医医院	梅州	二甲	公立
佛山市顺德区中医院	佛山	三甲	公立	梅州市中医医院	梅州	三级	公立

续表

医院	城市	级别	性质	医院	城市	级别	性质
广东省中西医结合医院	佛山	三甲	公立	清远市中医院	清远	三甲	公立
广州市白云区中医院	广州	二甲	公立	汕头市中医医院	汕头	三甲	公立
广州市番禺区中医院	广州	三甲	公立	汕尾市中医医院	汕尾	二甲	公立
广州市中西医结合医院	广州	三甲	公立	韶关市中医医院	韶关	三甲	公立
广州市中医医院	广州	三甲	公立	广州中医药大学深圳医院	深圳	三甲	公立
南方医科大学中西医结合医院	广州	三甲	公立	深圳市宝安区中医院	深圳	三甲	公立
河源市中医院	河源	二甲	公立	深圳市罗湖区中医院	深圳	二甲	公立
惠州市中医医院	惠州	三甲	公立	阳江市中医医院	阳江	三甲	公立
江门市新会区中医院	江门	二甲	公立	湛江市第二中医医院	湛江	三甲	公立
开平市中医院	江门	二甲	公立	湛江市第一中医医院	湛江	三甲	公立
台山市中医院	江门	二甲	公立	肇庆市中医院	肇庆	三甲	公立
揭阳市中医医院	揭阳	二甲	公立	珠海市中西医结合医院	珠海	三级	公立
广西壮族自治区							
桂林市中西医结合医院	桂林	三级	公立	南宁市第七人民医院	南宁	二甲	公立
桂林市中医医院	桂林	三甲	公立	南宁市中医医院	南宁	三甲	公立
河池市中医医院	河池	三级	公立	钦州市中医医院	钦州	三甲	公立
贺州市中医医院	贺州	三甲	公立	玉林市中医医院	玉林	三甲	公立
海南省							
海口市中医院	海口	三甲	公立	三亚市中医院	三亚	三甲	公立
甘肃省							
金昌市中西医结合医院	金昌	二甲	公立	天水市中医医院	天水	三甲	公立
兰州市中医医院	兰州	二甲	公立	武威市中医院	武威	三乙	公立
庆阳市中医医院	庆阳	三甲	公立	张掖市中医医院	张掖	二甲	公立
天水市中西医结合医院	天水	三甲	公立				
贵州省							
毕节市中医医院	毕节	三甲	公立	遵义市播州区中医院	遵义	三甲	公立
黔东南州中医医院	黔东南州	三甲	公立	遵义市中医院	遵义	三乙	公立
黔南州中医院	黔南州	三甲	公立				
宁夏回族自治区							
宁夏回族自治区中医医院	银川	三甲	公立	银川市中医医院	银川	三甲	公立
青海省							
青海省藏医院	青海	西宁	公立				
陕西省							
汉中市中医医院	汉中	二甲	公立	西安友谊中医医院	西安	二甲	公立
铜川市中医医院	铜川	二甲	公立	陕西中医药大学第二附属医院	咸阳	三甲	公立

续表

医院	城市	级别	性质	医院	城市	级别	性质
渭南市中医医院	渭南	二甲	公立	延安市中医医院	延安	三甲	公立
西安市第五医院	西安	三甲	公立	榆林市中医医院	榆林	三甲	公立
新疆维吾尔自治区							
昌吉回族自治州中医医院	昌吉州	三甲	公立	新疆维吾尔自治区维吾尔医医院	乌鲁木齐	三甲	公立
乌鲁木齐市中医医院	乌鲁木齐	三甲	公立	伊犁哈萨克自治州中医医院	伊犁州	三甲	公立
四川省							
巴中市中医院	巴中	三乙	公立	泸州市中医医院	泸州	三甲	公立
成都市新都区中医医院	成都	三乙	公立	眉山市中医医院	眉山	三甲	公立
都江堰市中医医院	成都	三乙	公立	江油市中医医院	绵阳	三乙	公立
简阳市中医医院	成都	三乙	公立	绵阳市中医医院	绵阳	三甲	公立
彭州市中医医院	成都	三乙	公立	南充市中医医院	南充	三乙	公立
四川省第二中医医院	成都	三甲	公立	隆昌县中医医院	内江	三乙	公立
四川省中西医结合医院	成都	三甲	公立	内江市中医医院	内江	三甲	公立
达州市中西医结合医院	达州	三甲	公立	攀枝花市中西医结合医院	攀枝花	三甲	公立
德阳市中西医结合医院	德阳	二甲	公立	攀枝花市中医医院	攀枝花	三甲	公立
绵竹市中医院	德阳	二甲	公立	射洪县中医院	遂宁	三乙	公立
广元市中医院	广元	三甲	公立	雅安市中医医院	雅安	三甲	公立
峨眉山市中医医院	乐山	三乙	公立	宜宾市第二中医医院	宜宾	二甲	公立
乐山市中医医院	乐山	三甲	公立	资阳市中医院	资阳	三乙	公立
凉山州中西医结合医院	凉山州	三乙	公立	自贡市中医医院	自贡	三甲	公立
西藏自治区							
西藏自治区藏医院	拉萨	三甲	公立				
云南省							
楚雄彝族自治州中医医院	楚雄	三甲	公立	曲靖市中医医院	曲靖	三甲	公立
大理白族自治州中医医院	大理州	三级	公立	文山州中医医院	文山州	三甲	公立
昆明市中医医院	昆明	三甲	公立	玉溪市中医医院	玉溪	三甲	公立
云南省中西医结合医院	昆明	二甲	公立	昭通市中医医院	昭通	三甲	公立
普洱市中医医院	普洱	三甲	公立				
重庆市							
云阳县中医院	重庆	三甲	公立	重庆市江津区中医院	重庆	三甲	公立
重庆九龙坡区中医院	重庆	三甲	公立	重庆市铜梁区中医院	重庆	三甲	公立
重庆市北碚区中医院	重庆	三甲	公立	重庆市永川区中医医院	重庆	三甲	公立
重庆市垫江县中医院	重庆	三甲	公立				

七　2017省域医院30强（各省）

省域医院：位于省、直辖市、自治区内所有的综合医院、中医医院，不含专科医院和部队医院。2017 各省医院 30 强见表 14 ~ 表 39。

表 14　2017 黑龙江省域医院 30 强

名次	医院	城市	级别
1	哈尔滨医科大学附属第一医院	哈尔滨	三甲
2	哈尔滨医科大学附属第二医院	哈尔滨	三甲
3	黑龙江省医院	哈尔滨	三甲
4	哈尔滨医科大学附属第四医院	哈尔滨	三甲
5	大庆油田总医院	大　庆	三甲
6	齐齐哈尔市第一医院	齐齐哈尔	三甲
7	黑龙江中医药大学附属第一医院	哈尔滨	三甲
8	佳木斯大学附属第一医院	佳木斯	三甲
9	哈尔滨市第一医院	哈尔滨	三甲
10	佳木斯市中心医院	佳木斯	三甲
11	齐齐哈尔医学院附属第三医院	齐齐哈尔	三甲
12	黑龙江省中医医院	哈尔滨	三甲
13	牡丹江市第二人民医院	牡丹江	三甲
14	齐齐哈尔医学院附属第一医院	齐齐哈尔	三甲
15	鹤岗市人民医院	鹤　岗	三甲
16	牡丹江市第一人民医院	牡丹江	三甲
17	绥化市第一医院	绥　化	三甲
18	齐齐哈尔医学院附属第二医院	齐齐哈尔	三甲
19	大庆龙南医院	大　庆	三甲
20	牡丹江医学院红旗医院	牡丹江	三甲

表 15　2017 吉林省域医院 30 强

名次	医院	城市	级别
1	吉林大学白求恩第一医院	长春	三甲
2	吉林大学第二医院	长春	三甲
3	吉林大学中日联谊医院	长春	三甲
4	吉林省人民医院	长春	三甲
5	吉林市中心医院	吉林	三甲
6	吉林市人民医院	吉林	三甲
7	延边大学附属医院	延边州	三甲
8	长春中医药大学附属医院	长春	三甲
9	四平市中心医院	四平	三甲
10	一汽总医院	长春	三甲
11	吉化总医院	吉林	三甲
12	北华大学附属医院	吉林	三甲
13	通化市中心医院	通化	三乙
14	四平市第一人民医院	四平	三乙
15	长春市中心医院	长春	三甲
16	吉林油田总医院	松原	三甲
17	松原市中心医院	松原	三级
18	白山市中心医院	白山	三乙
19	梅河口市中心医院	通化	三甲
20	德惠市人民医院	长春	二甲

续表

名次	医院	城市	级别	名次	医院	城市	级别
21	鹤岗鹤矿医院	鹤　岗	三级	21	榆树市医院	长春	二甲
22	双鸭山市煤炭总医院	双鸭山	三甲	22	九台区人民医院	长春	二甲
23	黑龙江中医药大学附属第二医院	哈尔滨	三甲	23	白城市中心医院	白城	二甲
24	黑龙江省农垦总局总医院	哈尔滨	三甲	24	吉林医药学院附属医院	吉林	三甲
25	哈尔滨市第四医院	哈尔滨	三甲	25	吉林省前卫医院	长春	三级
26	哈尔滨市第五医院	哈尔滨	三级	26	敦化市医院	延边州	二甲
27	鸡西矿业集团总医院	鸡　西	三甲	27	辽源市中医院	辽源	三甲
28	哈尔滨二四二医院	哈尔滨	三甲	28	吉林国文医院	四平	三级
29	大庆市人民医院	大　庆	三甲	29	辽源市中心医院	辽源	三乙
30	哈尔滨市第二医院	哈尔滨	三级	30	通化矿业集团有限责任公司总医院	白山	三乙

表 16　2017 辽宁省域医院 30 强

名次	医院	城市	级别
1	中国医科大学附属第一医院	沈阳	三甲
2	中国医科大学附属盛京医院	沈阳	三甲
3	大连医科大学附属第一医院	大连	三甲
4	大连医科大学附属第二医院	大连	三甲
5	辽宁中医药大学附属医院	沈阳	三甲
6	辽宁省人民医院	沈阳	三甲
7	锦州医科大学附属第一医院	锦州	三甲
8	中国医科大学附属第四医院	沈阳	三甲
9	盘锦市中心医院	盘锦	三甲
10	沈阳医学院附属中心医院	沈阳	三甲
11	沈阳市第四人民医院	沈阳	三甲
12	大连市中心医院	大连	三甲
13	葫芦岛市中心医院	葫芦岛	三甲
14	沈阳市第五人民医院	沈阳	三甲
15	沈阳医学院附属第二医院	沈阳	三甲
16	沈阳市第一人民医院	沈阳	三级
17	大连大学附属中山医院	大连	三甲

表 17　2017 河北省域医院 30 强

名次	医院	城市	级别
1	河北医科大学第二医院	石家庄	三甲
2	河北医科大学第三医院	石家庄	三甲
3	河北医科大学第四医院	石家庄	三甲
4	河北省人民医院	石家庄	三甲
5	河北医科大学第一医院	石家庄	三甲
6	沧州市中心医院	沧州	三甲
7	邯郸市中心医院	邯郸	三甲
8	石家庄市第一医院	石家庄	三甲
9	唐山工人医院	唐山	三甲
10	河北省中医院	石家庄	三甲
11	承德医学院附属医院	承德	三甲
12	沧州中西医结合医院	沧州	三甲
13	河北大学附属医院	保定	三甲
14	邯郸市第一医院	邯郸	三甲
15	沧州市人民医院	沧州	三甲
16	保定市第一中心医院	保定	三甲
17	秦皇岛市第一医院	秦皇岛	三甲

续表

名次	医院	城市	级别	名次	医院	城市	级别
18	本溪中心医院	本溪	三甲	18	邢台市人民医院	邢台	三甲
19	鞍钢集团总医院	鞍山	三甲	19	唐山市人民医院	唐山	三甲
20	大连市友谊医院	大连	三甲	20	华北理工大学附属医院	唐山	三甲
21	朝阳市中心医院	朝阳	三甲	21	冀中能源峰峰集团总医院	邯郸	三甲
22	抚顺矿务局总医院	抚顺	三甲	22	河北北方学院附属第一医院	张家口	三甲
23	铁岭市中心医院	铁岭	三甲	23	廊坊市人民医院	廊坊	三甲
24	鞍山市中心医院	鞍山	三甲	24	承德市中心医院	承德	三甲
25	辽阳市中心医院	辽阳	三甲	25	保定市第二医院	保定	三甲
26	阜新矿业集团总医院	阜新	三甲	26	河北工程大学附属医院	邯郸	三甲
27	锦州市中心医院	锦州	三甲	27	哈励逊国际和平医院	衡水	三甲
28	大连市第三人民医院	大连	三甲	28	保定市第二中心医院	保定	三甲
29	丹东市中心医院	丹东	三甲	29	遵化市人民医院	唐山	二甲
30	本钢总医院	本溪	三甲	30	武安市第一人民医院	邯郸	三级

表 18　2017 山西省域医院 30 强　　　　**表 19　2017 安徽省域医院 30 强**

名次	医院	城市	级别	名次	医院	城市	级别
1	山西医科大学第一医院	太原	三甲	1	安徽医科大学第一附属医院	合肥	三甲
2	山西医科大学第二医院	太原	三甲	2	安徽省立医院	合肥	三甲
3	山西省人民医院	太原	三甲	3	蚌埠医学院第一附属医院	蚌埠	三甲
4	山西大医院	太原	三甲	4	皖南医学院弋矶山医院	芜湖	三甲
5	长治医学院附属和平医院	长治	三甲	5	安徽医科大学第二附属医院	合肥	三级
6	大同市第五人民医院	大同	三甲	6	安徽中医药大学第一附属医院	合肥	三甲
7	运城市中心医院	运城	三甲	7	合肥市第一人民医院	合肥	三甲
8	太原市中心医院	太原	三甲	8	合肥市第二人民医院	合肥	三甲
9	大同煤矿集团公司总医院	大同	三甲	9	安徽省第二人民医院	合肥	三甲
10	临汾市第四人民医院	临汾	三甲	10	六安市人民医院	六安	三甲
11	阳泉煤业总医院	阳泉	三甲	11	亳州市人民医院	亳州	三甲
12	晋城大医院	晋城	三甲	12	安庆市立医院	安庆	三甲
13	阳泉市第一人民医院	阳泉	三甲	13	阜阳市人民医院	阜阳	三甲
14	晋中市第一人民医院	晋中	三甲	14	芜湖市第二人民医院	芜湖	三甲
15	山西省汾阳医院	吕梁	三甲	15	滁州市第一人民医院	滁州	三甲
16	山西省中医院	太原	三甲	16	淮北矿工总医院	淮北	三甲
17	大同市第三人民医院	大同	三甲	17	铜陵市人民医院	铜陵	三甲

续表

名次	医院	城市	级别	名次	医院	城市	级别
18	山西省中西医结合医院	太原	三甲	18	马鞍山市中心医院	马鞍山	三甲
19	长治市人民医院	长治	三甲	19	淮南市第一人民医院	淮南	三甲
20	长治市第二人民医院	长治	三级	20	阜阳市第二人民医院	阜阳	三甲
21	临汾市人民医院	临汾	三甲	21	淮北市人民医院	淮北	三甲
22	吕梁市人民医院	吕梁	三甲	22	黄山市人民医院	黄山	三甲
23	晋城市人民医院	晋城	三甲	23	合肥市滨湖医院	合肥	三级
24	忻州市人民医院	忻州	三甲	24	皖北煤电集团总医院	宿州	三甲
25	山西潞安矿业(集团)总医院	长治	三甲	25	安庆市第一人民医院	安庆	三甲
26	长治医学院附属和济医院	长治	三甲	26	马鞍山市人民医院	马鞍山	三甲
27	山西中医学院附属医院	太原	三甲	27	蚌埠医学院第二附属医院	蚌埠	三甲
28	大同市第二人民医院	大同	二甲	28	宣城市人民医院	宣城	三乙
29	晋中市第二人民医院	晋中	三乙	29	池州市人民医院	池州	三甲
30	原平市第一人民医院	忻州	二甲	30	临泉县人民医院	阜阳	二甲

表 20　2017 福建省域医院 30 强

名次	医院	城市	级别
1	福建医科大学附属协和医院	福州	三甲
2	福建医科大学附属第一医院	福州	三甲
3	福建省立医院	福州	三甲
4	厦门大学附属第一医院	厦门	三甲
5	厦门大学附属中山医院	厦门	三甲
6	泉州市第一医院	泉州	三甲
7	福建医科大学附属第二医院	泉州	三甲
8	漳州市医院	漳州	三甲
9	福建中医药大学附属人民医院	福州	三甲
10	龙岩市第一医院	龙岩	三甲
11	莆田市第一医院	莆田	三甲
12	厦门市中医院	厦门	三甲
13	莆田学院附属医院	莆田	三甲
14	福州市第一医院	福州	三甲
15	三明市第一医院	三明	三甲
16	福州市第二医院	福州	三甲
17	宁德市闽东医院	宁德	三甲

表 21　2017 江苏省域医院 30 强

名次	医院	城市	级别
1	江苏省人民医院	南京	三甲
2	苏州大学附属第一医院	苏州	三甲
3	南京鼓楼医院	南京	三甲
4	东南大学附属中大医院	南京	三甲
5	徐州医科大学附属医院	徐州	三甲
6	江苏省中医院	南京	三甲
7	徐州市中心医院	徐州	三甲
8	无锡市人民医院	无锡	三甲
9	常州市第一人民医院	常州	三甲
10	南京市第一医院	南京	三甲
11	江苏省苏北人民医院	扬州	三甲
12	南通大学附属医院	南通	三甲
13	苏州市立医院	苏州	三甲
14	淮安市第一人民医院	淮安	三甲
15	常州市第二人民医院	常州	三甲
16	南京医科大学第二附属医院	南京	三甲
17	苏州大学附属第二医院	苏州	三甲

续表

名次	医院	城市	级别	名次	医院	城市	级别
18	龙岩市第二医院	龙岩	三乙	18	泰州市人民医院	泰州	三甲
19	厦门长庚医院	厦门	三级	19	连云港市第一人民医院	连云港	三甲
20	宁德市医院	宁德	三甲	20	江阴市人民医院	无锡	三甲
21	南平市第一医院	南平	三甲	21	无锡市第二人民医院	无锡	三甲
22	三明市第二医院	三明	三乙	22	盐城市第一人民医院	盐城	三甲
23	福鼎市医院	宁德	三乙	23	江苏大学附属医院	镇江	三甲
24	厦门市第三医院	厦门	三乙	24	镇江市第一人民医院	镇江	三甲
25	厦门市第二医院	厦门	三甲	25	宜兴市人民医院	无锡	三甲
26	福建中医药大学附属第二人民医院	福州	三甲	26	昆山市第一人民医院	苏州	三乙
27	漳州市中医院	漳州	三甲	27	张家港市第一人民医院	苏州	三乙
28	南平市人民医院	南平	三甲	28	扬州市第一人民医院	扬州	三甲
29	厦门莲花医院	厦门	三级	29	徐州市第一人民医院	徐州	三甲
30	泉州市人民医院	泉州	二甲	30	盐城市第三人民医院	盐城	三甲

表 22　2017 江西省域医院 30 强

名次	医院	城市	级别
1	南昌大学第一附属医院	南昌	三甲
2	江西省人民医院	南昌	三甲
3	南昌大学第二附属医院	南昌	三甲
4	九江市第一人民医院	九江	三甲
5	赣南医学院第一附属医院	赣州	三甲
6	赣州市人民医院	赣州	三甲
7	江西中医药大学附属医院	南昌	三甲
8	萍乡市人民医院	萍乡	三甲
9	九江学院附属医院	九江	三甲
10	宜春市人民医院	宜春	三甲
11	南昌市第一医院	南昌	三甲
12	新余市人民医院	新余	三甲
13	抚州市第一人民医院	抚州	三甲
14	景德镇市第一人民医院	景德镇	三甲
15	上饶市人民医院	上饶	三甲
16	吉安市中心人民医院	吉安	三甲
17	南昌大学第四附属医院	南昌	三甲

表 23　2017 山东省域医院 30 强

名次	医院	城市	级别
1	山东大学齐鲁医院	济南	三甲
2	山东省立医院	济南	三甲
3	青岛大学附属医院	青岛	三甲
4	烟台毓璜顶医院	烟台	三甲
5	聊城市人民医院	聊城	三甲
6	临沂市人民医院	临沂	三甲
7	济宁市第一人民医院	济宁	三甲
8	济宁医学院附属医院	济宁	三甲
9	山东大学第二医院	济南	三甲
10	山东省千佛山医院	济南	三甲
11	济南市中心医院	济南	三甲
12	潍坊市人民医院	潍坊	三甲
13	青岛市市立医院	青岛	三甲
14	泰安市中心医院	泰安	三甲
15	滨州医学院附属医院	滨州	三甲
16	淄博市中心医院	淄博	三甲
17	临沂市沂水中心医院	临沂	三甲

续表

名次	医院	城市	级别	名次	医院	城市	级别
18	九江市中医医院	九江	三甲	18	菏泽市立医院	菏泽	三甲
19	南昌市中西医结合医院	南昌	三甲	19	德州市人民医院	德州	三甲
20	南昌市第三医院	南昌	三甲	20	日照市人民医院	日照	三甲
21	南昌市洪都中医院	南昌	三甲	21	滨州市人民医院	滨州	三甲
22	景德镇市第二人民医院	景德镇	三甲	22	烟台市烟台山医院	烟台	三甲
23	鹰潭市人民医院	鹰潭	三甲	23	山东中医药大学附属医院	济南	三甲
24	九江市第三人民医院	九江	三甲	24	潍坊医学院附属医院	潍坊	三甲
25	赣州市立医院	赣州	三甲	25	滕州市中心人民医院	枣庄	三乙
26	丰城市人民医院	宜春	三乙	26	东营市人民医院	东营	三甲
27	萍乡市第二人民医院	萍乡	三乙	27	威海市立医院	威海	三甲
28	上饶市第五人民医院	上饶	三甲	28	潍坊市中医院	潍坊	三甲
29	江西鄱阳湖医院	上饶	二级	29	泰山医学院附属医院	泰安	三甲
30	高安市人民医院	宜春	二甲	30	滨州医学院烟台附属医院	烟台	三乙

表 24　2017 浙江省域医院 30 强

名次	医院	城市	级别
1	浙江大学附属第一医院	杭州	三甲
2	浙江大学医学院附属第二医院	杭州	三甲
3	温州医科大学附属第一医院	温州	三甲
4	浙江大学医学院附属邵逸夫医院	杭州	三甲
5	浙江省人民医院	杭州	三甲
6	杭州市第一人民医院	杭州	三甲
7	温州医科大学附属第二医院	温州	三甲
8	浙江省中医院	杭州	三甲
9	浙江省台州医院	台州	三甲
10	金华市中心医院	金华	三甲
11	杭州师范大学附属医院	杭州	三甲
12	宁波市第二医院	宁波	三甲
13	绍兴市人民医院	绍兴	三甲
14	浙江省立同德医院	杭州	三甲
15	丽水市中心医院	丽水	三甲

表 25　2017 河南省域医院 30 强

名次	医院	城市	级别
1	郑州大学第一附属医院	郑州	三甲
2	河南省人民医院	郑州	三甲
3	郑州市中心医院	郑州	三甲
4	新乡医学院第一附属医院	新乡	三甲
5	河南科技大学第一附属医院	洛阳	三甲
6	新乡市中心医院	新乡	三甲
7	南阳市中心医院	南阳	三甲
8	郑州人民医院	郑州	三甲
9	郑州大学第二附属医院	郑州	三甲
10	河南中医药大学第一附属医院	郑州	三甲
11	郑州市第一人民医院	郑州	三甲
12	商丘市第一人民医院	商丘	三甲
13	河南大学淮河医院	开封	三甲
14	洛阳市中心医院	洛阳	三甲
15	濮阳市人民医院	濮阳	三甲

续表

名次	医院	城市	级别	名次	医院	城市	级别
16	湖州市中心医院	湖州	三甲	16	开封市中心医院	开封	三甲
17	杭州市红十字会医院	杭州	三甲	17	驻马店市中心医院	驻马店	三级
18	浙江萧山医院	杭州	三乙	18	濮阳市油田总医院	濮阳	三甲
19	杭州市中医院	杭州	三甲	19	河南省中医院	郑州	三甲
20	宁波市第一医院	宁波	三甲	20	郑州大学第五附属医院	郑州	三甲
21	瑞安市人民医院	温州	三乙	21	漯河市中心医院	漯河	三甲
22	宁波市医疗中心李惠利医院	宁波	三甲	22	信阳市中心医院	信阳	三级
23	丽水市人民医院	丽水	三甲	23	三门峡市中心医院	三门峡	三甲
24	嘉兴市第一医院	嘉兴	三甲	24	周口市中心医院	周口	三甲
25	诸暨市人民医院	绍兴	三乙	25	平顶山市第一人民医院	平顶山	三甲
26	东阳市人民医院	金华	三乙	26	许昌市中心医院	许昌	三级
27	温岭市第一人民医院	台州	三乙	27	河南大学第一附属医院	开封	三级
28	衢州市人民医院	衢州	三甲	28	郑州市第二人民医院	郑州	二甲
29	嘉兴市第二医院	嘉兴	三甲	29	安阳市人民医院	安阳	三甲
30	温州市中心医院	温州	三甲	30	新乡市第一人民医院	新乡	三级

表 26　2017 湖北省域医院 30 强

名次	医院	城市	级别
1	华中科技大学同济医学院附属同济医院	武汉	三甲
2	华中科技大学同济医学院附属协和医院	武汉	三甲
3	武汉大学人民医院	武汉	三甲
4	武汉大学中南医院	武汉	三甲
5	武汉市中心医院	武汉	三甲
6	十堰市太和医院	十堰	三甲
7	宜昌市中心人民医院	宜昌	三甲
8	襄阳市中心医院	襄阳	三甲
9	十堰市人民医院	十堰	三甲
10	湖北省中医院	武汉	三甲
11	武汉市第一医院	武汉	三甲
12	荆州市中心医院	荆州	三甲
13	荆州市第一人民医院	荆州	三甲

表 27　2017 湖南省域医院 30 强

名次	医院	城市	级别
1	中南大学湘雅医院	长沙	三甲
2	中南大学湘雅二医院	长沙	三甲
3	中南大学湘雅三医院	长沙	三甲
4	湖南省人民医院	长沙	三甲
5	郴州市第一人民医院	郴州	三甲
6	南华大学附属第一医院	衡阳	三甲
7	常德市第一人民医院	常德	三甲
8	株洲市中心医院	株洲	三甲
9	长沙市中心医院	长沙	三甲
10	湖南中医药大学第一附属医院	长沙	三甲
11	邵阳市中心医院	邵阳	三甲
12	娄底市中心医院	娄底	三甲
13	湘潭市中心医院	湘潭	三甲

续表

名次	医院	城市	级别	名次	医院	城市	级别
14	鄂东医疗集团黄石市中心医院	黄石	三甲	14	怀化市第一人民医院	怀化	三甲
15	武汉市第三医院	武汉	三甲	15	南华大学附属第二医院	衡阳	三甲
16	恩施土家族苗族自治州中心医院	恩施州	三甲	16	长沙市第一医院	长沙	三甲
17	襄阳市第一人民医院	襄阳	三甲	17	湖南中医药大学第二附属医院	长沙	三甲
18	荆门市第一人民医院	荆门	三甲	18	长沙市中医医院	长沙	三甲
19	孝感市中心医院	孝感	三甲	19	永州市中心医院	永州	三甲
20	随州市中心医院	随州	三甲	20	湖南省直中医医院	株洲	三甲
21	荆门市第二人民医院	荆门	三甲	21	湘西自治州人民医院	湘西州	三乙
22	宜昌市第一人民医院	宜昌	三甲	22	益阳市中心医院	益阳	三甲
23	天门市第一人民医院	省管县	三甲	23	岳阳市一人民医院	岳阳	三甲
24	宜昌市第二人民医院	宜昌	三甲	24	湘潭市第一人民医院	湘潭	三级
25	东风总医院	十堰	三甲	25	怀化市第二人民医院	怀化	三级
26	鄂州市中心医院	鄂州	三甲	26	岳阳市二人民医院	岳阳	三级
27	咸宁市中心医院	咸宁	三甲	27	张家界市人民医院	张家界	三级
28	襄阳市中医医院	襄阳	三甲	28	衡阳市中心医院	衡阳	三甲
29	武汉市第四医院	武汉	三甲	29	宁乡县人民医院	长沙	二甲
30	仙桃市第一人民医院	省管县	三级	30	南华大学附属南华医院	衡阳	三甲

表 28　2017 广东省域医院 30 强　　　　**表 29　2017 广西省域医院 30 强**

名次	医院	城市	级别	名次	医院	城市	级别
1	中山大学附属第一医院	广州	三甲	1	广西医科大学第一附属医院	南宁	三甲
2	南方医科大学南方医院	广州	三甲	2	广西壮族自治区人民医院	南宁	三甲
3	广东省人民医院	广州	三甲	3	广西中医药大学第一附属医院	南宁	三甲
4	中山大学孙逸仙纪念医院	广州	三甲	4	柳州市人民医院	柳州	三甲
5	广州医科大学附属第一医院	广州	三甲	5	柳州市工人医院	柳州	三甲
6	中山大学附属第三医院	广州	三甲	6	桂林医学院附属医院	桂林	三甲
7	南方医科大学珠江医院	广州	三甲	7	广西中医药大学附属瑞康医院	南宁	三甲
8	广东省中医院	广州	三甲	8	南宁市第一人民医院	南宁	三甲
9	广州市第一人民医院	广州	三甲	9	右江民族医学院附属医院	百色	三甲

续表

名次	医院	城市	级别	名次	医院	城市	级别
10	广州中医药大学第一附属医院	广州	三甲	10	玉林市第一人民医院	玉林	三甲
11	深圳市人民医院	深圳	三甲	11	钦州市第一人民医院	钦州	三甲
12	广州医科大学附属第二医院	广州	三甲	12	北海市人民医院	北海	三甲
13	佛山市第一人民医院	佛山	三甲	13	贵港市人民医院	贵港	三甲
14	汕头大学医学院第一附属医院	汕头	三甲	14	柳州市中医院	柳州	三甲
15	东莞市人民医院	东莞	三甲	15	梧州市红十字会医院	梧州	三级
16	暨南大学附属第一医院	广州	三甲	16	钦州市第二人民医院	钦州	三甲
17	中山市人民医院	中山	三甲	17	南宁市第二人民医院	南宁	三甲
18	北京大学深圳医院	深圳	三甲	18	百色市人民医院	百色	三甲
19	广州医科大学附属第三医院	广州	三甲	19	广西壮族自治区南溪山医院	桂林	三甲
20	深圳市第二人民医院	深圳	三甲	20	贺州市人民医院	贺州	三级
21	佛山市中医院	佛山	三甲	21	桂林市人民医院	桂林	三甲
22	惠州市中心人民医院	惠州	三级	22	广西壮族自治区民族医院	南宁	三甲
23	梅州市人民医院	梅州	三甲	23	河池市人民医院	河池	三甲
24	粤北人民医院	韶关	三甲	24	灵山县人民医院	钦州	三级
25	江门市中心医院	江门	三甲	25	梧州市工人医院	梧州	三甲
26	广东医科大学附属医院	湛江	三甲	26	北流市人民医院	玉林	二甲
27	清远市人民医院	清远	三甲	27	柳州市柳铁中心医院	柳州	三甲
28	广东省第二人民医院	广州	三甲	28	来宾市人民医院	来宾	三级
29	湛江中心人民医院	湛江	三甲	29	桂林市第二人民医院	桂林	三甲
30	高州市人民医院	茂名	三甲	30	南宁市中医医院	南宁	三甲

表 30　2017 甘肃省域医院 30 强

名次	医院	城市	级别
1	兰州大学第二医院	兰州	三甲
2	兰州大学第一医院	兰州	三甲
3	甘肃省人民医院	兰州	三甲
4	甘肃省中医院	兰州	三甲
5	兰州市第二人民医院	兰州	三乙
6	天水市第一人民医院	天水	三甲
7	兰州市第一人民医院	兰州	三甲
8	庆阳市人民医院	庆阳	三甲

表 31　2017 陕西省域医院 30 强

名次	医院	城市	级别
1	西安交通大学第一附属医院	西安	三甲
2	西安交通大学第二附属医院	西安	三甲
3	陕西省人民医院	西安	三甲
4	延安大学附属医院	延安	三甲
5	陕西中医药大学附属医院	咸阳	三甲
6	榆林市第一医院	榆林	三甲
7	西安市中心医院	西安	三甲
8	西安市红会医院	西安	三甲

续表

名次	医院	城市	级别	名次	医院	城市	级别
9	甘肃省第二人民医院	兰州	三甲	9	安康市中心医院	安康	三甲
10	甘肃中医药大学附属医院	兰州	三甲	10	汉中市中心医院	汉中	三甲
11	酒泉市人民医院	酒泉	三甲	11	宝鸡市中心医院	宝鸡	三甲
12	定西市人民医院	定西	三甲	12	咸阳市中心医院	咸阳	三甲
13	武威市人民医院	武威	三乙	13	陕西省中医医院	西安	三甲
14	天水市中西医结合医院	天水	三甲	14	渭南市中心医院	渭南	三甲
15	张掖市人民医院	张掖	三甲	15	西安市第一医院	西安	三甲
16	酒钢医院	嘉峪关	三乙	16	西安长安医院	西安	三级
17	平凉市人民医院	平凉	三甲	17	西安市中医医院	西安	三甲
18	武威市凉州医院	武威	三级	18	宝鸡市中医医院	宝鸡	三甲
19	白银市第一人民医院	白银	三乙	19	西安高新医院	西安	三甲
20	陇南市第一人民医院	陇南	三乙	20	延安大学咸阳医院	咸阳	三级
21	白银市第二人民医院	白银	三乙	21	榆林市第二医院	榆林	三甲
22	庆阳市中医医院	庆阳	三甲	22	西安市第九医院	西安	三甲
23	临夏州人民医院	临夏州	三乙	23	商洛市中心医院	商洛	三级
24	天水 407 医院	天水	未定	24	安康市中医医院	安康	三甲
25	平凉市第二人民医院	平凉	三乙	25	西安市第四医院	西安	三甲
26	金川集团职工医院	金昌	三乙	26	延安市人民医院	延安	三级
27	天水市中医医院	天水	三甲	27	榆林市中医医院	榆林	三甲
28	嘉峪关市第一人民医院	嘉峪关	三乙	28	三二〇一医院	汉中	三甲
29	窑街煤电公司总医院	兰州	三乙	29	铜川市人民医院	铜川	三乙
30	兰州市中医医院	兰州	二甲	30	西电集团医院	西安	三级

表 32　2017 新疆省域医院 30 强

名次	医院	城市	级别
1	新疆医科大学第一附属医院	乌鲁木齐	三甲
2	新疆维吾尔自治区人民医院	乌鲁木齐	三甲
3	新疆维吾尔自治区中医医院	乌鲁木齐	三甲
4	石河子大学医学院第一附属医院	省管县	三甲
5	新疆医科大学第二附属医院	乌鲁木齐	三甲
6	乌鲁木齐市友谊医院	乌鲁木齐	三甲
7	伊犁州友谊医院	伊犁州	三甲
8	乌鲁木齐市第一人民医院	乌鲁木齐	二甲

表 33　2017 贵州省域医院 30 强

名次	医院	城市	级别
1	贵州医科大学附属医院	贵　阳	三甲
2	贵州省人民医院	贵　阳	三甲
3	遵义医学院附属医院	遵　义	三甲
4	遵义市第一人民医院	遵　义	三甲
5	贵州省中医医院	贵　阳	三甲
6	贵阳市第一人民医院	贵　阳	三甲
7	安顺市人民医院	安　顺	三甲
8	铜仁市人民医院	铜　仁	三甲

续表

名次	医院	城市	级别	名次	医院	城市	级别
9	克拉玛依市中心医院	克拉玛依	三甲	9	黔东南州人民医院	黔东南州	三甲
10	喀什地区第一人民医院	喀　什	三甲	10	贵州医科大学第二附属医院	黔东南州	三甲
11	巴音郭楞蒙古自治州人民医院	巴音郭楞州	三甲	11	贵阳市金阳医院	贵　阳	三甲
12	新疆医科大学第五附属医院	乌鲁木齐	三甲	12	贵阳中医学院第二附属医院	贵　阳	三甲
13	新疆医科大学第六附属医院	乌鲁木齐	三甲	13	毕节市第一人民医院	毕　节	三甲
14	昌吉回族自治州人民医院	昌吉州	三甲	14	六盘水市人民医院	六盘水	三甲
15	博尔塔拉蒙古自治州人民医院	博尔塔拉州	三甲	15	黔南州人民医院	黔南州	三甲
16	阿克苏地区第一人民医院	阿克苏	三甲	16	兴义市人民医院	黔西南州	三甲
17	和田地区人民医院	和　田	三甲	17	黔西南州人民医院	黔西南州	三甲
18	乌鲁木齐市中医医院	乌鲁木齐	三甲	18	贵航安顺医院	安　顺	三甲
19	伊犁哈萨克自治州新华医院	伊犁州	三级	19	贵州水城矿业集团总医院	六盘水	三甲
20	昌吉回族自治州中医医院	昌吉州	三甲	20	黔南州中医院	黔南州	三甲
21	克孜勒苏柯尔克孜自治州人民医院	克孜勒苏州	三甲	21	贵州医科大学第三附属医院	黔南州	三甲
22	哈密地区中心医院	哈　密	三甲	22	遵义市播州区人民医院	遵　义	三级
23	阿勒泰地区人民医院	阿勒泰	三甲	23	贵州航天医院	遵　义	三乙
24	喀什地区第二人民医院	喀　什	三甲	24	贵州医科大学附属白云医院	贵　阳	三级
25	塔城地区人民医院	塔　城	三甲	25	盘州市人民医院	六盘水	二甲
26	阿克苏地区第二人民医院	阿克苏	二甲	26	六盘水市第二人民医院	六盘水	二甲
27	莎车县人民医院	喀　什	二甲	27	遵义市中医院	遵　义	三乙
28	哈密市第二人民医院	哈　密	二甲	28	思南县人民医院	铜　仁	三乙
29	伊宁县人民医院	伊犁州	二甲	29	贵州盘江投资控股（集团）有限公司总医院	六盘水	三甲
30	石河子市人民医院	省管县	二甲	30	仁怀市人民医院	遵　义	三级

表 34　2017 四川省域医院 30 强

名次	医院	城市	级别
1	四川大学华西医院	成都	三甲
2	四川省人民医院	成都	三甲
3	西南医科大学附属医院	泸州	三甲
4	绵阳市中心医院	绵阳	三甲
5	川北医学院附属医院	南充	三甲

表 35　2017 云南省域医院 30 强

名次	医院	城市	级别
1	昆明医科大学第一附属医院	昆明	三甲
2	云南省第一人民医院	昆明	三甲
3	昆明医科大学第二附属医院	昆明	三甲
4	云南省第二人民医院	昆明	三甲
5	昆明市第一人民医院	昆明	三甲

续表

名次	医院	城市	级别	名次	医院	城市	级别
6	成都市第三人民医院	成都	三甲	6	曲靖市第一人民医院	曲靖	三甲
7	遂宁市中心医院	遂宁	三甲	7	昆明市延安医院	昆明	三甲
8	德阳市人民医院	德阳	三甲	8	玉溪市人民医院	玉溪	三甲
9	南充市中心医院	南充	三甲	9	普洱市人民医院	普洱	三甲
10	成都中医药大学附属医院	成都	三甲	10	文山壮族苗族自治州人民医院	文山州	三级
11	宜宾市第二人民医院	宜宾	三甲	11	云南省中医医院	昆明	三甲
12	宜宾市第一人民医院	宜宾	三甲	12	大理州人民医院	大理州	三甲
13	成都市第一人民医院	成都	三甲	13	昭通市第一人民医院	昭通	三甲
14	成都市第二人民医院	成都	三甲	14	楚雄州人民医院	楚雄	三乙
15	达州市中心医院	达州	三甲	15	保山市人民医院	保山	三甲
16	成都市第五人民医院	成都	三甲	16	临沧市人民医院	临沧	三级
17	自贡市第一人民医院	自贡	三甲	17	德宏州人民医院	德宏州	三乙
18	西南医科大学附属中医医院	泸州	三甲	18	昆明市中医医院	昆明	三甲
19	成都医学院第一附属医院	成都	三甲	19	西双版纳州人民医院	西双版纳州	三甲
20	绵阳市第三人民医院	绵阳	三甲	20	个旧市人民医院	红河州	三甲
21	简阳市人民医院	成都	三甲	21	昭通市中医医院	昭通	三甲
22	乐山市人民医院	乐山	三甲	22	曲靖市第二人民医院	曲靖	三甲
23	攀枝花市中心医院	攀枝花	三甲	23	大理市第一人民医院	大理州	二甲
24	广元市中心医院	广元	三甲	24	昆明市第四人民医院	昆明	三乙
25	眉山市人民医院	眉山	三甲	25	云南省第三人民医院	昆明	三级
26	成都大学附属医院	成都	三甲	26	开远市人民医院	红河州	二甲
27	广元市第一人民医院	广元	三甲	27	宜良县第一人民医院	昆明	二甲
28	自贡市第四人民医院	自贡	三甲	28	玉溪市中医医院	玉溪	三甲
29	巴中市中心医院	巴中	三甲	29	红河州第一人民医院	红河州	三级
30	凉山州第一人民医院	凉山州	三甲	30	昆明市第二人民医院	昆明	三级

表 36　2017 北京市省域医院 30 强

名次	医院	城市	级别
1	北京协和医院	北京	三甲
2	北京大学第一医院	北京	三甲
3	北京大学人民医院	北京	三甲
4	北京大学第三医院	北京	三甲

表 37　2017 天津市省域医院 30 强

名次	医院	城市	级别
1	天津医科大学总医院	天津	三甲
2	天津医科大学第二医院	天津	三甲
3	天津市第一中心医院	天津	三甲
4	天津中医药大学第一附属医院	天津	三甲

续表

名次	医院	城市	级别	名次	医院	城市	级别
5	首都医科大学附属北京安贞医院	北京	三甲	5	天津市人民医院	天津	三甲
6	首都医科大学附属北京天坛医院	北京	三甲	6	天津市第三中心医院	天津	三甲
7	北京朝阳医院	北京	三甲	7	天津市天津医院	天津	三甲
8	首都医科大学宣武医院	北京	三甲	8	天津市中医药研究院附属医院	天津	三甲
9	首都医科大学附属北京同仁医院	北京	三甲	9	天津市第四中心医院	天津	三甲
10	中日友好医院	北京	三甲	10	天津市宝坻区人民医院	天津	三甲
11	北京医院	北京	三甲	11	天津中医药大学第二附属医院	天津	三甲
12	首都医科大学附属北京友谊医院	北京	三甲	12	天津市泰达医院	天津	三级
13	北京积水潭医院	北京	三甲	13	天津市武清区中医医院	天津	三甲
14	中国中医科学院西苑医院	北京	三甲	14	天津市静海区医院	天津	三甲
15	中国中医科学院广安门医院	北京	三甲	15	天津医科大学总医院空港医院	天津	三甲
16	北京中医药大学东直门医院	北京	三甲	16	北京大学滨海医院	天津	三甲
17	北京清华长庚医院	北京	三甲	17	天津市第三医院	天津	三甲
18	首都医科大学附属北京世纪坛医院	北京	三甲	18	天津市海河医院	天津	三甲
19	首都医科大学附属北京中医医院	北京	三甲	19	天津市蓟州区人民医院	天津	三甲
20	清华大学第一附属医院	北京	三甲	20	天津市中西医结合医院	天津	三甲
21	首都医科大学附属复兴医院	北京	三甲	21	天津市武清区人民医院	天津	三级
22	北京大学首钢医院	北京	三甲	22	天津市西青医院	天津	三级
23	中国中医科学院望京医院	北京	三甲	23	天津大港油田总医院	天津	二甲
24	首都医科大学附属北京潞河医院	北京	三级	24	天津市宁河区医院	天津	三级
25	航天中心医院	北京	三级	25	天津市北辰医院	天津	三级
26	北京中医药大学东方医院	北京	三甲	26	天津市东丽医院	天津	二甲
27	北京航天总医院	北京	三级	27	天津市北辰区中医医院	天津	三甲
28	北京市第一中西医结合医院	北京	三甲	28	天津市第四医院	天津	三级
29	民航总医院	北京	三级	29	天津市西青区中医院	天津	二甲
30	首都医科大学三博脑科医院	北京	三级	30	天津市宝坻区中医院	天津	二甲

表 38　2017 上海市省域医院 30 强

名次	医院	城市	级别
1	复旦大学附属中山医院	上海	三甲
2	上海交通大学医学院附属瑞金医院	上海	三甲
3	复旦大学附属华山医院	上海	三甲
4	上海交通大学医学院附属仁济医院	上海	三甲
5	上海交通大学医学院附属第九人民医院	上海	三甲
6	上海交通大学医学院附属新华医院	上海	三甲
7	上海市第六人民医院	上海	三甲
8	上海市第一人民医院	上海	三甲
9	复旦大学附属华东医院	上海	三甲
10	上海中医药大学附属龙华医院	上海	三甲
11	上海中医药大学附属曙光医院	上海	三甲
12	上海市第十人民医院	上海	三甲
13	上海市东方医院	上海	三甲
14	上海市同济医院	上海	三甲
15	上海中医药大学附属岳阳中西医结合医院	上海	三甲
16	上海市同仁医院	上海	二甲
17	上海市普陀区中心医院	上海	三乙
18	上海市奉贤区中心医院	上海	三乙
19	上海市浦东医院	上海	三乙
20	上海市杨浦区中心医院	上海	三乙
21	上海市中医医院	上海	三甲
22	上海市第七人民医院	上海	三甲
23	上海市闵行区中心医院	上海	二甲
24	上海市徐汇区中心医院	上海	二甲
25	上海市浦东新区公利医院	上海	二甲
26	新华医院崇明分院	上海	三乙

表 39　2017 重庆省域医院 30 强

名次	医院	城市	级别
1	重庆医科大学附属第一医院	重庆	三甲
2	重庆医科大学附属第二医院	重庆	三甲
3	重庆三峡中心医院	重庆	三甲
4	重庆市中医院	重庆	三甲
5	重庆市人民医院	重庆	三甲
6	重庆市涪陵中心医院	重庆	三甲
7	重庆市第九人民医院	重庆	三甲
8	重庆医科大学附属永川医院	重庆	三甲
9	重庆市开州区人民医院	重庆	三甲
10	重庆市江津区中心医院	重庆	三甲
11	重庆市合川区人民医院	重庆	二甲
12	重庆市第五人民医院	重庆	三甲
13	重庆市长寿区人民医院	重庆	三甲
14	垫江县人民医院	重庆	三甲
15	重庆市黔江中心医院	重庆	三甲
16	重庆市巴南区人民医院	重庆	二甲
17	重庆市大足区人民医院	重庆	三甲
18	重庆市永川区中医医院	重庆	三甲
19	重庆市九龙坡区人民医院	重庆	二甲
20	重庆市南川区人民医院	重庆	三甲
21	重庆市第四人民医院	重庆	三甲
22	重庆市璧山区人民医院	重庆	二甲
23	重庆市垫江县中医院	重庆	三甲
24	重庆市黔江民族医院	重庆	二级
25	重钢总医院	重庆	二甲
26	石柱土家族自治县人民医院	重庆	二甲

续表

名次	医院	城市	级别	名次	医院	城市	级别
27	上海市松江区中心医院	上海	二甲	27	重庆市江津区中医院	重庆	三甲
28	上海市第八人民医院	上海	二甲	28	奉节县人民医院	重庆	二甲
29	上海市中西医结合医院	上海	三甲	29	重庆市北碚区中医院	重庆	三甲
30	上海市宝山区中西医结合医院	上海	三甲	30	重庆市红十字会医院	重庆	二甲

八　2017县级专科30强

评价对象：进入中国医院竞争力·县级医院100强的14个专科，包括普通外科、骨科、泌尿外科、神经外科、重症医学科（ICU）、心血管内科、呼吸内科、消化内科、神经内科、肾脏内科、内分泌科、肿瘤内科、妇产科、儿内科。2017县级专科30强见表40~表53。

表40　县级普通外科排名30强

专科名次	医院	省份	城市	级别
1	瑞安市人民医院	浙江	温州	三乙
2	江阴市人民医院	江苏	无锡	三甲
3	高州市人民医院	广东	茂名	三甲
4	宜兴市人民医院	江苏	无锡	三甲
5	温岭市第一人民医院	浙江	台州	三乙
6	昆山市第一人民医院	江苏	苏州	三乙
7	诸暨市人民医院	浙江	绍兴	三乙
8	张家港市第一人民医院	江苏	苏州	三乙
9	泰兴市人民医院	江苏	泰州	三乙
10	天门市第一人民医院	湖北	省管县	三甲

表41　县级骨科排名30强

专科名次	医院	省份	城市	级别
1	瑞安市人民医院	浙江	温州	三乙
2	江阴市人民医院	江苏	无锡	三甲
3	诸暨市人民医院	浙江	绍兴	三乙
4	张家港市第一人民医院	江苏	苏州	三乙
5	温岭市第一人民医院	浙江	台州	三乙
6	义乌市中心医院	浙江	金华	三乙
7	宜兴市人民医院	江苏	无锡	三甲
8	高州市人民医院	广东	茂名	三甲
9	天门市第一人民医院	湖北	省管县	三甲
10	昆山市第一人民医院	江苏	苏州	三乙

续表

专科名次	医院	省份	城市	级别	专科名次	医院	省份	城市	级别
11	常熟市第一人民医院	江苏	苏州	二甲	11	普宁市人民医院	广东	揭阳	三甲
12	诸城市人民医院	山东	潍坊	三乙	12	诸城市人民医院	山东	潍坊	三乙
13	寿光市人民医院	山东	潍坊	三乙	13	太仓市第一人民医院	江苏	苏州	三级
14	东阳市人民医院	浙江	金华	三乙	14	寿光市人民医院	山东	潍坊	三乙
15	滕州市中心人民医院	山东	枣庄	三乙	15	兰陵县人民医院	山东	临沂	三乙
16	义乌市中心医院	浙江	金华	三乙	16	平邑县人民医院	山东	临沂	三乙
17	普宁市人民医院	广东	揭阳	三甲	17	东阳市人民医院	浙江	金华	三乙
18	永康市第一人民医院	浙江	金华	三乙	18	滕州市中心人民医院	山东	枣庄	三乙
19	简阳市人民医院	四川	资阳	三甲	19	常熟市第一人民医院	江苏	苏州	二甲
20	平邑县人民医院	山东	临沂	三乙	20	泰兴市人民医院	江苏	泰州	三乙
21	常熟市第二人民医院	江苏	苏州	三乙	21	简阳市人民医院	四川	资阳	三甲
22	兰陵县人民医院	山东	临沂	三乙	22	兴化市人民医院	江苏	泰州	三级
23	余姚市人民医院	浙江	宁波	三乙	23	永康市第一人民医院	浙江	金华	三乙
24	兴化市人民医院	江苏	泰州	三级	24	单县中心医院	山东	菏泽	三甲
25	宁乡县人民医院	湖南	长沙	二甲	25	廉江市人民医院	广东	湛江	三级
26	太仓市第一人民医院	江苏	苏州	三级	26	宁乡县人民医院	湖南	长沙	二甲
27	益都中心医院	山东	潍坊	三甲	27	仙桃市第一人民医院	湖北	省管县	三级
28	单县中心医院	山东	菏泽	三甲	28	常熟市第二人民医院	江苏	苏州	三乙
29	慈溪市人民医院	浙江	宁波	三乙	29	沭阳县人民医院	江苏	宿迁	三乙
30	廉江市人民医院	广东	湛江	三级	30	即墨市人民医院	山东	青岛	二甲

表 42 县级泌尿外科排名 30 强

专科名次	医院	省份	城市	级别
1	高州市人民医院	广东	茂名	三甲
2	常熟市第一人民医院	江苏	苏州	二甲
3	宜兴市人民医院	江苏	无锡	三甲
4	诸暨市人民医院	浙江	绍兴	三乙
5	瑞安市人民医院	浙江	温州	三乙
6	滕州市中心人民医院	山东	枣庄	三乙
7	江阴市人民医院	江苏	无锡	三甲

表 43 县级神经外科排名 30 强

专科名次	医院	省份	城市	级别
1	江阴市人民医院	江苏	无锡	三甲
2	高州市人民医院	广东	茂名	三甲
3	宜兴市人民医院	江苏	无锡	三甲
4	张家港市第一人民医院	江苏	苏州	三乙
5	瑞安市人民医院	浙江	温州	三乙
6	诸城市人民医院	山东	潍坊	三乙
7	诸暨市人民医院	浙江	绍兴	三乙

续表

专科名次	医院	省份	城市	级别	专科名次	医院	省份	城市	级别
8	张家港市第一人民医院	江苏	苏州	三乙	8	滕州市中心人民医院	山东	枣庄	三乙
9	宁乡县人民医院	湖南	长沙	二甲	9	温岭市第一人民医院	浙江	台州	三乙
10	永康市第一人民医院	浙江	金华	三乙	10	兰陵县人民医院	山东	临沂	三乙
11	寿光市人民医院	山东	潍坊	三乙	11	宁乡县人民医院	湖南	长沙	二甲
12	天门市第一人民医院	湖北	省管县	三甲	12	普宁市人民医院	广东	揭阳	三甲
13	普宁市人民医院	广东	揭阳	三甲	13	廉江市人民医院	广东	湛江	三级
14	泰兴市人民医院	江苏	泰州	三乙	14	昆山市第一人民医院	江苏	苏州	三乙
15	廉江市人民医院	广东	湛江	三级	15	天门市第一人民医院	湖北	省管县	三甲
16	昆山市第一人民医院	江苏	苏州	三乙	16	益都中心医院	山东	潍坊	三甲
17	台山市人民医院	广东	江门	二甲	17	泰兴市人民医院	江苏	泰州	三乙
18	新昌县人民医院	浙江	绍兴	三乙	18	常熟市第一人民医院	江苏	苏州	二甲
19	兴化市人民医院	江苏	泰州	三级	19	义乌市中心医院	浙江	金华	三乙
20	温岭市第一人民医院	浙江	台州	三乙	20	寿光市人民医院	山东	潍坊	三乙
21	东阳市人民医院	浙江	金华	三乙	21	兴化市人民医院	江苏	泰州	三级
22	太仓市第一人民医院	江苏	苏州	三级	22	丹阳市人民医院	江苏	镇江	三乙
23	单县中心医院	山东	菏泽	三甲	23	单县中心医院	山东	菏泽	三甲
24	平邑县人民医院	山东	临沂	三乙	24	平邑县人民医院	山东	临沂	三乙
25	兰陵县人民医院	山东	临沂	三乙	25	慈溪市人民医院	浙江	宁波	三乙
26	简阳市人民医院	四川	资阳	三甲	26	梅河口市中心医院	吉林	通化	三甲
27	义乌市中心医院	浙江	金华	三乙	27	常熟市第二人民医院	江苏	苏州	三乙
28	常熟市第二人民医院	江苏	苏州	三乙	28	余姚市人民医院	浙江	宁波	三乙
29	诸城市人民医院	山东	潍坊	三乙	29	新昌县人民医院	浙江	绍兴	三乙
30	沭阳县人民医院	江苏	宿迁	三乙	30	开平市中心医院	广东	江门	三甲

表 44　县级重症医学科排名 30 强

专科名次	医院	省份	城市	级别
1	高州市人民医院	广东	茂名	三甲
2	瑞安市人民医院	浙江	温州	三乙

表 45　县级心血管内科排名 30 强

专科名次	医院	省份	城市	级别
1	高州市人民医院	广东	茂名	三甲
2	江阴市人民医院	江苏	无锡	三甲

续表

专科名次	医院	省份	城市	级别	专科名次	医院	省份	城市	级别
3	江阴市人民医院	江苏	无锡	三甲	3	瑞安市人民医院	浙江	温州	三乙
4	宜兴市人民医院	江苏	无锡	三甲	4	诸暨市人民医院	浙江	绍兴	三乙
5	昆山市第一人民医院	江苏	苏州	三乙	5	天门市第一人民医院	湖北	省管县	三甲
6	诸暨市人民医院	浙江	绍兴	三乙	6	普宁市人民医院	广东	揭阳	三甲
7	张家港市第一人民医院	江苏	苏州	三乙	7	宜兴市人民医院	江苏	无锡	三甲
8	天门市第一人民医院	湖北	省管县	三甲	8	滕州市中心人民医院	山东	枣庄	三乙
9	常熟市第一人民医院	江苏	苏州	二甲	9	张家港市第一人民医院	江苏	苏州	三乙
10	温岭市第一人民医院	浙江	台州	三乙	10	昆山市第一人民医院	江苏	苏州	三乙
11	东阳市人民医院	浙江	金华	三乙	11	温岭市第一人民医院	浙江	台州	三乙
12	泰兴市人民医院	江苏	泰州	三乙	12	寿光市人民医院	山东	潍坊	三乙
13	滕州市中心人民医院	山东	枣庄	三乙	13	义乌市中心医院	浙江	金华	三乙
14	普宁市人民医院	广东	揭阳	三甲	14	常熟市第一人民医院	江苏	苏州	二甲
15	义乌市中心医院	浙江	金华	三乙	15	诸城市人民医院	山东	潍坊	三乙
16	寿光市人民医院	山东	潍坊	三乙	16	泰兴市人民医院	江苏	泰州	三乙
17	简阳市人民医院	四川	资阳	三甲	17	宁乡县人民医院	湖南	长沙	二甲
18	诸城市人民医院	山东	潍坊	三乙	18	廉江市人民医院	广东	湛江	三级
19	永康市第一人民医院	浙江	金华	三乙	19	单县中心医院	山东	菏泽	三甲
20	常熟市第二人民医院	江苏	苏州	三乙	20	永康市第一人民医院	浙江	金华	三乙
21	新昌县人民医院	浙江	绍兴	三乙	21	简阳市人民医院	四川	资阳	三甲
22	余姚市人民医院	浙江	宁波	三乙	22	平邑县人民医院	山东	临沂	三乙
23	单县中心医院	山东	菏泽	三甲	23	常熟市第二人民医院	江苏	苏州	三乙
24	太仓市第一人民医院	江苏	苏州	三级	24	兰陵县人民医院	山东	临沂	三乙
25	平邑县人民医院	山东	临沂	三乙	25	兴化市人民医院	江苏	泰州	三级
26	廉江市人民医院	广东	湛江	三级	26	余姚市人民医院	浙江	宁波	三乙
27	兰陵县人民医院	山东	临沂	三乙	27	太仓市第一人民医院	江苏	苏州	三级
28	宁乡县人民医院	湖南	长沙	二甲	28	台山市人民医院	广东	江门	二甲
29	益都中心医院	山东	潍坊	三甲	29	开平市中心医院	广东	江门	三甲
30	开平市中心医院	广东	江门	三甲	30	靖江市人民医院	江苏	泰州	三级

表 46 县级呼吸内科排名 30 强

专科名次	医院	省份	城市	级别
1	高州市人民医院	广东	茂名	三甲
2	诸暨市人民医院	浙江	绍兴	三乙
3	江阴市人民医院	江苏	无锡	三甲
4	宜兴市人民医院	江苏	无锡	三甲
5	瑞安市人民医院	浙江	温州	三乙
6	东阳市人民医院	浙江	金华	三乙
7	诸城市人民医院	山东	潍坊	三乙
8	简阳市人民医院	四川	资阳	三甲
9	廉江市人民医院	广东	湛江	三级
10	滕州市中心人民医院	山东	枣庄	三乙
11	张家港市第一人民医院	江苏	苏州	三乙
12	义乌市中心医院	浙江	金华	三乙
13	天门市第一人民医院	湖北	省管县	三甲
14	泰兴市人民医院	江苏	泰州	三乙
15	寿光市人民医院	山东	潍坊	三乙
16	普宁市人民医院	广东	揭阳	三甲
17	温岭市第一人民医院	浙江	台州	三乙
18	昆山市第一人民医院	江苏	苏州	三乙
19	永康市第一人民医院	浙江	金华	三乙
20	常熟市第一人民医院	江苏	苏州	二甲
21	单县中心医院	山东	菏泽	三甲
22	慈溪市人民医院	浙江	宁波	三乙
23	太仓市第一人民医院	江苏	苏州	三级
24	平邑县人民医院	山东	临沂	三乙
25	常熟市第二人民医院	江苏	苏州	三乙
26	仙桃市第一人民医院	湖北	省管县	三级
27	灵山县人民医院	广西	钦州	三级
28	靖江市人民医院	江苏	泰州	三级
29	余姚市人民医院	浙江	宁波	三乙
30	即墨市人民医院	山东	青岛	二甲

表 47 县级消化内科排名 30 强

专科名次	医院	省份	城市	级别
1	江阴市人民医院	江苏	无锡	三甲
2	高州市人民医院	广东	茂名	三甲
3	宜兴市人民医院	江苏	无锡	三甲
4	瑞安市人民医院	浙江	温州	三乙
5	天门市第一人民医院	湖北	省管县	三甲
6	诸暨市人民医院	浙江	绍兴	三乙
7	滕州市中心人民医院	山东	枣庄	三乙
8	张家港市第一人民医院	江苏	苏州	三乙
9	常熟市第一人民医院	江苏	苏州	二甲
10	泰兴市人民医院	江苏	泰州	三乙
11	东阳市人民医院	浙江	金华	三乙
12	普宁市人民医院	广东	揭阳	三甲
13	昆山市第一人民医院	江苏	苏州	三乙
14	寿光市人民医院	山东	潍坊	三乙
15	温岭市第一人民医院	浙江	台州	三乙
16	永康市第一人民医院	浙江	金华	三乙
17	诸城市人民医院	山东	潍坊	三乙
18	义乌市中心医院	浙江	金华	三乙
19	兴化市人民医院	江苏	泰州	三级
20	平邑县人民医院	山东	临沂	三乙
21	简阳市人民医院	四川	资阳	三甲
22	单县中心医院	山东	菏泽	三甲
23	余姚市人民医院	浙江	宁波	三乙
24	太仓市第一人民医院	江苏	苏州	三级
25	仙桃市第一人民医院	湖北	省管县	三级
26	台山市人民医院	广东	江门	二甲
27	靖江市人民医院	江苏	泰州	三级
28	慈溪市人民医院	浙江	宁波	三乙
29	新昌县人民医院	浙江	绍兴	三乙
30	梅河口市中心医院	吉林	通化	三甲

表 48　县级神经内科排名 30 强

专科名次	医院	省份	城市	级别
1	高州市人民医院	广东	茂名	三甲
2	诸暨市人民医院	浙江	绍兴	三乙
3	天门市第一人民医院	湖北	省管县	三甲
4	滕州市中心人民医院	山东	枣庄	三乙
5	瑞安市人民医院	浙江	温州	三乙
6	江阴市人民医院	江苏	无锡	三甲
7	温岭市第一人民医院	浙江	台州	三乙
8	平邑县人民医院	山东	临沂	三乙
9	诸城市人民医院	山东	潍坊	三乙
10	寿光市人民医院	山东	潍坊	三乙
11	宜兴市人民医院	江苏	无锡	三甲
12	昆山市第一人民医院	江苏	苏州	三乙
13	张家港市第一人民医院	江苏	苏州	三乙
14	普宁市人民医院	广东	揭阳	三甲
15	泰兴市人民医院	江苏	泰州	三乙
16	东阳市人民医院	浙江	金华	三乙
17	太仓市第一人民医院	江苏	苏州	三级
18	单县中心医院	山东	菏泽	三甲
19	兰陵县人民医院	山东	临沂	三乙
20	莒县人民医院	山东	日照	三乙
21	永康市第一人民医院	浙江	金华	三乙
22	常熟市第一人民医院	江苏	苏州	二甲
23	义乌市中心医院	浙江	金华	三乙
24	常熟市第二人民医院	江苏	苏州	三乙
25	慈溪市人民医院	浙江	宁波	三乙
26	余姚市人民医院	浙江	宁波	三乙
27	仙桃市第一人民医院	湖北	省管县	三级
28	即墨市人民医院	山东	青岛	二甲
29	廉江市人民医院	广东	湛江	三级
30	遵化市人民医院	河北	唐山	二甲

表 49　县级肾脏内科排名 30 强

专科名次	医院	省份	城市	级别
1	高州市人民医院	广东	茂名	三甲
2	瑞安市人民医院	浙江	温州	三乙
3	江阴市人民医院	江苏	无锡	三甲
4	东阳市人民医院	浙江	金华	三乙
5	天门市第一人民医院	湖北	省管县	三甲
6	泰兴市人民医院	江苏	泰州	三乙
7	昆山市第一人民医院	江苏	苏州	三乙
8	温岭市第一人民医院	浙江	台州	三乙
9	普宁市人民医院	广东	揭阳	三甲
10	诸暨市人民医院	浙江	绍兴	三乙
11	宜兴市人民医院	江苏	无锡	三甲
12	张家港市第一人民医院	江苏	苏州	三乙
13	简阳市人民医院	四川	资阳	三甲
14	常熟市第一人民医院	江苏	苏州	二甲
15	诸城市人民医院	山东	潍坊	三乙
16	常熟市第二人民医院	江苏	苏州	三乙
17	寿光市人民医院	山东	潍坊	三乙
18	余姚市人民医院	浙江	宁波	三乙
19	太仓市第一人民医院	江苏	苏州	三级
20	慈溪市人民医院	浙江	宁波	三乙
21	义乌市中心医院	浙江	金华	三乙
22	开平市中心医院	广东	江门	三甲
23	仙桃市第一人民医院	湖北	省管县	三级
24	嵊州市人民医院	浙江	绍兴	三乙
25	益都中心医院	山东	潍坊	三甲
26	即墨市人民医院	山东	青岛	二甲
27	海门市人民医院	江苏	南通	三级
28	莒县人民医院	山东	日照	三乙
29	兰陵县人民医院	山东	临沂	三乙
30	靖江市人民医院	江苏	泰州	三级

表 50　县级内分泌科排名 30 强

专科名次	医院	省份	城市	级别
1	瑞安市人民医院	浙江	温州	三乙
2	江阴市人民医院	江苏	无锡	三甲
3	宜兴市人民医院	江苏	无锡	三甲
4	天门市第一人民医院	湖北	省管县	三甲
5	高州市人民医院	广东	茂名	三甲
6	东阳市人民医院	浙江	金华	三乙
7	普宁市人民医院	广东	揭阳	三甲
8	昆山市第一人民医院	江苏	苏州	三乙
9	永康市第一人民医院	浙江	金华	三乙
10	张家港市第一人民医院	江苏	苏州	三乙
11	寿光市人民医院	山东	潍坊	三乙
12	常熟市第一人民医院	江苏	苏州	二甲
13	诸城市人民医院	山东	潍坊	三乙
14	单县中心医院	山东	菏泽	三甲
15	诸暨市人民医院	浙江	绍兴	三乙
16	简阳市人民医院	四川	资阳	三甲
17	义乌市中心医院	浙江	金华	三乙
18	常熟市第二人民医院	江苏	苏州	三乙
19	温岭市第一人民医院	浙江	台州	三乙
20	余姚市人民医院	浙江	宁波	三乙
21	泰兴市人民医院	江苏	泰州	三乙
22	慈溪市人民医院	浙江	宁波	三乙
23	江阴市中医院	江苏	无锡	三乙
24	益都中心医院	山东	潍坊	三甲
25	廉江市人民医院	广东	湛江	三级
26	仙桃市第一人民医院	湖北	省管县	三级
27	莒县人民医院	山东	日照	三乙
28	开平市中心医院	广东	江门	三甲
29	即墨市人民医院	山东	青岛	二甲
30	沭阳县人民医院	江苏	宿迁	三乙

表 51　县级肿瘤内科排名 30 强

专科名次	医院	省份	城市	级别
1	江阴市人民医院	江苏	无锡	三甲
2	高州市人民医院	广东	茂名	三甲
3	瑞安市人民医院	浙江	温州	三乙
4	宜兴市人民医院	江苏	无锡	三甲
5	诸暨市人民医院	浙江	绍兴	三乙
6	昆山市第一人民医院	江苏	苏州	三乙
7	东阳市人民医院	浙江	金华	三乙
8	张家港市第一人民医院	江苏	苏州	三乙
9	泰兴市人民医院	江苏	泰州	三乙
10	常熟市第一人民医院	江苏	苏州	二甲
11	天门市第一人民医院	湖北	省管县	三甲
12	寿光市人民医院	山东	潍坊	三乙
13	温岭市第一人民医院	浙江	台州	三乙
14	滕州市中心人民医院	山东	枣庄	三乙
15	诸城市人民医院	山东	潍坊	三乙
16	简阳市人民医院	四川	资阳	三甲
17	永康市第一人民医院	浙江	金华	三乙
18	义乌市中心医院	浙江	金华	三乙
19	普宁市人民医院	广东	揭阳	三甲
20	兴化市人民医院	江苏	泰州	三级
21	常熟市第二人民医院	江苏	苏州	三乙
22	余姚市人民医院	浙江	宁波	三乙
23	平邑县人民医院	山东	临沂	三乙
24	新昌县人民医院	浙江	绍兴	三乙
25	靖江市人民医院	江苏	泰州	三级
26	单县中心医院	山东	菏泽	三甲
27	太仓市第一人民医院	江苏	苏州	三级
28	兰陵县人民医院	山东	临沂	三乙
29	开平市中心医院	广东	江门	三甲
30	遵化市人民医院	河北	唐山	二甲

表 52　县级妇产科排名 30 强

专科名次	医院	省份	城市	级别
1	瑞安市人民医院	浙江	温州	三乙
2	昆山市第一人民医院	江苏	苏州	三乙
3	张家港市第一人民医院	江苏	苏州	三乙
4	江阴市人民医院	江苏	无锡	三甲
5	高州市人民医院	广东	茂名	三甲
6	温岭市第一人民医院	浙江	台州	三乙
7	宜兴市人民医院	江苏	无锡	三甲
8	诸暨市人民医院	浙江	绍兴	三乙
9	寿光市人民医院	山东	潍坊	三乙
10	滕州市中心人民医院	山东	枣庄	三乙
11	平邑县人民医院	山东	临沂	三乙
12	泰兴市人民医院	江苏	泰州	三乙
13	天门市第一人民医院	湖北	省管县	三甲
14	东阳市人民医院	浙江	金华	三乙
15	宁乡县人民医院	湖南	长沙	二甲
16	普宁市人民医院	广东	揭阳	三甲
17	诸城市人民医院	山东	潍坊	三乙
18	单县中心医院	山东	菏泽	三甲
19	太仓市第一人民医院	江苏	苏州	三级
20	常熟市第一人民医院	江苏	苏州	二甲
21	莒县人民医院	山东	日照	三乙
22	义乌市中心医院	浙江	金华	三乙
23	永康市第一人民医院	浙江	金华	三乙
24	简阳市人民医院	四川	资阳	三甲
25	沭阳县人民医院	江苏	宿迁	三乙
26	余姚市人民医院	浙江	宁波	三乙
27	靖江市人民医院	江苏	泰州	三级
28	慈溪市人民医院	浙江	宁波	三乙
29	丹阳市人民医院	江苏	镇江	三乙
30	江阴市中医院	江苏	无锡	三乙

表 53　县级儿内科排名 30 强

专科名次	医院	省份	城市	级别
1	天门市第一人民医院	湖北	省管县	三甲
2	高州市人民医院	广东	茂名	三甲
3	瑞安市人民医院	浙江	温州	三乙
4	诸城市人民医院	山东	潍坊	三乙
5	江阴市人民医院	江苏	无锡	三甲
6	滕州市中心人民医院	山东	枣庄	三乙
7	昆山市第一人民医院	江苏	苏州	三乙
8	张家港市第一人民医院	江苏	苏州	三乙
9	温岭市第一人民医院	浙江	台州	三乙
10	寿光市人民医院	山东	潍坊	三乙
11	平邑县人民医院	山东	临沂	三乙
12	东阳市人民医院	浙江	金华	三乙
13	泰兴市人民医院	江苏	泰州	三乙
14	单县中心医院	山东	菏泽	三甲
15	普宁市人民医院	广东	揭阳	三甲
16	宜兴市人民医院	江苏	无锡	三甲
17	永康市第一人民医院	浙江	金华	三乙
18	常熟市第一人民医院	江苏	苏州	二甲
19	兰陵县人民医院	山东	临沂	三乙
20	莒县人民医院	山东	日照	三乙
21	诸暨市人民医院	浙江	绍兴	三乙
22	益都中心医院	山东	潍坊	三甲
23	常熟市第二人民医院	江苏	苏州	三乙
24	义乌市中心医院	浙江	金华	三乙
25	余姚市人民医院	浙江	宁波	三乙
26	宁乡县人民医院	湖南	长沙	二甲
27	慈溪市人民医院	浙江	宁波	三乙
28	太仓市第一人民医院	江苏	苏州	三级
29	仙桃市第一人民医院	湖北	省管县	三级
30	简阳市人民医院	四川	资阳	三甲

九　2017地级城市专科30强

评价对象：进入中国医院竞争力·地级城市医院100强的16个专科包括普通外科、骨科、泌尿外科、神经外科、胸外科、重症医学科（ICU）、心血管内科、呼吸内科、消化内科、神经内科、肾脏内科、内分泌科、肿瘤内科、妇科、产科、儿内科。2017地级城市专科30强见表54～表69。

表54　地级城市普通外科排名30强

专科名次	医院	省份	城市	级别
1	苏州大学附属第一医院	江苏	苏州	三甲
2	温州医科大学附属第一医院	浙江	温州	三甲
3	烟台毓璜顶医院	山东	烟台	三甲
4	徐州医科大学附属医院	江苏	徐州	三甲
5	聊城市人民医院	山东	聊城	三甲
6	佛山市第一人民医院	广东	佛山	三甲
7	汕头大学医学院第一附属医院	广东	汕头	三甲
8	临沂市人民医院	山东	临沂	三甲
9	十堰市太和医院	湖北	十堰	三甲
10	中山市人民医院	广东	中山	三甲
11	济宁市第一人民医院	山东	济宁	三甲
12	徐州市中心医院	江苏	徐州	三甲
13	无锡市人民医院	江苏	无锡	三甲
14	济宁医学院附属医院	山东	济宁	三甲
15	温州医科大学附属第二医院	浙江	温州	三甲

表55　地级城市骨科排名30强

专科名次	医院	省份	城市	级别
1	苏州大学附属第一医院	江苏	苏州	三甲
2	温州医科大学附属第一医院	浙江	温州	三甲
3	徐州医科大学附属医院	江苏	徐州	三甲
4	临沂市人民医院	山东	临沂	三甲
5	烟台毓璜顶医院	山东	烟台	三甲
6	聊城市人民医院	山东	聊城	三甲
7	十堰市太和医院	湖北	十堰	三甲
8	佛山市中医院	广东	佛山	三甲
9	济宁市第一人民医院	山东	济宁	三甲
10	汕头大学医学院第一附属医院	广东	汕头	三甲
11	徐州市中心医院	江苏	徐州	三甲
12	佛山市第一人民医院	广东	佛山	三甲
13	济宁医学院附属医院	山东	济宁	三甲
14	惠州市中心人民医院	广东	惠州	三甲
15	温州医科大学附属第二医院	浙江	温州	三甲

续表

专科名次	医院	省份	城市	级别	专科名次	医院	省份	城市	级别
16	遵义医学院附属医院	贵州	遵义	三甲	16	东莞市人民医院	广东	东莞	三甲
17	梅州市人民医院	广东	梅州	三甲	17	无锡市人民医院	江苏	无锡	三甲
18	东莞市人民医院	广东	东莞	三甲	18	南通大学附属医院	江苏	南通	三甲
19	常州市第一人民医院	江苏	常州	三甲	19	遵义医学院附属医院	贵州	遵义	三甲
20	南通大学附属医院	江苏	南通	三甲	20	中山市人民医院	广东	中山	三甲
21	粤北人民医院	广东	韶关	三甲	21	新乡医学院第一附属医院	河南	新乡	三甲
22	惠州市中心人民医院	广东	惠州	三甲	22	常州市第一人民医院	江苏	常州	三甲
23	西南医科大学附属医院	四川	泸州	三甲	23	沧州市中心医院	河北	沧州	三甲
24	江苏省苏北人民医院	江苏	扬州	三甲	24	江苏省苏北人民医院	江苏	扬州	三甲
25	沧州市中心医院	河北	沧州	三甲	25	浙江省台州医院	浙江	台州	三甲
26	新乡医学院第一附属医院	河南	新乡	三甲	26	粤北人民医院	广东	韶关	三甲
27	宜昌市中心人民医院	湖北	宜昌	三甲	27	苏州大学附属第二医院	江苏	苏州	三甲
28	浙江省台州医院	浙江	台州	三甲	28	蚌埠医学院第一附属医院	安徽	蚌埠	三甲
29	郴州市第一人民医院	湖南	郴州	三甲	29	柳州市工人医院	广西	柳州	三甲
30	苏州市立医院	江苏	苏州	三甲	30	绵阳市中心医院	四川	绵阳	三甲

表 56　地级城市泌尿外科排名 30 强　　**表 57　地级城市神经外科排名 30 强**

专科名次	医院	省份	城市	级别	专科名次	医院	省份	城市	级别
1	苏州大学附属第一医院	江苏	苏州	三甲	1	苏州大学附属第一医院	江苏	苏州	三甲
2	温州医科大学附属第一医院	浙江	温州	三甲	2	徐州医科大学附属医院	江苏	徐州	三甲
3	烟台毓璜顶医院	山东	烟台	三甲	3	聊城市人民医院	山东	聊城	三甲
4	徐州医科大学附属医院	江苏	徐州	三甲	4	汕头大学医学院第一附属医院	广东	汕头	三甲

续表

专科名次	医院	省份	城市	级别	专科名次	医院	省份	城市	级别
5	临沂市人民医院	山东	临沂	三甲	5	温州医科大学附属第一医院	浙江	温州	三甲
6	聊城市人民医院	山东	聊城	三甲	6	临沂市人民医院	山东	临沂	三甲
7	济宁市第一人民医院	山东	济宁	三甲	7	十堰市太和医院	湖北	十堰	三甲
8	徐州市中心医院	江苏	徐州	三甲	8	烟台毓璜顶医院	山东	烟台	三甲
9	梅州市人民医院	广东	梅州	三甲	9	梅州市人民医院	广东	梅州	三甲
10	无锡市人民医院	江苏	无锡	三甲	10	济宁市第一人民医院	山东	济宁	三甲
11	十堰市太和医院	湖北	十堰	三甲	11	中山市人民医院	广东	中山	三甲
12	粤北人民医院	广东	韶关	三甲	12	济宁医学院附属医院	山东	济宁	三甲
13	汕头大学医学院第一附属医院	广东	汕头	三甲	13	遵义医学院附属医院	贵州	遵义	三甲
14	东莞市人民医院	广东	东莞	三甲	14	无锡市人民医院	江苏	无锡	三甲
15	常州市第一人民医院	江苏	常州	三甲	15	佛山市第一人民医院	广东	佛山	三甲
16	遵义医学院附属医院	贵州	遵义	三甲	16	徐州市中心医院	江苏	徐州	三甲
17	沧州市中心医院	河北	沧州	三甲	17	温州医科大学附属第二医院	浙江	温州	三甲
18	济宁医学院附属医院	山东	济宁	三甲	18	新乡医学院第一附属医院	河南	新乡	三甲
19	惠州市中心人民医院	广东	惠州	三甲	19	常州市第一人民医院	江苏	常州	三甲
20	佛山市第一人民医院	广东	佛山	三甲	20	沧州市中心医院	河北	沧州	三甲
21	温州医科大学附属第二医院	浙江	温州	三甲	21	东莞市人民医院	广东	东莞	三甲
22	浙江省台州医院	浙江	台州	三甲	22	西南医科大学附属医院	四川	泸州	三甲
23	南通大学附属医院	江苏	南通	三甲	23	惠州市中心人民医院	广东	惠州	三甲
24	中山市人民医院	广东	中山	三甲	24	粤北人民医院	广东	韶关	三甲
25	新乡医学院第一附属医院	河南	新乡	三甲	25	潍坊市人民医院	山东	潍坊	三甲
26	佛山市中医院	广东	佛山	三甲	26	佛山市中医院	广东	佛山	三甲
27	潍坊市人民医院	山东	潍坊	三甲	27	南通大学附属医院	江苏	南通	三甲
28	江门市中心医院	广东	江门	三甲	28	宜昌市中心人民医院	湖北	宜昌	三甲
29	襄阳市中心医院	湖北	襄阳	三甲	29	江苏省苏北人民医院	江苏	扬州	三甲
30	无锡市第二人民医院	江苏	无锡	三甲	30	浙江省台州医院	浙江	台州	三甲

表 58　地级城市胸外科排名 30 强

专科名次	医院	省份	城市	级别
1	苏州大学附属第一医院	江苏	苏州	三甲
2	徐州医科大学附属医院	江苏	徐州	三甲
3	烟台毓璜顶医院	山东	烟台	三甲
4	温州医科大学附属第一医院	浙江	温州	三甲
5	聊城市人民医院	山东	聊城	三甲
6	汕头大学医学院第一附属医院	广东	汕头	三甲
7	东莞市人民医院	广东	东莞	三甲
8	十堰市太和医院	湖北	十堰	三甲
9	临沂市人民医院	山东	临沂	三甲
10	济宁市第一人民医院	山东	济宁	三甲
11	佛山市第一人民医院	广东	佛山	三甲
12	济宁医学院附属医院	山东	济宁	三甲
13	无锡市人民医院	江苏	无锡	三甲
14	中山市人民医院	广东	中山	三甲
15	徐州市中心医院	江苏	徐州	三甲
16	常州市第一人民医院	江苏	常州	三甲
17	温州医科大学附属第二医院	浙江	温州	三甲
18	沧州市中心医院	河北	沧州	三甲
19	西南医科大学附属医院	四川	泸州	三甲
20	新乡医学院第一附属医院	河南	新乡	三甲
21	遵义医学院附属医院	贵州	遵义	三甲
22	南通大学附属医院	江苏	南通	三甲
23	江苏省苏北人民医院	江苏	扬州	三甲

表 59　地级城市重症医学科排名 30 强

专科名次	医院	省份	城市	级别
1	苏州大学附属第一医院	江苏	苏州	三甲
2	烟台毓璜顶医院	山东	烟台	三甲
3	温州医科大学附属第一医院	浙江	温州	三甲
4	徐州医科大学附属医院	江苏	徐州	三甲
5	聊城市人民医院	山东	聊城	三甲
6	汕头大学医学院第一附属医院	广东	汕头	三甲
7	临沂市人民医院	山东	临沂	三甲
8	佛山市第一人民医院	广东	佛山	三甲
9	济宁市第一人民医院	山东	济宁	三甲
10	十堰市太和医院	湖北	十堰	三甲
11	徐州市中心医院	江苏	徐州	三甲
12	东莞市人民医院	广东	东莞	三甲
13	济宁医学院附属医院	山东	济宁	三甲
14	温州医科大学附属第二医院	浙江	温州	三甲
15	无锡市人民医院	江苏	无锡	三甲
16	中山市人民医院	广东	中山	三甲
17	常州市第一人民医院	江苏	常州	三甲
18	惠州市中心人民医院	广东	惠州	三甲
19	遵义医学院附属医院	贵州	遵义	三甲
20	南通大学附属医院	江苏	南通	三甲
21	梅州市人民医院	广东	梅州	三甲
22	沧州市中心医院	河北	沧州	三甲
23	西南医科大学附属医院	四川	泸州	三甲

续表

专科名次	医院	省份	城市	级别	专科名次	医院	省份	城市	级别
24	梅州市人民医院	广东	梅州	三甲	24	粤北人民医院	广东	韶关	三甲
25	粤北人民医院	广东	韶关	三甲	25	浙江省台州医院	浙江	台州	三甲
26	浙江省台州医院	浙江	台州	三甲	26	新乡医学院第一附属医院	河南	新乡	三甲
27	广东医科大学附属医院	广东	湛江	三甲	27	江苏省苏北人民医院	江苏	扬州	三甲
28	江门市中心医院	广东	江门	三甲	28	宜昌市中心人民医院	湖北	宜昌	三甲
29	郴州市第一人民医院	湖南	郴州	三甲	29	潍坊市人民医院	山东	潍坊	三甲
30	淮安市第一人民医院	江苏	淮安	三甲	30	苏州市立医院	江苏	苏州	三甲

表 60　地级城市心血管内科排名 30 强　　**表 61　地级城市呼吸内科排名 30 强**

专科名次	医院	省份	城市	级别	专科名次	医院	省份	城市	级别
1	苏州大学附属第一医院	江苏	苏州	三甲	1	温州医科大学附属第一医院	浙江	温州	三甲
2	徐州医科大学附属医院	江苏	徐州	三甲	2	苏州大学附属第一医院	江苏	苏州	三甲
3	烟台毓璜顶医院	山东	烟台	三甲	3	聊城市人民医院	山东	聊城	三甲
4	温州医科大学附属第一医院	浙江	温州	三甲	4	十堰市太和医院	湖北	十堰	三甲
5	聊城市人民医院	山东	聊城	三甲	5	徐州医科大学附属医院	江苏	徐州	三甲
6	汕头大学医学院第一附属医院	广东	汕头	三甲	6	烟台毓璜顶医院	山东	烟台	三甲
7	梅州市人民医院	广东	梅州	三甲	7	汕头大学医学院第一附属医院	广东	汕头	三甲
8	十堰市太和医院	湖北	十堰	三甲	8	济宁市第一人民医院	山东	济宁	三甲
9	济宁市第一人民医院	山东	济宁	三甲	9	临沂市人民医院	山东	临沂	三甲
10	临沂市人民医院	山东	临沂	三甲	10	东莞市人民医院	广东	东莞	三甲
11	徐州市中心医院	江苏	徐州	三甲	11	梅州市人民医院	广东	梅州	三甲
12	佛山市第一人民医院	广东	佛山	三甲	12	遵义医学院附属医院	贵州	遵义	三甲
13	无锡市人民医院	江苏	无锡	三甲	13	无锡市人民医院	江苏	无锡	三甲

续表

专科名次	医院	省份	城市	级别	专科名次	医院	省份	城市	级别
14	粤北人民医院	广东	韶关	三甲	14	常州市第一人民医院	江苏	常州	三甲
15	济宁医学院附属医院	山东	济宁	三甲	15	徐州市中心医院	江苏	徐州	三甲
16	遵义医学院附属医院	贵州	遵义	三甲	16	佛山市第一人民医院	广东	佛山	三甲
17	温州医科大学附属第二医院	浙江	温州	三甲	17	济宁医学院附属医院	山东	济宁	三甲
18	常州市第一人民医院	江苏	常州	三甲	18	温州医科大学附属第二医院	浙江	温州	三甲
19	中山市人民医院	广东	中山	三甲	19	中山市人民医院	广东	中山	三甲
20	沧州市中心医院	河北	沧州	三甲	20	惠州市中心人民医院	广东	惠州	三甲
21	西南医科大学附属医院	四川	泸州	三甲	21	宜昌市中心人民医院	湖北	宜昌	三甲
22	东莞市人民医院	广东	东莞	三甲	22	清远市人民医院	广东	清远	三甲
23	新乡医学院第一附属医院	河南	新乡	三甲	23	南通大学附属医院	江苏	南通	三甲
24	南通大学附属医院	江苏	南通	三甲	24	西南医科大学附属医院	四川	泸州	三甲
25	惠州市中心人民医院	广东	惠州	三甲	25	粤北人民医院	广东	韶关	三甲
26	江苏省苏北人民医院	江苏	扬州	三甲	26	浙江省台州医院	浙江	台州	三甲
27	浙江省台州医院	浙江	台州	三甲	27	泉州市第一医院	福建	泉州	三甲
28	佛山市中医院	广东	佛山	三甲	28	新乡医学院第一附属医院	河南	新乡	三甲
29	潍坊市人民医院	山东	潍坊	三甲	29	金华市中心医院	浙江	金华	三甲
30	郴州市第一人民医院	湖南	郴州	三甲	30	郴州市第一人民医院	湖南	郴州	三甲

表 62　地级城市消化内科排名 30 强　　**表 63　地级城市神经内科排名 30 强**

专科名次	医院	省份	城市	级别	专科名次	医院	省份	城市	级别
1	苏州大学附属第一医院	江苏	苏州	三甲	1	聊城市人民医院	山东	聊城	三甲
2	徐州医科大学附属医院	江苏	徐州	三甲	2	温州医科大学附属第一医院	浙江	温州	三甲

续表

专科名次	医院	省份	城市	级别	专科名次	医院	省份	城市	级别
3	聊城市人民医院	山东	聊城	三甲	3	苏州大学附属第一医院	江苏	苏州	三甲
4	烟台毓璜顶医院	山东	烟台	三甲	4	徐州医科大学附属医院	江苏	徐州	三甲
5	温州医科大学附属第一医院	浙江	温州	三甲	5	临沂市人民医院	山东	临沂	三甲
6	临沂市人民医院	山东	临沂	三甲	6	烟台毓璜顶医院	山东	烟台	三甲
7	十堰市太和医院	湖北	十堰	三甲	7	粤北人民医院	广东	韶关	三甲
8	梅州市人民医院	广东	梅州	三甲	8	汕头大学医学院第一附属医院	广东	汕头	三甲
9	粤北人民医院	广东	韶关	三甲	9	济宁市第一人民医院	山东	济宁	三甲
10	佛山市第一人民医院	广东	佛山	三甲	10	十堰市太和医院	湖北	十堰	三甲
11	无锡市人民医院	江苏	无锡	三甲	11	梅州市人民医院	广东	梅州	三甲
12	济宁市第一人民医院	山东	济宁	三甲	12	无锡市人民医院	江苏	无锡	三甲
13	常州市第一人民医院	江苏	常州	三甲	13	新乡医学院第一附属医院	河南	新乡	三甲
14	遵义医学院附属医院	贵州	遵义	三甲	14	徐州市中心医院	江苏	徐州	三甲
15	温州医科大学附属第二医院	浙江	温州	三甲	15	常州市第一人民医院	江苏	常州	三甲
16	济宁医学院附属医院	山东	济宁	三甲	16	遵义医学院附属医院	贵州	遵义	三甲
17	惠州市中心人民医院	广东	惠州	三甲	17	济宁医学院附属医院	山东	济宁	三甲
18	徐州市中心医院	江苏	徐州	三甲	18	温州医科大学附属第二医院	浙江	温州	三甲
19	沧州市中心医院	河北	沧州	三甲	19	佛山市第一人民医院	广东	佛山	三甲
20	西南医科大学附属医院	四川	泸州	三甲	20	西南医科大学附属医院	四川	泸州	三甲
21	东莞市人民医院	广东	东莞	三甲	21	东莞市人民医院	广东	东莞	三甲
22	汕头大学医学院第一附属医院	广东	汕头	三甲	22	佛山市中医院	广东	佛山	三甲
23	佛山市中医院	广东	佛山	三甲	23	浙江省台州医院	浙江	台州	三甲
24	新乡医学院第一附属医院	河南	新乡	三甲	24	江苏省苏北人民医院	江苏	扬州	三甲
25	南通大学附属医院	江苏	南通	三甲	25	郴州市第一人民医院	湖南	郴州	三甲
26	中山市人民医院	广东	中山	三甲	26	沧州市中心医院	河北	沧州	三甲

续表

专科名次	医院	省份	城市	级别	专科名次	医院	省份	城市	级别
27	苏州市立医院	江苏	苏州	三甲	27	河南科技大学第一附属医院	河南	洛阳	三甲
28	泰州市人民医院	江苏	泰州	三甲	28	苏州市立医院	江苏	苏州	三甲
29	清远市人民医院	广东	清远	三甲	29	泉州市第一医院	福建	泉州	三甲
30	滨州医学院附属医院	山东	滨州	三甲	30	柳州市人民医院	广西	柳州	三甲

表 64　地级城市肾脏内科排名 30 强　　**表 65　地级城市内分泌科排名 30 强**

专科名次	医院	省份	城市	级别	专科名次	医院	省份	城市	级别
1	温州医科大学附属第一医院	浙江	温州	三甲	1	温州医科大学附属第一医院	浙江	温州	三甲
2	汕头大学医学院第一附属医院	广东	汕头	三甲	2	苏州大学附属第一医院	江苏	苏州	三甲
3	佛山市第一人民医院	广东	佛山	三甲	3	聊城市人民医院	山东	聊城	三甲
4	苏州大学附属第一医院	江苏	苏州	三甲	4	烟台毓璜顶医院	山东	烟台	三甲
5	徐州医科大学附属医院	江苏	徐州	三甲	5	徐州医科大学附属医院	江苏	徐州	三甲
6	烟台毓璜顶医院	山东	烟台	三甲	6	临沂市人民医院	山东	临沂	三甲
7	聊城市人民医院	山东	聊城	三甲	7	汕头大学医学院第一附属医院	广东	汕头	三甲
8	东莞市人民医院	广东	东莞	三甲	8	佛山市第一人民医院	广东	佛山	三甲
9	临沂市人民医院	山东	临沂	三甲	9	东莞市人民医院	广东	东莞	三甲
10	十堰市太和医院	湖北	十堰	三甲	10	济宁市第一人民医院	山东	济宁	三甲
11	济宁市第一人民医院	山东	济宁	三甲	11	济宁医学院附属医院	山东	济宁	三甲
12	济宁医学院附属医院	山东	济宁	三甲	12	十堰市太和医院	湖北	十堰	三甲
13	徐州市中心医院	江苏	徐州	三甲	13	徐州市中心医院	江苏	徐州	三甲
14	温州医科大学附属第二医院	浙江	温州	三甲	14	无锡市人民医院	江苏	无锡	三甲
15	无锡市人民医院	江苏	无锡	三甲	15	中山市人民医院	广东	中山	三甲
16	中山市人民医院	广东	中山	三甲	16	惠州市中心人民医院	广东	惠州	三甲

续表

专科名次	医院	省份	城市	级别	专科名次	医院	省份	城市	级别
17	常州市第一人民医院	江苏	常州	三甲	17	温州医科大学附属第二医院	浙江	温州	三甲
18	惠州市中心人民医院	广东	惠州	三甲	18	佛山市中医院	广东	佛山	三甲
19	西南医科大学附属医院	四川	泸州	三甲	19	沧州市中心医院	河北	沧州	三甲
20	佛山市中医院	广东	佛山	三甲	20	常州市第一人民医院	江苏	常州	三甲
21	沧州市中心医院	河北	沧州	三甲	21	西南医科大学附属医院	四川	泸州	三甲
22	梅州市人民医院	广东	梅州	三甲	22	梅州市人民医院	广东	梅州	三甲
23	新乡医学院第一附属医院	河南	新乡	三甲	23	南通大学附属医院	江苏	南通	三甲
24	南通大学附属医院	江苏	南通	三甲	24	遵义医学院附属医院	贵州	遵义	三甲
25	江苏省苏北人民医院	江苏	扬州	三甲	25	新乡医学院第一附属医院	河南	新乡	三甲
26	郴州市第一人民医院	湖南	郴州	三甲	26	江苏省苏北人民医院	江苏	扬州	三甲
27	浙江省台州医院	浙江	台州	三甲	27	粤北人民医院	广东	韶关	三甲
28	宜昌市中心人民医院	湖北	宜昌	三甲	28	浙江省台州医院	浙江	台州	三甲
29	江门市中心医院	广东	江门	三甲	29	淮安市第一人民医院	江苏	淮安	三甲
30	京东誉美肾病医院	河北	廊坊	三甲	30	苏州市立医院	江苏	苏州	三甲

表 66　地级城市肿瘤内科排名 30 强　　　**表 67　地级城市妇科排名 30 强**

专科名次	医院	省份	城市	级别	专科名次	医院	省份	城市	级别
1	苏州大学附属第一医院	江苏	苏州	三甲	1	温州医科大学附属第一医院	浙江	温州	三甲
2	温州医科大学附属第一医院	浙江	温州	三甲	2	苏州大学附属第一医院	江苏	苏州	三甲
3	徐州医科大学附属医院	江苏	徐州	三甲	3	徐州医科大学附属医院	江苏	徐州	三甲
4	佛山市第一人民医院	广东	佛山	三甲	4	烟台毓璜顶医院	山东	烟台	三甲
5	烟台毓璜顶医院	山东	烟台	三甲	5	梅州市人民医院	广东	梅州	三甲
6	聊城市人民医院	山东	聊城	三甲	6	佛山市第一人民医院	广东	佛山	三甲
7	东莞市人民医院	广东	东莞	三甲	7	聊城市人民医院	山东	聊城	三甲
8	临沂市人民医院	山东	临沂	三甲	8	临沂市人民医院	山东	临沂	三甲
9	汕头大学医学院第一附属医院	广东	汕头	三甲	9	汕头大学医学院第一附属医院	广东	汕头	三甲
10	济宁市第一人民医院	山东	济宁	三甲	10	十堰市太和医院	湖北	十堰	三甲

续表

专科名次	医院	省份	城市	级别
11	徐州市中心医院	江苏	徐州	三甲
12	十堰市太和医院	湖北	十堰	三甲
13	中山市人民医院	广东	中山	三甲
14	常州市第一人民医院	江苏	常州	三甲
15	遵义医学院附属医院	贵州	遵义	三甲
16	温州医科大学附属第二医院	浙江	温州	三甲
17	梅州市人民医院	广东	梅州	三甲
18	惠州市中心人民医院	广东	惠州	三甲
19	西南医科大学附属医院	四川	泸州	三甲
20	沧州市中心医院	河北	沧州	三甲
21	南通市肿瘤医院	江苏	南通	三甲
22	南通大学附属医院	江苏	南通	三甲
23	河南科技大学附属医院	河南	洛阳	三甲
24	徐州市肿瘤医院	江苏	徐州	三甲
25	潍坊市人民医院	山东	潍坊	三甲
26	浙江省台州医院	浙江	台州	三甲
27	佛山市中医院	广东	佛山	三甲
28	粤北人民医院	广东	韶关	三甲
29	蚌埠医学院第一附属医院	安徽	蚌埠	三甲
30	江苏省苏北人民医院	江苏	扬州	三甲

专科名次	医院	省份	城市	级别
11	济宁市第一人民医院	山东	济宁	三甲
12	徐州市中心医院	江苏	徐州	三甲
13	济宁医学院附属医院	山东	济宁	三甲
14	无锡市人民医院	江苏	无锡	三甲
15	温州医科大学附属第二医院	浙江	温州	三甲
16	遵义医学院附属医院	贵州	遵义	三甲
17	中山市人民医院	广东	中山	三甲
18	沧州市中心医院	河北	沧州	三甲
19	东莞市人民医院	广东	东莞	三甲
20	惠州市中心人民医院	广东	惠州	三甲
21	新乡医学院第一附属医院	河南	新乡	三甲
22	南通大学附属医院	江苏	南通	三甲
23	粤北人民医院	广东	韶关	三甲
24	西南医科大学附属医院	四川	泸州	三甲
25	江门市中心医院	广东	江门	三甲
26	苏州市立医院	江苏	苏州	三甲
27	江苏省苏北人民医院	江苏	扬州	三甲
28	浙江省台州医院	浙江	台州	三甲
29	郴州市第一人民医院	湖南	郴州	三甲
30	潍坊市人民医院	山东	潍坊	三甲

表 68　地级城市产科排名 30 强

专科名次	医院	省份	城市	级别
1	温州医科大学附属第一医院	浙江	温州	三甲
2	苏州大学附属第一医院	江苏	苏州	三甲

表 69　地级城市儿内科排名 30 强

专科名次	医院	省份	城市	级别
1	温州医科大学附属第一医院	浙江	温州	三甲
2	烟台毓璜顶医院	山东	烟台	三甲

续表

专科名次	医院	省份	城市	级别	专科名次	医院	省份	城市	级别
3	烟台毓璜顶医院	山东	烟台	三甲	3	聊城市人民医院	山东	聊城	三甲
4	徐州医科大学附属医院	江苏	徐州	三甲	4	苏州大学附属第一医院	江苏	苏州	三甲
5	临沂市人民医院	山东	临沂	三甲	5	徐州医科大学附属医院	江苏	徐州	三甲
6	东莞市人民医院	广东	东莞	三甲	6	佛山市第一人民医院	广东	佛山	三甲
7	聊城市人民医院	山东	聊城	三甲	7	临沂市人民医院	山东	临沂	三甲
8	汕头大学医学院第一附属医院	广东	汕头	三甲	8	汕头大学医学院第一附属医院	广东	汕头	三甲
9	佛山市第一人民医院	广东	佛山	三甲	9	东莞市人民医院	广东	东莞	三甲
10	济宁市第一人民医院	山东	济宁	三甲	10	十堰市太和医院	湖北	十堰	三甲
11	十堰市太和医院	湖北	十堰	三甲	11	济宁市第一人民医院	山东	济宁	三甲
12	济宁医学院附属医院	山东	济宁	三甲	12	温州医科大学附属第二医院	浙江	温州	三甲
13	徐州市中心医院	江苏	徐州	三甲	13	无锡市人民医院	江苏	无锡	三甲
14	温州医科大学附属第二医院	浙江	温州	三甲	14	徐州市中心医院	江苏	徐州	三甲
15	无锡市人民医院	江苏	无锡	三甲	15	济宁医学院附属医院	山东	济宁	三甲
16	遵义医学院附属医院	贵州	遵义	三甲	16	遵义医学院附属医院	贵州	遵义	三甲
17	常州市第一人民医院	江苏	常州	三甲	17	惠州市中心人民医院	广东	惠州	三甲
18	中山市人民医院	广东	中山	三甲	18	沧州市中心医院	河北	沧州	三甲
19	惠州市中心人民医院	广东	惠州	三甲	19	苏州大学附属儿童医院	江苏	苏州	三甲
20	沧州市中心医院	河北	沧州	三甲	20	新乡医学院第一附属医院	河南	新乡	三甲
21	新乡医学院第一附属医院	河南	新乡	三甲	21	徐州市儿童医院	江苏	徐州	三甲
22	西南医科大学附属医院	四川	泸州	三甲	22	中山市人民医院	广东	中山	三甲
23	江苏省苏北人民医院	江苏	扬州	三甲	23	南通大学附属医院	江苏	南通	三甲
24	浙江省台州医院	浙江	台州	三甲	24	西南医科大学附属医院	四川	泸州	三甲
25	粤北人民医院	广东	韶关	三甲	25	梅州市人民医院	广东	梅州	三甲
26	南通大学附属医院	江苏	南通	三甲	26	江苏省苏北人民医院	江苏	扬州	三甲
27	苏州市立医院	江苏	苏州	三甲	27	无锡市儿童医院	江苏	无锡	三甲
28	梅州市人民医院	广东	梅州	三甲	28	粤北人民医院	广东	韶关	三甲
29	宜昌市中心人民医院	湖北	宜昌	三甲	29	佛山市中医院	广东	佛山	三甲
30	柳州市人民医院	广西	柳州	三甲	30	郴州市第一人民医院	湖南	郴州	三甲

十　2017医院信息互联HIC 100强

评价对象：主要针对中国医院竞争力排行系列的上榜医院及优秀互联互通医院。2017 医院信息互联 HIC 100 强见表 70。

表 70　2017 医院信息互联互通 100 强

名次	医院	得分	省份	城市	级别	医院类别	信息化评级*（HIMSS/EMR 等）
1	中国医科大学附属盛京医院	807.10	辽宁	沈阳	三甲	顶级医院 100 强	HIMSS7/EMR7
2	北京大学人民医院	801.21	北京	北京	三甲	顶级医院 100 强	HIMSS7/EMR5
3	中国医学科学院阜外医院	794.66	北京	北京	三甲	专科医院	EMR7
4	浙江大学医学院附属邵逸夫医院	787.39	浙江	杭州	三甲	顶级医院 100 强	HIMSS7
5	广州市妇女儿童医疗中心	783.68	广东	广州	三甲	专科医院	HIMSS7/EMR6
6	天津泰达国际心血管病医院	773.81	天津	天津	三甲	专科医院	HIMSS7
7	首都医科大学宣武医院	766.95	北京	北京	三甲	顶级医院 100 强	HIMSS7
8	厦门大学附属第一医院	764.66	福建	厦门	三甲	省会市属/计划单列市医院 100 强	HIMSS7
9	复旦大学附属中山医院	759.47	上海	上海	三甲	顶级医院 100 强	HIMSS6
10	浙江大学附属第一医院	754.66	浙江	杭州	三甲	顶级医院 100 强	HIMSS6
11	温州医科大学附属第一医院	753.68	浙江	温州	三甲	顶级医院 100 强	
12	青岛大学附属医院	744.66	山东	青岛	三甲	顶级医院 100 强	EMR6
13	浙江大学医学院附属第二医院	737.39	浙江	杭州	三甲	顶级医院 100 强	HIMSS6
14	上海交通大学医学院附属瑞金医院	733.32	上海	上海	三甲	顶级医院 100 强	EMR6

续表

名次	医院	得分	省份	城市	级别	医院类别	信息化评级*（HIMSS/EMR 等）
15	四川大学华西医院	731.35	四川	成都	三甲	顶级医院 100 强	
16	上海中医药大学附属龙华医院	726.95	上海	上海	三甲	中医医院 100 强	HIMSS6
17	烟台毓璜顶医院	720.96	山东	烟台	三甲	地级城市医院 100 强	HIMSS6
18	南昌大学第一附属医院	711.60	江西	南昌	三甲	顶级医院 100 强	HIMSS6
19	郑州大学第一附属医院	710.39	河南	郑州	三甲	顶级医院 100 强	EMR5
20	新疆维吾尔自治区人民医院	709.47	新疆	乌鲁木齐	三甲	顶级医院 100 强	EMR6
21	新疆医科大学第一附属医院	700.32	新疆	乌鲁木齐	三甲	顶级医院 100 强	HIMSS6
22	河南省人民医院	699.94	河南	郑州	三甲	顶级医院 100 强	HIMSS6/EMR5
23	上海儿童医学中心	698.15	上海	上海	三甲	专科医院	HIMSS6
24	大连大学附属中山医院	691.63	辽宁	大连	三甲	省会市属/计划单列市医院 100 强	HIMSS6/EMR5
25	复旦大学附属儿科医院	683.92	上海	上海	三甲	专科医院	HIMSS6
26	天津市宁河区医院	678.27	天津	天津	三级	直辖市医院	HIMSS6/EMR6
27	上海市儿童医院	677.97	上海	上海	三甲	专科医院	HIMSS6
28	中国医科大学附属第一医院	669.54	辽宁	沈阳	三甲	顶级医院 100 强	EMR5
29	上海市第六人民医院	668.92	上海	上海	三甲	顶级医院 100 强	HIMSS6
30	宁波市鄞州区第二医院	659.47	浙江	宁波	三乙	计划单列市医院	HIMSS7
31	南方医科大学南方医院	650.32	广东	广州	三甲	顶级医院 100 强	
32	济宁医学院附属医院	649.94	山东	济宁	三甲	地级城市医院 100 强	HIMSS6
33	武汉大学人民医院	643.66	湖北	武汉	三甲	顶级医院 100 强	
34	南京鼓楼医院	637.38	江苏	南京	三甲	顶级医院 100 强	
35	西北妇女儿童医院	633.92	陕西	西安	三甲	专科医院	HIMSS6
36	河南省洛阳正骨医院	631.38	河南	洛阳	三甲	专科医院	HIMSS6

续表

名次	医院	得分	省份	城市	级别	医院类别	信息化评级*（HIMSS/EMR 等）
37	安徽医科大学第一附属医院	627.57	安徽	合肥	三甲	顶级医院 100 强	EMR5
38	北京协和医院	619.02	北京	北京	三甲	顶级医院 100 强	
39	无锡市第二人民医院	618.92	江苏	无锡	三甲	地级城市医院 100 强	HIMSS6
40	淮安市第一人民医院	609.43	江苏	淮安	三甲	地级城市医院 100 强	HIMSS6
41	天门市第一人民医院	599.88	湖北	省管县	三甲	县级医院 100 强	HIMSS6
42	河北省人民医院	591.51	河北	石家庄	三甲	顶级医院	HIMSS6
43	北京大学第一医院	586.85	北京	北京	三甲	顶级医院 100 强	
44	华中科技大学同济医学院附属同济医院	585.94	湖北	武汉	三甲	顶级医院 100 强	
45	中南大学湘雅医院	581.51	湖南	长沙	三甲	顶级医院 100 强	
46	滨州医学院附属医院	573.39	山东	滨州	三甲	地级城市医院 100 强	HIMSS6
47	鄂东医疗集团黄石市中心医院	571.51	湖北	黄石	三甲	地级城市医院 100 强	HIMSS6/EMR5
48	浙江省台州医院	567.64	浙江	台州	三甲	地级城市医院 100 强	HIMSS6
49	大同煤矿集团公司总医院	564.77	山西	大同	三甲	地级城市医院 300 强	EMR6
50	包头市中心医院	559.56	内蒙古	包头	三甲	地级城市医院 300 强	HIMSS6
51	上海市第七人民医院	556.11	上海	上海	三甲	直辖市医院	HIMSS6
52	克拉玛依市中心医院	554.41	新疆	克拉玛依	三甲	地级城市医院 500 强	EMR6
53	上海中医药大学附属岳阳中西医结合医院	551.52	上海	上海	三甲	直辖市医院	HIMSS6
54	乌海市人民医院	542.67	内蒙古	乌海	三级	地级城市医院 500 强	EMR6
55	喀什地区第二人民医院	539.87	新疆	喀什	三甲	地级城市医院	EMR6
56	郑州儿童医院	532.14	河南	郑州	三甲	专科医院	HIMSS6
57	江苏省人民医院	531.18	江苏	南京	三甲	顶级医院 100 强	
58	厦门市第五医院	528.72	福建	厦门	三乙	计划单列市医院	HIMSS6

续表

名次	医院	得分	省份	城市	级别	医院类别	信息化评级*（HIMSS/EMR 等）
59	昆明市儿童医院	521.64	云南	昆明	三甲	非公立医院 100 强	HIMSS6
60	建德市第一人民医院	519.72	浙江	杭州	三乙	地级城市医院 300 强	HIMSS6
61	石河子市人民医院	516.60	新疆	省管县	二甲	县级医院 500 强	EMR6
62	上海市同仁医院	506.51	上海	上海	二甲	直辖市医院	HIMSS6
63	平阴县人民医院	498.81	山东	济南	二甲	县级医院 500 强	EMR6
64	北京和睦家医院	497.05	北京	北京	二级	非公立医院 100 强	HIMSS6
65	广东省人民医院	496.76	广东	广州	三甲	顶级医院 100 强	
66	中山大学附属第一医院	478.47	广东	广州	三甲	顶级医院 100 强	
67	上海交通大学医学院附属新华医院	476.78	上海	上海	三甲	顶级医院 100 强	
68	大连医科大学附属第一医院	473.88	辽宁	大连	三甲	顶级医院 100 强	
69	北京大学深圳医院	465.04	广东	深圳	三甲	省会市属/计划单列市医院 100 强	EMR5
70	江阴市人民医院	454.50	江苏	无锡	三甲	县级医院 100 强	EMR5
71	西安长安医院	451.08	陕西	西安	三级	非公立医院 100 强	HIMSS6/EMR5
72	徐州医科大学附属医院	444.91	江苏	徐州	三甲	顶级医院 100 强	
73	浙江省立同德医院	440.60	浙江	杭州	三甲	网络医院	
74	山东省立医院	438.96	山东	济南	三甲	顶级医院 100 强	
75	广州市第一人民医院	428.92	广东	广州	三甲	顶级医院 100 强	
76	苏州大学附属第一医院	426.98	江苏	苏州	三甲	顶级医院 100 强	
77	汕头大学医学院第一附属医院	422.23	广东	汕头	三甲	地级城市医院 100 强	
78	东莞市人民医院	416.91	广东	东莞	三甲	地级城市医院 100 强	
79	泉州市第一医院	411.17	福建	泉州	三甲	地级城市医院 100 强	
80	广东省中医院	409.42	广东	广州	三甲	中医医院 100 强	

续表

名次	医院	得分	省份	城市	级别	医院类别	信息化评级*（HIMSS/EMR 等）
81	广东省第二人民医院	406.13	广东	广州	三甲	网络医院	
82	大连医科大学附属第二医院	392.67	辽宁	大连	三甲	省会市属/计划单列市医院 100 强	
83	瑞安市人民医院	382.14	浙江	温州	三乙	县级医院 100 强	
84	昆明医科大学第一附属医院	380.28	云南	昆明	三甲	顶级医院 100 强	
85	上海交通大学医学院附属仁济医院	378.72	上海	上海	三甲	顶级医院 100 强	
86	温岭市第一人民医院	366.60	浙江	台州	三乙	县级医院 100 强	
87	深圳市人民医院	360.04	广东	深圳	三甲	省会市属/计划单列市医院 100 强	
88	杭州市第一人民医院	354.68	浙江	杭州	三甲	省会市属/计划单列市医院 100 强	
89	江苏省苏北人民医院	338.81	江苏	扬州	三甲	地级城市医院 100 强	
90	中国中医科学院广安门医院	321.30	北京	北京	三甲	中医医院 100 强	
91	济宁市第一人民医院	319.48	山东	济宁	三甲	地级城市医院 100 强	
92	中山市人民医院	315.83	广东	中山	三甲	地级城市医院 100 强	
93	厦门大学附属中山医院	314.61	福建	厦门	三甲	省会市属/计划单列市医院 100 强	
94	聊城市人民医院	313.88	山东	聊城	三甲	地级城市医院 100 强	
95	首都医科大学三博脑科医院	310.90	北京	北京	三级	非公立医院 100 强	
96	中山大学孙逸仙纪念医院	302.31	广东	广州	三甲	顶级医院 100 强	
97	江苏省中医院	299.74	江苏	南京	三甲	中医医院 100 强	
98	清远市人民医院	295.56	广东	清远	三甲	地级城市医院 100 强	
99	佛山市中医院	261.93	广东	佛山	三甲	中医医院 100 强	
100	温州康宁医院	232.44	浙江	温州	三甲	非公立医院 100 强	

注：HIMSS 代表美国医疗信息与管理系统学会评级结果；EMR 代表国家卫计委电子病历系统功能应用水平分级评价结果。

十一　2016上市医疗服务（医服）企业排行榜

评价对象：单独上市的医服企业或上市公司下属能够单独披露医服信息的企业，包括控股或控制管理权的医院、诊所、体检机构。2016 上市医疗服务（医服）企业排行榜见表 71、表 72。

表 71　2016 上市医疗服务企业 30 强

名次	公司名称	上市类别	股票代码	医疗市值（万元）	医疗收入（万元）	医疗资产（万元）	医疗毛利率（%）	医疗机构数（家）	标杆医院（非公名次）
1	美年健康	A 股中小板	002044. SZ	3360365	306800	596268	48	300	—
2	爱尔眼科	A 股创业板	300015. SZ	3054960	399513	406057	46	66	武汉爱尔眼科医院(500 强)
3	爱康国宾	纳斯达克	KANG. O	692246	297174	555937	41	100	—
4	复星医药	A 股主板	600196. SH	767556	167600	500790	26	5	佛山禅城中心医院(2)
5	恒康医疗	A 股中小板	002219. SZ	1298703	119349	328365	27	10	瓦房店第三医院(92)
6	通策医疗	A 股主板	600763. SH	875554	87099	127468	42	20	宁波口腔医院(500 强)
7	创新医疗	A 股中小板	002173. SZ	836757	69852	418221	39	3	海宁康华医院(50)
8	信邦制药	A 股中小板	002390. SZ	402605	119746	250707	16	7	贵州省肿瘤医院(58)
9	华润凤凰医疗	香港主板	1515. HK	514444	71728	301746	26	41	华润武钢总医院(17)
10	康华医疗	香港主板	3689. HK	327153	124039	159598	24	2	东莞康华医院(4)
11	和美医疗	香港主板	1509. HK	266445	83383	163291	49	12	北京和美妇儿医院
12	康宁医院	香港主板	2120. HK	236693	41541	160127	34	8	温州康宁医院(29)
13	瑞慈医疗	香港主板	1526. HK	234630	93538	157979	38	25	南通瑞慈医院(41)

续表

名次	公司名称	上市类别	股票代码	医疗市值（万元）	医疗收入（万元）	医疗资产（万元）	医疗毛利率（%）	医疗机构数（家）	标杆医院（非公名次）
14	新世纪医疗	香港主板	1518. HK	310919	48462	62856	50	3	北京新世纪儿童医院(99)
15	三星医疗	A 股主板	601567. SH	211794	61584	145605	28	4	宁波明州医院(30)
16	诚志股份	A 股主板	000990. SZ	308791	39896	312315	10	3	丹东市第一医院(87)
17	金陵药业	A 股主板	000919. SZ	151447	83296	89795	26	3	宿迁市人民医院(9)
18	泰和诚	纽交所	CCM. N	141214	45504	322860	37	2	大同美中嘉和肿瘤医院
19	国际医学	A 股主板	000516. SZ	233355	58906	83253	27	1	西安高新医院(14)
20	益佰制药	A 股主板	600594. SH	187886	49586	88619	28	3	淮南朝阳医院(31)
21	华韩整形	新三板	430335. OC	145385	54195	31308	58	6	长沙华韩华美医疗美容医院(500 强)
22	宜华健康	A 股主板	000150. SZ	173592	17634	97932	44	2	南昌三三四医院
23	弘和仁爱医疗	香港主板	3869. HK	142607	16139	128758	52	2	上海杨思医院(66)
24	澳洋科技	A 股中小板	002172. SZ	105624	69655	58894	18	4	张家港澳洋医院(28)
25	新华医疗	A 股主板	600587. SH	47116	40152	54571	15	13	山东省文登整骨烟台医院
26	利美康	新三板	832533. OC	40877	19386	22442	54	8	贵州利美康外科医院(46)
27	朗玛信息	A 股创业板	300288. SZ	234055	10694	36802	4	1	贵阳市第六人民医院
28	马应龙	A 股主板	600993. SH	62981	13927	16537	12	8	北京马应龙长青肛肠医院
29	贵州百灵	A 股中小板	002424. SZ	58906	5228	10001	67	2	贵州百灵中医糖尿病医院
30	神州长城	A 股主板	000018. SZ	26250	8159	13968	29	1	武汉商职医院

注：①上市地点为国内外资本市场。②营业地点为中国大陆。③标杆医院（非公名次）指该医院在“2016 中国医院竞争力 · 非公立医院 500 强”中的名次。

资料来源：上市公司 2016 年年报。

表 72　2016 上市医疗服务潜在上榜企业

公司名称	上市类别	股票代码	公司名称	上市类别	股票代码
白云山	A 股主板	600332. SH	艾博健康	新三板	836105. OC
人民同泰	A 股主板	600829. SH	大众口腔	新三板	832387. OC
人福医药	A 股主板	600079. SH	慈惠健康	新三板	832994. OC
京东方 A	A 股主板	000725. SZ	华美牙科	新三板	833269. OC
览海投资	A 股主板	600896. SH	御康医疗	新三板	833939. OC
上海医药	A 股主板	601607. SH	捷信医药	新三板	834294. OC
同仁堂	A 股主板	600085. SH	丽都整形	新三板	834480. OC
济民制药	A 股主板	603222. SH	百意中医	新三板	834612. OC
维力医疗	A 股主板	603309. SH	光谷医院	新三板	834799. OC
湖南发展	A 股主板	000722. SZ	童康健康	新三板	834731. OC
华业资本	A 股主板	600240. SH	荣恩医疗	新三板	835387. OC
北大医药	A 股主板	000788. SZ	瑞美医疗	新三板	835543. OC
九州通	A 股主板	600998. SH	美中嘉和	新三板	835660. OC
华邦健康	A 股中小板	002004. SZ	新宁医疗	新三板	836068. OC
誉衡药业	A 股中小板	002437. SZ	俏佳人	新三板	836313. OC
尚荣医疗	A 股中小板	002551. SZ	祥云医疗	新三板	836930. OC
悦心健康	A 股中小板	002162. SZ	福华股份	新三板	832321. OC
佐力药业	A 股创业板	300181. SZ	高新医院	新三板	837800. OC
宝莱特	A 股创业板	300246. SZ	春天医美	新三板	837636. OC
阳普医疗	A 股创业板	300030. SZ	瑞澜医美	新三板	838265. OC
三诺生物	A 股创业板	300298. SZ	红岭医疗	新三板	838704. OC
华夏医疗	香港 H 股	8143. HK	伊美尔	新三板	839070. OC
联想控股	香港 H 股	03396. HK	京立医院	新三板	839344. OC
康健国际医疗	香港主板	3886. HK	朗高养老	新三板	839367. OC
可恩口腔	新三板	830938. OC	金普医疗	新三板	839218. OC
莲池医院	新三板	831672. OC	京都时尚	新三板	839429. OC
国龙医疗	新三板	831366. OC	金朋健康	新三板	834953. OC
大承医疗	新三板	833263. OC	长峰医院	新三板	870890. OC
蓝海之略	新三板	834818. OC			

注：上市医疗服务潜在上榜企业包括未进入 30 强及医疗服务部分信息披露不充分的企业。

十二 2016非公立医院集团排行榜

评价对象：在同一个企业集团法人旗下，由该集团控制（全资、控股、可合并报表）的独立法人医院所组成的医院群，不包括无股权关系的医院集团、医联体、医共体。2016 非公立医院集团排行榜见表 73、表 74。

表 73 2016 非公立医院集团 50 强

名次	集团名称	总部城市	分布省份	医院数*	三级医院数**	500强数***	标杆医院（2016 非公立名次）	是否上市	得分
1	爱尔眼科医院集团股份有限公司	长沙	24	65	18	7	武汉爱尔眼科医院（500 强）	是	751.65
2	华润凤凰医疗控股有限公司	北京	6	13	6	6	华润武钢总医院（17）	是	712.69
3	北大医疗产业集团有限公司	北京	3	5	5	1	北大国际医院	否	531.89
4	上海复星医院投资（集团）有限公司	上海	5	5	3	3	佛山禅城中心（2）	是	441.23
5	中信医疗健康产业集团有限公司	北京	4	7	5	3	中信惠州医院（77）	否	372.34
6	同仁医疗产业集团有限公司	南京	3	4	4	2	南京同仁医院（24）	否	362.12
7	贵州信邦制药股份有限公司	贵阳	1	7	3	4	贵州省肿瘤医院（58）	是	361.32
8	金陵药业股份有限公司	南京	2	3	1	3	宿迁市人民医院（9）	是	327.41
9	淮南东方医院集团	淮南	1	31	2	2	淮南东方总医院（57）	否	316.7
10	温州康宁医院股份有限公司	温州	1	8	1	1	温州康宁医院（29）	是	308.86
11	三博医院管理集团有限公司	北京	3	4	3	3	北京三博脑科医院（11）	否	301.75

续表

名次	集团名称	总部城市	分布省份	医院数*	三级医院数**	500强数***	标杆医院(2016非公立名次)	是否上市	得分
12	东莞康华医疗股份有限公司	东莞	1	2	2	2	东莞康华医院(4)	是	295.28
13	宁波奥克斯医疗集团有限公司	宁波	2	6	4	1	宁波明州医院(30)	是	292.48
14	中美医疗集团	北京	3	6	1	2	京东中美医院(82)	否	290.09
15	恒康医疗集团股份有限公司	成都	4	10	0	1	瓦房店第三医院(92)	是	288.38
16	河北平安健康集团股份有限公司	石家庄	2	9	0	2	石家庄平安医院(52)	否	268.63
17	湖北普仁医疗管理集团有限公司	武汉	1	5	1	2	武汉普仁医院(13)	否	268.01
18	和睦家医疗	北京	3	4	0	2	北京和睦家医院(12)	否	265.84
19	淮北矿工总医院集团	淮北	1	16	1	1	淮北矿工总医院(19)	否	260
20	江苏省沭阳县人民医院	宿迁	1	5	1	1	沭阳县人民医院(21)	否	253.69
21	南阳祥瑞医院管理咨询有限公司	南阳	1	3	1	1	南阳南石医院(27)	否	244.17
22	江苏澳洋科技股份有限公司	苏州	1	4	1	1	张家港澳洋医院(28)	是	238.61
23	昆明博健医疗投资有限公司	昆明	1	5	2	2	云南肾脏病医院(48)	否	229.31
24	浙江邦尔医疗投资管理有限公司	杭州	4	16	0	1	芜湖仁济骨科医院(500强)	否	224.33
25	创新医疗管理股份有限公司	诸暨	3	3	1	2	海宁康华医院(50)	是	216.21
26	山东新华医疗器械股份有限公司	淄博	6	12	1	0	山东省文登整骨烟台医院	是	202.39
27	淮海医院管理集团有限公司	徐州	1	3	1	0	徐矿集团总医院(地级273)	否	184.56
28	大同市现代医院管理有限责任公司	大同	1	5	0	4	大同现代医院(500强)	否	184.37
29	新疆佳音医院有限公司	乌鲁木齐	2	10	1	1	新疆佳音医院(39)	否	184.09
30	浙江天瑞医疗投资管理股份有限公司	台州	1	7	0	0	台州市博爱医院	否	183.08
31	通策医疗投资股份有限公司	杭州	7	16	0	1	宁波口腔医院(500强)	是	182.25
32	广西广济医院集团	贺州	1	4	0	3	南宁广济高峰医院(500强)	否	182.23

续表

名次	集团名称	总部城市	分布省份	医院数*	三级医院数**	500强数***	标杆医院(2016非公立名次)	是否上市	得分
33	陆道培医疗集团	廊坊	1	3	0	1	北京陆道培医院(73)	否	181.24
34	贵州益佰制药股份有限公司	贵阳	1	3	1	1	淮南朝阳医院(31)	是	168.07
35	泗洪县人民医院集团	宿迁	1	3	0	1	泗洪县人民医院(62)	否	167.64
36	淮南新华医疗集团	淮南	1	2	1	1	淮南新华医院(74)	否	156.88
37	宏恩医疗健康产业有限公司	杭州	2	6	1	0	杭州城东医院	否	150.52
38	晋商联盟控股股份有限公司	北京	3	40	5	0	鸡西鸡矿医院	否	148.66
39	马应龙药业集团股份有限公司	武汉	7	7	1	0	北京马应龙长青肛肠医院	是	145.33
40	和美医疗控股有限公司	北京	7	12	0	0	北京和美妇儿医院	是	142.71
41	武汉和润合医院管理有限公司	武汉	2	5	1	1	武汉市汉阳医院(61)	否	136.42
42	瑞慈医疗集团	上海	2	3	1	1	南通瑞慈医院(41)	是	136.24
43	华韩整形美容医院控股股份有限公司	南京	6	6	0	1	长沙华韩华美医疗美容医院(500强)	是	133.84
44	贵州利美康外科医院股份有限公司	贵阳	1	3	1	1	贵州利美康外科医院(46)	是	132.87
45	九州通医疗投资管理有限公司	武汉	2	2	1	0	临沂临港开发区人民医院	否	131.77
46	上海远大医院集团	上海	1	4	1	1	上海远大心胸医院(80)	否	115.37
47	安琪儿医疗控股集团	成都	3	5	2	3	成都安琪儿医院(500强)	否	110.55
48	弘和仁爱医疗集团	北京	1	2	0	1	上海杨思医院(66)	是	104.94
49	何氏集团	沈阳	1	5	0	3	何氏眼科沈阳医院(97)	否	103.4
50	美莱医疗美容医院集团	上海	16	20	0	0	成都美莱医学美容医院	否	85.4

注：* 指独立法人且可合并报表的医院数量。** 含综合和专科医院。*** 指入围艾力彼非公立医院500强。

表 74　2016 非公医院集团潜在上榜名单

集团名称	总部城市	医院数*	500 强数**
兴华医疗集团	亳州	3	0
安徽尚千嘉医疗投资集团	阜阳	4	1
和天医疗投资管理集团有限公司	合肥	2	1
壹加壹集团	合肥	4	0
北京长峰医院管理有限公司	北京	12	0
北京同仁堂(集团)有限责任公司	北京	2	0
祥云医疗投资股份有限公司	北京	8	2
新世纪医疗控股有限公司	北京	2	1
欢乐口腔集团	北京	10	0
朝聚眼科医院集团	北京	10	0
北京中康医院集团	北京	9	0
北京德坤瑶医医疗集团	北京	5	0
北京瑞京医院管理有限公司	北京	5	1
北京五洲投资集团	北京	6	0
北京伊美尔整形美容医院连锁管理有限公司	北京	8	0
博生医疗投资股份有限公司	北京	4	0
北京弘医堂医疗集团	北京	3	0
北京长和系国际医疗投资管理有限公司	北京	2	0
阳光医疗集团	北京	2	0
普祥医疗投资集团	北京	4	0
首都医疗产业健康集团有限公司	北京	2	0
正大博爱医疗投资集团	北京	2	0
广东博爱医疗投资管理有限公司	广州	6	2
恒大健康产业集团	广州	2	0
宜华健康医疗股份有限公司	汕头	2	0
深圳春天医美集团股份有限公司	深圳	3	0
深圳中豪集团有限公司	深圳	19	0
深圳博爱医疗集团	深圳	4	2
深圳新兴医院集团	深圳	4	0
深圳博源医疗投资有限公司	深圳	2	0

续表

集团名称	总部城市	医院数*	500强数**
贵州百灵企业集团制药股份有限公司	安顺	2	0
鹤壁京立医院股份有限公司	鹤壁	2	1
兰考县黄河医疗集团	开封	5	0
大庆康复医疗集团	大庆	3	0
武汉艾格眼科医院集团	武汉	4	1
民生耳鼻喉连锁医院集团	武汉	5	1
严枫喜医疗投资管理有限公司	常德	2	0
长沙市瑞澜医疗美容医院股份有限公司	长沙	5	0
爱思特医疗美容集团	长沙	19	0
三真医疗连锁机构	长沙	3	0
年轮骨科医院集团	长沙	4	0
南京中鼎伟业医疗投资管理有限公司	南京	10	0
南京长江医院集团有限公司	南京	5	0
南京泽明医院管理有限公司	南京	4	0
苏州瑞兴医院集团	苏州	5	0
丽都医疗美容医院集团	无锡	8	0
宿迁市分金亭医院集团	宿迁	7	0
徐州仁慈医疗集团	徐州	3	1
扬州友好医院	扬州	3	0
嘉佑医疗集团	南昌	3	0
沈阳三林医疗投资管理有限公司	沈阳	8	0
宁夏国龙医疗发展股份有限公司	银川	4	0
济南可恩口腔医院有限公司	济南	4	0
五莲县医疗集团	日照	6	0
洪强医疗集团	泰安	7	1
淄博莲池妇婴医院股份有限公司	淄博	2	0
晋煤总医院医疗集团	晋城	7	0
上海仁济医疗集团	上海	5	0
医博肛肠连锁医院集团	上海	17	0
坤如玛丽医院集团	上海	9	0
盛康国际控股集团	上海	3	1
三角洲医院(集团)投资管理有限公司	上海	9	0

续表

集团名称	总部城市	医院数*	500 强数**
上海九悦医疗投资管理有限公司	上海	6	0
上海大友医疗投资管理有限公司	上海	5	0
上海巨恒医院投资管理有限公司	上海	7	0
美奥医疗(上海)	上海	4	0
长庚医疗投资管理有限公司	上海	5	0
绿叶医疗集团(中国)	上海	3	0
上海天德惠益投资有限公司	上海	4	0
御康医疗发展股份有限公司	上海	4	0
上海复大医疗集团有限公司	上海	3	0
上海五颗星集团	上海	3	0
普瑞眼科医院集团	成都	14	0
四川道禾医院管理股份有限公司	成都	4	0
成都康怡名仁医疗投资管理有限公司	成都	11	0
成都恒彤医疗投资集团	成都	6	0
成都广德医疗投资管理有限公司	成都	2	0
华夏医疗集团有限公司	香港	4	0
中国口腔医疗集团有限公司	香港	6	1
亚太医疗集团	香港	3	1
香港集美整形集团控股有限公司	香港	4	0
云南现代医疗投资管理有限公司	昆明	6	0
浙江和康医疗投资管理(集团)有限公司	杭州	6	0
杭州康久医疗投资管理公司	杭州	5	0
杭州华山连天美医疗美容医院有限公司	杭州	4	0
横店集团	金华	2	2
田氏医疗集团	丽水	5	0
重庆中粹投资管理有限公司	重庆	5	0
爱瑞阳光眼科医院集团	重庆	8	0
重庆市新红岭医疗股份有限公司	重庆	3	0

注：非公医院集团潜在上榜名单是指未进入 50 强及数据信息不全的集团，艾力彼希望不久的将来可以排到 100 强。* 指独立法人且可合并报表的医院数量。** 指入围艾力彼非公立医院 500 强。

十三　2016非公立医院发展指数排行榜（各省）

2016 非公立医院发展指数排行榜见表 75。

表 75　2016 非公立医院发展指数排行榜

名次	非公发展指数	省份	医院数量比例*	三级医院数量比例*	年非住院诊疗人次比例*	年出院人次比例*	非公病床使用率	非公医师诊疗人次/日	本地非公立医院均衡指数	艾力彼非公500强指数
	0.218	全国	0.526	0.071	0.120	0.146	0.628	5.5	0.264	0.032
1	0.292	江苏	0.669	0.086	0.197	0.225	0.712	8.3	0.340	0.098
2	0.275	安徽	0.616	0.169	0.182	0.194	0.684	5.1	0.327	0.067
3	0.274	贵州	0.755	0.125	0.231	0.271	0.580	4.5	0.337	0.023
4	0.260	云南	0.629	0.159	0.169	0.199	0.570	5.6	0.316	0.035
5	0.234	河南	0.444	0.047	0.152	0.167	0.752	5.7	0.273	0.080
6	0.233	四川	0.621	0.023	0.154	0.221	0.666	4.7	0.278	0.053
7	0.232	山东	0.574	0.121	0.134	0.132	0.599	4.9	0.276	0.057
8	0.231	天津	0.604	0.000	0.206	0.112	0.512	13.2	0.287	0.005
9	0.225	湖北	0.491	0.190	0.085	0.098	0.612	4.7	0.271	0.042
10	0.223	重庆	0.591	0.000	0.136	0.261	0.718	4.6	0.277	0.007
11	0.222	北京	0.629	0.115	0.102	0.114	0.486	5.4	0.262	0.062
12	0.220	福建	0.539	0.138	0.095	0.129	0.580	5.2	0.270	0.020
13	0.219	广东	0.421	0.054	0.086	0.112	0.595	8.2	0.249	0.100
14	0.219	浙江	0.580	0.023	0.093	0.105	0.628	7.2	0.253	0.082
15	0.209	陕西	0.482	0.093	0.127	0.139	0.582	4.9	0.256	0.020
16	0.208	河北	0.500	0.069	0.135	0.131	0.617	4.4	0.250	0.040
17	0.206	西藏	0.245	0.000	0.202	0.240	0.514	8.7	0.258	0.000
18	0.202	上海	0.476	0.000	0.070	0.057	0.734	10.1	0.247	0.020
19	0.197	湖南	0.537	0.062	0.107	0.140	0.623	3.2	0.234	0.045
20	0.191	宁夏	0.577	0.000	0.111	0.113	0.548	6.4	0.238	0.005
21	0.190	江西	0.387	0.055	0.088	0.128	0.740	4.2	0.235	0.012
22	0.180	内蒙古	0.496	0.079	0.102	0.091	0.443	4.7	0.223	0.007
23	0.177	吉林	0.485	0.043	0.110	0.134	0.512	3.7	0.218	0.013
24	0.176	辽宁	0.453	0.017	0.092	0.115	0.596	4.1	0.213	0.030
25	0.171	广西	0.370	0.033	0.052	0.067	0.684	5.2	0.211	0.013

续表

名次	非公发展指数	省份	医院数量比例*	三级医院数量比例*	年非住院诊疗人次比例*	年出院人次比例*	非公病床使用率	非公医师诊疗人次/日	本地非公立医院均衡指数	艾力彼非公500强指数
26	0.170	新疆	0.472	0.036	0.080	0.111	0.529	4.0	0.209	0.013
27	0.170	海南	0.238	0.056	0.072	0.058	0.632	6.6	0.212	0.002
28	0.166	山西	0.475	0.000	0.106	0.130	0.593	2.9	0.200	0.030
29	0.162	甘肃	0.330	0.051	0.066	0.066	0.610	4.6	0.202	0.003
30	0.158	青海	0.392	0.000	0.083	0.138	0.504	4.3	0.197	0.002
31	0.157	黑龙江	0.333	0.044	0.082	0.087	0.505	4.1	0.192	0.015

注：* 非公立医院/（非公立医院 + 公立医院）。

十四　2016医养结合机构50强

医养结合机构：拥有“医疗机构执业许可证”的医院与拥有“养老机构设立许可证”的养老院位于相同或相邻地址、并拥有同一个法定代表人。2016 医养结合机构 50 强见表 76。

表 76　2016 医养结合机构 50 强

名次	医养结合机构	得分	省份	城市	级别	性质
1	重医一院青杠老年护养中心	708.39	重庆	重庆	未定级	公立
2	泰康之家燕园康复医院（泰康燕园）	651.25	北京	北京	二级	非公立
3	郑州颐和医院（郑州颐和老年公寓）	590.26	河南	郑州	三级	非公立
4	常州鼎武康复医院（常州市圩塘康乐中心）	586.12	江苏	常州	二级	非公立
5	齐齐哈尔市中医医院（百草养生院）	584.02	黑龙江	齐齐哈尔	三甲	公立
6	北京国门医院（东方综合养老院）	566.35	北京	北京	一级	非公立
7	泰康之家申园康复医院（泰康申园）	553.14	上海	上海	二级	非公立
8	烟台御花园老年病医院（烟台御花园老年公寓）	535.89	山东	烟台	一级	非公立
9	邢台市第九医院（福缘居医养中心）	525.75	河北	邢台	二甲	公立
10	厦门莲花医院（莲花爱心护理院、莲花长寿村老年公寓）	508.90	福建	厦门	三级	非公立
11	四川省中西医结合医院北区（颐养中心）	500.99	四川	成都	三甲	公立

续表

名次	医养结合机构	得分	省份	城市	级别	性质
12	湘潭市第六人民医院(湘潭市养老康复中心)	496.20	湖南	湘潭	二级	公立
13	广州新海医院(新海颐养苑)	491.43	广东	广州	二甲	公立
14	长沙康乃馨老年病医院(康乃馨国际老年呵护中心)	489.64	湖南	长沙	二甲	非公立
15	石家庄平安医院(石家庄市裕华区平安养老院)	474.33	河北	石家庄	二级	非公立
16	青岛福山康复医院(福山老年公寓)	469.25	山东	青岛	二级	非公立
17	漳州正兴医院(正兴新来福养护院)	464.94	福建	漳州	三级	非公立
18	重庆市福康医院(重庆市第一社会福利院)	457.43	重庆	重庆	一甲	公立
19	成都黄再军医院(龙泉阳光康托苑)	455.56	四川	成都	三级	非公立
20	北京松堂关怀医院(松堂养老院)	443.12	北京	北京	二甲	非公立
21	杭州慈养老年医院(慈养护老中心)	441.47	浙江	杭州	一级	非公立
22	杭州绿康老年康复医院(杭州市江干区丁桥皋亭山养老院)	428.18	浙江	杭州	未定级	非公立
23	大漠老年病医院(新疆大漠老年公寓)	425.49	新疆	乌鲁木齐	一级	非公立
24	福建医大附一康复医院(福建医大附一护养中心)	423.42	福建	福州	三级	非公立
25	大同魏都医院(颐养康复中心)	419.31	山西	大同	二级	非公立
26	保定裕东医院(裕东养老服务中心)	412.59	河北	保定	二级	非公立
27	吉林月潭康复医院(长春净月颐康医养中心)	411.57	吉林	长春	二级	非公立
28	长沙老年康复医院(长沙市寿星公寓)	409.13	湖南	长沙	二甲	公立
29	广州市老人院医院(广州市老人院)	406.59	广东	广州	二级	公立
30	中山市广弘康复医院(中山市广弘颐养院)	400.82	广东	中山	二级	非公立
31	嘉兴逸和源湘家荡康复护理医院(逸和源湘家荡颐养中心)	399.99	浙江	嘉兴	未定级	非公立
32	宁波华信医院(宁波华信颐养园)	395.59	浙江	宁波	二级	非公立
33	随州市老年康复护理医院(随州老年康复护理医院养护中心)	392.37	湖北	随州	未定级	非公立
34	北京同济东方中西医结合医院(房山区养老中心)	381.03	北京	北京	二甲	非公立
35	株洲市康复医院(株洲市颐康养护院)	379.57	湖南	株洲	二级	公立
36	昆明广福医院(广福养老中心)	372.61	云南	昆明	二甲	非公立
37	新会康怡康复医院(新会区康怡颐养院)	371.91	广东	江门	二甲	非公立
38	南宁广济高峰医院(夕阳红养护中心)	368.63	广西	南宁	二级	非公立
39	龙泉纯德平安医院(成都市纯德养老中心)	361.86	四川	成都	一甲	非公立
40	建一克山医养康复医院(养老中心)	359.18	黑龙江	齐齐哈尔	二级	非公立
41	祁阳永和医院(永和养老中心)	353.06	湖南	永州	二级	非公立

续表

名次	医养结合机构	得分	省份	城市	级别	性质
42	扬州曜阳康复医院(扬州曜阳国际老年公寓)	349.87	江苏	扬州	二级	非公立
43	重庆善行康复医院(善行老年养护院)	349.07	重庆	重庆	二级	非公立
44	孙思邈老年康复医院(老年公寓)	347.64	陕西	铜川	二级	非公立
45	武汉市福惠医院(江汉区老年公寓)	347.52	湖北	武汉	一级	非公立
46	洛阳河柴医院(洛阳市颐康苑老年护理中心)	344.77	河南	洛阳	二乙	公立
47	长沙红枫康复医院(红枫医养中心)	343.06	湖南	长沙	二级	非公立
48	张家口春雷医院(春雷老年公寓)	342.05	河北	张家口	一级	非公立
49	营口温馨医院(营口市养老院)	336.70	辽宁	营口	一甲	公立
50	南宁重阳护理医院(广西重阳老年公寓)	335.23	广西	南宁	未定级	非公立

十五　2016康复医院50强

康复医院：康复专科医院，不包括综合医院的康复科。2016 康复医院 50 强见表 77。

表 77　2016 康复医院 50 强

名次	医院	得分	省份	城市	级别/CARF 认证	性质
1	中国康复研究中心北京博爱医院	690.02	北京	北京	三甲	公立
2	广东省工伤康复医院	567.30	广东	广州	三级/CARF	公立
3	首都医科大学附属北京康复医院	566.21	北京	北京	三级	公立
4	重庆医科大学附属康复医院	563.11	重庆	重庆	三级	公立
5	福建中医药大学附属康复医院	555.37	福建	福州	三甲/CARF	公立
6	国家康复辅具研究中心附属康复医院	555.09	北京	北京	二级	公立
7	江苏省人民医院钟山康复分院	528.82	江苏	南京	三级	公立
8	北大医疗康复医院	510.24	北京	北京	三级	非公立
9	湘雅博爱康复医院	505.08	湖南	长沙	三级/CARF	非公立
10	深圳龙城医院	474.11	广东	深圳	三甲/CARF*	非公立
11	陕西省康复医院	452.32	陕西	西安	二甲	公立
12	甘肃省康复中心医院	449.55	甘肃	兰州	三甲	公立
13	黑龙江省康复医院	447.18	黑龙江	哈尔滨	三级	公立
14	四川省康复医院	446.63	四川	成都	三乙	公立

续表

名次	医院	得分	省份	城市	级别/CARF 认证	性质
15	皖北康复医院	435.65	安徽	淮北	三级	非公立
16	上海市第一康复医院	415.49	上海	上海	二级	公立
17	鞍山市汤岗子康复医院	403.78	辽宁	鞍山	三乙	公立
18	上海赫尔森康复医院	399.78	上海	上海	二级	非公立
19	安徽省皖南康复医院	394.63	安徽	芜湖	三级	公立
20	徐州市康复医院	391.58	江苏	徐州	三级	公立
21	无锡同仁国际康复医院	363.10	江苏	无锡	三级	公立
22	武汉长峰康复医院	358.47	湖北	武汉	三级	非公立
23	湖南省工伤康复中心	341.94	湖南	长沙	三级	公立
24	杭州和康康复医院	340.49	浙江	杭州	未定	非公立
25	浙江康复医疗中心	334.43	浙江	杭州	二乙	公立
26	辽宁省残疾人康复中心	334.16	辽宁	沈阳	三级	公立
27	宁波市康复医院	326.59	浙江	宁波	二级/CARF	公立
28	上海市养志康复医院	313.17	上海	上海	二级	公立
29	盘锦馥安康复医院	312.96	辽宁	盘锦	三级	公立
30	四川赫尔森康复医院	304.59	四川	成都	三级	非公立
31	长沙三真康复医院	296.28	湖南	长沙	二级	非公立
32	重庆医科大学附属第二医院宽仁康复医院	289.90	重庆	重庆	二级	公立
33	福建医大附一康复医院	284.36	福建	福州	三级	非公立
34	浙江明州康复医院	282.42	浙江	杭州	二级	非公立
35	上海市第二康复医院	280.33	上海	上海	二级	公立
36	杭州新安康复医院	279.63	浙江	杭州	二级	非公立
37	北京精诚博爱康复医院	276.95	北京	北京	二级	非公立
38	保定泰和康复医院	276.17	河北	保定	二级	非公立
39	景德镇仁德康复医院	268.78	江西	景德镇	二级	非公立
40	吉林省春光康复医院	268.13	吉林	长春	二级	公立
41	枣庄康复医院	264.41	山东	枣庄	二甲	公立
42	无锡市康复医院	260.38	江苏	无锡	二级	公立
43	河南省老干部康复医院	259.71	河南	郑州	二级	公立
44	上海市第五康复医院	259.71	上海	上海	二级/CARF	公立
45	北京和睦家康复医院	259.67	北京	北京	二级/CARF *	非公立
46	济华骨科康复医院	254.09	河南	郑州	二级/CARF	非公立
47	汝州市金庚康复医院	253.03	河南	平顶山	未定	非公立
48	福建龙钢企业集团公司职工医院	252.12	福建	龙岩	二级	公立
49	大连立光康复医院	249.85	辽宁	大连	二级	非公立
50	贵州福万康康复医院	247.14	贵州	贵阳	二级	非公立

备注：* 指处在 CARF 认证中。

十六　2016华人地区最佳医院100强

华人地区最佳医院：涵盖中国大陆、中国台湾、中国香港、中国澳门和新加坡的顶级综合医院，不包含专科医院，2016 华人地区最佳医院 100 强见表 78。

表 78　2016 华人地区最佳医院 100 强

名次	医院	得分	地区	城市	性质（公立/非公）	医院认证（级别/JCI/星级认证/HIMSS/ACHS 等）	医学中心、联网总医院、卫生部属医院	医学院直属医院
1	中国人民解放军总医院	949.12	大陆	北京	公立	三甲		
2	北京协和医院	937.05	大陆	北京	公立	三甲	是	是
3	玛丽医院	931.21	香港	香港	公立	ACHS	是	是
4	四川大学华西医院	923.64	大陆	成都	公立	三甲	是	是
5	新加坡国立大学医院	923.44	新加坡	新加坡	公立	JCI/HIMSS6	是	是
6	复旦大学附属中山医院	915.77	大陆	上海	公立	三甲/HIMSS6	是	是
7	台湾大学医学院附设医院	915.42	台湾	台北	公立	JCI	是	是
8	北京大学第一医院	905.63	大陆	北京	公立	三甲	是	是
9	上海交通大学医学院附属瑞金医院	899.96	大陆	上海	公立	三甲		是
10	中山大学附属第一医院	885.82	大陆	广州	公立	三甲	是	是
11	新加坡中央医院	885.53	新加坡	新加坡	公立	JCI/HIMSS6	是	是
12	香港中文大学威尔斯亲王医院	872.53	香港	香港	公立	ACHS	是	是
13	空军军医大学西京医院	870.18	大陆	西安	公立	三甲		是
14	华中科技大学同济医学院附属同济医院	855.79	大陆	武汉	公立	三甲/KTQ	是	是
15	林口长庚医院	845.07	台湾	林口	非公立	JCI/HIMSS6	是	是
16	复旦大学附属华山医院	841.73	大陆	上海	公立	三甲/JCI	是	是
17	浙江大学附属第一医院	833.85	大陆	杭州	公立	三甲/JCI/HIMSS6		是
18	北京大学人民医院	817.46	大陆	北京	公立	三甲/HIMSS7	是	是

续表

名次	医院	得分	地区	城市	性质（公立/非公）	医院认证（级别/JCI/星级认证/HIMSS/ACHS 等）	医学中心、联网总医院、卫生部属医院	医学院直属医院
19	北京大学第三医院	808.08	大陆	北京	公立	三甲	是	是
20	南方医科大学南方医院	804.46	大陆	广州	公立	三甲		是
21	中国医科大学附属第一医院	798.71	大陆	沈阳	公立	三甲	是	是
22	养和医院	793.59	香港	香港	非公立	JCI/ACHS		
23	新加坡陈笃生医院	784.96	新加坡	新加坡	公立	JCI/HIMSS6	是	
24	中南大学湘雅医院	781.78	大陆	长沙	公立	三甲	是	是
25	台北荣民总医院	777.08	台湾	台北	公立		是	
26	华中科技大学同济医学院附属协和医院	768.50	大陆	武汉	公立	三甲	是	是
27	东区尤德夫人那打素医院	762.46	香港	香港	公立	ACHS	是	
28	中南大学湘雅二医院	757.70	大陆	长沙	公立	三甲	是	是
29	海军军医大学长海医院	752.60	大陆	上海	公立	三甲		是
30	上海交通大学医学院附属仁济医院	751.53	大陆	上海	公立	三甲		是
31	香港伊利沙白医院	751.23	香港	香港	公立	ACHS	是	
32	中国医药大学附设医院	743.46	台湾	台中	非公立	JCI/HIMSS6	是	是
33	新加坡樟宜综合医院	730.00	新加坡	新加坡	公立	JCI/HIMSS6	是	
34	中国医科大学附属盛京医院	727.42	大陆	沈阳	公立	三甲/HIMSS7	是	是
35	广东省人民医院	720.04	大陆	广州	公立	三甲		
36	高雄医学大学附设中和纪念医院	719.79	台湾	高雄	公立	HIMSS6	是	是
37	基督教联合医院	719.54	香港	香港	公立	ACHS	是	
38	高雄长庚纪念医院	716.78	台湾	高雄	非公立		是	是
39	国泰综合医院	712.89	台湾	台北	非公立		是	
40	山东大学齐鲁医院	709.58	大陆	济南	公立	三甲	是	是
41	成功大学医学院附设医院	703.97	台湾	台南	公立		是	是
42	江苏省人民医院	700.51	大陆	南京	公立	三甲		
43	上海交通大学医学院附属新华医院	690.55	大陆	上海	公立	三甲		是
44	上海第九人民医院	684.75	大陆	上海	公立	三甲		
45	黄廷芳综合医院	683.32	新加坡	新加坡	公立	HIMSS7	是	

续表

名次	医院	得分	地区	城市	性质（公立/非公）	医院认证（级别/JCI/星级认证/HIMSS/ACHS 等）	医学中心、联网总医院、卫生部属医院	医学院直属医院
46	南京军区南京总医院	681.50	大陆	南京	公立	三甲		
47	北京安贞医院	676.75	大陆	北京	公立	三甲		
48	高雄荣民总医院	674.09	台湾	高雄	公立		是	
49	中山大学孙逸仙纪念医院	673.84	大陆	广州	公立	三甲	是	是
50	台中荣民总医院	667.42	台湾	台中	公立		是	
51	浙江大学医学院附属第二医院	664.96	大陆	杭州	公立	三甲/JCI/HIMSS6		是
52	玛嘉烈医院	659.84	香港	香港	公立	ACHS	是	
53	广华医院	655.33	香港	香港	公立	ACHS		
54	上海市第六人民医院	655.30	大陆	上海	公立	三甲/HIMSS6		
55	彰化基督教医院	646.77	台湾	彰化	非公立	JCI	是	
56	海军军医大学长征医院	644.65	大陆	上海	公立	三甲		是
57	新加坡邱德拔医院	643.35	新加坡	新加坡	公立	JCI/HIMSS6	是	
58	三军总医院	639.98	台湾	台北	公立		是	
59	广州医科大学附属第一医院	637.38	大陆	广州	公立	三甲		是
60	屯门医院	632.31	香港	香港	公立	ACHS	是	
61	新光吴火狮纪念医院	632.01	台湾	台北	非公立		是	
62	山东省立医院	624.19	大陆	济南	公立	三甲		
63	陆军军医大学西南医院	616.36	大陆	重庆	公立	三甲		是
64	香港浸信会医院	608.21	香港	香港	非公立	ACHS		
65	吉林大学白求恩第一医院	604.60	大陆	长春	公立	三甲	是	是
66	台北市立万芳医院	604.42	台湾	台北	公立	JCI/HIMSS6	是	
67	北京朝阳医院	603.34	大陆	北京	公立	三甲		
68	天津医科大学总医院	596.58	大陆	天津	公立	三甲		是
69	郑州大学第一附属医院	595.53	大陆	郑州	公立	三甲		是
70	新加坡伊利莎白医院	594.36	新加坡	新加坡	非公立	JCI		
71	苏州大学附属第一医院	585.99	大陆	苏州	公立	三甲		是
72	南京鼓楼医院	578.59	大陆	南京	公立	三甲		
73	中山大学附属第三医院	571.80	大陆	广州	公立	三甲	是	是
74	武汉大学人民医院	568.23	大陆	武汉	公立	三甲		是
75	中日友好医院	561.61	大陆	北京	公立	三甲	是	

续表

名次	医院	得分	地区	城市	性质（公立/非公）	医院认证（级别/JCI/星级认证/HIMSS/ACHS 等）	医学中心、联网总医院、卫生部属医院	医学院直属医院
76	马偕纪念医院	558.75	台湾	台北	非公立		是	
77	哈尔滨医科大学附属第一医院	551.38	大陆	哈尔滨	公立	三甲		是
78	北京医院	550.29	大陆	北京	公立	三甲	是	
79	新加坡莱佛士医院	548.38	新加坡	新加坡	非公立	JCI		
80	中山医学大学附设医院	547.88	台湾	台中	非公立		是	是
81	亚东纪念医院	544.20	台湾	新北	非公立		是	
82	上海市第一人民医院	542.08	大陆	上海	公立	三甲		
83	花莲慈济医院	536.59	台湾	花莲	非公立		是	
84	北京天坛医院	536.52	大陆	北京	公立	三甲		
85	首都医科大学宣武医院	530.34	大陆	北京	公立	三甲/HIMSS7		是
86	西安交通大学第一附属医院	528.91	大陆	西安	公立	三甲		是
87	重庆医科大学附属第一医院	525.84	大陆	重庆	公立	三甲		是
88	镜湖医院	541.98	澳门	澳门	非公立			
89	北京同仁医院	524.39	大陆	北京	公立	三甲		
90	空军军医大学唐都医院	521.86	大陆	西安	公立	三甲		是
91	奇美医疗财团法人（永康总院）	521.31	台湾	台南	非公立		是	
92	陆军军医大学新桥医院	514.11	大陆	重庆	公立	三甲		是
93	新加坡安微尼亚山医院	508.25	新加坡	新加坡	非公立	JCI		
94	哈尔滨医科大学附属第二医院	505.67	大陆	哈尔滨	公立	三甲		是
95	仁伯爵综合医院	481.18	澳门	澳门	公立	ACHS	是	
96	北京友谊医院	497.25	大陆	北京	公立	三甲		
97	圣保禄医院	495.34	香港	香港	非公立	ACHS		
98	新加坡鹰阁医院	494.43	新加坡	新加坡	非公立	JCI		
99	北京积水潭医院	491.43	大陆	北京	公立	三甲		
100	圣德肋撒医院	480.50	香港	香港	非公立	ACHS		

B.2
分级诊疗的区域均衡性分析

庄一强　唐洪磊*

摘　要： 本文主要根据艾力彼中国医院竞争力排名数据，结合区域性经济与人口数据，进行分级诊疗的区域均衡程度分析。分析结果显示，中国现有医疗资源存在多种不均衡特性，并重点体现为区域之间发展不均衡、不同类型医院发展不均衡、同一省份不同层级医院发展不均衡等现象。优势医疗资源分布不均衡、人口和经济发展不均衡程度给分级诊疗的大健康战略带来巨大挑战。

关键词： 分级诊疗　优势医疗资源　竞争力　区域发展均衡性

随着中共中央十九大健康中国战略的提出，全面建立中国特色基本医疗卫生制度、医疗保障制度和优质高效的医疗卫生服务体系已经成为战术性要求。医疗资源的均衡性再次成为医疗卫生体制改革的核心议题，成为分级诊疗的关键。在现阶段的中国特色基本医疗卫生制度下，医疗资源不均衡性主要包括公立医院与非公立医院的不均衡、不同层级医院［顶级医院、省会市属/计划单列市医院（简称省/单）、地级医院、县级医院］的不均衡、西医医院与中医医院的不均衡等。然而，随着习近平同志健康中国战略的另一项战术要求——“加强基层医疗卫生服务体系和全科医生队伍建设”的提出，艾力彼认为优质医疗资源的均衡化才是基层医疗卫生服务体系得以提升

---

* 庄一强，博士，艾力彼医院管理研究中心主任；唐洪磊，理学双硕士，艾力彼医院管理研究中心。

的保障，是分级诊疗有效落实的关键。

艾力彼基于现有医疗卫生制度和医疗卫生服务体系的状况，以及对各级医疗资源的数据积累（见表1）和项目咨询经历，提出了“三个虹吸现象造成医疗资源配置失衡”的观点，认为大城市的大型医院虹吸基层医疗资源的现象是制约全国性分级诊疗制度实施和发展的主要因素。虹吸现象一，是指大型医院虹吸优质医疗资源，包括医疗设备，信息化系统，科研项目、经费，人才教育资源，学术交流机会等。虹吸现象二，是指医疗卫生人才的虹吸，包括医生、护士、药师、技师等医疗卫生的高端人才。虹吸现象三，是指资源和人才虹吸带来的病人虹吸现象。艾力彼认为只有打破三个虹吸的现状，才能实现基层首诊、双向转诊、急慢分治、上下联动。艾力彼经过多年数据积累和统计分析，认为打破医疗资源，特别是优质医院资源的不均衡，需要动用多方力量，包括各级政府、各级各类医院、各种类型社会资本，通

表1　艾力彼榜单首发时间

榜单＼发布时间	2011年	2012年	2013年	2014年	2015年	2016年	2017年
县级医院	△						
地级医院		△					
省/单医院				△			
顶级医院					△		
非公立医院			△				
中医医院				△			
省域医院					△		
医院信息互联互通 HIC					△		
上市医疗服务企业					△		
县级专科						△	
地级专科							△
非公立医院集团						△	
医养结合机构						△	
康复医院						△	
华人最佳医院						△	

注：△为榜单初次发布年份。

过技术协作、医疗联合体、托管、差异化的收费和医保报销标准等方式让各级医院，尤其是县级医院这一覆盖人群最广的医疗服务提供主体均衡发展进而壮大起来。

本文引入分层竞争力指数和综合竞争力指数对区域内和区域间的优质医疗资源分布进行比较。竞争力指数代表某地域（省、自治区、直辖市、省会城市、计划单列市以及地级城市）在分层排名体系中的竞争能力。分层竞争力指数为在四横两纵医院（顶级医院、省/单医院、地级医院、县级医院、非公立医院、中医医院）排行榜中，某地域进入该分层榜单医院的竞争力之和。综合竞争力指数为某地域各分层竞争力指数的总和（算法见附录 B. 26）。

本文的分析仅限于各地的综合医院和中医医院，不包含专科医院和部队医院。

（一）区域竞争力评价

1. 各省份医院竞争力总体评价

2017 届医院竞争力指数前三位均是处于东部的省份（见图 1）。广东和江苏医院综合竞争力指数与其他省份相比优势明显，但是优质医疗资源整体分布状况不同。广东顶级医院（24%）和地级医院（31%）对综合竞争力指数贡献度较大，而县级医院贡献度只有 8%，显示出不同层级医院的资源不均衡性（见表 2）。数据显示，虽然广东省综合竞争力指数排名第一，但是广东省优质医疗资源主要集中在地级市，特别是广州市。江苏地级医院（38%）和县级医院（26%）对综合竞争力指数贡献度较大，顶级医院（13%）和省/单医院（6%）贡献度反而不高（见表 2）。该数据表明江苏省对地、县级优质医疗资源的投入和建设力度较大，基层医疗卫生服务体系建设状况值得其他省份借鉴和学习。前十名中，除浙江、山东情况与江苏类似，县级优质医疗资源贡献度较高外，其他各省份县级医院贡献度均较低。并且除浙江、山东和江苏外，其他省份顶级医院和省/单医院贡献度比较高，比如辽宁省的顶级医院和省/单医院贡献度达到 70%，两极分化现象比较严重。

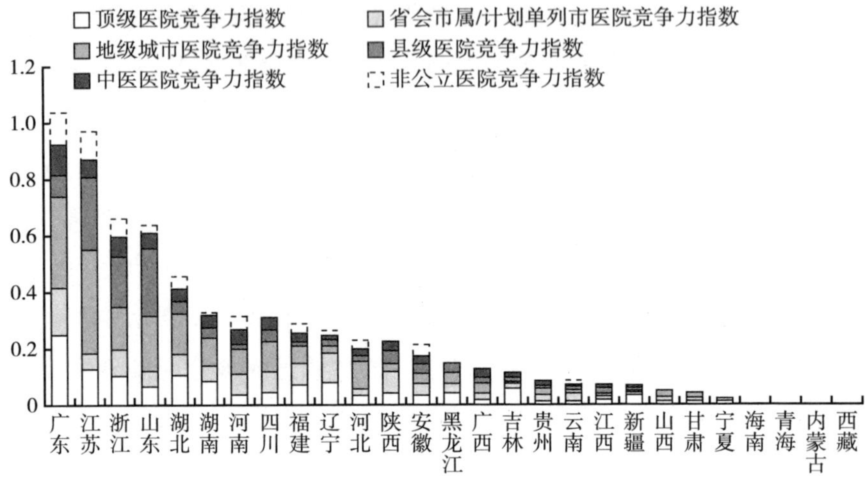

图1　各省份100强医院综合竞争力指数比较

表2　2017届各省份100强医院综合竞争力指数和贡献度

排名	省份	顶级医院（贡献度）	省/单医院（贡献度）	地级医院（贡献度）	县级医院（贡献度）	中医医院（贡献度）	非公立医院（贡献度）	得分
1	广东	0. 250（24%）	0. 166（16%）	0. 322（31%）	0. 078（8%）	0. 108（10%）	0. 111（11%）	1. 034
2	江苏	0. 128（13%）	0. 058（6%）	0. 366（38%）	0. 253（26%）	0. 065（7%）	0. 099（10%）	0. 970
3	浙江	0. 106（16%）	0. 091（14%）	0. 152（23%）	0. 175（26%）	0. 072（11%）	0. 065（10%）	0. 661
4	山东	0. 068（11%）	0. 052（8%）	0. 199（31%）	0. 236（37%）	0. 054（9%）	0. 029（4%）	0. 638
5	北京*	0. 355（72%）	—	—	—	0. 088（18%）	0. 048（10%）	0. 492
6	湖北	0. 108（24%）	0. 074（16%）	0. 141（31%）	0. 044（10%）	0. 045（10%）	0. 044（10%）	0. 456
7	上海*	0. 268（76%）	—	—	—	0. 075（21%）	0. 011（3%）	0. 354
8	湖南	0. 085（26%）	0. 056（17%）	0. 098（30%）	0. 034（10%）	0. 046（14%）	0. 010（3%）	0. 329
9	河南	0. 040（13%）	0. 070（22%）	0. 091（29%）	0. 015（5%）	0. 053（17%）	0. 046（14%）	0. 316

续表

排名	省份	顶级医院（贡献度）	省/单医院（贡献度）	地级医院（贡献度）	县级医院（贡献度）	中医医院（贡献度）	非公立医院（贡献度）	得分
10	四川	0.047（15%）	0.071（23%）	0.108（34%）	0.040（13%）	0.043（14%）	0.005（1%）	0.315
11	福建	0.071（25%）	0.078（27%）	0.063（22%）	0.008（3%）	0.036（12%）	0.030（10%）	0.285
12	辽宁	0.080（30%）	0.105（40%）	0.027（10%）	0.020（7%）	0.016（6%）	0.018（7%）	0.266
13	河北	0.035（15%）	0.023（10%）	0.099（43%）	0.016（7%）	0.024（10%）	0.034（15%）	0.230
14	陕西	0.042（19%）	0.076（34%）	0.027（12%）	0（0）	0.050（22%）	0.029（13%）	0.225
15	安徽	0.037（18%）	0.037（17%）	0.038（18%）	0.032（15%）	0.027（12%）	0.042（20%）	0.213
16	黑龙江	0.043（29%）	0.033（22%）	0.038（26%）	0（0）	0.035（23%）	0（0）	0.149
17	广西	0.018（14%）	0.022（17%）	0.038（29%）	0.017（13%）	0.034（27%）	0（0）	0.129
18	吉林	0.058（50%）	0.019（17%）	0.010（9%）	0.009（8%）	0.015（13%）	0.004（4%）	0.116
19	贵州	0.015（15%）	0.020（21%）	0.023（24%）	0.008（9%）	0.018（18%）	0.012（13%）	0.096
20	天津*	0.060（63%）	—	—	—	0.035（37%）	0（0）	0.095
21	云南	0.016（19%）	0.023（27%）	0.016（18%）	0.006（7%）	0.008（10%）	0.017（19%）	0.086
22	江西	0.018（26%）	0.012（17%）	0.011（15%）	0（0）	0.019（27%）	0.010（14%）	0.069
23	新疆	0.036（56%）	0.008（13%）	0（0）	0（0）	0.013（20%）	0.007（11%）	0.065
24	重庆*	0.041（73%）	—	—	0（0）	0.015（27%）	0（0）	0.056
25	山西	0.015（30%）	0.011（21%）	0（0）	0（0）	0.024（48%）	0（0）	0.050
26	甘肃	0.014（32%）	0.009（20%）	0（0）	0（0）	0.021（48%）	0（0）	0.044

续表

排名	省份	顶级医院（贡献度）	省/单医院（贡献度）	地级医院（贡献度）	县级医院（贡献度）	中医医院（贡献度）	非公立医院（贡献度）	得分
27	宁夏	0.015（61%）	0.009（39%）	0（0）	0（0）	0（0）	0（0）	0.024
28	海南	0（0）	0.014（70%）	0（0）	0（0）	0.006（30%）	0（0）	0.020
29	青海	0（0）	0.009（60%）	0（0）	0（0）	0.006（40%）	0（0）	0.015
30	内蒙古	0（0）	0.008（61%）	0（0）	0（0）	0.005（39%）	0（0）	0.013
31	西藏	0（0）	0（0）	0（0）	0（0）	0（0）	0（0）	0

注：*为直辖市。综合竞争力指数是数据标准化之后各层次、各类型医院竞争力加权之和。
资料来源：艾力彼医院管理研究中心数据库。

在非公立医院贡献度方面，各省份普遍偏低。2017年非公立医院贡献度最高的为安徽（20%），其次为云南（19%）。而在医院综合竞争力指数排名前十的省份中，山东（4%）、湖南（3%）、四川（1%）非公立医院贡献度明显偏低，表明这些医院综合竞争力较强地区的优势医疗资源主要集中在公立医院。综合竞争力指数排名靠后的省份几乎没有非公立医院进入艾力彼非公立医院100强榜单，表明非公立医院建设有巨大进步空间。

中医医院贡献度在排名靠前的省份中比较低，广东为10%，江苏为7%，但是在排名靠后的省份中明显较高，山西为48%，甘肃为48%，青海为40%。结合当地GDP和人均GDP数据，研究发现，中医医院和非公立医院在某些经济欠发达地区贡献度较高，甚至在该省份优质医疗资源综合竞争力指数排名中占主导地位。

各省顶级医院和省/单医院整体贡献度较大，大于60%的省份为宁夏、辽宁、新疆和内蒙古。其中宁夏优质医疗资源全部集中在省会城市，两极分化现象比较严重。上述省份中，除辽宁省外，其他各省份GDP均较低（见表3），从另一方面表明辽宁省在区域医疗资源配置上有提升空间。情况类似的省份还有广东、湖北、湖南、河南、陕西、黑龙江等。

表 3　2016 年各省份经济与人口概况

排名	省份	GDP(亿元)	常住人口(万人)	人均 GDP(元)
1	广东	79512	10999	72787
2	江苏	76086	7999	95257
3	浙江	46485	5590	83539
4	山东	67008	9947	67706
5	北京*	24899	2173	114653
6	湖北	32298	5885	55038
7	上海*	27466	2420	113615
8	湖南	31245	6822	45931
9	河南	40160	9532	42247
10	四川	32681	8262	39695
11	福建	28519	3874	73951
12	辽宁	22038	4378	50314
13	河北	31828	7470	42736
14	陕西	19165	3813	50398
15	安徽	24118	6196	39092
16	黑龙江	15386	3799	40432
17	广西	18245	4838	37876
18	吉林	14886	2733	54266
19	贵州	11734	3555	33127
20	天津*	17885	1562	115053
21	云南	14870	4771	31265
22	江西	18364	4592	40106
23	新疆	9617	2398	40427
24	重庆*	17559	3048	57902
25	山西	12928	3682	35198
26	甘肃	7152	2610	27458
27	宁夏	3150	675	46919
28	海南	4045	917	44252
29	青海	2573	593	43531
30	内蒙古	18633	2520	74069
31	西藏	1150	331	35143

注：* 为直辖市。
资料来源：《2017 中国卫生和计划生育年鉴》。

各省份医院的综合竞争力指数与该地区经济、人口情况关系密切。统计分析结果显示，综合竞争力指数排名与各省 GDP 显现强相关走势，相关系数为 0.8349。江苏 GDP 排名第二，人均 GDP 排在各省前列（见表 3），医院综合竞争力指数排名第二。广东常住人口全国最多，GDP 总量各省份排名第一，医院综合竞争力指数排名全国第一。浙江人均 GDP 位居全国前列，医院综合竞争力指数排名全国第三。山东常住人口数全国排名第二，GDP 全国排名第三，医院综合竞争力指数排名全国第四。医院综合竞争力指数排名靠后的省份，其 GDP、常住人口、人均 GDP 排名总体比较靠后（见表 2、表 3）。

在直辖市的医院竞争力指数排名中，北京和上海医院综合竞争力优势明显，与天津、重庆差距较大。作为首都，北京的医院竞争力指数综合得分最高，而且优势最明显（见表 2）。但是其中医医院和非公立医院的贡献度仍然较低，说明北京的优势医疗资源主要集中在公立医院以及西医综合医院。天津和重庆存在同样的问题，而且没有医院进入非公立医院竞争力 100 强。各直辖市中，上海 GDP 最高，重庆常住人口最多，天津人均 GDP 最高。然而天津、重庆的医院综合竞争力指数远远低于北京和上海，优势医疗资源投入和建设仍有很大进步空间（见表 2、表 3）。

2. 省会城市、计划单列市医院竞争力评价

各省的政治、文化、经济中心一般设在省会城市，同时，省会城市也通常聚集了全省最优质的医疗资源。排在省会城市医院综合竞争力指数前五位的是依次是广州、武汉、杭州、南京和长沙。五强城市三个位于东部，两个来自中部。西安市较 2016 年下滑一名，排名第六。长沙市从 2016 届的第八名直接上升至第五，进步较大。医院综合竞争力指数排名后五位的城市中，四个来自西部。从地区分布而言，省/单医院医疗资源分布依然存在明显不均衡状态，东西部差异较大。拉萨没有任何一家医院进入全国 100 强（见表 4）。

省/单医院竞争力指数最高的是广州，而且与其他省会城市相比优势明显，但各类型医院贡献度较不均衡：顶级医院贡献度达到 60%，而非公立医院只有 6%。相比之下，武汉的医院综合竞争力指数排名第二，而非公立

表 4　2017 届省会城市、计划单列市医院综合竞争力指数

排名	城市	顶级医院（贡献度）	省/单医院（贡献度）	非公立医院（贡献度）	中医医院（贡献度）	得分
1	广州	0.235(60%)	0.090(23%)	0.023(6%)	0.044(11%)	0.392
2	武汉	0.108(43%)	0.074(29%)	0.037(14%)	0.036(14%)	0.254
3	杭州	0.087(39%)	0.061(27%)	0.021(9%)	0.057(25%)	0.226
4	南京	0.086(44%)	0.058(30%)	0.017(9%)	0.032(17%)	0.193
5	长沙	0.085(47%)	0.056(31%)	0.010(5%)	0.032(17%)	0.183
6	西安	0.042(27%)	0.076(48%)	0.021(13%)	0.019(12%)	0.158
7	郑州	0.040(26%)	0.070(45%)	0.011(7%)	0.033(21%)	0.154
8	成都	0.047(32%)	0.071(47%)	0.005(3%)	0.027(18%)	0.150
9	沈阳	0.050(38%)	0.055(42%)	0.009(7%)	0.016(12%)	0.131
10	深圳*	0.015(13%)	0.077(64%)	0.017(14%)	0.011(10%)	0.120
11	哈尔滨	0.043(39%)	0.033(30%)	0(0)	0.035(31%)	0.111
12	福州	0.056(56%)	0.019(19%)	0(0)	0.025(25%)	0.101
13	长春	0.058(61%)	0.019(20%)	0.004(4%)	0.015(15%)	0.096
14	厦门*	0.015(16%)	0.059(61%)	0.012(13%)	0.01(10%)	0.096
15	合肥	0.037(39%)	0.037(39%)	0.006(7%)	0.014(15%)	0.095
16	济南	0.048(56%)	0.015(17%)	0(0)	0.023(27%)	0.085
17	大连*	0.030(36%)	0.050(59%)	0.004(5%)	0(0)	0.084
18	石家庄	0.035(42%)	0.023(27%)	0.014(16%)	0.012(15%)	0.083
19	乌鲁木齐	0.036(56%)	0.008(13%)	0.007(11%)	0.013(20%)	0.065
20	贵阳	0.015(23%)	0.020(31%)	0.012(19%)	0.018(27%)	0.065
21	昆明	0.016(25%)	0.023(36%)	0.017(26%)	0.008(13%)	0.065
22	青岛*	0.020(32%)	0.037(58%)	0.006(10%)	0(0)	0.064
23	南宁	0.018(28%)	0.022(35%)	0(0)	0.024(38%)	0.064
24	太原	0.015(30%)	0.011(21%)	0(0)	0.024(48%)	0.050
25	兰州	0.014(32%)	0.009(20%)	0(0)	0.021(48%)	0.044
26	南昌	0.018(42%)	0.012(28%)	0(0)	0.012(29%)	0.042
27	宁波*	0(0)	0.031(79%)	0.008(21%)	0(0)	0.039
28	银川	0.015(61%)	0.009(39%)	0(0)	0(0)	0.024
29	海口	0(0)	0.014(70%)	0(0)	0.006(30%)	0.020
30	西宁	0(0)	0.009(60%)	0(0)	0.006(40%)	0.015
31	呼和浩特	0(0)	0.008(61%)	0(0)	0.005(39%)	0.013
32	拉萨	0(0)	0(0)	0(0)	0(0)	0

注：* 为计划单列市。综合竞争力指数是数据标准化之后各层次、各类型医院竞争力加权之和。
资料来源：艾力彼医院管理研究中心数据库。

医院贡献度为14%，优质医疗资源均衡性好于广州。东部各省会城市顶级医院贡献度总体较高，如广州、福州、长春、济南等，但是各类型医院发展存在较明显不均衡性，非公立医院和中医医院的贡献度总体偏低，相对而言，西部各省会的非公立医院和中医医院贡献度较高，如呼和浩特（39%）、兰州（48%）、西宁（40%）等。该数据表明，在经济欠发达的某些省会城市，中医医院竞争力指数相对较高，甚至该省会的医院竞争力主要靠中医医院带动，如兰州和太原。

医院综合竞争力指数前五名的省会城市人均GDP均超过10万元。排第一的广州，不管是经济收入还是人口数量，均在省会城市中位居前列（见表5）。对于排名靠后的西部省会城市，其GDP或人口数量也相对靠后。相关性分析表明，艾力彼省会城市、计划单列市医院综合竞争力指数排名与该市GDP呈正相关趋势。

表5　2017届省会城市、计划单列市人口和经济概况

排名	城市	省份	GDP(亿元)	常住人口(万人)	人均GDP(元)
1	广州	广东	19547	1404	141933
2	武汉	湖北	11913	1077	110648
3	杭州	浙江	11314	919	124286
4	南京	江苏	10503	827	127264
5	长沙	湖南	9324	765	123681
6	西安	陕西	6257	883	71357
7	郑州	河南	8114	972	84114
8	成都	四川	12170	1592	76960
9	沈阳	辽宁	5460	829	65851
10	深圳*	广东	19493	1191	167411
11	哈尔滨	黑龙江	6102	962	63445
12	厦门*	福建	3784	392	97282
13	福州	福建	6198	757	82251
14	长春	吉林	5929	753	78667
15	合肥	安徽	6274	787	80136
16	济南	山东	6536	723	90999
17	大连*	辽宁	8150	462	63003
18	石家庄	河北	5858	1078	54526
19	乌鲁木齐	新疆	2459	352	69565

续表

排名	城市	省份	GDP(亿元)	常住人口(万人)	人均GDP(元)
20	贵阳	贵州	2680	470	67771
21	昆明	云南	4300	673	64162
22	青岛*	山东	10011	920	109407
23	南宁	广西	3703	706	52723
24	太原	山西	2956	434	68234
25	兰州	甘肃	2264	371	61207
26	南昌	江西	4355	537	81598
27	宁波*	浙江	8686	788	110656
28	银川	宁夏	1617	219	74269
29	海口	海南	1258	225	56284
30	西宁	青海	1248	233	53800
31	呼和浩特	内蒙古	3174	309	102739
32	拉萨	西藏	8012	587	136490

注：* 为计划单列市。

资料来源：各地统计年鉴、各地国民经济和社会发展统计公报。

在计划单列市中，深圳人口数量最多、经济实力最强，其医院综合竞争力指数在计划单列市中名列榜首（见表4、表5）。深圳问题依然是非公立医院和中医医院贡献度偏低，相对而言，宁波非公立医院贡献度高于深圳。与2016届相比，深圳、厦门、大连、青岛均有医院进入顶级医院100强。然而宁波依然没有医院进入顶级医院100强，在计划单列市医院综合竞争力指数排名中靠后。

3. 地级城市医院竞争力评价

在地级医院综合竞争力指数30强中，江苏入围城市数量最多，有9个，其次是广东，有7个（见表6）。与2016届相比，洛阳市跌出地级医院综合竞争力指数30强，咸阳则新进榜单。苏州的地级城市医院和县级医院得分最高，持续领先优势，东莞的非公立医院依然竞争力最强。30强基本为东部省份城市，只有柳州、襄阳、咸阳、十堰和新乡为中西部城市。数据表明优势医疗资源地域差异在地级城市层面十分明显。

医院综合竞争力指数排名靠前的地级城市GDP或常住人口数量排名也比较靠前（见表7）。江苏和广东两省地级城市占30强一半以上，而这两省

GDP在全国排名位居前列。可见医疗卫生发展和GDP密切相关。并且统计分析结果表明，艾力彼地级城市医院综合竞争力指数排名与GDP呈正相关关系，相关系数为0.56。

表6　2017届地级城市医院综合竞争力指数30强

排名	城市	省份	顶级医院（贡献度）	地级城市医院（贡献度）	县级医院（贡献度）	非公立医院（贡献度）	中医医院（贡献度）	得分
1	苏州	江苏	0.023（11%）	0.068（32%）	0.098（46%）	0.019（9%）	0.007（3%）	0.215
2	温州	浙江	0.019（16%）	0.051（42%）	0.035（29%）	0.008（7%）	0.007（6%）	0.121
3	佛山*	广东	0（0）	0.062（57%）	0.019（18%）	0.012（11%）	0.015（14%）	0.108
4	东莞*	广东	0（0）	0.038（36%）	0.019（18%）	0.040（38%）	0.008（8%）	0.105
5	潍坊	山东	0（0）	0.021（21%）	0.07（69%）	0（0）	0.011（10%）	0.102
6	徐州	江苏	0.019（20%）	0.052（54%）	0.011（11%）	0.005（6%）	0.009（10%）	0.097
7	无锡	江苏	0（0）	0.041（46%）	0.041（46%）	0（0）	0.007（8%）	0.090
8	金华	浙江	0（0）	0.020（23%）	0.041（46%）	0.021（23%）	0.007（7%）	0.089
9	济宁	山东	0（0）	0.050（68%）	0.018（25%）	0.005（7%）	0（0）	0.073
10	临沂	山东	0（0）	0.026（37%）	0.038（52%）	0（0）	0.008（11%）	0.072
11	南通	江苏	0（0）	0.022（32%）	0.032（48%）	0.013（20%）	0（0）	0.067
12	常州	江苏	0（0）	0.043（72%）	0.007（11%）	0（0）	0.010（17%）	0.060
13	泰州	江苏	0（0）	0.019（34%）	0.035（66%）	0（0）	0（0）	0.054
14	中山*	广东	0（0）	0.024（44%）	0.019（35%）	0（0）	0.011（20%）	0.054

续表

排名	城市	省份	顶级医院（贡献度）	地级城市医院（贡献度）	县级医院（贡献度）	非公立医院（贡献度）	中医医院（贡献度）	得分
15	绍兴	浙江	0（0）	0.017（32%）	0.035（68%）	0（0）	0（0）	0.052
16	烟台	山东	0（0）	0.027（52%）	0.025（48%）	0（0）	0（0）	0.052
17	汕头	广东	0（0）	0.043（83%）	0（0）	0.009（17%）	0（0）	0.052
18	江门	广东	0（0）	0.021（40%）	0.021（41%）	0（0）	0.010（19%）	0.051
19	湛江	广东	0（0）	0.037（76%）	0.012（24%）	0（0）	0（0）	0.049
20	柳州	广西	0（0）	0.038（78%）	0（0）	0（0）	0.010（22%）	0.048
21	沧州	河北	0（0）	0.036（76%）	0（0）	0（0）	0.012（24%）	0.048
22	新乡	河南	0（0）	0.040（86%）	0（0）	0.007（14%）	0（0）	0.047
23	扬州	江苏	0（0）	0.036（80%）	0（0）	0.009（20%）	0（0）	0.045
24	宿迁	江苏	0（0）	0（0）	0.010（23%）	0.035（77%）	0（0）	0.045
25	十堰	湖北	0（0）	0.044（100%）	0（0）	0（0）	0（0）	0.044
26	茂名	广东	0（0）	0.013（31%）	0.016（38%）	0.006（13%）	0.008（19%）	0.042
27	镇江	江苏	0（0）	0.031（75%）	0.010（25%）	0（0）	0（0）	0.041
28	泉州	福建	0（0）	0.037（92%）	0（0）	0.003（8%）	0（0）	0.041
29	襄阳	湖北	0（0）	0.020（54%）	0.008（21%）	0（0）	0.009（25%）	0.038
30	咸阳	陕西	0（0）	0.014（37%）	0（0）	0.009（23%）	0.015（40%）	0.037

注：* 佛山、东莞、中山没有设县，因此以县级医院竞争力以全国百强均值代替。综合竞争力指数是数据标准化之后各层次、各类型医院竞争力加权之和。

资料来源：艾力彼医院管理研究中心数据库。

表 7　2017 届医院综合竞争力指数 30 强地级城市人口、经济概况

排名	城市	省份	GDP(亿元)	常住人口(万人)	人均 GDP(元)
1	苏州	江苏	15400	1063	145000
2	温州	浙江	5102	918	55779
3	佛山*	广东	8630	746	115891
4	东莞*	广东	6828	826	82682
5	潍坊	山东	5523	936	59275
6	徐州	江苏	5809	871	66845
7	无锡	江苏	9210	653	141300
8	金华	浙江	3685	552	67158
9	济宁	山东	4302	835	51662
10	临沂	山东	4027	1044	38803
11	南通	江苏	6768	730	92702
12	常州	江苏	5774	471	122721
13	泰州	江苏	4102	465	88330
14	中山*	广东	3203	323	99471
15	绍兴	浙江	4789	499	96204
16	烟台	山东	6926	706	98388
17	汕头	广东	2081	558	37390
18	江门	广东	2419	454	53374
19	湛江	广东	2584	727	35612
20	柳州	广西	2477	396	62855
21	沧州	河北	3533	780	45327
22	新乡	河南	2141	574	37275
23	扬州	江苏	4449	449	99150
24	宿迁	江苏	2351	488	48309
25	十堰	湖北	1429	341	41923
26	茂名	广东	2637	612	43211
27	镇江	江苏	3834	318	120603
28	泉州	福建	6647	858	77784
29	襄阳	湖北	3695	564	65517
30	咸阳	陕西	2396	499	48119

资料来源：各地统计年鉴、各地国民经济和社会发展统计公报。

（二）均衡指数分析

1. 地级城市医院均衡指数分析

本文以均衡指数（A/B 值）衡量医院分布的均衡性。A/B 值中的 A 是入围地级城市医院 100 强、300 强或 500 强的地级城市数量，B 为该省的地级城市总数。A/B 值越接近 1，表明医疗资源分布越均衡。

2017 届中国地级城市医院 100 强分布在 78 个地级城市，总体均衡指数为 0.26。从地域上比较，东部地区 100 强均衡指数明显高过西部地区。地级城市医院均衡指数排名前三位的依然是江苏、浙江和广东，与 2016 届排名一致。地级城市医院 100 强几乎覆盖江苏所有地级城市（见表 8）。

表 8　2017 届各省份地级城市医院均衡指数

省份	B:地级城市总数（个）	A100:100 强入围城市数（个）	100 强均衡指数	A300:300 强入围城市数（个）	300 强均衡指数	A500:500 强入围城市数（个）	500 强均衡指数
江苏	12	11	0.917(1)	12	1.000(1)	12	1.000(1)
浙江	9	6	0.667(2)	9	1.000(1)	9	1.000(1)
广东	19	11	0.579(3)	15	0.789(9)	18	0.947(13)
山东	15	8	0.533(4)	15	1.000(1)	15	1.000(1)
湖北	12	6	0.500(5)	11	0.917(6)	12	1.000(1)
河北	10	5	0.500(5)	9	0.900(7)	10	1.000(1)
湖南	13	6	0.462(7)	9	0.692(11)	13	1.000(1)
福建	7	3	0.429(8)	7	1.000(1)	7	1.000(1)
河南	16	4	0.250(9)	16	1.000(1)	16	1.000(1)
四川	20	5	0.250(9)	12	0.600(13)	18	0.900(14)
陕西	9	2	0.222(11)	7	0.778(10)	9	1.000(1)
辽宁	12	2	0.167(12)	10	0.833(8)	12	1.000(1)
黑龙江	12	2	0.167(12)	6	0.500(17)	6	0.500(22)
安徽	15	2	0.133(14)	9	0.600(13)	15	1.000(1)
贵州	8	1	0.125(15)	4	0.500(17)	8	1.000(1)
吉林	8	1	0.125(15)	3	0.375(21)	7	0.875(17)
江西	10	1	0.100(17)	5	0.500(17)	9	0.900(14)
广西	13	1	0.077(18)	8	0.615(12)	11	0.846(18)
云南	15	1	0.067(19)	8	0.533(16)	11	0.733(19)

续表

省份	B:地级城市总数（个）	A100:100强入围城市数（个）	100强均衡指数	A300:300强入围城市数（个）	300强均衡指数	A500:500强入围城市数（个）	500强均衡指数
内蒙古	11	0	0.000(20)	6	0.545(15)	8	0.727(20)
山西	10	0	0.000(20)	5	0.500(17)	9	0.900(14)
新疆	13	0	0.000(20)	2	0.154(22)	5	0.385(23)
甘肃	13	0	0.000(20)	1	0.077(23)	7	0.538(21)
宁夏	4	0	0.000(20)	0	0.000(24)	1	0.250(25)
海南	3	0	0.000(20)	0	0.000(24)	1	0.333(24)
青海	7	0	0.000(20)	0	0.000(24)	0	0.000(26)
西藏	6	0	0.000(20)	0	0.000(24)	0	0.000(26)

资料来源：艾力彼医院管理研究中心数据库。

2017届中国地级城市医院300强分布在189个地级城市，较2016届有所增加。入围医院所在省份由22个增加到23个（甘肃有医院入围300强）。总体均衡指数为0.63，较100强总体均衡指数有大幅提升。地级城市医院均衡指数较高的是江苏、浙江、山东、福建和河南，300强均衡指数均达到1，即所有地级城市均有医院入围地级医院300强。值得一提的是，广东虽然优势医疗资源各项竞争力排名领先，并且100强均衡指数靠前，但是300强均衡指数和500强均衡指数排名均有大幅度下降（见表8），说明广东省优势医疗资源主要集中在少数城市，从而造成全省范围内医疗资源分布不均衡。

2017届中国地级城市医院500强分布在249个地级城市，较2016届增加了10个城市，入围医院所在省份增加到25个。总体均衡指数为0.82。12个省份地级城市医院500强均衡指数达到1，即这些省份的所有地级城市均有医院入围地级医院500强（见表8）。

地级城市医院竞争力均衡指数排名靠后的省份主要来自西部地区，如江西、广西、云南、内蒙古、山西、新疆、甘肃、宁夏和海南。由于青海和西藏没有医院入选地级城市医院300强、500强，所以均衡指数为0。

2. 县级医院均衡指数分析

2017届中国县级医院100强分布在92个县，整体均衡指数为0.05。均衡指数排名前五的分别是江苏、山东、浙江、广东、重庆（见表9）。只有

4 个省份 100 强均衡指数在 0.1 以上。江苏进入 100 强的县级医院分布最均衡，优势最明显。从 100 强上榜个数上看，山东、江苏、浙江 100 强入围数占比过半，再次表明这三个省份的基础医疗建设值得其他省份借鉴（见图 2）。整体来讲，某些经济发展滞后省份几乎没有医院入选县级医院 100 强，并且东部区域 100 强均衡指数明显高于中西部区域。

表 9　2017 届各省县级医院均衡指数

省份	B:县域总数（个）	A100:100 强入围数（个）	100 强均衡指数	A300:300 强入围县域数（个）	300 强均衡指数	A500:500 强入围县域数（个）	500 强均衡指数
江苏	41	18	0.439(1)	33	0.805(1)	36	0.878(1)
山东	83	24	0.289(2)	50	0.602(3)	65	0.783(2)
浙江	53	15	0.283(3)	32	0.604(2)	36	0.679(3)
广东	57	6	0.105(4)	16	0.281(5)	30	0.526(4)
重庆	12	1	0.083(5)	1	0.083(14)	5	0.417(7)
辽宁	41	3	0.073(6)	9	0.220(6)	19	0.463(6)
湖北	64	4	0.063(7)	24	0.375(4)	33	0.516(5)
安徽	61	3	0.049(8)	10	0.164(8)	20	0.328(9)
四川	131	5	0.038(9)	18	0.137(12)	31	0.237(13)
湖南	87	3	0.034(10)	16	0.184(7)	29	0.333(8)
广西	71	2	0.028(11)	4	0.056(16)	9	0.127(16)
吉林	39	1	0.026(12)	6	0.154(11)	10	0.256(12)
河南	106	2	0.019(13)	17	0.160(9)	31	0.292(11)
福建	57	1	0.018(14)	9	0.158(10)	17	0.298(10)
河北	121	2	0.017(15)	12	0.099(13)	23	0.190(14)
贵州	73	1	0.014(16)	1	0.014(23)	4	0.055(23)
云南	113	1	0.009(17)	3	0.027(18)	6	0.053(24)
海南	15	0	0.000(18)	1	0.067(15)	2	0.133(15)
黑龙江	63	0	0.000(18)	2	0.032(17)	5	0.079(17)
宁夏	13	0	0.000(18)	0	0.000(24)	1	0.077(18)
新疆	92	0	0.000(18)	2	0.022(22)	7	0.076(19)
江西	76	0	0.000(18)	2	0.026(19)	5	0.066(20)
陕西	78	0	0.000(18)	2	0.026(20)	5	0.064(21)
内蒙古	80	0	0.000(18)	2	0.025(21)	5	0.063(22)
山西	96	0	0.000(18)	0	0.000(24)	2	0.021(25)
甘肃	69	0	0.000(18)	0	0.000(24)	1	0.014(26)
青海	37	0	0.000(18)	0	0.000(24)	0	0.000(27)
西藏	68	0	0.000(18)	0	0.000(24)	0	0.000(27)

资料来源：艾力彼医院管理研究中心数据库。

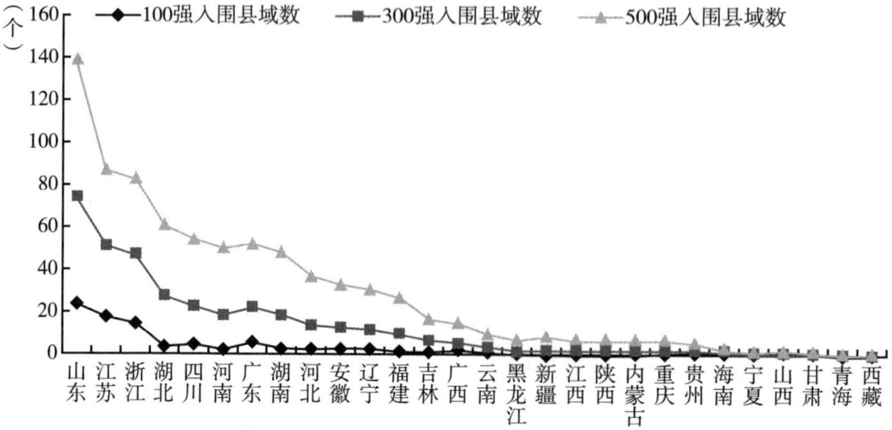

图 2　各省份县级医院 100 强、300 强、500 强入围县域数比较

县级医院 300 强分布在 272 个县，整体均衡指数为 0. 14。300 强均衡指数排名前五位的分别是江苏、浙江、山东、湖北、广东，均衡指数均在 0. 2 以上。与 100 强相比，300 强县级医院分布更加均衡。500 强县级医院分布在 437 个县，整体均衡指数为 0. 23。500 强均衡指数排名前五位的依然是江苏、山东、浙江、广东、湖北。在县级医院均衡指数排名中，广东省未能跻身前三名，表明广东县级优势医疗资源建设有待加强。300 强均衡指数和 500 强均衡指数排名靠后的都是西部地区的省份，比如宁夏、新疆、山西、陕西、内蒙古等。艾力彼数据显示上述省份只有个别县级医院竞争力较强，优势医疗资源相对不足，基层医疗卫生服务体系有待完善。

（三）总结与展望

2017 届医院综合竞争力指数和均衡指数显示，目前中国医院发展仍存在多种不均衡，具体表现在以下几方面。

第一，各类型医院发展不平衡。优势医疗资源主要集中在大型综合性医院，只有 3 家地级医院、8 家中医医院进入全国顶级医院 100 强，目前没有非公立医院进入全国顶级医院 100 强，中医医院和非公立医院在西部某些经济欠发达地区贡献度较高。

第二，地区发展不平衡。各层级，各类型百强医院主要集中在东部地区，中部、西部地区医院发展水平远远落后于东部地区。在各省地级城市医院综合竞争力指数前30强中，江苏和广东两省地级城市占比超过50%，可见区域不均衡性明显。

第三，省内区域发展不均衡。这主要表现在省内资源过度集中在省会城市，其他层级不均衡性突出。发展相对均衡的是江苏、浙江和山东，其他多数省份发展明显不均衡。某些GDP总量排名靠后的省份，两极分化现象比较严重，例如，宁夏所有优势医疗资源全部集中在省会。另外，新疆、陕西、内蒙古等省份的县级医院竞争力普遍较弱。

第四，地级城市医院、县级医院均衡指数整体偏低，对所在省份综合竞争力指数贡献度偏低。艾力彼认为县级医院贡献度偏低给现阶段全国范围内分级诊疗带来一定的困难。除江苏、浙江和山东省的地级城市医院、县级医院对全省综合竞争力指数贡献度较大外，其他省份基层医疗卫生服务体系建设均有很大的提升空间。

第五，统计分析结果显示，艾力彼各省份医院综合竞争力排名与各省份GDP显现强相关趋势。在省会城市医院综合竞争力排名中，西部省会城市普遍排名靠后。在某些经济欠发达的省会城市，医院综合竞争力主要靠中医医院带动，如兰州和太原。

鉴于我国优质医疗资源分布的各种不均衡，艾力彼根据多年医院分层排名经验、医管数据累积和对医改的观察，提出打破三个虹吸现象的“分级诊疗五要素”：技术下沉是关键，政府指引是方向，利益共享是动力，IT技术是工具，社会参与是增量。随着社会发展、收入提高以及交通的日益便利，患者到大城市大医院寻求优质医疗资源的意愿和需求日益提升。通过医疗费用控制、医疗区域划分和医疗机构定位等传统方式直接调整患者就医去向的方法逐步失灵，甚至弊端日益凸显。三个虹吸现象更具体地表现在大型医院以有限的优质医疗资源和医生面对无限的基层医疗需求上。一方面，大城市的大型医院人满为患，而且超负荷运行的问题不断加剧；另一方面，基层医院患者外流，病人数量不断减少，直接造成医疗资源浪费、医疗费用提升、患者实际负担增加以及医保资金支付等问题。

艾力彼认为，在完善的分级诊疗标准和体系的建设过程中，技术下沉是关键。当优质的医疗技术通过医院信息互联互通（Hospital Information Connectivity，HIC）实现“人不下沉，技术下沉”时，病人才能就近得到优质医疗服务，基层医院才能留住患者，达到基层首诊，双向转诊。技术下沉需要通过改变现有医疗机构分级制度、打破医疗资源不均衡状态以及改变医疗保险报销制度等方式去实现，比如医保或商保报销定价不应按照据医院的等级，而应按照 DRGS 进行按疾病种类付费，或者根据医疗机构的技术规范和安全标准进行付费。艾力彼认为，在信息化程度不断提升的今天，建立医院间的互联互通平台、形成信息共享是技术下沉的突破口。艾力彼期望通过远程信息交互与远程会诊实现分级诊疗，最终达到“人不下沉，技术下沉”的效果。分级诊疗过程面临优势医疗卫生资源的各种不均衡困境，路难行，但是势在必行。

参考文献

1. 庄一强等：《中国医院竞争力报告（2017）》，社会科学文献出版社，2017。
2. 庄一强等：《中国医院竞争力报告（2016）》，社会科学文献出版社，2016。
3. 庄一强等：《中国民营医院发展报告（2015）》，社会科学文献出版社，2015。
4. 国家卫生和计划生育委员会编《2017 中国卫生和计划生育统计年鉴》，中国协和医科大学出版社，2017。
5. 中华人民共和国民政部编《2016 中华人民共和国行政区划简册》，中国地图出版社，2016。
6. 中华人民共和国国家统计局编《2016 中国统计年鉴》，中国统计出版社，2016。
7. 张映芹等：《我国城乡卫生资源配置均衡性研究》，《医学与社会》2016 年第 29 期。

B.3
分级诊疗标杆：地级、县级医院运营分析

王兴琳　方　敏　刘剑文*

摘　要： 本文主要对进入艾力彼"地级城市医院300强"和"县级医院300强"医院2012～2016年的数据进行分析，以分析和挖掘地级、县级标杆医院的竞争力和存在的问题。结果显示，五年来床位（年均增长6.30%）和医护人员的配置（年均增长6.93%）都在快速增长，相应地服务总量也持续增长且技术含金量不断增加，其中以2016年为例，三级手术占29%，四级手术占17%，同时业务收入增长幅度也较大，医院整体处于快速增长时期。药占比控制成效显著。从16个专科来看，普外、骨科、肿瘤和儿科的规模最大，专科30强运行效率高，医生处于高负荷状态。但医院非医保收入占比高、检查占比迅速攀高、科研薄弱等问题是短板。

关键词： 地级医院　县级医院　运营　专科

2017年，我国医疗卫生体制改革已进入"深水区"。随着各级政府全面推开公立医院综合改革，全部取消药品加成①，意味着公立医院将彻底告别

---

* 王兴琳，管理学博士，艾力彼医院管理研究中心；方敏，华南农业大学公共管理学院；刘剑文，理学学士，艾力彼医院管理研究中心。

① 2017年3月5日，国务院总理李克强在第十二届全国人民代表大会第五次会议上作2017年政府工作报告，提出：全面推开公立医院综合改革，全部取消药品加成，协调推进医疗价格、人事薪酬、药品流通、医保支付方式等改革。

"以药补医"的时代；随着医疗联合体、医疗服务共同体等的出现，分级诊疗得到进一步推进，公立医院之间的竞争格局不断被重塑；支付方式发生按病种付费的改革①，将强化针对公立医院的监督评价和激励约束，从根本意义上重新塑造医生的诊疗行为。不断出台的政策给公立医院的发展带来了巨大的挑战。在此背景下，公立医院的运营是否发生变化？为此，艾力彼医院管理研究中心陆续推出了不同层级、不同类型医院的竞争力排行榜，以观察不同医院的发展现状与竞争力。本文针对进入艾力彼"地级城市医院 300 强"和"县级医院 300 强"榜单的医院（以下简称地/县 300 强医院）2012 ~2016 年的数据展开分析。这部分医院是我国地级、县级标杆医院，具备较高的医疗技术，承担着当地常见病、多发病的诊疗以及急危重症患者抢救、疑难复杂疾病向上转诊的服务，是分级诊疗的重要环节。本文主要从医院资源配置、医疗服务、资产与收入、科研水平四个方面对医院竞争力展开分析，以了解地级、县级标杆医院的竞争力现状和存在的问题。

一　医院资源禀赋：规模持续扩大

公立医院的资源禀赋指公立医院拥有的各种生产要素，包括劳动力、技术、资本、土地、管理等方面。对于生产性组织而言，是否拥有稀缺的资源禀赋将直接影响其能否占据具有比较优势的竞争地位。我们从医院床位、人员，尤其是优质稀缺的医生资源等规模指标来判断地/县 300 强医院所拥有的资源要素特征。

（一）床位资源：医院床位数年增108张，运营压力大，效率高

图 1 显示，地/县 300 强医院的床位数从 2012 年的 1381 张增加到 2016 年的 1763 张，规模逐年扩张，已远超过国家三甲医院的床位要求。从增速

① 2017 年 1 月，国家发改委、卫计委、人社部联合下发《关于推进按病种收费工作的通知》，部署各地全面推进按病种收费改革工作。

来看，床位数年均增加 96 张，年增速为 6.30%。不断扩大的床位规模使得地/县 300 强医院拥有了极强的资源禀赋优势，但这一趋势与卫生部严格控制公立医院规模扩张的初衷相背离，远超国家提出的适宜床位规模①：《全国医疗卫生服务体系规划纲要（2015 ~2020 年）》提出县办综合性医院适宜床位规模为 500 张，市办综合性医院适宜床位规模为 800 张。对超出规模标准的公立医院，国家将采取综合措施逐步压缩床位，甚至选择部分单体规模过大的公立医院开展拆分试点。这对地/县 300 强医院未来的发展提出了要求：工作重点不再是规模扩张，而是合理分配和利用现有床位，完善人才梯队建设，加强专科能力建设。

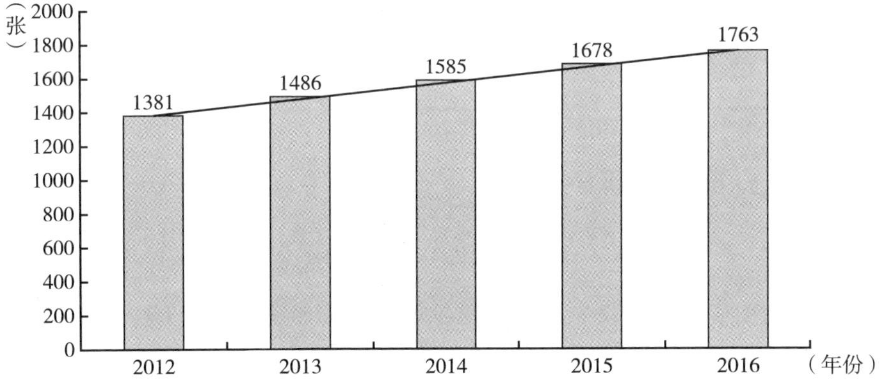

图 1　2012 ~2016 年地/县 300 强医院床位数

资料来源：艾力彼医院管理研究中心数据库。

与不断增长的床位规模相对应的是超负荷的床位使用率。如图 2 所示，2012 ~2016 年地/县 300 强医院的床位使用率均保持在 100% 以上，最高为 2013 年的 104.9%，至 2015 年略有下滑，为 100.5%，但这仍然高于全国三级综合医院床位使用率，亦高于《三级综合医院评审标准实施细则（2011 年版）》中床位使用率小于 93% 的要求。

床位供不应求对医院运营效率提出更高的要求。图 2 显示，地/县 300

① 《全国医疗卫生服务体系规划纲要（2015 ~2020 年）》（国办发〔2015〕14 号）。

强医院的平均住院天数不断下降，从 2012 年的 9. 8 天下降到 2016 年的 8. 6 天，年均下降 3. 3%。与全国三级综合医院平均住院天数相比，地/县 300 强医院床位使用的压力更大、效率更高。

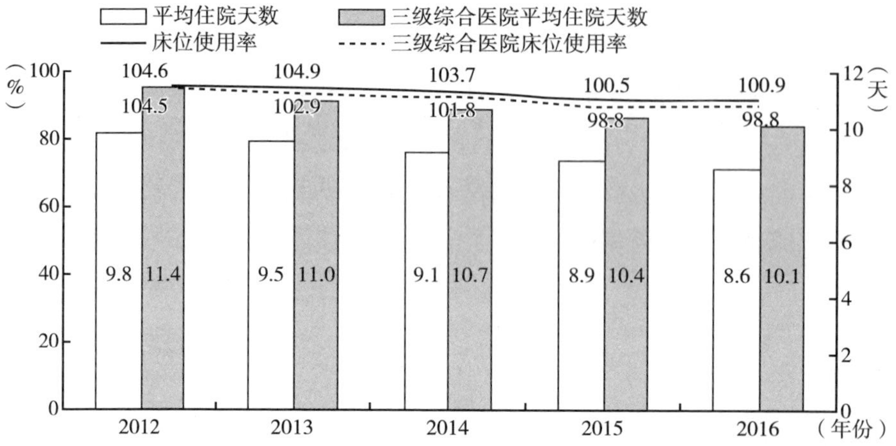

图 2　2012 ~ 2016 年地/县 300 强医院床位使用率和平均住院天数

资料来源：艾力彼医院管理研究中心数据库、《中国卫生和计划生育统计年鉴》。

在综合医院的床位数中，重症医学科（Intensive Care Unit，ICU）的发展越来越受到重视，ICU 床位数的比例、设备完善度、人员素质以及抢救效果等已成为判断医院总体水平的部分标准。2016 年，地/县 300 强医院平均每家设置重症医学科床位 54 张，占医院总床位数的 3. 1%。根据《三级综合医院评审标准实施细则（2011 年版)》，地/县 300 强医院的 ICU 床位比重属于 C 级水平①，其中部分医院存在重症医学科床位配置未达到标准的情况。

（二）地/县级“超级医院”出现：床位规模超过港澳台新最佳医院

当前我国公立医院的单体规模呈现明显的扩大趋势，这一特征在地/县 300 强医院中亦显现出来。根据 2016 年数据，地/县 300 强医院中床位数大

① 重症医学科床位数占医院总床位数大于 8% 评级为 A，5% ~8% 评级为 B，2% ~5% 评级为 C。地/县 300 强医院 ICU 床位比重属于 C 级水平。

于2500张的医院有48家，超过3000张的医院甚至达到26家。图3显示，令地/县300强医院的床位规模为1，与代表华人地区最高医院发展水平的“首届华人地区最佳医院100强”① 相比，中国大陆地区最佳医院的床位规模为1.47，中国台湾地区为0.92，中国香港为0.76，中国澳门为0.47，新加坡仅为0.46。这意味着，地/县300强医院的床位规模仅低于中国大陆最佳医院，高于中国台湾、中国香港、中国澳门地区和新加坡的最佳医院，越来越多的地/县医院床位规模超过国外顶级医院，成为超级医院。

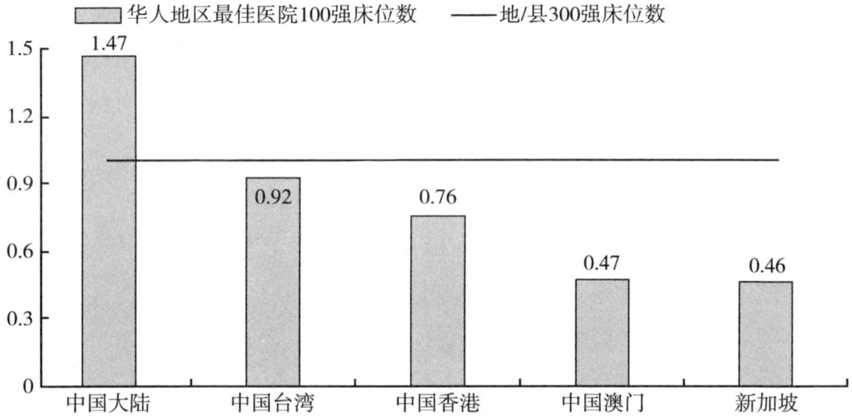

图3　2016年地/县300强医院与华人地区最佳医院100强床位数

资料来源：艾力彼医院管理研究中心数据库。

（三）专业卫生人力不断增加，医护需求大

伴随着医院床位的扩张，医院人力资源亦不断增加。从2012～2016年地/县300强医院的人员配置数据来看（见图4），全院职工从1749人增加到2286人，年均增加6.92%。对比医师、护士、医技人数的增长速度，护士人数增长最快且高于全院职工的增速，医师人数增速次之，医技人数增长最慢。

① 艾力彼医院管理研究中心于2017年9月发布“首届华人地区最佳医院100强”，包括中国大陆医院57家、中国台湾医院19家、中国香港和中国澳门医院14家、新加坡医院10家。

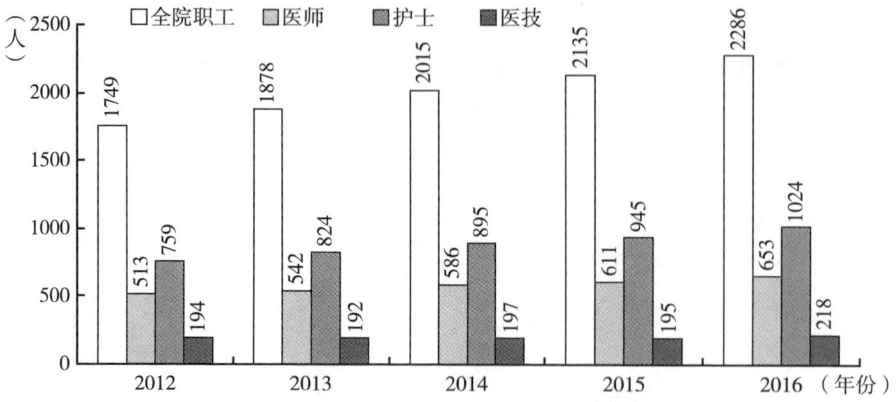

图4　2012～2016年地/县300强医院人员配置数据

资料来源：艾力彼医院管理研究中心数据库。

从人员结构来看，2016年地/县300强医院中，医师人数占全院人数的29%，护士占45%，医技占9%，行政人员占7%，后勤占10%（见图5），专业卫生技术人员占比高达83%。其中，地/县300强医院的医生和护士占比均高于国家三级医院对执业（助理）医师占医院总人数比重的要求：医生占比为28%，注册护士占比为40%。这意味着地/县300强医院的行政后勤功能更为精简，人力资源集中在专业卫生技术人员上。

其中，平均每家地/县300强医院的医师人数从2012年的513人增加到2016年的653人，高于2016年我国三级医院医师人数的平均值①（361人），医师人数占全院人数的比重在28.6%～29.3%的范围内波动，整体呈平稳下降趋势（见图6）；每家医院护士人数从2012年的759人增加到2016年的1024人，占全院人数的比重平稳上升。随着医改政策落实，药品、耗材收入被压缩，医院需要提高业务收入中技术劳务性收入的比重，对专业卫生人员的需求变得更大。

但是，从医床比和护床比来看，地/县300强医院的这两项指标近五年来稳定在0.36～0.37和0.55～0.58，即平均每床配备0.36～0.37个医师和

① 《中国卫生和计划生育统计年鉴》（2013～2017年），中国协和医科大学出版社。

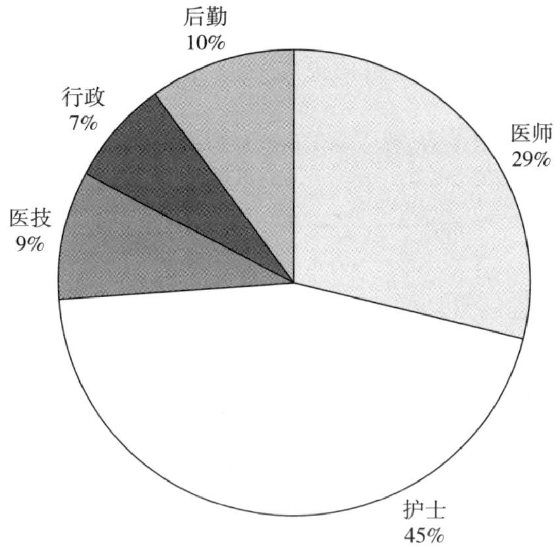

图5　2016 年地/县 300 强医院人员构成（按岗位分）

资料来源：艾力彼医院管理研究中心数据库。

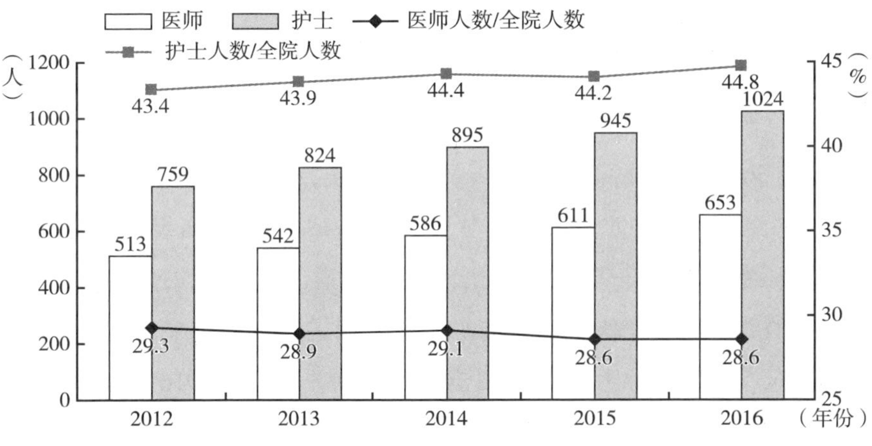

图6　2012～2016 年地/县 300 强医院医师、护士人数及其占比

资料来源：艾力彼医院管理研究中心数据库。

0.55～0.58 个护士；而由于护士增速大于医师人数增速，医护比呈现逐年下降的趋势，从 2012 年的 0.68 下降到 2016 的 0.64（见图 7）。与国家三级医院医护比的平均值比较①，地/县 300 强医院医护比略低，显示出地/县 300 强医院医生和护士的工作负荷更大。

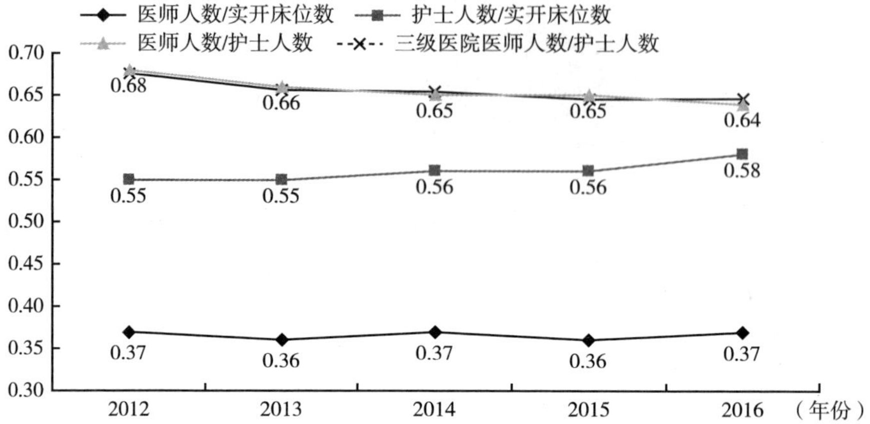

图 7　2012～2016 年地/县 300 强医院医床比、护床比和医护比

资料来源：艾力彼医院管理研究中心数据库、《中国卫生和计划生育统计年鉴》。

（四）高级人才快速增加

在公立医院的资源禀赋中，高级人才对医院发展最为关键。如图 8 所示，地/县 300 强医院的高级职称人员增速最快，达到 9.92%；硕士学历人员增长率为 15.99%，博士学历人员增长率为 13.85%。高级职称和高学历人员的增长率明显高于全院职工的增长率，优质人力资源快速增加。

从人员结构来看，优质人力资源占全院职工比重近年来呈现上升趋势。如图 9 所示，高级职称占比从 2012 年的 12.64% 上升到 2016 年的 14.09%，中级职称人员占比从 2012 年的 23.27% 上升到 2016 年的 24.27%，医院人员整体职称水平提高。以 2016 年为例，平均每家地/县 300 强医院拥有中高级职称人员 877 人，占全院人数的 38.36%。

① 《中国卫生和计划生育统计年鉴》（2013～2017 年），中国协和医科大学出版社。

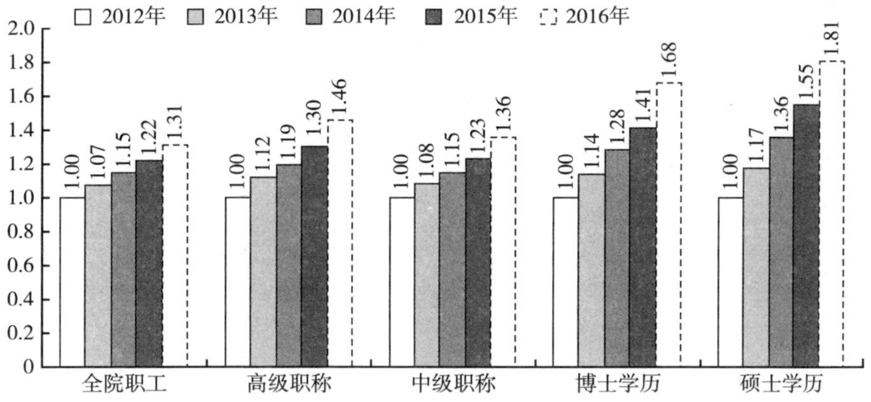

图 8　2012～2016 年地/县 300 强医院人员配置指标均值

资料来源：艾力彼医院管理研究中心数据库。

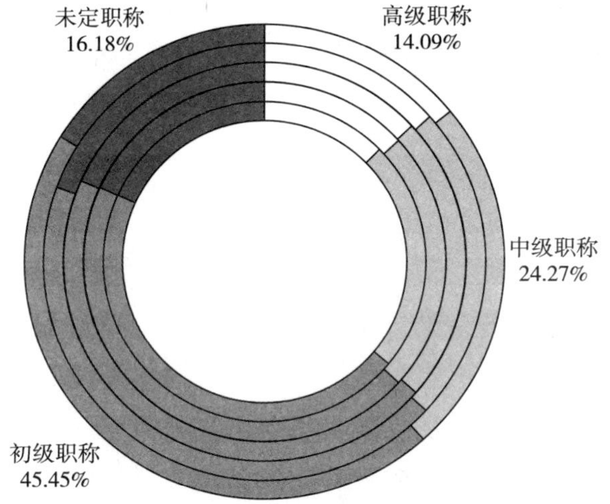

图 9　2012～2016 年地/县 300 强医院人员构成（按职称分）

资料来源：艾力彼医院管理研究中心数据库。

（五）规模扩张的边际效益："先做大、再做强"

任何组织的扩张都不是无限制的。图 10 和图 11 显示，从地/县 300 强医院的床位数、全院职工数及其对应的年增长率来看，地/县 300 强医院的规模扩张呈现出明显的边际效应递减特征，即：当医院床位数少于 2500 张或全院职工数少于3000人时，医院扩张速度更快，甚至高达70%；当床位数达到2500张或全院职工数超过3000人后，医院扩张速度明显放慢。将床位数和全院职工数按数值大小分组，对比其年增长率（见图12、图13），可看出医院规模越大，扩张速度越慢，规模趋于稳定。这与实践中大多数医院“先做大、再做强”的思路相一致，优先发展医院规模，当规模扩张到一定程度时，再把工作重点转移到提升学科、技术和管理等方面。

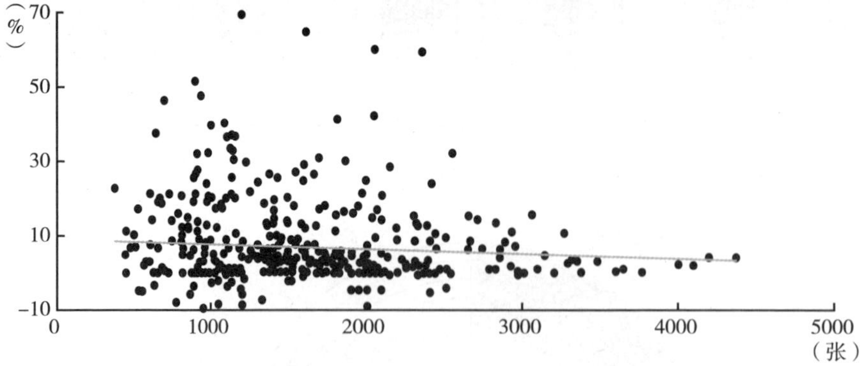

图10　地/县300强医院床位数及其对应年增长率

资料来源：艾力彼医院管理研究中心数据库。

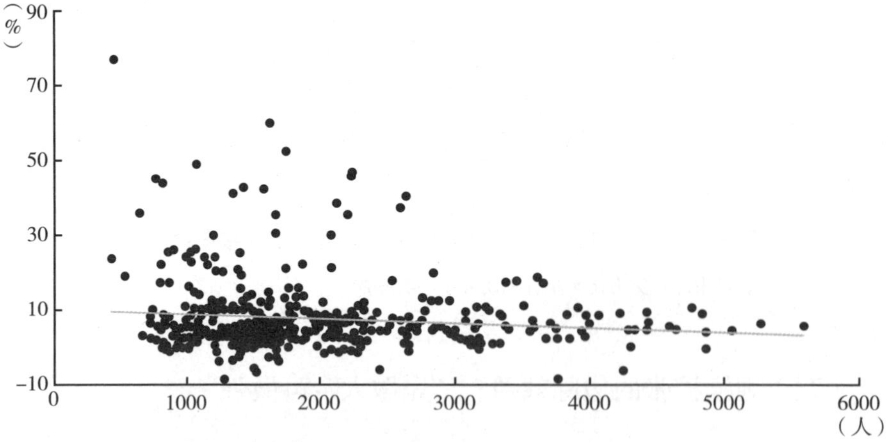

图11　地/县300强医院全院职工数及其对应年增长率

资料来源：艾力彼医院管理研究中心数据库。

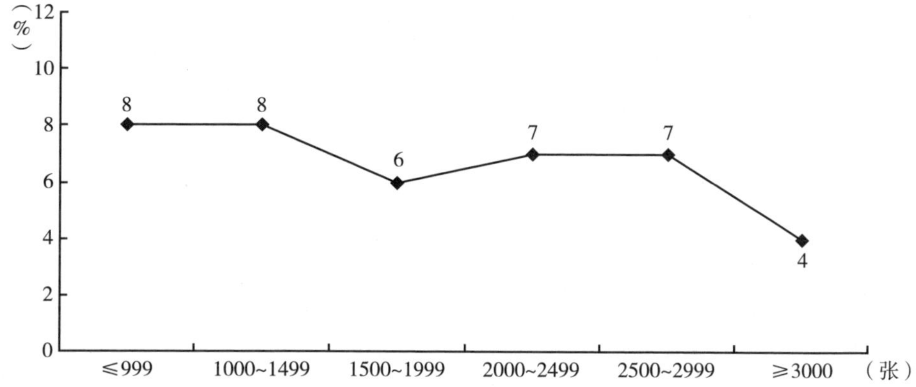

图 12　地/县 300 强医院床位数（分组）及其对应年增长率平均值

资料来源：艾力彼医院管理研究中心数据库。

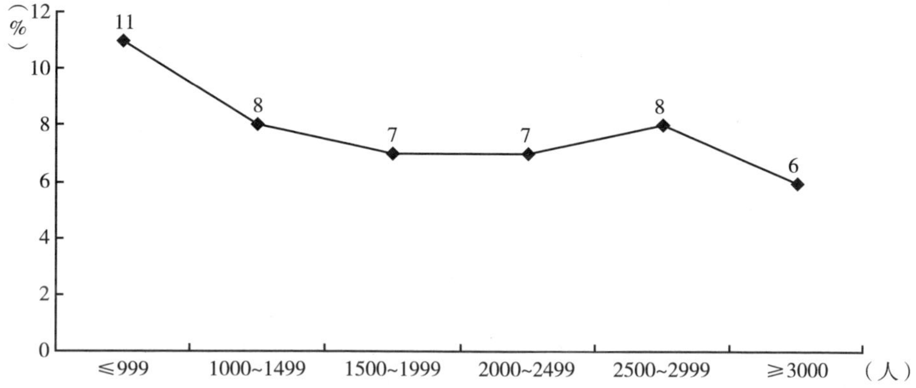

图 13　地/县 300 强医院全院职工数（分组）及其对应年增长率平均值

资料来源：艾力彼医院管理研究中心数据库。

二　服务能力：总量持续增长，技术含金量增加

（一）服务总量连年上升，虹吸力强

不断增长的床位和人力资源有力地支持了地/县 300 强医院服务量的增长。表 1 显示，医院的服务总量呈现快速增长势头。其中，年门急诊量从

2012 年的 1114966 人次上升到 2016 年的 1429433 人次，年出院量从 2012 年的 50582 人次上升到 2016 年的 70913 人次，年手术量从 2012 年的 23673 例上升到 2016 年的 40162 例，年住院手术量从 2012 年的 16878 例上升到 2016 年的 25870 例。

表 1　2012 ~ 2016 年地/县 300 强医院医疗服务量

年份	年门急诊量(人次)	年出院量(人次)	年手术量(例)	年住院手术量(例)
2012	1114966	50582	23673	16878
2013	1229346	56445	28382	19061
2014	1316841	62516	33085	21617
2015	1360511	65815	35989	23112
2016	1429433	70913	40162	25870
平均增速(%)	6. 41	8. 81	14. 13	11. 27

资料来源：艾力彼医院管理研究中心数据库。

（二）服务技术含金量提高

表 1 亦显示出，在服务总量持续增加的同时，服务技术的含金量也得到了提高。从服务量的增长幅度看，年门急诊量平均每年增长 6. 41%，年出院量平均每年增长 8. 81%，年手术量则增长最快，平均每年增长 14. 13%，其中年住院手术量平均每年增长 11. 27%。住院和手术服务的增长快于门急诊服务，显示出医疗服务的技术含金量不断提高。

从高技术含量服务的占比看，地/县 300 强医院年出院量/年门急诊量、年住院手术量/年出院量亦出现上升：年出院量/年门急诊量从 2012 年的 4. 54% 上升到 2016 年的 4. 96%，年住院手术量/年出院量从 2012 年的 33% 上升到 2016 年的 36%（见图 14）。以三、四级手术为例，2016 年地/县 300 强医院三、四级手术占年住院手术量的 46%，其中三级手术占 29%，四级手术占 17%（见图 15）。不断提高的技术含金量体现出医院更关注学科建设、高层次人才引进、技术实力提升，并积极引进新设备新技术，提供更先进更优质的医学技术服务，以提高医院竞争力。

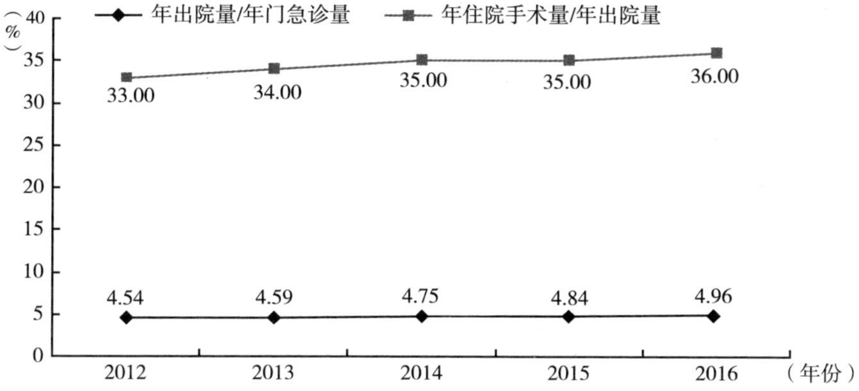

图 14　2012～2016 年地/县 300 强医院各项医疗服务量占比

资料来源：艾力彼医院管理研究中心数据库。

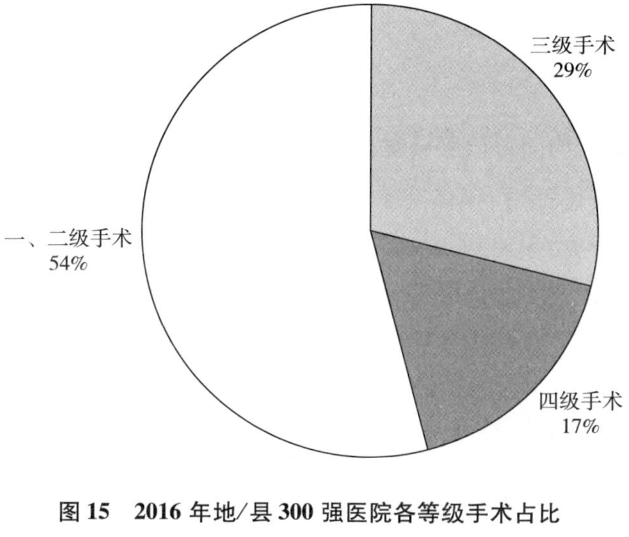

图 15　2016 年地/县 300 强医院各等级手术占比

资料来源：艾力彼医院管理研究中心数据库。

（三）住院及手术服务效率上升，门急诊服务效率下降

在服务总量上升的同时，医师人数也在增加，那么医院服务效率出现了什么样的变化？图 16 显示，医师人均门急诊服务量呈现下降趋势，2013 年

医师人均门急诊服务量最高，为 2267 人次，随后逐年下降，2016 年下降到 2188 人次，这与分级诊疗实施，门诊服务下沉到基层有关。

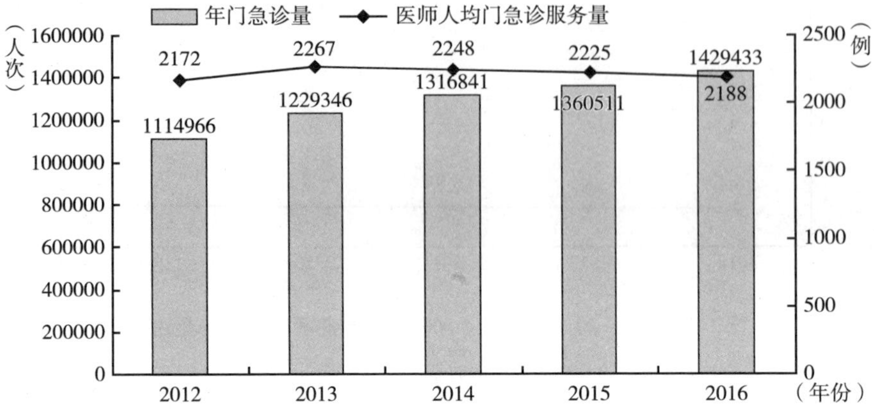

图 16　2012～2016 年地/县 300 强医院年门急诊量和医师人均门急诊服务量

资料来源：艾力彼医院管理研究中心数据库。

尽管医师人均门急诊服务量出现下降，但图 17 和图 18 显示，相对技术含量更高的年出院量和年住院手术量均出现了上升：医师人均年出院量从 2012 年的 99 人次上升到 2016 年的 109 人次，医师人均年住院手术量从 2012 年的 33 例上升到 2016 年的 40 例，人均手术台数每年增加 4.76%，医师工作的技术含金量提高。

（四）患者就医费用上升

总体而言，新医改以来患者的就医费用持续上升，且增长诱因错综复杂，包括技术、支付方式、医疗制度结构以及居民收入水平等。图 19 显示[①]，2012～2016 年，我国三级医院患者门诊均次费用从 242 元上升到 295 元，年均增长 13 元，三级医院患者住院均次费用从 11187 元上升到 12848 元，年均增长 415 元；与全国平均水平相比，地/县 300 强医院患者门诊均

① 《中国卫生和计划生育统计年鉴》（2013～2017 年），中国协和医科大学出版社。

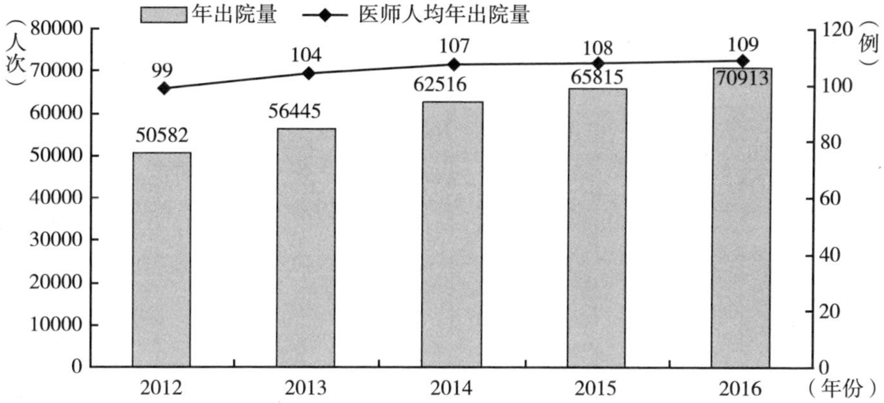

图 17　2012～2016 年地/县 300 强医院年住院量和医师人均年出院量

资料来源：艾力彼医院管理研究中心数据库。

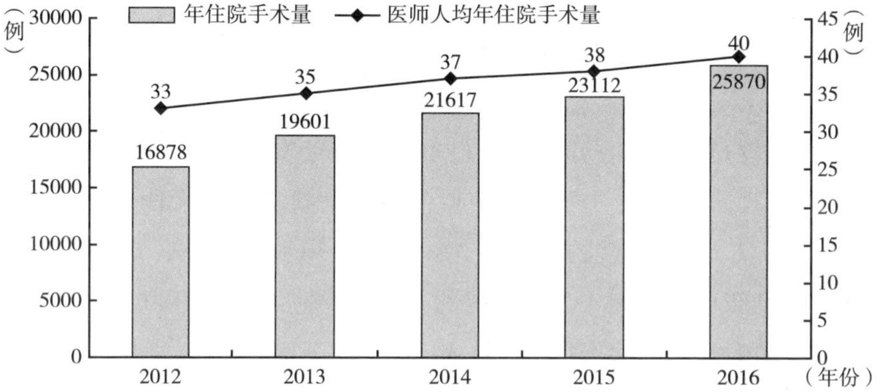

图 18　2012～2016 年地/县 300 强医院年住院手术量和医师人均年住院手术量

资料来源：艾力彼医院管理研究中心数据库。

次费用和住院均次费用均偏低：门诊均次费用从 186 元上升到 264 元，住院均次费用从 8851 元上升到 11410 元。但从增长速度看，地/县 300 强医院患者门诊、住院均次费用的增速均高于三级医院平均水平，就医费用间的差距不断缩小。

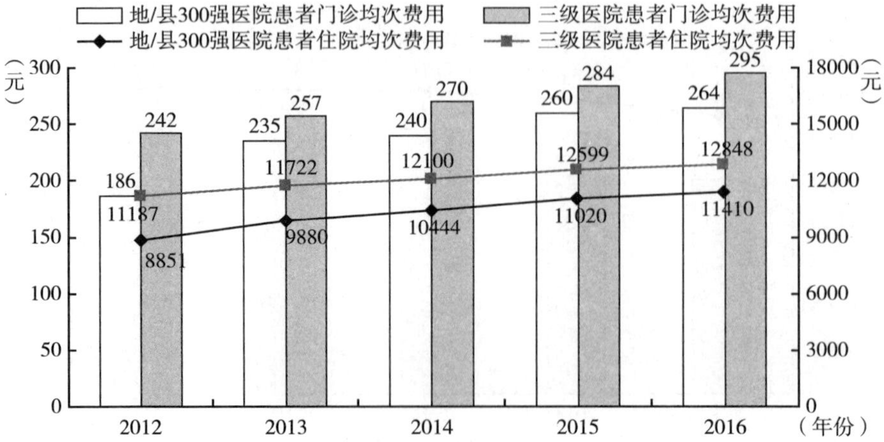

图 19　2012～2016 年地/县 300 强医院患者门诊、住院均次费用对比

资料来源：艾力彼医院管理研究中心数据库、《中国卫生和计划生育统计年鉴》。

三　专科建设与科研实力

专科建设是医院核心竞争力的根本和可持续发展的基础。我们通过艾力彼医院管理研究中心“医疗质量和患者安全共享平台（HQ-Share）”中地级城市医院、县级医院的“专科竞争力排名 30 强”数据，对专科发展最好的 30 强地级城市医院、县级医院的 16 个主要专科的发展现状进行了分析。地级城市医院、县级医院专科 30 强（以下简称“地县专科 30 强”）是竞争力较强的标杆专科，能够满足分级诊疗对各专科技术水平和服务能力的要求。但我国地级城市医院、县级医院众多，现阶段并非所有专科都有足够的技术能力来承担分级诊疗的任务，加强专科建设进而提升医院整体竞争力无疑是所有医院的工作重点。这 16 个主要专科包括：肿瘤内科、神经内科、心血管内科、呼吸内科、消化内科、内分泌科、肾脏内科、普通外科、骨科、神经外科、泌尿外科、肝胆外科、胸外科、妇科、产科和儿科。

（一）普通外科、骨科、肿瘤内科和儿科规模最大，外科高级人才最多

从床位数和人员数来看专科规模，图 20 和图 21 显示，科室床位数量超过 100 张的专科共 6 个。其中外科系列的普通外科和骨科最高，床位数分别达到 181 张和 171 张；其次是内科系列的肿瘤内科和神经内科，床位数分别为 138 张和 126 张；然后是儿科，平均床位数为 136 张。

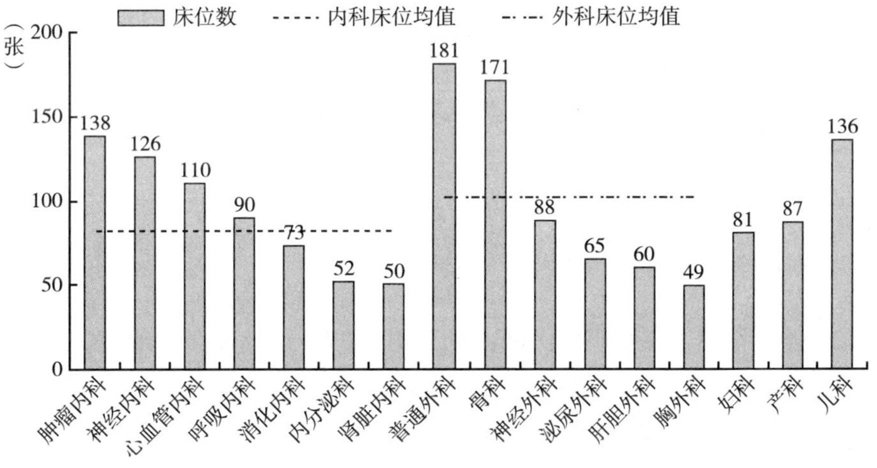

图 20　2016 年地县专科 30 强床位数

资料来源：艾力彼医院管理研究中心数据库。

此外，外科科室间的规模差异也比较大，普通外科和骨科的床位数高达 181 张和 171 张，随后神经外科迅速下降到 88 张，泌尿外科、肝胆外科和胸外科则分别只有 65 张、60 张和 49 张。内科科室间的床位规模则呈现较平缓的阶梯式下降，床位数最高的肿瘤内科为 138 张，随后神经内科和心血管内科分别为 126 张和 110 张，然后呼吸内科、消化内科分别为 90 张和 73 张。

由于公立医院实行根据床位数量确定人员编制的政策，因此，医护人数在科室间的分布与床位分布呈现类似的特征，高床位数的科室医护人员数也

更多。如图 21 所示，肿瘤内科、神经内科、心血管内科、普通外科、骨科、儿科这几个专科的医护人员较多，专科整体规模较大、资源配置较多。

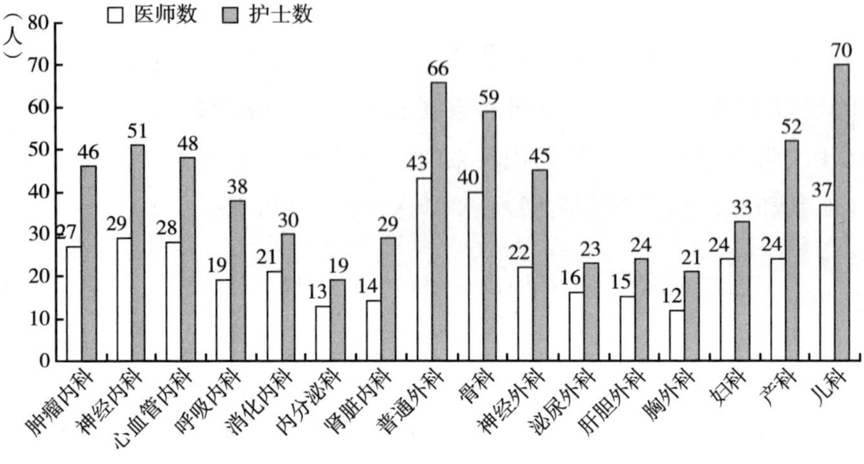

图 21　2016 年地县专科 30 强医师、护士人数

资料来源：艾力彼医院管理研究中心数据库。

30 强专科中，高级职称医师占比平均为 37%，远远高于地/县 300 强医院整体高级职称人数占全院总人数 14.09% 这一数值，30 强专科是医院高级人才最为集中的地方。如图 22 所示，从不同专科来看，外科高级职称医师占比均值为 41%，高于内科高级职称医师占比均值 37%，30 强专科中外科高级职称医师占比普遍高于其他专科。其中，高级职称医生最为集中的科室为神经外科和泌尿外科，这两个科室高级职称医师占比最高，均为 43%；高级职称医师占比最低为儿科，仅 30%。

（二）专科运营高效

图 23 显示了 16 个专科的床位使用率，仅有泌尿外科、胸外科和妇科 3 个专科的床位使用率低于 100%，其中，妇科 92% 的床位使用率刚好满足《三级综合医院评审标准实施细则（2011 年版）》中床位使用率小于 93% 的要求。其他 13 个专科的床位使用率均超过 100%，神经内科甚至高达 108%，可见，地县专科 30 强的床位运营效率均非常高。

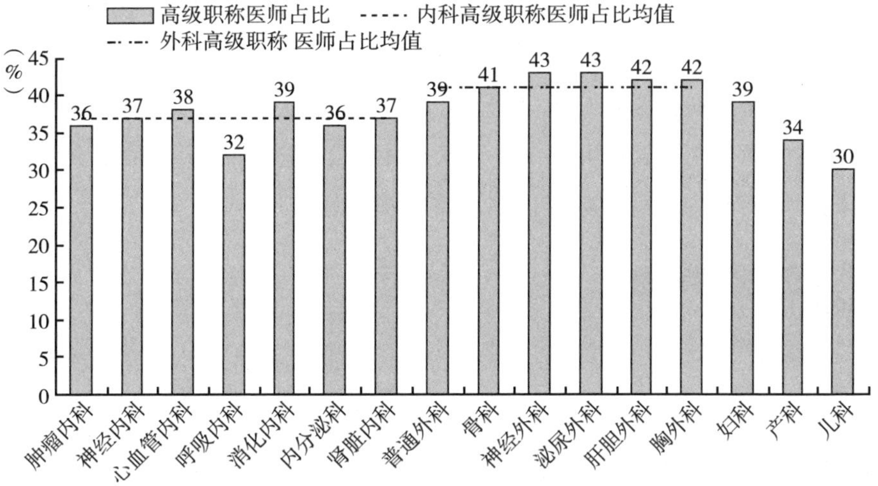

图 22　2016 年地县专科 30 强高级职称医生占比

资料来源：艾力彼医院管理研究中心数据库。

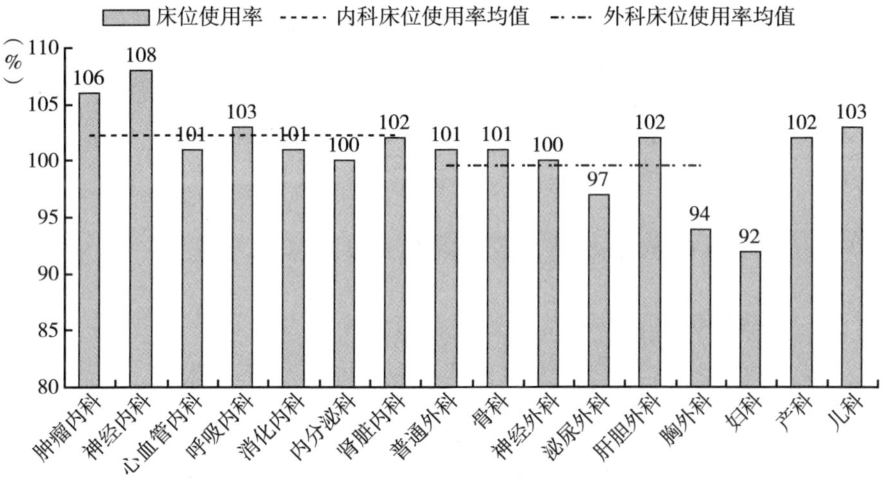

图 23　2016 年地县专科 30 强床位使用率

资料来源：艾力彼医院管理研究中心数据库。

从平均住院天数来看，如图 24 所示，16 个科室平均住院天数为 9.3 天，产科平均住院天数最短，仅 4.7 天，神经外科平均住院天数最长，达到 15.5 天。此外，内科系和外科系专科表现出显著差异：内科科室间的平均住院天数差异较小，其中，平均住院天数最短的是消化内科，为7.5天，最长的是肾脏内科，为10.3天；外科科室间差异较大，其中，平均住院天数最短的为普通外科，为7.9天，最长的为神经外科，达到15.5天。妇科的平均住院天数为7.0天，儿科为6.2天。由于不同专科的疾病种类和治疗手段不同，因而平均住院天数难以在科室间横向比较。

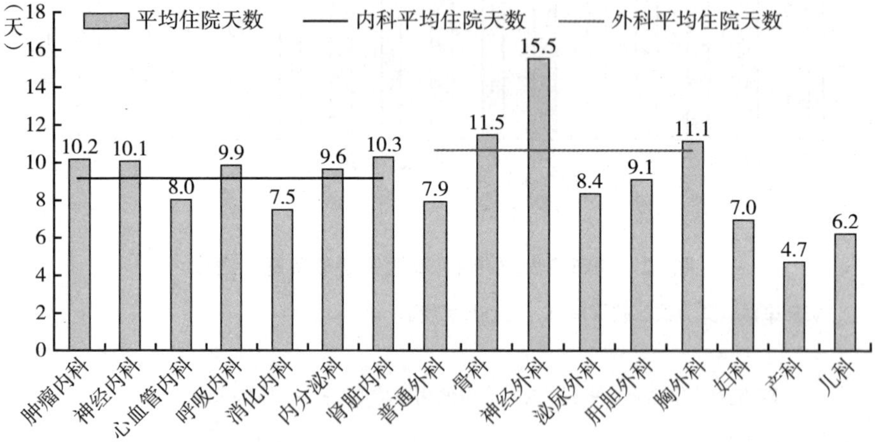

图24 2016年地县专科30强平均住院天数

资料来源：艾力彼医院管理研究中心数据库。

（三）专科技术能力高，医生超负荷工作

下一步从住院量和手术量来看专科的服务能力。如图25所示，年住院量最高为普通外科，为8238人次，其次为儿科，为7775人次，产科为6594人次，肿瘤内科为5569人次，骨科为5406人次，心血管内科为5147人次，这6个专科年住院量都超过5000人次。与图27对照，我们发现专科服务能力与专科规模呈现高度相关关系，即专科床位和员工越多，住院量越大。究竟是患者需求促进了这些专科规模的扩大，还是规模扩大促使专科接收更多的患者，这有可能存在互为因果的关系。

年住院手术量较高的科室分别为普通外科（4953例）、骨科（4372例）、产科（4052例）、妇科（3396例），这4个专科年住院手术量都超过

3000例，而其他专科年住院手术量都在2000例以下，专科间差距较明显。从住院手术率（年住院手术量/住院量）来看诊疗技术的含金量，外科住院手术率平均值为64%，内科住院手术率平均值为19%。其中，住院手术率最高的科室是妇科，达到89%，骨科为81%，泌尿外科为73%，产科为61%，肝胆外科为61%，普通外科为60%。外科和妇产科是手术比例最高的传统科室，随着近年来介入手术技术的成熟和普及，越来越多的地级城市医院、县级医院内科普遍采用介入技术，例如，心血管内科和消化内科的住院手术率已经达到35%和34%。

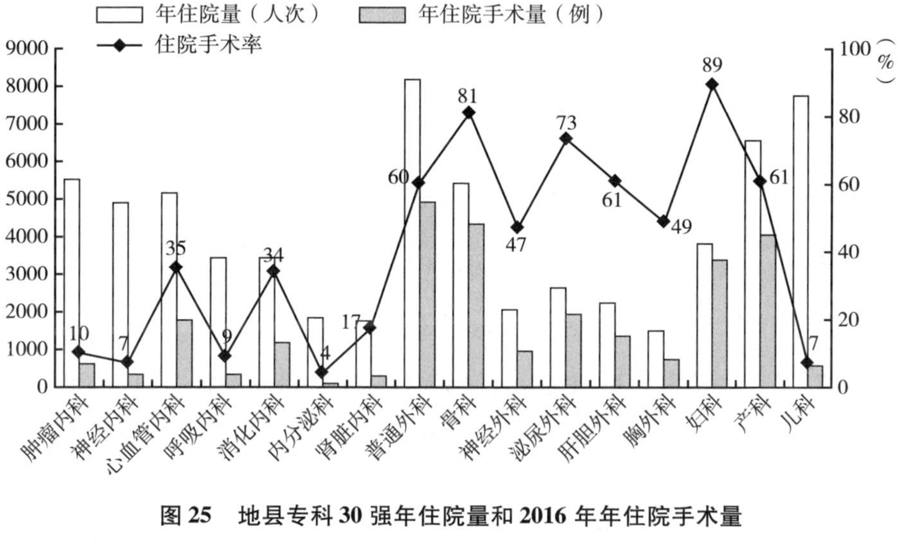

图25　地县专科30强年住院量和2016年年住院手术量

资料来源：艾力彼医院管理研究中心数据库。

再来看住院疾病的严重程度和手术种类，二者体现了专科技术的难度。图26显示，总体来看，内科住院重点疾病占比平均值为42%，外科为20%，内科明显更高；而外科住院三、四级手术占比平均值高达57%，内科仅为27%。

内科住院重点疾病占比普遍更高，其中，内分泌科的住院重点疾病占比最高，达到61%，消化内科最低，仅为22%；外科中神经外科的住院重点疾病占比也非常高，达到52%。外科的住院三、四级手术占比则普遍更高，其中，胸外科最高，为66%，肝胆外科为65%，妇科和泌尿外科也较高，均为56%。值得注意的是，内科的心血管内科的三、四级手术占比也比较高，达到53%。

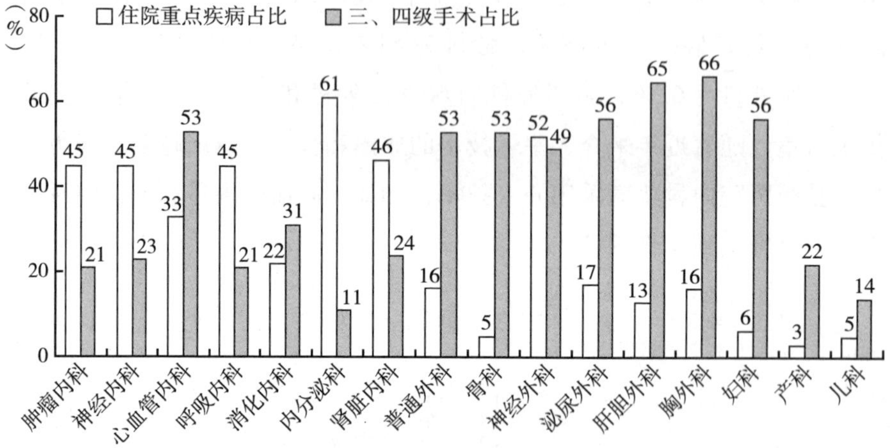

图26　2016年地县专科30强住院重点疾病占比和三、四级手术占比

注：住院重点疾病和三、四级手术符合《三级综合医院评审标准实施细则（2011版）》18种住院重点疾病（ICD10编码）、18种住院重点手术（ICD－9－CM－3编码）。

资料来源：艾力彼医院管理研究中心数据库。

图27显示了地县专科30强的医师人均年出院量和医师人均年住院手术量，可以看到医生的工作强度。总体来说，与地/县300强医院的医师人均年出院量和医师人均年住院手术量相比（见图17、图18），地县专科30强的医师工作强度和负荷均非常大：地/县300强医院的医师人均年出院量和住院手术量分别为109人次和40例，而地县专科30强的医师人均年出院量和住院手术量则达到164人次和65例。其中，产科医师人均年出院量最高，达到270人次，其次是儿科和肿瘤内科，分别为209人和206人，这是专科中医生工作强度最大的三个科室。总体来说，内科医师人均年出院量普遍高于外科。从人均年住院手术量来看，产科医师人均年住院手术量达到166例，为最高，其次是妇科，为143例，随后是泌尿外科，为122例，普通外科为114例，骨科为110例。产科医师无论是年出院量还是年住院手术量都排在第一位，工作负荷非常大。

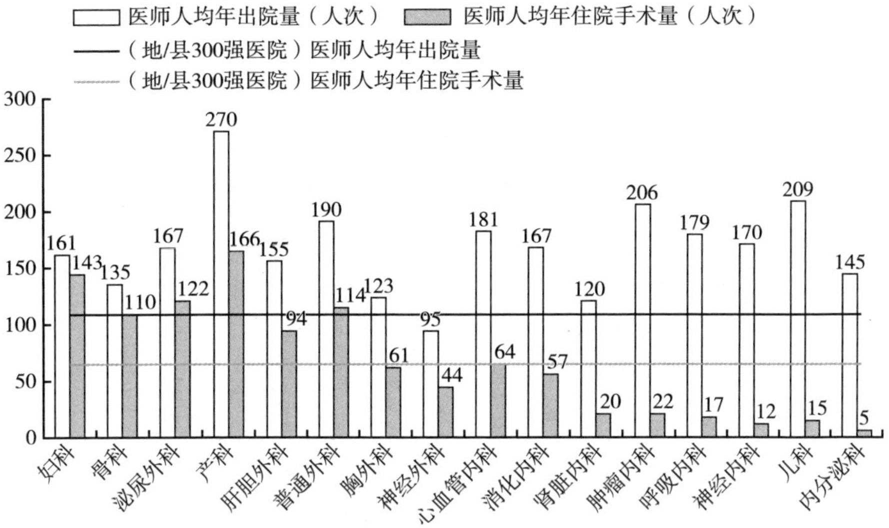

图 27　2016 年地县专科 30 强医师工作量

资料来源：艾力彼医院管理研究中心数据库。

（四）科研实力薄弱

地/县 300 强医院的工作重点在于临床诊疗服务，在科研方面投入力度较小，因而科研成果产出也较少。如图 28 所示，2016 年，地/县 300 强医

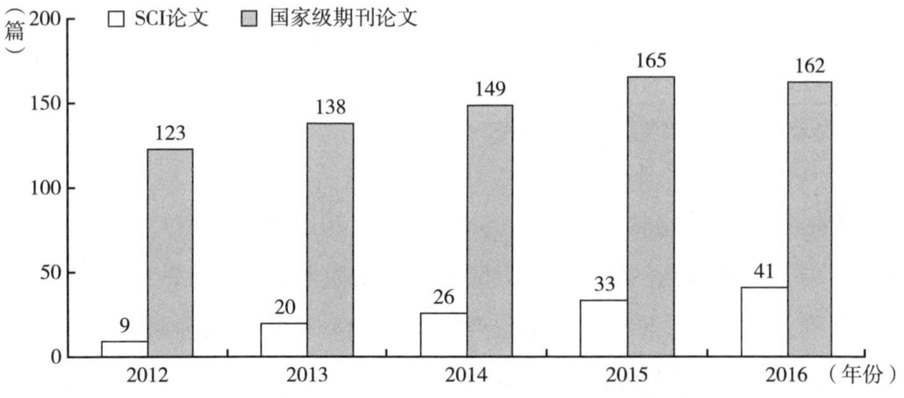

图 28　2012～2016 年地/县 300 强医院科研指标

资料来源：艾力彼医院管理研究中心数据库。

院平均医院发表162篇国家级期刊论文、41篇SCI论文，论文成果虽然较少但呈上升趋势，特别是SCI论文，年平均增长42.89%，进步较大。

四 财务运营：高现金流，高财务风险

（一）总收入五年翻倍，门急诊-住院收入比相对稳定

地/县300强医院丰富的床位、人员等公共资源禀赋和强大的患者虹吸力带来了医院总收入的迅速增长。表2显示，地/县300强医院的总收入从2012年的69537万元上升到2016年的127064万元，年均增长16.27%，2016年的总收入几乎是2012年的两倍。在实体经济普遍低迷的情况下，医疗服务行业是吸金力极强的朝阳产业。

表2 2012～2016年地/县300强医院业务收入

年份	总收入(万元)	门急诊收入(万元)	住院收入(万元)
2012年	69537	20783	44771
2013年	86764	28839	55654
2014年	103668	31572	65294
2015年	113693	35338	72527
2016年	127064	37694	80915
平均增速(%)	16.27	16.05	15.95

资料来源：艾力彼医院管理研究中心数据库。

从业务收入的结构来看，门急诊收入从2012年的20783万元上升到2016年的37694万元，年均增长16.05%，住院收入从2012年的44771万元上升到2016年的80915万元，年均增长15.95%。门急诊收入占比从2012年的29.9%下降到2016年的29.7%，住院收入占比从2012年的64.4%略降到2016年的63.7%（见图29），两者相对比例维持在3∶7左右，变化幅度不大，门急诊收入和住院收入的相对格局较稳定。

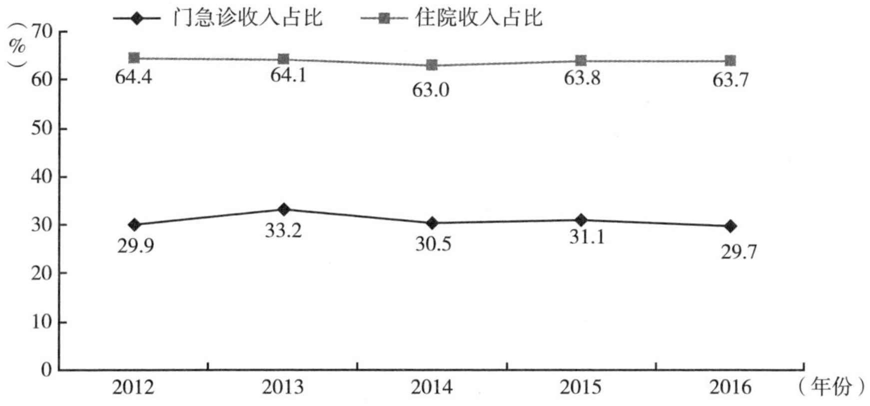

图 29　2012～2016 年地/县 300 强医院门急诊收入占比和住院收入占比

资料来源：艾力彼医院管理研究中心数据库。

（二）药占比控制成效显著，检查占比迅速攀高

在医院业务收入结构中，最受关注的是公立医院的药占比问题，其通常被认为是造成“看病贵”问题的重要因素，因而国家连续下发药品政策文件以控制药占比。国务院在《关于城市公立医院综合改革试点的指导意见》中指出，力争到 2017 年试点城市公立医院药占比（不含中药饮片）总体降到 30% 左右，力图管控公立医院的药占比，取消药品加成，以挤压药价水分。图 30 显示，药占比控制成效显著。2012～2016 年，地/县 300 强医院药占比持续下降，从 2012 年的 46% 下降到 2016 年的 37%，下降了 9%。但由于收入总量的大幅上升，药品收入仍然保持了增长态势，从 2012 年的 30427 万元上升到 2016 年的 43508 万元，平均每年增长 9.35%。

然而，由于在实行药品管控的同时并未采取配套控费措施，在公立医院药占比下降的同时，检查收入逐年攀高，从 2012 年的 9524 万元上升到 2016 年的 19118 万元，增加了一倍，平均每年增长 19.03%；检查收入占比亦从 2012 年的 14.5% 上升到 2016 年的 16.1%。在取消公立医院药品加成而政府补偿亦不能到位的情况下，医生倾向于通过增加检查、使用便宜药替代以及

与医院外药房合作等形式来应对药占比控制。这使得通过降低药占比来控制费用成为一个伪命题。

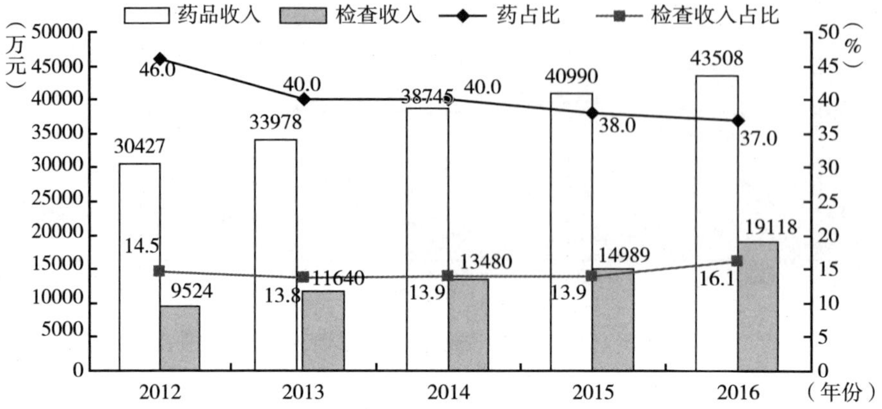

图 30　2012～2016 年地/县 300 强医院药品收入和检查收入

资料来源：艾力彼医院管理研究中心数据库。

（三）"现金牛"：非医保收入占比更重

从支付方式来看医院收入结构，医院总收入可笼统地分为由医保支付的收入和患者现金支付的收入两类①。图 31 显示，地/县 300 强医院的医保收入占比从 2012 年的 54% 下降到 2016 年的 42%，现金收入占比从 2012 年的 40% 上升到 2016 年的 51%。这一方面反映出当前社会医疗保障的覆盖水平仍然有限，另一方面，从资本运营的层面来看，公立医院具有吸引"现金牛"的特征。

图 32 展示了地/县 300 强医院的净利润及利润率。医院净利润从 2012 年的 4299 万元到 2016 年的 5050 万元，稳定在 5000 万元左右。从利润率看，利润率从 2012 年的 6.18% 下降到 2016 年的 3.97%。受医改政策的限制，医院利润空间逐渐被压缩，利润率下降。

① 由于当前医院财务信息系统中无法识别异地参保患者，因而本文中异地医保费用被计入现金收入。

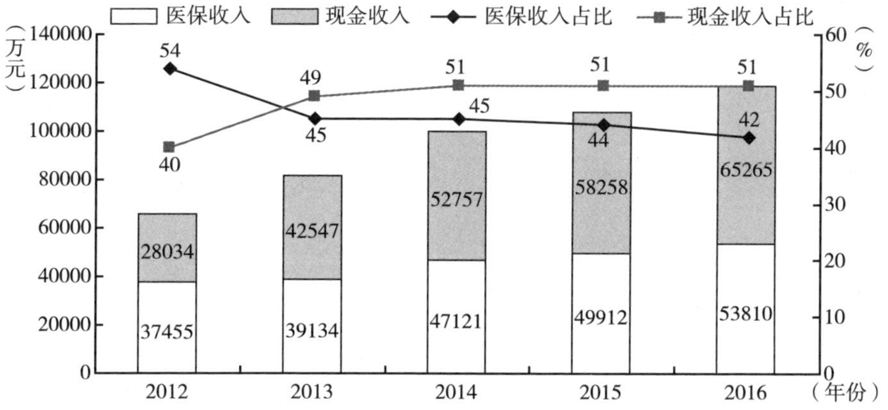

图 31　2012～2016 年地/县 300 强医院医保收入与现金收入

资料来源：艾力彼医院管理研究中心数据库。

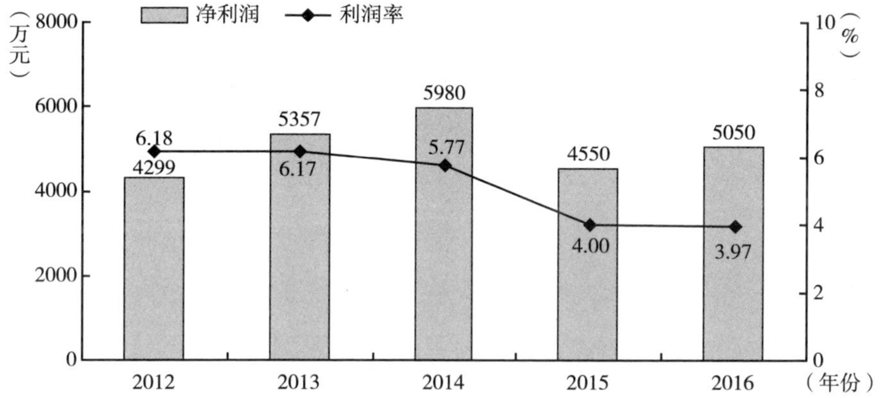

图 32　2012～2016 年地/县 300 强医院净利润及利润率

资料来源：艾力彼医院管理研究中心数据库。

（四）负债高，设备资产重

最后来看医院的资产结构。地/县 300 强医院的资产结构呈现出高负债特征：2016 年，医院平均总资产为 140909 万元，其中，平均净资产为 80664 万元，平均负债为 60245 万元。从占总资产的比例看（见图 33），净资产占比为57%，负债占比为43%，公立医院高负债运营的现象普遍存在。其中，负债比超过50%的医院达到30%（见图34）。

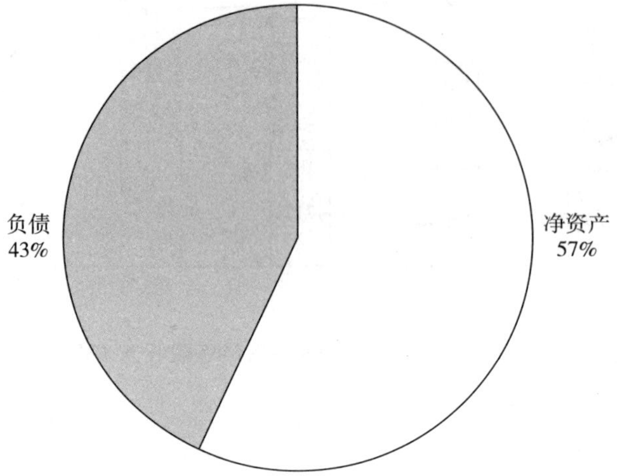

图33　2016年地/县300强医院净资产与负债

资料来源：艾力彼医院管理研究中心数据库。

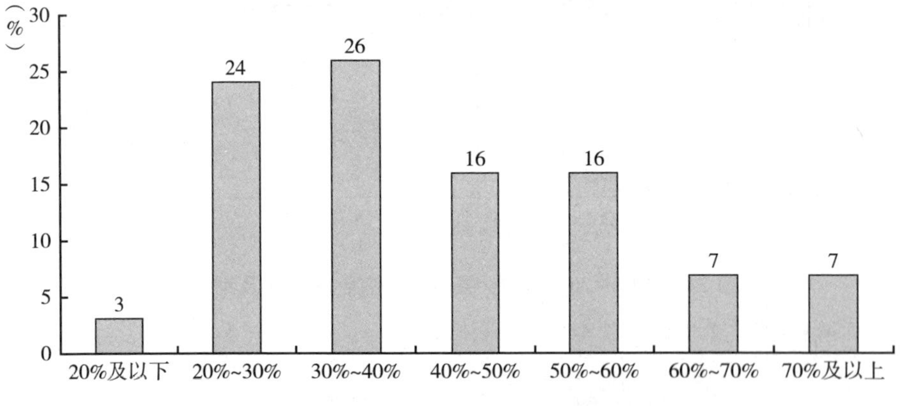

图34　2016年地/县300强医院负债情况分布

资料来源：艾力彼医院管理研究中心数据库。

此外，医院运营具有明显的重资产特征，即医院持有较大份额的设备、基建等有形资产。图35显示，2012～2016年，地/县300强医院的医疗设备资产从22874万元上升到30584万元，占总资产的比重逐渐上升，随后下降到22%。重资产的运营优势明显，资本、技术投入大，门槛高，运营模式不易被效仿，易形成行业垄断和规模效应。但其投入较大，对于政府投入不足的医院来说，资金运营压力大，容易造成高负债。

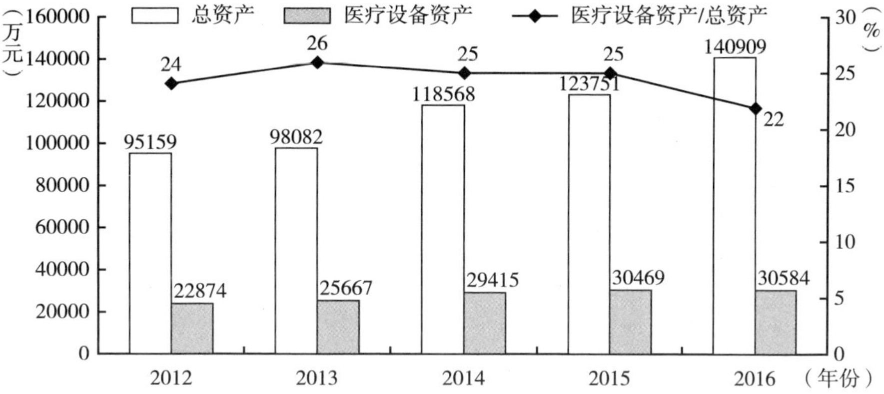

图35　2012～2016年地/县300强医院医疗设备资产及其占比

资料来源：艾力彼医院管理研究中心数据库。

五　结语

地/县300强医院数据分析结果如下。

（1）医院规模效应持续扩大，床位运营压力大、效率高。医护人员快速增加，且整体素质提升较快。过去几年，医院的床位和人员配置都处于快速增长时期。

（2）医院服务总量持续增长，且技术含金量增加。医院不仅增加了资源配置的数量，还提升了技术和服务的质量。

（3）医院业务结构稳定，业务收入快速增长。药占比控制成效显著，检查收入占比迅速攀高。医院非医保收入占比重，患者“看病贵”问题仍需改善。

（4）医院内、外、妇、儿科齐头并进，业务繁忙。科研实力相对薄弱，但逐年提升。

地/县 300 强医院代表着我国地级城市、县级市这两个层级医院发展的最佳水平：技术水平较高，服务能力较强，能满足分级诊疗对该层级医院的要求。但我国地级城市医院、县级医院众多，实力差距也较大，医疗资源分布不均衡限制了现阶段的分级诊疗落实，需重视和改善。

B.4

医院星级认证发展报告2017

刘 洪　石吉彬　刘泽媚　蒋旭金　陈 忠　单 涛*

摘　要： 医院星级认证标准2018版按既定修订周期修订更新完成。本次修订的依据有法源依据、循证依据以及同行标准比对。医院星级认证标准重点关注安全文化、顶层设计、院内外沟通共享及制度流程建设。新版标准试行后，已认证通过13家五星级医院，共计47家医院进入认证执行程序。在执行认证的同时，开展医院管理者的管理培训——黄埔内审员训练营共3期。星级认证得到了认证医院的认可，引起了行业的关注，开启了国内第三方医院评价的新篇章。

关键词： 第三方医院评价　本土医院认证标准　黄埔内审员训练营星级认证

中国大陆医院的评价认证经过近30年的发展，逐步形成以国家等级医院评审为主、国际认证为辅的格局，医院管理也逐步走向规范化、同质化。2017年，中国本土的第三方医院评价体系——中国医院竞争力星级认证异军突起，取得了不俗的成绩。

2015版标准通过试行验证了星级认证体系的严密性与合理性，在此基

* 刘洪，艾力彼医院管理研究中心副主任；石吉彬，医学硕士，艾力彼医院管理研究中心；刘泽媚，公共卫生政策及管理博士，艾力彼医院管理研究中心；蒋旭金，星级认证高级总监，艾力彼医院管理研究中心；陈忠，星级认证高级总监，艾力彼医院管理研究中心；单涛，企业管理硕士，艾力彼医院管理研究中心。

础上，艾力彼医院管理研究中心按照既定的三年修订周期开启了2018版标准的修订工作，并于2017年开始正式试行2018版标准。新标准试行期间获得各认证医院的高度评价，在业界掀起了一波以评促建、争创五星的高潮。

2018版标准修订依据有三：法源依据、循证依据以及同行标准比对。星级认证标准条款与现行的相关法律法规相呼应，在遵循现行法律法规的前提下给予认证医院切实有效的指导，部分标准要求甚至高于现行法律法规要求。标准修订时也会与行业内先进的认证标准进行比对，纳入行业最新的认证理念，同时要求每一条标准条款都必须与医疗服务质量、安全和运营效率密切相关，且被证明是确实行之有效的。

2018版标准是一套以国际医院认证标准为基础的中国本土化医院认证标准，具有非官方、国际化、本土化的三大特征。艾力彼医院管理研究中心作为国内领先的第三方医疗大数据和医院评价机构，在医疗服务行业从事咨询、服务、管理研究工作多年，为500余家大中型医院提供过管理咨询服务，拥有4000余家医院的相关数据，对国内医院管理现状和医疗行业生态有着深刻而独到的见解。中心的研究团队同时具备先进前沿的国际视野，对于国际医院认证体系，如JCI、KTQ、ACHS、DNV等均有多年的研究和实践经验。在多年的医院管理研究实践中，研究团队认识到，虽然国际医院认证体系对中国医院管理实践起到了非常重要的指导作用，但不可否认的是，部分国际认证条款并不完全符合中国医疗生态的实际情况与需求，一方面在实践中给医院带来困扰，一方面也限制了认证体系功能的完全发挥。针对这种现象，艾力彼医院管理研究中心以国际标准的本土化定制为目标，修订了2018版星级认证标准。

星级认证标准重点关注医院的安全文化、顶层设计、院内外信息互联、各种制度流程体系及落实效果。安全文化是医疗的基石，良好的安全文化不仅促使医院从上层领导到基层员工都积极主动关注医院的不良事件与安全隐患，而且促使医院从系统层面探寻本质原因从而进行改进，构建一个安全稳定的系统。顶层设计是医院高效运行的基础，合理的顶层设计能够使医院精准快速地调动拥有的资源，在高效投入的同时减少不必要的内耗，有效应对医院面临的各种挑战。而院内外信息互联则有助于医院以积极开放的态度面对医院内外部环境变化，成为一个学习型的组织，通过不断成长以把握行业前沿趋势。医院各种制度流程都是医院发展过程中管理实践的经验总结，制度流程的规范化管理作为促进经验性管理向制度化管理转变的重要手段，其体系架构及落实效果是我国医院管理界关注的重点所在。

星级认证的推进和执行秉承五项基本原则：自愿参与原则、客观公平公正原则、实用性与先进性平衡原则、质量与成本平衡原则、以评促建持续改进原则。认证医院认可接受星级认证标准，自愿参与认证是星级认证开展的前提。艾力彼医院管理研究中心作为第三方医院评价机构，一贯秉承客观公平公正的原则，尊重认证标准条款，保证认证专家同质化，保持认证程序标准化。在认证标准体系的制定与更新方面，认证执行委员会注重标准先进性与实用性的平衡，既关注国际前沿的医院管理理念，又关注国内医院管理的现实可行性。在认证实践中，认证专家会以质量成本平衡原则鼓励医院在可控的成本投入下争取最大的质量管理收益，并鼓励医院以星级认证标准为基础，持续改进医院管理质量和服务质量，进而塑造良好的安全文化和质量改进文化，打造医院核心竞争力。

在前期的认证实践中，认证专家发现不少医院缺乏专业的管理知识与技能，管理人员对各种基本质量管理工具缺乏了解，疏于应用。为帮助认证医院更好地理解和应用星级认证标准，艾力彼医院管理研究中心开办了星级认证医院内审员训练营。训练营注重理论与实践相结合，以各种案例演示帮助学员更好地理解标准的应用，同时辅导学员使用各种基本质量管理工具。虽然为保证培训质量，中心对训练营规模有所限制，但由于医院报名踊跃，每期训练营都超出预定开班规模。报名参训的医院既有公立医院，也有非公立医院，既有沿海发达地区的医院，也有西部偏远地区的医院，既有大型地市级三甲医院，也有尚未定级的小规模专科医院。截至 2017 年 12 月，内审员训练营已成功开办三期，参加培训的医院 97 家，参与培训的医院管理人员 253 人。

截至 2018 年 1 月，已有 13 家医院通过了中国医院竞争力星级认证的现场评审，经中国医院竞争力星级认证评定委员会审核批准，获得五星级医院证书与牌匾。目前，瑞安市人民医院、佛山市禅城中心医院、西安长安医院、厦门莲花医院、平邑县人民医院、西安大兴医院、高州市人民医院、新疆佳音医院、武汉市普仁医院、靖江市人民医院、武安市第一人民医院、德阳市人民医院和温州康宁医院均为星级认证五星级医院，授牌时间见表1。

表1 星级认证授牌医院名单

医院名称	医院等级	所属地区	艾力彼榜单名次	授牌时间	授予星级
瑞安市人民医院	三乙	浙江	县级医院第1名	2017年3月	五星
佛山市禅城中心医院	三甲	广东	非公医院第2名	2017年6月	五星
西安长安医院	三级	陕西	非公医院第10名	2017年6月	五星
厦门莲花医院	三级	福建	非公医院第44名	2017年6月	五星
平邑县人民医院	三乙	山东	县级医院第28名	2017年12月	五星
西安大兴医院	三级	陕西	—	2017年12月	五星
高州市人民医院	三甲	广东	县级医院第3名	2017年12月	五星
新疆佳音医院	三级	新疆	非公医院第39名	2017年12月	五星
武汉市普仁医院	三级	湖北	非公医院第13名	2018年1月	五星
靖江市人民医院	三乙	江苏	县级医院第37名	2018年1月	五星
武安市第一人民医院	三级	河北	县级医院第85名	2018年1月	五星
德阳市人民医院	三甲	四川	地级医院第93名	2018年1月	五星
温州康宁医院	三甲	浙江	非公医院第29名	2018年1月	五星

目前，已签约进入认证执行程序的医院有47家（含已通过认证的医院），其中公立医院30家，非公立医院17家。中国医院竞争力星级认证标准是一套既立足中国本土医疗生态现状，又紧跟国际医院先进管理理念的认证体系，标准各条款既具有一定的前瞻性指导作用，又契合国内医院管理现状与需求，得到了各认证医院的认可。值得一提的是，具备一定规模与管理基础的大型医院更快认识到该标准体系对于医院质量安全和管理水平提升的巨大价值，积极签约参与星级认证，已经进入认证程序的医院大多为三级以上医院，见图1。

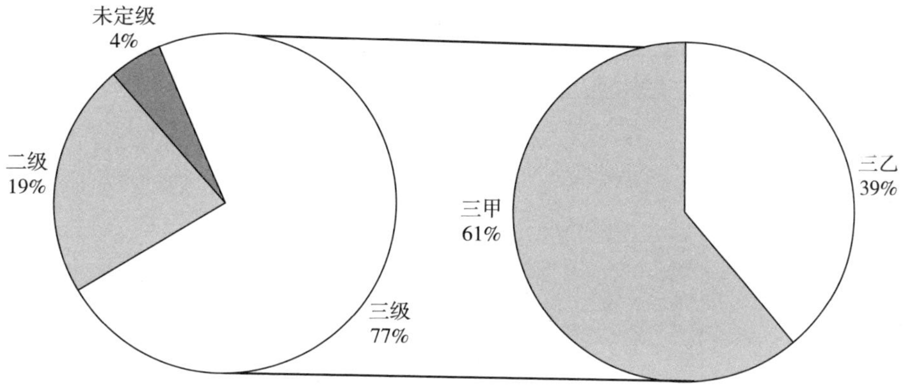

图 1　认证医院等级构成比

参与星级认证的医院中，多数为规模较大的医院，床位规模 1000 张以上的医院占比 60%，个别医院床位规模高达 3000 张，如图 2 所示。

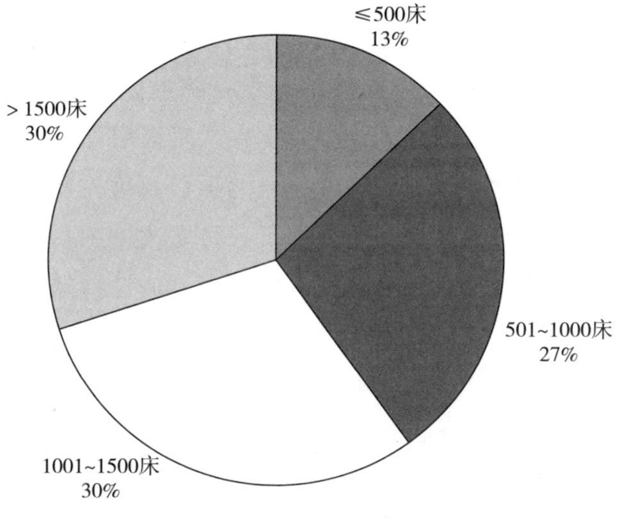

图 2　认证医院床位规模构成比

目前，星级认证签约医院覆盖国内 16 个省份，多数医院分布在东南沿海经济相对发达的省份，见表 2。

星级认证专家通过对这些医院的认证辅导检查，发现多数医院在管理方

表 2 认证医院省域分布

省份	星级认证机构数(家)	省份	星级认证机构数(家)
广东	11	湖南	2
山东	7	江苏	2
浙江	5	陕西	2
福建	3	安徽	1
河北	3	贵州	1
四川	3	河南	1
广西	2	辽宁	1
湖北	2	新疆	1

面都存在一些共同的缺陷，主要表现在质量改进体系、用药安全、危化品管理、设备管理、消防安全管理、消毒供应中心管理等方面。

例如，多数认证医院并未建立大质改体系，没有设置直接向医院院长负责的质改部。质改工作多由医务部下辖的质控科承担，致使质改工作难以覆盖院内其他与医院质量安全相关的部门。行政、后勤、财务、信息等部门常游离在质改体系之外。此外，多数医院虽已开展各类质量改进项目，但是质量改进工作缺乏年度计划，没有从院级层面对质改工作进行统筹规划，监测计划往往也没有设置优先监测项目及优先监测指标，导致质改工作无法全面覆盖重点环节，容易出现各科室改进项目重叠，造成资源浪费。另外，医院质量管理人员对质量管理工具的选择缺乏了解，疏于应用。

多数认证医院在药事管理，如库房管理、高危药品管理、用药差错监测与改进等方面也存在若干缺陷。部分医院药品库房未能严格执行温湿度管理制度，物品堆放不符合离墙、离地、离顶的标准要求，需避光保存的药品未见避光措施，近效期药品未见有效管理等，这些缺陷均会影响药品有效储存。高危药品管理缺陷多体现为存放不当、警示标识辨识度低等，对医院的用药安全造成威胁。

部分认证医院尚未设置静脉用药调配中心（Pharmacy Intravenous Admixture Services，简称 PIVAS），静脉用药由院内各病区分散配置。这样既无法保证药品配置环境的安全、清洁，也增加了医务人员自身职业暴露的风险，还加重了护士的工作负荷，造成人力资源的浪费。

尽管多数认证医院已经应用了各类用药安全软件，但往往由于参数设置不当而未能充分发挥其应有的功能。认证专家现场调用各类安全软件时，常会发现软件缺乏数项基本筛查预警功能，如药物不良反应、配伍禁忌、过敏史、用药剂量审核、病人生理状态预警等。同时多数认证医院的用药安全软件对于高危处方不能有效拦截，给医院带来极大的用药安全风险。

部分认证医院的临床药学部能够有效地开展药学工作，也能够对医院的临床用药管理系统进行定期风险评估，但仍有不少医院的药学部门未能对医院临床用药差错进行系统的监测与改进，对于临床用药幸免事件缺乏清晰定义，难以对幸免事件进行统计上报、原因分析及系统改进。

危化品管理也是认证医院经常出现管理缺陷的环节之一。部分医院未设置危化品仓库，没有对全院的危化品进行统一规范的全程管理，给各使用部门危化品管理造成了较大压力。部分医院虽设置了危化品仓库，但是管理方式相对粗陋，例如，缺乏明确细致的危化品清单，警示标识张贴不规范，无专用危化品保存柜，无相关物质安全数据表，未采用防爆灯及防爆开关，无专用排风装置，未严格执行温湿度管理，消防设备设施配置不合理且缺乏定期巡检等。

医院各类设备的预防性维保缺位是医院设备管理方面常见的重大缺陷之一。由于部分认证医院缺乏系统有效的设备预防性维保计划，医院各类设备常出现维保遗漏、维保过期等现象，甚至有部分医院在现场认证过程中未能展现设备维保痕迹。值得一提的是，也有部分医院通过采用先进的设备管理软件，做到了设备管理的可视化。

消防安全管理不完善是认证医院普遍存在的一处管理短板。往往在设备设施配置、消防安全培训、消防应急管理各方面均存在不同程度的缺陷。例如：医院的消防安全管理部门未能根据火险种类配置适宜类型的灭火器和自动灭火系统，未能合理设置常闭式防火门与常开式防火门，未能正确巡检各类消防设备设施；医院也未能对全院员工进行有效的消防安全培训，部分一线医护人员不熟悉火灾应急处置流程，不清楚消防水带与消防软管的使用方法，不知晓消防设施位置和消防通道布局；各医院尽管都会制定消防应急预案并定期进行消防演练，但是较少开展重点部门个性化应急演练，也未能根据不同部门、不同楼层的人流特征和建筑格局制定细致的应急疏散方案，上述种种现象说明医院面对重大复杂火情的应急处置能力堪忧。医院消防安全亟须引起管理层的高度重视。

消毒供应中心是医院感染管理重点关注的部门之一，与医院的医疗质量和患者安全密切相关。部分认证医院的消毒供应中心在区域划分、通道设计、功能布局、通风采光等方面存在诸多需要改进的地方。早期设计建造的消毒供应中心大多在建筑布局、出入通道设置方面存在缺陷，使得其中的人流、物流、气流难以遵循由洁到污的原则，存在洁污交叉的现象。部分医院的消毒供应中心不能为一次性无菌物品设置适宜的拆包间，无法避免物品外包装对无菌区造成污染的风险。部分医院消毒供应中心的通风系统由于存在设计缺陷，可能导致区域内温湿度管理不符合要求，或无法保证清洁无菌区相对于去污区的正压状态，或造成室内气流循环短路而影响实际换气效率。

中国医院竞争力星级认证不仅关注认证结论的客观公正，更关注认证过程对于医院管理水平提升的指导作用。认证专家在认证实践中针对上述各类医院存在的管理缺陷，依据认证标准，结合医院实际情况，通过与院方充分沟通交流，给予医院各种切实可行、科学有效的改进方案，获得院方高度评价。经过星级认证的医院，其管理水平均得到了切实的提升，医院认识到认证标准对医院管理实践具备强大的指导作用，在通过认证后仍旧以标准条款作为指导，采用星级认证的管理工具和检查方法，逐条对标，持续改进，每年向中国医院竞争力星级认证评定委员会提交医院年度质量改进计划及质量改进报告，与评定委员会保持沟通与交流，以获得前瞻性指导意见，为三年后的复评打下坚实的基础。艾力彼医院管理研究中心也期望能够以持续的跟进和指导，服务合作医院，为行业整体管理水平的提升、中国医疗卫生事业的发展做出自己的贡献。

B.5

医院信息互联 HIC 报告2017

庄一强　王彩云　罗永杰　唐洪磊　乐立权*

摘　要： 本报告研究对象为中国医院竞争力·医院信息互联 HIC 排名及 HIC 认证。本文对 HIC 评价的发展历程、HIC 认证意义和标准来源、评价维度进行综合性阐述并对 2017 年医院信息互联互通 100 强医院进行分析，这些分析能帮助我们更好地了解 HIC 的现状。

关键词： 医院信息　互联互通　HIC 认证

一　医院信息互联互通发展

2015 年，《美国新闻和世界报道》（*U. S. News & World Report*）对美国医院协会（AHA）《2013 年及 2014 年年度调查之信息技术附录》的调查问卷及结果进行了筛选和整理，得出了《2015 至 2016 年最佳互联医院调查报告》。报告重点关注“临床互联”“患者安全”“患者参与”，排名得到全美 159 家在此领域名列前茅的医疗中心的认可，指明了医疗数字化未来的发展方向。

2015 年，国家卫生计生委统计信息中心发布了《国家医疗健康信息医院信息互联互通标准化成熟度测评方案》《国家医疗健康信息区域信息互联

---

* 庄一强，管理博士，艾力彼医院管理研究中心主任；王彩云，卫生经济硕士，艾力彼医院管理研究中心；罗永杰，药学硕士，艾力彼医院管理研究中心；唐洪磊，生物统计、环境科学双硕士，艾力彼医院管理研究中心；乐立权，信息工程学士，艾力彼医院管理研究中心。

互通标准化成熟度测评方案》，依据电子病历基本数据集、电子病历共享文档规范等标准建立了多维度的测评指标体系，从数据资源标准化建设情况、互联互通标准化建设情况等方面进行测评，为医疗卫生机构之间的标准化互联互通和信息共享提供了技术保障。

（一）我国 HIC 发展历程

我国医院信息互联互通（Hospital Information Connectivity，以下简称 HIC），建设始于 70 年代末，主要经历了四个阶段，即单机应用、部门级局域网、全院级应用、区域医疗协助，特别是近 20 多年来，正朝着一条健康而光明的道路前进，但是“信息孤岛”现象给医院互联互通发展造成了很大障碍。

（二）互联互通助力分级诊疗：人不下沉，技术下沉

分级诊疗是为了抵抗优质医疗资源集中于大城市大医院的“虹吸现象”。我们认为实现分级诊疗需要五个要素：技术下沉是关键，利益共享是动力，IT 技术是工具，政府指引是方向，社会参与是增量。其中第三点“IT 技术是工具”，帮助实现医生不下沉而优质医疗技术通过信息互联互通手段向基层医院下沉的目的。

二　医院信息互联 HIC 评价

对医院信息互联互通的评价主要分为：HIC 排名和 HIC 认证。

（一）HIC 排名

艾力彼于 2014 年开始研究医院信息互联互通的现状及排名方法，主要对院内互联、院际互联、第三方互联以及大众互联这个四个维度的互通有无情况进行研究分析，2015 年发布了第一届“医院信息互联互通 HIC 排名”，随即引起 HIT 界的高度关注。至今 HIC 排名已经发布了三年。

（二）国内外信息化评级

2006 年，美国 HIMSS（Healthcare Information and Management Systems Society），提出电子病力应用模型（Electronic Medical Records Adoption Model，EMRAM），并以此为依据，建立了八级评价标准对医疗机构的信息化建设水平进行评级。截至 2017 年 12 月，HIMSS 在 11 个国家评出了 289 家 EMRAM 七级医院，在 25 个国家评出超过 2600 家 EMRAM 六级医院，其中中国大陆七级医院 8 家，六级医院 39 家。

国家卫生部办公厅于 2011 年发布了《电子病历系统功能应用水平分级评价方法及标准（试行）》，以便卫生行政部门掌握和了解医院的电子病历建设与应用情况，引导医疗机构在信息化建设方面向注重效果、提高医疗服务安全性与质量的方向发展。截至 2017 年 12 月，已经累计对全国 5000 家医院进行了评级，其中五级及以上的医院 33 家。

三　艾力彼 HIC 认证

（一）HIC 认证意义

星级认证和三级评审是医院管理质量持续改进的评价体系。HIC 认证则是把医院认证的“督导、检查、总结、反馈、改进”变成制度并将其固化，协助医院把制度落地。艾力彼的希客认证从系统设计、有效应用和管理果效三个方面对医院信息互联互通进行全面梳理和认证，确定该系统对医院的专业化管理、质量与安全、服务与就医体验、财务与控费是否有提升作用。

艾力彼提出医院管理的“三个凡事”：凡事要有规章制度，有标准化管理；凡事要有责任部门责任人；凡事要有时效性。实现医院管理“三个凡事”，各环节与流程要求的最佳手段是信息互联互通和管理标准化。通过希客认证医院可了解到本院信息化现状与目标的距离，快速升级少走弯路。希客认证虽然是评价医院信息互联互通的应用水平与管理果效，但给医院带来的不仅是信息互联本身的提升，而且是管理思维的突破。

（二）HIC 标准来源

①星级认证标准对信息互联的要求。②三级医院评审对信息互联的要求。③医院信息互联互通标准化成熟的测评指标体系。④电子病历系统功能应用水平分级评价方法及标准。⑤HIMSS EMRAM 标准。⑥信息系统安全等级保护基本要求（标准）。

（三）HIC 认证维度

HIC 认证维度见图 1。

1. 互联互通维度

信息化联接了医院院内和院外的人、财、物、诊疗信息和医患信息，互联互通维度就是对院内、院际、第三方和大众的系统联接情况进行评价。

2. 医院管理维度

医院管理维度是对院内现有的信息系统，从以下四个角度进行评价：HIC 对医院管理的影响（M，Management）、HIC 对医疗质量与患者安全的影响（Q，Quality & safety）、HIC 对医疗服务与患者就医体验的影响（S，Service）、HIC 对医院财务与控费的影响（F，Finance）。

3. 果效增益维度

管理果效评价的是“有联用好”，具体如下：有，有没有支持管理果效（结果、效率）的信息系统；联，与多少信息系统互联互通；用，使用的深度、广度和频率；能否产生可辅助管理决策的大数据；好，是否支持业务闭环（督—查—总—馈—进），是否实现信息闭环。

（四）HIC 认证对医院管理的价值

①在信息时代，有利于提高医院的未来形象。②HIC 有利于促进医院信息互联的有效应用、提升管理果效。③评价信息系统对 MQSF（专业化管

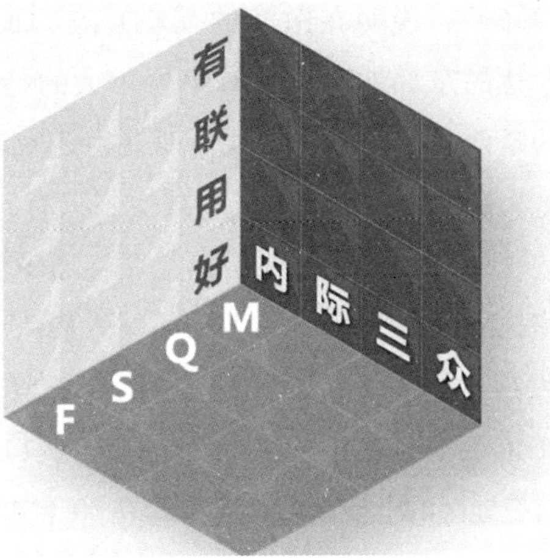

图1　HIC 认证（互联、管理、果效，3D 图）

理、质量与安全、服务与就医体验、财务与控费）管理提升的作用。④HIC 认证可作为主管部门信息化评审的有效补充。⑤HIC 的四个互联：院内互联、院际互联、第三方互联、大众互联。⑥院际互联助力分级诊疗：人不下沉，技术下沉。⑦第三方互联助力 DRGs 应用、第三方支付、第三方检查检验、商业保险、移动医疗与共享医疗。⑧大众互联有利于改善病人及家属的就医体验，提高满意度。

四　2017HIC 百强医院分析

本文根据医院信息互联互通排名方法论对四个维度 56 个指标进行分析。

（一）医院信息互联互通100强分布情况

2017 年医院信息互联互通 100 强（简称 HIC 百强）分布于 21 个不同省份、49 个城市。将医院信息互联互通 100 强按国内七大区划分，华东区 100 强数量最多，共计 47 家，占 47%，与第 2 名华南（15 家）、第 3 名华北（14 家）拉开比较大的优势距离（见表 1）。华东、华南和华北三区合计占

76%（2016 年占比 73%），说明在医院的互联互通方面区域分布仍严重不均衡，集中在经济发达的东部地区，并有集聚扩大的趋势。对比 2016 年数据，变化比较明显的是西北、西南和东北。西北由 3 家增加到 5 家，东北由 7 家减少到 5 家，减少最多的是西南由 7 家减少到只有 3 家。

从省份分布情况来看，2017 年医院信息互联互通 100 强主要分布于广东（15 家）、浙江（12 家）、上海（12 家）、江苏（9 家）、北京（8 家）、山东（8 家）等东部经济发达省份，以上 6 个省份占据 65%（近 2/3）的比例。从城市分布看 2017 年 HIC 百强最集中的三个城市是上海（12 家）、北京（8 家）、广州（8 家），而且前三地区的上榜医院大部分均在 50 名以内，具体见表 1。

表 1　2017 届医院信息互联互通 100 强医院排名分析

单位：家

七大区	省份	城市	机构数
华东（47 家）	浙江	杭州	6
		温州	3
		台州	2
		宁波	1
	上海	上海	12
	江苏	南京	3
		无锡	2
		淮安	1
		苏州	1
		徐州	1
		扬州	1
	山东	济南	2
		济宁	2
		滨州	1
		聊城	1
		青岛	1
		烟台	1

七大区	省份	城市	机构数
华东（47 家）	福建	厦门	3
		泉州	1
	江西	南昌	1
	安徽	合肥	1
华南（15 家）	广东	广州	8
		深圳	2
		东莞	1
		佛山	1
		清远	1
		汕头	1
		中山	1
华北（14 家）	北京	北京	8
	天津	天津	2
	内蒙古	包头	1
		乌海	1
	河北	石家庄	1

七大区	省份	城市	机构数
华北区（14 家）	山西	大同	1
华中（9 家）	河南	郑州	3
		洛阳	1
	湖北	武汉	2
		黄石	1
		天门（省管县）	1
	湖南	长沙	1
西北（7 家）	新疆	乌鲁木齐	2
		喀什	1
		克拉玛依	1
		石河子（省管县）	1
	陕西	西安	2
东北（5 家）	辽宁	大连	3
	云南	沈阳	2
西南（3 家）	四川	昆明	2
		成都	1

资料来源：艾力彼医院管理研究中心数据库。

以各省医院信息互联互通 100 强数量为横坐标，均衡指数为纵坐标绘图，图像如图 2 所示，可以将这些省份划为 4 个区间，江苏、浙江、广东、山东位于同一区间，这 4 个省份入围的 HIC 百强医院数量较多，且均衡指数相对较高。其他省份（福建、新疆、辽宁、湖北、河南、内蒙古、陕西、云南、河北、江西、陕西、湖南、安徽、四川等）都位于同一区间，上榜医院数量较少且医疗资源分布不均衡。

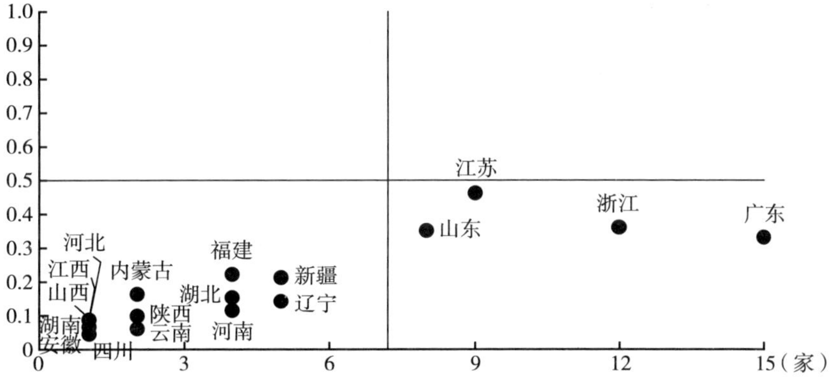

图 2　HIC 排名之各省份均衡指数

注：均衡指数表示某地域医疗资源的分布均衡程度，指数越接近 1，医疗资源分布越均衡，越接近 0，医疗资源越失衡（详见附录名词解释）。

资料来源：艾力彼医院管理研究中心数据库。

从整体来看，2017 年 HIC 百强医院以三甲医院为主，达到 87 家，在东部沿海经济带和京广铁路经济带 2 个经济带集中分布。在各省份的分布上，与当地的经济规模、人口聚集增长速度、科技教育水平、医疗资源历史积累及交通便利度有较强的正相关性。2017 年 HIC 百强以顶级医院和地级城市医院为主，中医医院仅有 5 家，且排名普遍靠后，西医医院信息互联互通的能力远远优于中医医院。

（二）院内互联分析

院内互联是指医院内部各个信息系统实现跨系统的互联互通，形成一体化的医院信息系统平台。院内互联评价的内容由院内部门是否存在信息孤岛，是否有院内部门级统一的数据库管理，能否自动生成全院级信息报表，是否具备决策支持信息系统，以及是否有临床、医技、财务、物流、后勤实时监控组成。将医院信息互联互通 100 强按院内互联互通的各评价内容结果做统计分析，结果如图 3 所示。

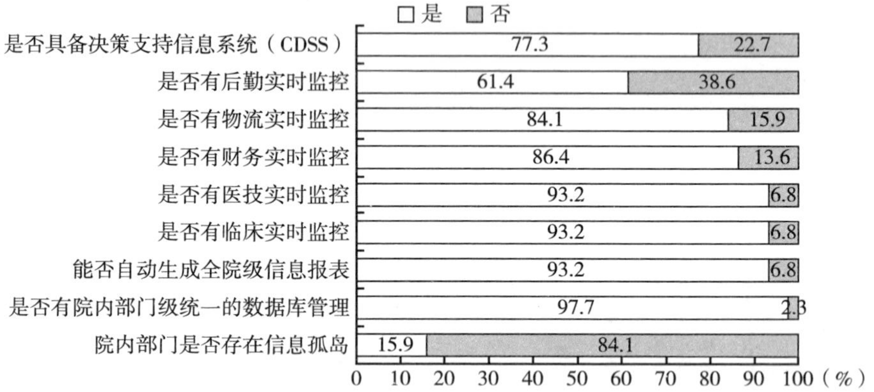

图 3　HIC 排名之院内互联

资料来源：艾力彼医院管理研究中心数据库。

目前医院信息互联互通 100 强在院内统一的数据库管理和全院级信息报表建设方面做得比较完善，大部分医院也都具备决策支持的信息系统，对医院数据的发掘利用已经得到医院的重视。在实时监控方面，医技和临床部分做得比较好，后勤、物流和财务部分的实时监控还需进一步提高，整体来看已初步具备实时监控的能力。统计结果显示，目前大部分医院部门间存在信息孤岛的现象不多，但仍需继续加快建立院内统一信息平台，消除信息孤岛现象，提升院内不同部门医疗信息共享能力，具体见图 3。

（三）院际互联分析

院际互联是指医院与其他医院之信息系统的对接联通和数据交换，对于医疗数据共享、减少重复医疗、减轻患者不必要的医疗负担具备重要意义。院际互联要素着重考察了影像系统、病理系统和远程会诊的院际互联情况，并针对医院信息互联互通 100 强做了相关的统计汇总，结果如图 4 所示。从收集到的信息可以看出院际之间的远程会诊互联做得相对最好，100 强医院多数具备与其他医院进行远程会诊的能力。病理信息系统的院际互联互通还存在近 1/3 的医院没有完成院际对接共享的问题，还有很大的改进空间，此外影像信息系统的院际互联互通也需要进一步提升，具体详见图 4。

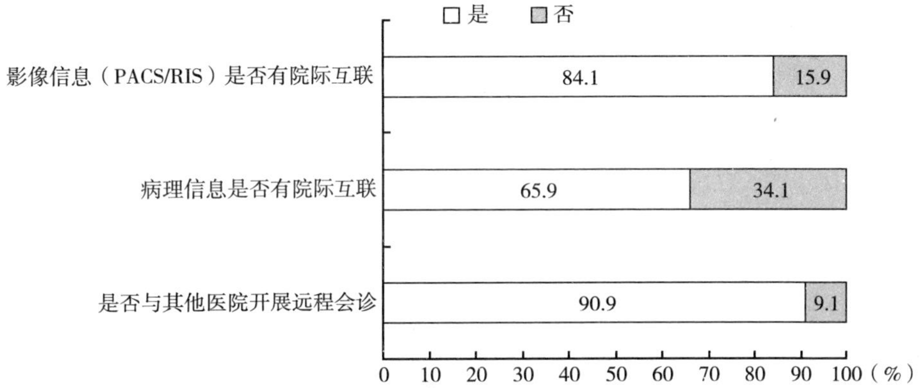

图 4　HIC 排名之院际互联

资料来源：艾力彼医院管理研究中心数据库。

（四）第三方互联分析

第三方互联指的是医院与医保、第三方支付、商业保险、第三方检查检验等第三方机构的系统对接及信息交换，是区域医疗一体化整合管理的基础。总体来看，医院信息互联互通 100 强虽然在与周边服务和分级诊疗、上下转诊方面的互联互通做得比较好，但是在与第三方商业健康保险机构和第三方独立检查检验机构之间的互联互通还存在很大的空白和不足，具体见图 5。

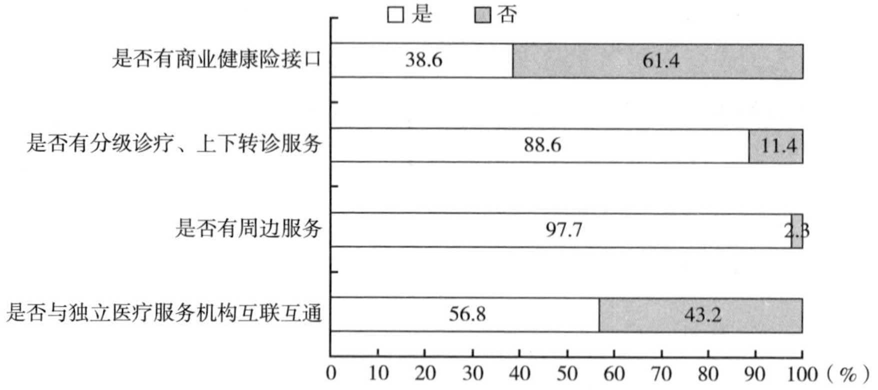

图 5　HIC 排名之第三方互联

资料来源：艾力彼医院管理研究中心数据库。

（五）大众互联分析

大众互联指的是医院与服务对象的信息反馈联通，着重从医院是否与可穿戴设备对接、是否拥有微信公众号和是否拥有 APP 三个方面做了分类统计。由统计结果可看出，医院信息互联互通 100 强中绝大多数都已经开通微信公众号，开通率接近 98%。在 APP 方面，只有不到 60% 的医院推出了自己的专属移动应用，在对接可穿戴设备方面，还只有少数 38.6% 的医院具备对接的能力，医院需要进步一步加大投入，提高服务患者的能力，具体见图 6。

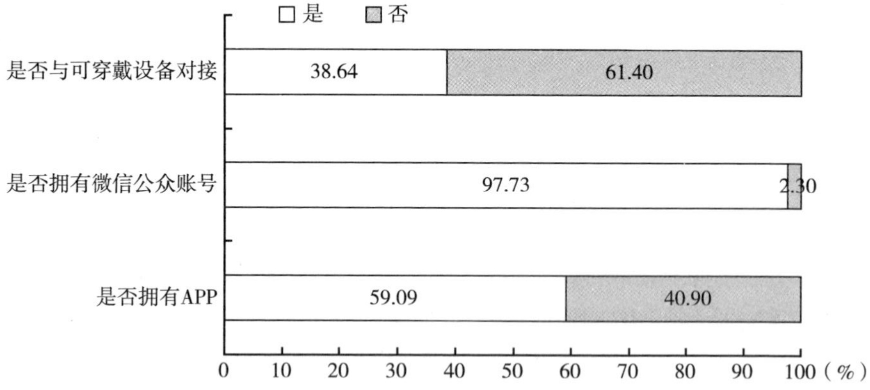

图 6　HIC 排名之大众互联

资料来源：艾力彼医院管理研究中心数据库。

五 结语

第一，医院信息互联互通评价包含 HIC 排名和 HIC 认证。艾力彼 HIC 排名始于 2015 年，在积累了多年经验的基础上研发出 HIC 认证，对 HIC 的有效应用和管理果效进行全方位的认证。

第二，通过院内互联、院际互联、第三方互联和大众互联四个维度对 2017 年 HIC 百强医院进行分析。院内互联大多数医院已经解决了信息孤岛的问题，在实时监控方面还存在很多空白。院际互联方面病理信息相对于影像信息和远程会诊，互联的程度偏低，还有提升的空间。第三方互联在与周边服务和分级诊疗、上下转诊方面做得比较好，与第三方商业健康保险机构和第三方独立医疗服务机构之间的互联互通还存在很大的空白和不足。在与大众互联方面，各医院基本都开通微信公众号，但是在 APP 方面投入不足，前沿的可穿戴设备对接还是短板。

第三，从均衡指数来看，江苏、浙江、广东、山东这 4 个省份入围 HIC 百强的医院数量较多且分布均衡度相对较高，HIC 百强主要来自于顶级医院和地级城市医院，以三甲医院和西医医院为主，集中在经济发达地区，在各省份的分布上，与当地的经济规模、人口聚集增长速度、科技教育水平、医疗资源历史积累及交通便利度有较强的正相关性。

参考文献

1. 庄一强、曾益新：《中国医院竞争力报告（2017）》，社会科学文献出版社，2017。
2. 庄一强、曾益新：《中国医院竞争力报告（2016）》，社会科学文献出版社，2016。
3. 董军：《HIMSS 从零到一》，光明日报出版社，2016。
4. 袁浩、姜明：《HIMSS 电子病历应用模型分析》，医学信息杂志，2013。
5. Chae Y. M., Yoo K. B., Kim E. S., *The Adoption of Electronic Medical Records and Decision Support Systems in Korea*, Healthc Inform Res., 2011.

6. Liu H. I. , Ma L. , *A Method to Evaluate Hospital Information System Application Level*, China Digital Medicine, 2010.

7. " Electronic Medical Records vs. Electronic Health Records: Yes, There Is a Difference", A HIMSS Analytics TM White Paper, 2006.

分报告一　分层分类报告

1st Sub-report　Reports of Hospitals in Every Level

B.6
县级医院报告

王兴琳　梁婉莹　邓兆盈*

摘　要： 本文对2017届县级医院100强、300强、500强进行综合竞争力评价。县级医院100强集中分布在华东，其中主要分布在山东（24家）、江苏（23家）、浙江（15家）。从竞争力要素指标的5年平均增速看，年手术量平均增速最快（11.2%），远大于增速最慢的高级职称人数/全院职工（3.0%）；县级医院300强、500强中，华东的山东、江苏、浙江入围数量依然位居前三位，其次是华中的湖北，其他省份的县级医院竞争力仍有待提高，县级医院发展不均衡问题依然存在。

关键词： 县级医院　分布均衡度　竞争力评价

---

* 王兴琳，管理学博士，艾力彼医院管理研究中心；梁婉莹，管理学学士，艾力彼医院管理研究中心；邓兆盈，工学学士，艾力彼医院管理研究中心。

一　2017届县级医院100强分析

本研究对象为位于县域的综合医院，含中医医院。本文将从地域分布、竞争力要素和纵横交叉等方面对2017届县级医院100强进行评价和分析。通过评价和分析，可对县级医院100强的分布、竞争力和发展趋势有更进一步的了解。

与2016届县级医院100强相比，2017届县级医院100强名次变动如下：46家医院名次上升，34家医院名次下降，20家医院名次维持不变，1家医院新进100强，1家医院跌出100强。

（一）县级医院100强分布分析

1. 七大区分布：华东独大，西北缺席

县级医院100强中华东占67家，其他六大区合计才入围33家，可见华东实力遥遥领先（见图1）。而西北则没有医院能够进入100强，需进一步加强县级医院的建设，提升医院综合实力，争取跻身100强。区域竞争力指数基本随入围机构数增加而增大，华南虽比华中少1家入围医院，其区域竞争力指数却略高于华中，原因是华中入围县级医院100强的医院不及华南入围县级医院100强的医院竞争力强，名次相对处于靠后位置，且没有医院能进入前10强，而华南则有一家医院进入前10强且名次靠前。

把县级医院100强通过阶梯分组分为10组（1~10名为第一组，11~20名为第二组，以此类推）。100强中的67家华东县级医院在排名越靠前的分组中所占席位越多，第一组占9位，即10强中的9强来自华东。第二组至第五组占7~8位，第六组至第九组占6~7位，最后一组占3位，表明华东不仅入围县级医院100强的医院数量多，且入围医院名次也靠前，医院的竞争力较强。其余五大区在各组中占据的席位均不超过3位，且主要集中在靠后的分组中，除华东外的其他地区应采取措施加强县级医院建设，提升县级医院竞争力。

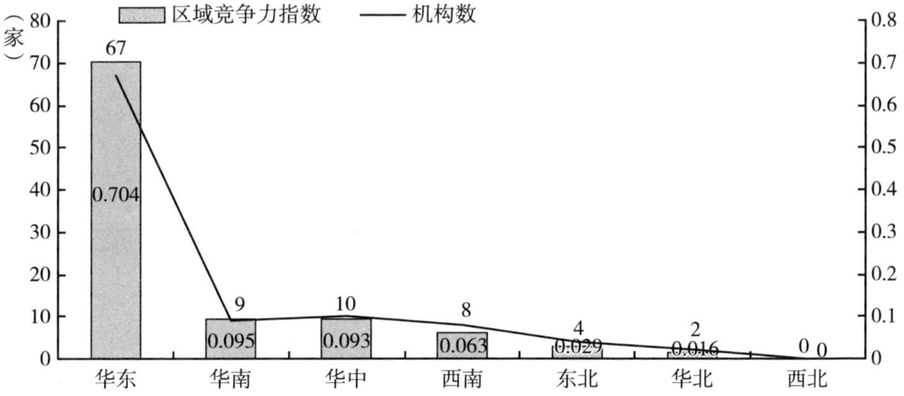

图1　2017届七大区县级医院100强数量和区域竞争力指数

资料来源：艾力彼医院管理研究中心数据库。

2. 省份分布：鲁苏浙领航，江苏均衡度最高

入围县级医院100强的省份共有17个，另有11个省份没有入围（北京、天津和上海没有设县，因此不在评选范围内）。其中，入围数量排在前三位的省份分别是山东（24家）、江苏（23家）、浙江（15家），前文提及华东有67家医院入围县级医院100强，而江苏、山东和浙江3个省份入围医院就有62家，说明华东在县级医院100强中竞争力强得益于这3个省份。其他省份入围县级医院100强的医院较少，均不多于10家，而有8个省份（广西、河北、河南、吉林、贵州、福建、重庆、云南）均只有1~2家医院入围。

省竞争力指数代表各省份的县级医院的竞争能力。由表1可知，入围医院多的省份的省竞争力指数排名也靠前，但也有个别省份尽管入围机构数相对较少，省竞争力指数也较高。如江苏和山东两省的比较，尽管入围机构数江苏比山东少1家，但是江苏的省竞争力指数仍比山东高，表明江苏入围医院竞争力较山东的强（见表1）。

将某个省份县级医院100强所在县数量记为A，该省份所有县总数记为B，均衡指数（A/B值）表示该省入围县级医院100强医院分布的均衡度。均衡指数越大，表示医疗资源分布越均衡。

表 1　2017 届县级医院 100 强省份分布

省份	山东	江苏	浙江	广东	湖北	四川	湖南	安徽	辽宁
省竞争力指数	0. 236	0. 253	0. 175	0. 078	0. 044	0. 040	0. 034	0. 032	0. 020
机构数(家)	24	23	15	7	4	5	4	4	3
省份	广西	河北	河南	吉林	贵州	福建	重庆	云南	
省竞争力指数	0. 017	0. 016	0. 015	0. 009	0. 008	0. 008	0. 008	0. 006	
机构数(家)	2	2	2	1	1	1	1	1	

资料来源：艾力彼医院管理研究中心数据库。

如表 2 所示，从入围 100 强县总数和入围机构数量看，山东数量最多，均为 24 个，即山东入围县级医院 100 强的 24 家医院来自 24 个不同的县，表明山东入围县的医院实力较均衡。但因为山东全省县总数较多，尽管已有 24 个县有医院入围，其均衡指数与处于第一位的江苏仍有一段差距。江苏入围机构数紧跟山东，有 23 家，但江苏实力较强的县级医院较为集中地分布在其中的 4 个县，所以仅有 18 个县有医院入围县级医院 100 强，均衡指数为 0. 439。四川、河北、云南为全省县总数排名前 3 的省份，但其入围 100 强县总数较少，均衡指数较低，综合实力有待提高。

表 2　2017 届县级医院 100 强各省份均衡度分析

省份	江苏	山东	浙江	广东	重庆	辽宁	湖北	安徽	四川
A:入围 100 强县总数(个)	18	24	15	6	1	3	4	3	5
B:全省县总数(个)	41	83	53	57	12	41	64	61	131
均衡指数	0. 439	0. 289	0. 283	0. 105	0. 083	0. 073	0. 063	0. 049	0. 038
入围机构数(家)	23	24	15	7	1	3	4	4	5
省份	湖南	广西	吉林	河南	福建	河北	贵州	云南	
A:入围 100 强县总数(个)	3	2	1	2	1	2	1	1	
B:全省县总数(个)	87	71	39	106	57	121	73	113	
均衡指数	0. 034	0. 028	0. 026	0. 019	0. 018	0. 017	0. 014	0. 009	
入围机构数(家)	4	2	1	2	1	2	1	1	

资料来源：艾力彼医院管理研究中心数据库。

2016 年各省 GDP 排名前四位分别是广东、江苏、山东、浙江，100 强县级医院均衡指数排名前四位的省份也是这四个（见图 2），可见医院竞争力与经济实力有紧密关联。县级医院 100 强中有 37 家医院来自 2017 年全国中小城市综合实力百强县市。江苏、山东、浙江各有 20、15、14 个县属于百强县市，为拥有百强县市的省份前三位。而在县级医院 100 强中，这三个省份的百强县市中又分别有 17、5、9 个县市入围，同时这三个省份也是均衡指数最高的三个省份。

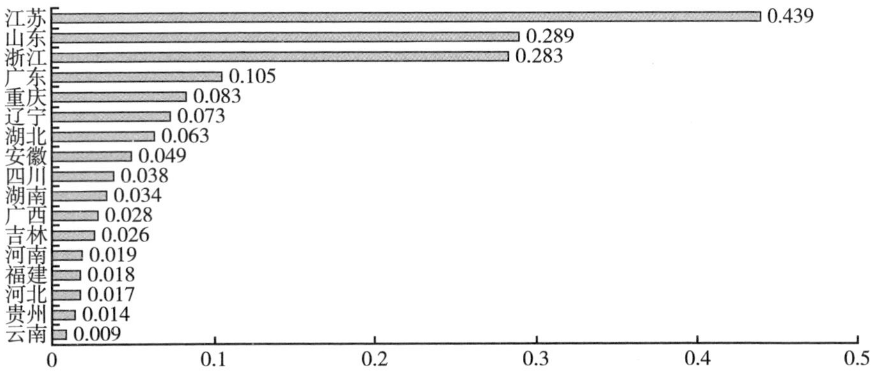

图 2　县级医院 100 强医院均衡指数

资料来源：艾力彼医院管理研究中心数据库。

3. 城市分布：县级医院100强城市分布显著不均衡

全国共有 334 个地级行政区划单位（简称地级市，下同），县级医院 100 强来自 53 个地级市（不统计位于直辖市和省直管县的县级医院 100 强），其中 13 个地级市拥有多家（多家是指 3 家及以上）100 强县级医院（见表 3）。由表 3 可知拥有多家 100 强县级医院的地级市主要集中在华东，其中苏州和潍坊拥有较多 100 强县级医院，分别为 8 家和 7 家。另外，整个华中的入围机构数为 10 家，其中湖南入围 4 家，而长沙已占 3 个席位，虽然反映出长沙的县级医院竞争力较强，但是也反映出湖南优质县级医疗资源分布较为集中的现状。

表3　2017届拥有多家100强县医院的地级市

单位：家

所在地区	所在省	所在地	机构数
华东	江苏	苏州	8
		南通	4
		无锡	3
		泰州	3
	山东	潍坊	7
		临沂	4
		烟台	3
	浙江	温州	3
		绍兴	3
		金华	3
		宁波	3
	安徽	阜阳	3
华中	湖南	长沙	3

资料来源：艾力彼医院管理研究中心数据库。

全国共有1897个县（不包括市辖区，包括县、县级市、自治县、自治旗、旗，特区、林区，本文统称为县），七大区中县数量最多的是西南，有397个，其次是华东，有371个。尽管华东县的数量不及西南多，但华东入围县级医院100强的机构数已经远远超越西南。县级医院100强分别来自92个县，其中7个县有2家及以上县级医院入围100强（见表4）。而常熟

表4　2017届拥有2家及以上100强县级医院的县

单位：家

所在地区	所在省	所在地	所在县	机构数
华东	江苏	苏州	常熟	3
			张家港	2
			昆山	2
		无锡	江阴	2
	安徽	阜阳	太和	2
华中	湖南	长沙	浏阳	2
华南	广东	揭阳	普宁	2

资料来源：艾力彼医院管理研究中心数据库。

有3家医院入围100强，是入围100强县级医院数量最多的县。值得关注的是，常熟、张家港、昆山和江阴是2017年全国中小城市综合实力百强县市中的前4位。由此可见，县的综合实力在一定程度上影响着县级医院的竞争力。

4. 其他特征分析

县级医院100强中等级为三级的有84家，2016届县级医院100强中三级医院占比为接近80%，2017届已超过80%，表明县级医院100强的实力在逐年提升。

近年来，我国加大对社会办医的支持力度，鼓励民营资本进入医疗行业。2015年底，民营医院数量已反超公立医院数量，占比52.6%。而2016年，民营医院占比比2015年增加3个百分点。虽然民营医院数量逐渐增加，但是其综合实力仍有待提高，县级医院100强中仅有1家非公立医院，且为公立医院改制而来。社会办医不能仅体现在数量上，而且要表现在质量和实力上，众多的民办县级医院应提升医院综合实力，争取有更多的非公立医院进入县级医院100强。

县级医疗资源中不乏中医医院，但入围县级医院100强的中医医院仅有1家。由县级医院100强榜单可知县级中医医院竞争力与县级西医医院相比仍存在明显的差距。《"健康中国2030"规划纲要》提到要充分发挥中医药独特优势，提高中医药服务能力，发展中医保健养生，推进其继承创新。中医在基层医疗中的作用也是不能忽视的，应该应纲要号召，提高县级中医医院服务能力和竞争力。

县域地区附属医院（高校直属附属医院）数量较少，故入围的附属医院也少。少了附属医院的人才储备优势，县级医院需通过其他方式加强人才队伍建设。

（二）竞争力要素分析

根据竞争力排名TOPSIS模型，医院竞争力包括医疗技术、资源配置、医院运行三个维度，下文将逐一对这三个维度进行分析。

在县级医院100强中，75家医院来自东部，15家来自中部，10家来自西部。分别取东中西部的10强县级医院计算各指标的均值并与县级医院100强各指标的均值进行对比分析，以了解各地区间县级医院100强的差异。

1. 医疗技术要素：东部具备比较优势，中西部优劣各异

医疗技术要素由正高医师人数/医师人数、医师人数/全院职工人数、护士人数/全院职工人数、年住院手术量/年出院量、省级临床重点专科/总专科数、国家卫计委临床重点专科/总专科数、ICU床占比7个指标组成，下面将选取部分指标进行统计分析。

由于东部县级医院包揽了县级医院100强中的前10名，故东中西部10强县级医院中，东部10强就是县级医院100强的前10名。由表5可知，作为东部的龙头县级医院同时也是县级医院100强的龙头医院，东部10强的各医疗技术指标均比中部10强和西部10强大，且拉开了较大的距离。

如表5所示，医疗技术东强西弱，尤其东部10强指标均值远超100强指标均值。从人才占比方面看，西部的高级职称人数/全院职工人数为10.97%，正高医师人数/医师人数为5.49%，均为东中西部中的最低水平。西部人才缺乏和流失的问题一直阻碍着西部发展的步伐，对于医疗事业的发展也如此，因此出台更多的机制以及改变人才的观念以留住人才尤为重要；ICU床占比是医院综合救治能力的体现，也反映着医院整体的综合实力，东部ICU床占比明显高于中部和西部，反映出中西部县级医院与东部县级医

表5　2017届东中西部县级医院100强医疗技术指标均值

单位：%

	高级职称人数/全院职工人数	正高医师人数/医师人数	ICU床占比	年住院手术量/年出院量
东部	11.92	8.73	2.05	30.78
其中:东部10强	15.42	12.22	2.56	37.35
中部	12.87	6.17	1.56	27.65
其中:中部10强	13.50	6.81	1.61	29.81
西部	10.97	5.49	1.49	31.85
其中:西部10强	10.97	5.49	1.49	31.85
100强均值	11.87	8.18	1.95	30.51

资料来源：艾力彼医院管理研究中心数据库。

院实力差距显著；在年住院手术量/年出院量方面，西部比东部和西部高，反映出尽管西部人才缺乏，但是其医疗技术也不处于落后水平。

2. 资源配置要素：东中西显著差异，门急诊量东部最大

资源配置要素由医师人数/床位数、临床护士人数/床位数、全院职工人数/年门诊量、全院职工人数/年急诊量、全院职工人数/年出院量、医疗设备资产值/总资产值6个指标组成，下面将通过与医院规模数据作对比对指标进行统计分析。

卫计委于2016年4月印发的《县医院医疗服务能力基本标准》指出，要求实开床位数与病区护士之比至少1∶0.4。如表6所示，县级医院100强的临床护士人数/床位数已达0.521，满足并已超过县级医院的基本标准。其中西部该指标数值最大，东部和中部较西部低，且东部10强和中部10强均比其整个地区的均值低，东部和中部的医疗床位规模较大，临床护士人数的增长不及规模增长快是导致该指标较西部低的因素。

除临床护士人数/床位数较高外，西部全院职工人数/年出院量也比东部10强和中部高，可看出西部在部分资源配置指标上占优势。从医院床位规模和业务量看，东部10强即县级医院100强的前10强占绝对优势，但是当与医护人员数量结合后与西部做比较，可知仍有提升空间。在进行医院建设时，不能仅追求规模大和业务量多，也要注重医疗资源的合理配置，把医疗服务质量提升到相应水平。

表6　2017届东中西部县级医院100强资源配置指标均值

	实开床位数（张）	医师人数/床位数（人/张）	临床护士人数/床位数（人/张）	年门急诊量（万人次）	全院职工人数/年出院量（人/万人次）
东部	1302	0.388	0.520	116	320.59
其中：东部10强	2002	0.360	0.512	191	308.25
中部	1369	0.360	0.490	76	268.54
其中：中部10强	1386	0.345	0.473	79	266.66
西部	1123	0.347	0.556	73	314.87
其中：西部10强	1123	0.347	0.556	73	314.87
100强均值	1293	0.381	0.521	107	314.25

资料来源：艾力彼医院管理研究中心数据库。

3. 医院运行要素：东部运行最优

医院运行要素由平均住院天数、床位使用率、门诊均次费用/当地人均GDP、住院均次费用/当地人均 GDP 4 个指标组成。下面选取部分指标对其进行统计分析。

2016 年全国医院平均住院天数为 9.4 天，床位使用率为 85.3%。如表 7 所示，100 强的平均住院天数比全国水平低，最低为东部；床位使用率比全国水平高，其中最高为中部，高达 111.68%。在《三级综合医院评审标准（2011 年版）》中，适宜的床位使用率为 84% ~93%，但是县级医院 100 强均值明显超出适宜范围。床位使用率过高，会使工作人员负担过重，容易发生差错。《2017 中国卫生和计划生育统计年鉴》数据显示，2016 年门诊均次费用为 245.5 元，住院均次费用为 8604.7 元。县级医院 100 强门诊均次费用低于全国水平，而住院均次费用在中部和西部较低，东部较高。

表 7　2017 届东中西部县级医院 100 强医院运行指标均值

	平均住院天数(天)	床位使用率(%)	门诊均次费用(元)	住院均次费用(元)
东部	8.25	97.66	226.43	8746.27
中部	8.49	111.68	232.81	7211.89
西部	8.78	107.45	222.40	7718.77
100 强均值	8.33	100.16	226.45	8499.18

资料来源：艾力彼医院管理研究中心数据库。

综合对医院各评价指标的分析，东部县级医院 100 强综合实力取胜。而在部分指标上，中部和西部稍强，如中部实开床位数较多，西部的临床护士人数/床位数优于东部和中部。东部整体实力强，规模和医疗技术的多项指标均处于领先地位，但在人员配置方面仍可继续加强。

（三）纵横交叉评价

县级医院 100 强中共有 6 家中医医院，它们均进入了中医医院 500 强，但其中仅有一家医院属于中医医院 100 强，为在县级医院 100 强中居第 42

名的昆山市中医医院，其在中医医院 100 强中排名第 82 位，而另外 5 家中医医院均处于中医医院 101 ~500 强榜单中。

县级医院 100 强中仅有一家为非公立医院，且该医院由公立医院改制而来，目前还没有原创的非公立县级医院进入 100 强。

二 2013 ~2017 届5年县级医院100强纵贯分析

（一）地域分布：百强变化小，分布趋稳定

近五年县级医院 100 强来自山东、江苏、浙江等 20 个省份，如表 8 所示，山东、江苏、浙江近年来都是入围县级医院 100 强数量前三位的省份。各省份入围数量变动不大，变动不超过 3 家，说明县级医院 100 强省份分布格局基本不变（见表 8）。

表 8　2013 ~2017 届 5 年县级医院 100 强医院数

单位：家

区域	省份	2013 届	2014 届	2015 届	2016 届	2017 届
华东	山东	25	24	23	23	24
	江苏	23	24	25	23	23
	浙江	15	14	14	15	15
	安徽	4	4	4	4	4
	福建	1	1	1	1	1
	上海	1	1	1	0	0
华中	湖北	4	4	4	4	4
	湖南	4	4	3	5	4
	河南	3	3	3	2	2
华南	广东	6	7	6	7	7
	广西	1	2	2	2	2
西南	四川	3	2	4	5	5
	贵州	1	1	1	1	1
	重庆	2	2	2	1	1
	云南	0	0	0	1	1

续表

区域	省份	2013 届	2014 届	2015 届	2016 届	2017 届
东北	辽宁	2	2	2	3	3
	吉林	1	1	1	1	1
华北	河北	1	3	3	2	2
	山西	1	0	0	0	0
	天津	2	1	1	0	0

资料来源：艾力彼医院管理研究中心数据库。

（二）竞争力要素分析：工作量增速明显大于人员增速

比较近五年指标（见图 3），大部分指标呈现增长趋势。与 2016 届相比，除医疗设备资产从 2.11 亿元下降至 2.02 亿元外，其他指标均比上一年有所增长。高级职称人数/全院职工人数为医疗技术指标，2013 届为 10.53%，到了 2017 届已经增长至 11.87%，五年间增长了 13%，可见县级医院 100 强在五年间不断通过人才储备来提升医疗技术。全院职工人数、实开床位数等规模要素五年间逐渐上升。

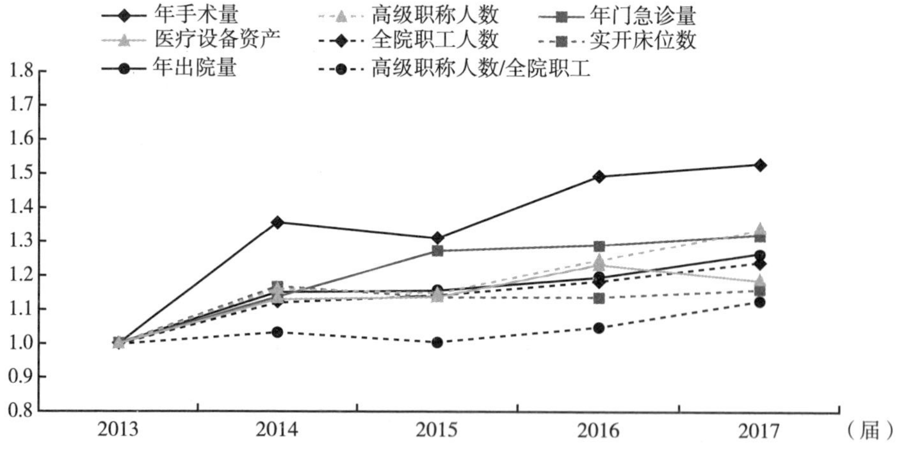

图 3　2013～2017 届 5 年县级医院 100 强竞争力指标（令各指标 2013 届数据 =1）

资料来源：艾力彼医院管理研究中心数据库。

自2012年《关于县级公立医院综合试点改革意见》提出严格控制县级医院建设规模和大型设备配置开始，近年来陆续有其他通知或意见提到要控制公立医院或是县级公立医院的规模。

纵观近五届县级100强规模指标增速，如表9所示，2013届和2014届的实开床位数、年门急诊量和全院职工人数增速较快且持续增长，但从2015届开始增速变缓甚至呈现负增长现象。以实开床位数为例，2013届和2014届均以10%以上的增速增长，直至2015届，已经呈现负增长，在后两届增长率也较低。

国务院印发的《全国医疗卫生服务体系规划纲要（2015～2020年）》指出要严格控制公立医院单体床位规模的不合理增长，县办综合性医院床位数一般以500张左右为宜，50万人口以上的县可适当增加，100万人口以上的县原则上不超过1000张。

虽然县级医院100强规模增速已开始变缓，但是县级医院100强近五年来实开床位数的均值均在1000张以上，2017届床位数均值达1293张，超过了纲要中的指导性原则，各县级医院今后仍要根据实际情况严格控制规模增长。五年来全院职工人数年平均增速为5.5%，不及年门急诊量、年出院量增速快，表明医院职工工作负荷量在加大，人员配置仍有提升空间。

表9　2013～2017届5年县级医院100强竞争力指标增速

单位：%

指标＼届别	2013届	2014届	2015届	2016届	2017届	年平均增速
实开床位数	10.2	16.8	-2.8	0.2	1.7	3.7
年门急诊量	9.5	13.6	12.0	1.4	2.4	7.2
年出院量	17.9	15.0	0.6	3.3	6.0	6.1
全院职工人数	3.7	11.9	2.2	3.5	4.8	5.5
高级职称人数	3.8	16.1	-1.3	8.8	7.1	9.5
高级职称人数/全院职工人数	0.5	3.2	-2.9	4.5	7.6	3.0
年手术量	16.2	35.8	-3.4	13.9	2.4	11.2
医疗设备资产	15.5	12.9	0.5	8.7	-4.0	4.3

资料来源：艾力彼医院管理研究中心数据库。

三 2017届县级医院300强、500强分析

（一）区域分布：华东领先，华中较优

无论是从县级医院300强还是县级医院500强看，入围医院数所占比例华东始终领先。但随着名次往后，华东的入围医院数所占比例就开始减少，而另外六大区则是随着名次往后，入围医院数所占比例增加（见图4）。西北是入围县级医院500强数量最少的地区，仅有15家医院入围县级医院500强，其中有4家处于101～300强的位置。

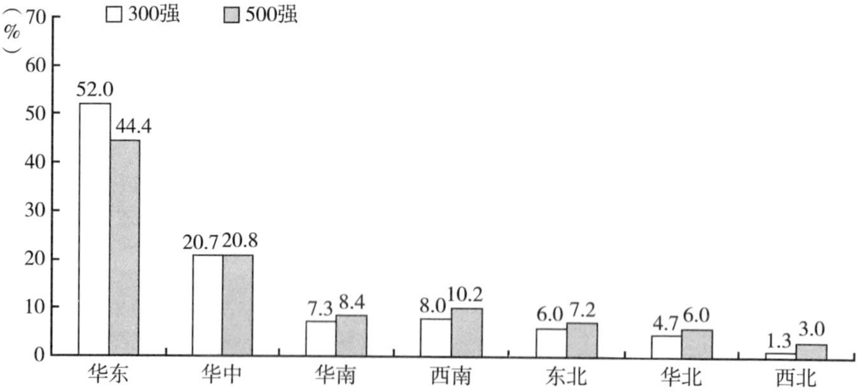

图4 2017届县级医院300强、500强医院七大区数量分布

资料来源：艾力彼医院管理研究中心数据库。

（二）省份分布：苏浙鲁鄂优势明显

相比100强仅有17个省份的县级医院能够入围，300强增加至23个省份，500强增加至26个省份，随着医院排名数量的增加，省份分布面也越来越广。但仍有2个省份——西藏和青海没有县级医院能跻身县级医院500强榜单，这可能与当地医院总数较少和发展水平落后有关（根据《2017中国卫生和计划生育统计年鉴》数据，截至2016年末，西藏有145家医院，

青海有 199 家医院）。而无论 300 强还是 500 强，山东、江苏、浙江三个省份都是入围机构数和均衡指数的前三位。

如表 10 所示，县级医院 300 强中，江苏的均衡指数最高，达到 0.8，即 80% 的县都有医院能够入围 300 强。紧跟其后的是浙江和山东，二者均衡指数并列第二位，为 0.6。尽管山东入围 300 强县总数最多，但其均衡指数不及江苏。

表 10　2017 届 300 强医院各省份分布均衡度分析

省份	江苏	浙江	山东	湖北	广东	辽宁	湖南	安徽
A:入围 300 强县总数(个)	33	32	50	24	16	9	16	10
B:全省县总数(个)	41	53	83	64	57	41	87	61
均衡指数	0.80	0.60	0.60	0.38	0.28	0.22	0.18	0.16
入围机构数(家)	42	38	53	26	17	10	17	12
省份	河南	福建	吉林	四川	河北	重庆	海南	广西
A:入围 300 强县总数(个)	17	9	6	18	12	1	1	4
B:全省县总数(个)	106	57	39	131	121	12	15	71
均衡指数	0.16	0.16	0.15	0.14	0.10	0.08	0.07	0.06
入围机构数(家)	19	9	6	18	12	2	1	4
省份	黑龙江	云南	江西	陕西	内蒙古	新疆	贵州	
A:入围 300 强县总数(个)	2	3	2	2	2	2	1	
B:全省县总数(个)	63	113	76	78	80	92	73	
均衡指数	0.03	0.03	0.03	0.03	0.03	0.02	0.01	
入围机构数(家)	2	3	2	2	2	2	1	

资料来源：艾力彼医院管理研究中心数据库。

如表 11 所示，相比县级医院 100 强和县级医院 300 强，县级医院 500 强中有更多的省份均衡指数超过 0.5，分别是江苏、山东、浙江、广东和湖南，且其中江苏、山东、浙江和广东同时也是入围机构数的前四位。多数省份都存在入围机构数少、均衡指数低的情况。只有个别省份入围数机构数少、均衡指数较高，如重庆，因其县总数仅为 12 个，故尽管只有 6 家入围机构（分布在 5 个县），其均衡指数也达到 0.42。另外，湖南、河南、四川也有超过 30 家的入围机构，但由于这些省份县总数较多，尽管入围机构数和入围 500 强县总数也较多，但仍存在均衡指数不高的情况。

表 11　2017 届 500 强医院各省份分布均衡度分析

省份	江苏	山东	浙江	广东	湖北	辽宁	重庆	湖南	安徽
A:入围 500 强县总数(个)	36	65	36	30	33	19	5	29	20
B:全省县总数(个)	41	83	53	57	64	41	12	87	61
均衡指数	0.88	0.78	0.68	0.53	0.52	0.46	0.42	0.33	0.328
入围机构数(家)	53	75	48	31	38	21	6	31	22
省份	福建	河南	吉林	四川	河北	海南	广西	黑龙江	宁夏
A:入围 500 强县总数(个)	17	31	10	30	23	2	9	5	1
B:全省县总数(个)	57	106	39	131	121	15	71	63	13
均衡指数	0.30	0.29	0.26	0.23	0.19	0.13	0.13	0.08	0.077
入围机构数(家)	19	35	10	35	23	2	9	5	1
省份	新疆	江西	陕西	内蒙古	贵州	云南	山西	甘肃	
A:入围 500 强县总数(个)	7	5	5	5	4	6	2	1	
B:全省县总数(个)	92	76	78	80	73	113	96	69	
均衡指数	0.08	0.07	0.06	0.06	0.05	0.05	0.02	0.01	
入围机构数(家)	8	5	5	5	4	6	2	1	

资料来源：艾力彼医院管理研究中心数据库。

（三）城市分布：500强均衡度优于300强

县级医院 300 强分布在全国 272 个县，其中有 25 个县有 2 家及以上的入围医院，其中 3 个县有 3 家医院入围，这 3 个县均集中在华东（见表 12）。

表 12　2017 届拥有 3 家及以上 300 强医院的县

单位：家

所在地区	所在省份	所在地	所在县	机构数
华东	江苏	苏州	张家港	3
			常熟	3
	浙江	金华	义乌	3

资料来源：艾力彼医院管理研究中心数据库。

县级医院 500 强分布在全国 437 个县，有 5 个县有 3 家及以上的入围机构。如表 13 所示，仍然是华东的数量较多，但是西南的江油市也不乏有潜力的县级医院，该县级市也拥有3家入围医院。另外值得关注的是，除江油以外的其他4个县均为2017年全国中小城市综合实力百强县市。

表13　2017届拥有3家及以上500强医院的县

单位：家

所在地区	所在省份	所在地	所在县	机构数
华东	江苏	苏州	张家港	3
			常熟	3
	浙江	金华	义乌	4
	福建	泉州	晋江	3
西南	四川	绵阳	江油	3

资料来源：艾力彼医院管理研究中心数据库。

（四）其他特征分析

从所有制类型看，县级医院300强中，非公立医院由16家，仅占300强的5.3%，比2016届数量略有增加，但所占比例仍较少。扩至500强后，非公立医院由16家增至26家，占5.2%。尽管我国非公立医院数量已经超过医院总数的一半，但综合实力较强且能进入县级医院500强的数量很少，由此可见非公立医院与公立医院的实力差距仍较大。东中西部县级医院300强、500强的其他特征分析见图5、图6。

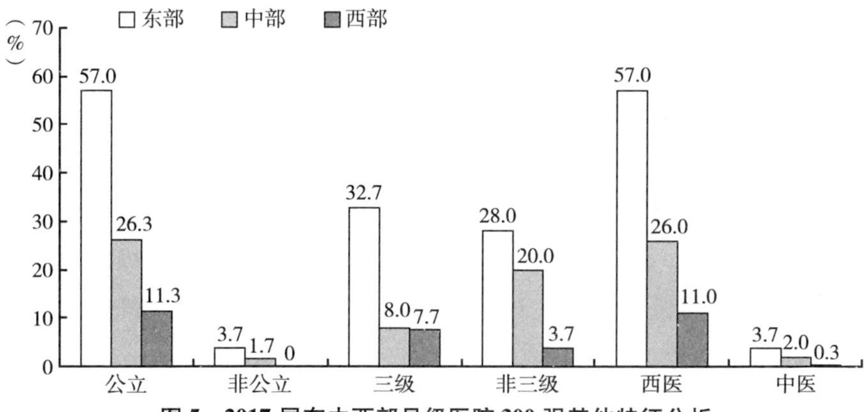

图5　2017届东中西部县级医院300强其他特征分析

资料来源：艾力彼医院管理研究中心数据库。

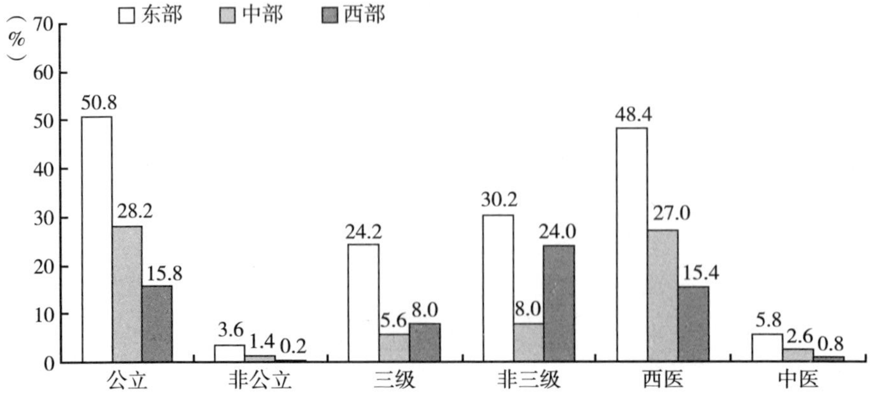

图6　2017 届东中西部县级医院 500 强其他特征分析

资料来源：艾力彼医院管理研究中心数据库。

从医院等级看，县级医院 300 强中三级医院有 145 家，占比 48.3%。县级医院 300 强中三级医院的数量约占全国三级医院总数的 6.5%（《2017 中国卫生和计划生育统计年鉴》数据显示，截至 2016 年末，全国三级医院共 2232 家）。在县级医院 300 强中，东部和西部的三级医院占比均比该区域的非三级医院占比高，但中部能入围 300 强的县级医院是非三级医院较多。在县级医院 500 强中，东部、中部和西部非三级医院的占比都高于该区域三级医院的占比，其中西部非三级医院的占比更是该区域入围县级医院 500 强的三级医院的 3 倍。

从机构类别看，有中医医院 18 家入围，占县级医院 300 强的 6%，低于我国中医医院占医院总数的比例（《2017 中国卫生和计划生育统计年鉴》数据显示，截至 2016 年末，我国共有中医医院 3462 家，占医院总数的 11.9%）。在县级医院 300 强中，东部、中部中医医院的占比分别为 3.7%、2%，西部从 2016 届的 0 增加到 0.3%。在县级医院 500 强中，有 46 家中医医院入围，占县级医院 500 强的 9.2%，相比于县级医院 300 强，虽然比例有所上升，但仍低于我国中医医院占医院总数的比例，其中东部、中部、西部入围的中医医院占比分别为 3.7%、2.0%、0.3%。

（五）纵横交叉评价

在县级医院 101～300 强中，与非公立医院榜单交叉的医院有 15 家，与中医医院榜单交叉的医院有 12 家。

在县级医院 301～500 强中，与非公立医院榜单交叉的医院有 10 家，与中医医院榜单交叉的医院有 26 家。

四 结语

从横向比较来看有以下特点。

第一，地域分布比较：七大区中华东竞争力始终占领先地位，但随着 100 强、300 强、500 强名次梯队往后，另外六大区入围医院比例也有所上升；在省份分布中，山东、江苏、浙江三个省份的省竞争力处领先地位；在县域分布中，有较多医院能入围的县市以常熟、张家港、昆山等百强县市为首。

第二，其他特征比较：县级医院 100 强中三级医院比例高于 80%，但 500 强中三级医院比例不足 40%，名次梯队靠后的医院与名次梯队靠前的医院竞争力仍有较大差距；非公立医院和中医医院所占比例较 2016 届有所增加，但所占比例仍然较低。

第三，竞争力要素比较：东部整体综合实力取胜，其中医疗技术各指标东部 10 强遥遥领先于中部和西部。但中部和西部也各有其优胜的方面，中部的实开床位数（1369 张）高于 100 强均值（1293 张），西部的临床护士人数/床位数（0.556）高于 100 强均值（0.551）。

从纵向比较来看有以下特点。

第一，地域分布比较：近五年县级医院 100 强均来自华东、华中、华南、西南、东北、华北六个区域，西北县级医院亟待发展。其中，华东入围县级医院 100 强的数量保持在 66～69 家。省份分布主要集中在山东、江苏、浙江三省。

第二，竞争力要素比较：从各指标的五年平均增速看，县级医院100强规模、技术、业务量均在增长，但全院职工人数的年均增速（5.53%）不及业务量增速快，资源配置情况有待改善。

参考文献

1. 庄一强、曾益新：《中国医院竞争力报告（2017）》，社会科学文献出版社，2017。
2. 庄一强、曾益新：《中国医院竞争力报告（2016）》，社会科学文献出版社，2016。
3. 国家卫生和计划生育委员会：《2017中国卫生和计划生育统计年鉴》，中国协和医科大学出版社，2017。
4. 中华人民共和国民政部：《2017中华人民共和国行政区划简册》，中国地图出版社，2017。
5. 中华人民共和国国家统计局：《2017中国统计年鉴》，中国统计出版社，2017。
6. 中国医院协会：《三级综合医院评审标准（2011年版）》，人民卫生出版社，2011。
7. 刘剑文、王兴琳、严卓然、蔡华：《2013“中国县级医院·竞争力排名”总榜单分析》，《现代医院管理》2014年第4期。
8. 王兴琳：《王兴琳：县医院人才观》，《中国医院院长》2014年第12期。
9. 严卓然、王兴琳、蔡华、刘剑文：《医联体——医疗资源整合下的区域组织实践》，《现代医院管理》2013年第11期。
10. 庄一强：《论多元化办医的困境与出路》，《现代医院管理》，2013年第11期。
11. 王兴琳、钟晨、蔡华、严卓然：《2011年中国竞争力百强县级医院分布情况分析——新医改中县级医院竞争力状况报告（一）》，《现代医院管理》2012年第6期。
12. 钟晨、龙凤、蔡华、严卓然、王婵：《2011年中国百强县级医院竞争力维度分析——新医改中县级医院竞争力状况报告（二）》，《现代医院管理》2012年第6期。

B.7 地级城市医院报告

刘 洪 李博文 刘剑文*

摘 要： 本报告的研究对象为地级城市（不含省会城市、计划单列市）的综合医院，其中包括中医医院和医学院附属综合医院。本文从地域分布、竞争力指数、均衡度等方面对地级城市100强、300强、500强进行分析，华东地区强于其他地区，江苏、广东强于其他省份。其中地级城市医院100强在医疗技术和资源配置上保持良好的发展态势，但优质医疗资源分配不均衡情况依然存在。

关键词： 地级城市医院 竞争力指数 均衡指数

一 2017地级城市100强医院分析

（一）100强医院分布分析

1. 七大区分布

将医院按华北、华东、华中、华南、东北、西北、西南七大区划分，各区入围医院数和区域竞争力指数见图1。华东地区入围医院数最多，达到42家，相应的区域竞争力指数最高。华中比华南入围医院数多一家，但区域竞

* 刘洪，医学硕士，艾力彼医院管理研究中心；李博文，理学学士，艾力彼医院管理研究中心；刘剑文，理学学士，艾力彼医院管理研究中心。

争力指数比华南低 0.01，华东、华中、华南三个区域入围医院数占比已接近 80%。西南、华北、东北入围医院数较少，区域竞争力指数偏低，西北有 2 家医院上榜，区域竞争力指数最低。

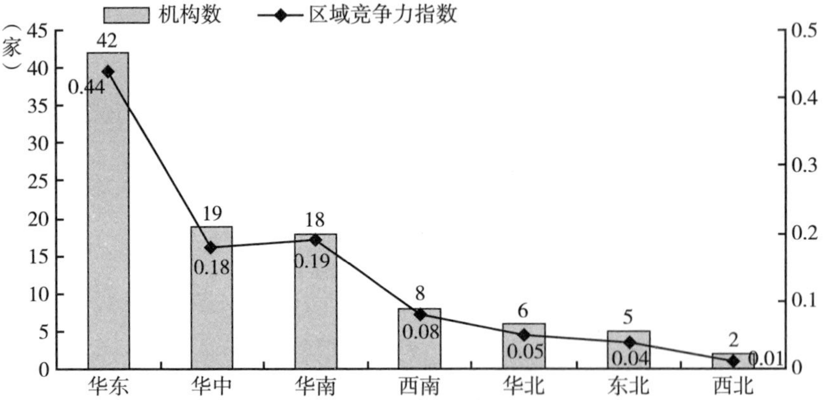

图 1　2017 地级城市医院七大区 100 强医院数量及区域竞争力指数图

资料来源：艾力彼医院管理研究中心数据库。

将 100 强排名分成 10 组，可知七大区在各个层次中的分布。前 10 名中华东地区上榜最多（6 家），其次为华南（3 家）和华中（1 家）。前 20 名中，华东上榜医院最多（12 家），华南为 5 家，西南为 1 家，华北和西南开始有医院上榜，均为 1 家。前 30 名中，华东为 16 家，华南为 8 家，华中为 3 家，西南为 2 家，华北仅 1 家，东北无医院进入前 30 强。华东有 42 家 100 强医院，其中 25 家进入前 50 名，医疗实力雄厚。华南和华中两个区域的 100 强医院数量相差无几，但华南有 12 家进入前 50 名，华中有 6 家，相较而言，华南地区地级城市龙头医院在医疗水平和医疗服务上比华中地区好。而华北、东北的 100 强医院大多集中在后 50 名。在各个名次分段，华东地区都有 3 ~6 家医院入围，说明华东地区医院已经形成了梯队，而华中、华南等地依然存在断层现象。

2. 省份分布

在地级城市医院 100 强中，入围医院来自 19 个省份。江苏（18 家）、广东（16 家）、山东（9 家）、浙江（8 家）四省加起来共有 51 家，已超过 100 强医院数的一半。江苏省入围医院最多，省竞争力指数最大，达到 0.196，说明江苏省的优质地级城市医院医疗水平领先于全国其他省份，其次是广东、山东。浙江、湖北入围医院数相同，均为 8 家，但浙江的省竞争力指数高于湖北，说明浙江的地级城市医院医疗水平较湖北要高。四川、河北、湖南等地入围医院数少，省竞争力指数居于中游。贵州、云南、江西、吉林仅 1 家医院入围，省竞争力指数相对较低。各省份入围医院数和省竞争力指数见表 1。

表 1　2017 届地级城市医院 100 强省份入围医院数和竞争力指数

省份	江苏	广东	山东	浙江	湖北	四川	河北
省竞争力指数	0.196	0.172	0.107	0.082	0.076	0.058	0.053
入围医院(家)	18	16	9	8	8	6	6
省份	湖南	河南	福建	黑龙江	安徽	广西	陕西
省竞争力指数	0.052	0.049	0.034	0.021	0.020	0.020	0.015
入围医院(家)	6	5	4	2	2	2	2
省份	辽宁	贵州	云南	江西	吉林		
省竞争力指数	0.014	0.012	0.008	0.006	0.006		
入围医院(家)	2	1	1	1	1		

资料来源：艾力彼医院管理研究中心数据库。

相较而言，100 强医院所在省份主要集中在长三角、珠三角和中部地区，这些地区经济活跃，人民收入和生活水平也高，同时教育水平相对领先，人才优势明显，再加上交通、政策方面的因素，这些省份在医疗资源的开发、积累上相对较好，整体医疗水平领先于其他省份。

3. 城市分布

在全国 302 个地级城市（包括地级市、自治州、盟，不含直辖市、省会城市、计划单列市）中，共 78 个地级城市有医院入围。20 个城市有 2 家及以上的医院入围（见表 2），其中 15 个在东部，3 个在中部，2 个在西部。苏州、佛山有 3 家医院入围。

表 2　2017 拥有 2 家以上地级城市医院 100 强的城市

拥有 3 家 100 强医院的地级城市	拥有 2 家 100 强医院的地级城市
华东:江苏苏州 华南:广东佛山	华北:河北沧州 华东:福建泉州 江苏徐州、无锡、扬州、镇江、常州 山东济宁 浙江温州、丽水 华中:河南新乡 湖北十堰、荆州 华南:广东东莞、汕头、湛江 广西柳州 西南:四川南充

资料来源：艾力彼医院管理研究中心数据库。

均衡指数是衡量一个省份医疗资源分布情况的指标，也称 *A/B* 指标，*A* 表示入围的地级城市个数，*B* 表示该省份地级城市总数。其中江苏省均衡指数最高，说明江苏省医疗资源分配最均匀。

表 3　2017 届地级城市医院 100 强上榜省份均衡指数

省份	江苏	浙江	广东	山东	湖北	河北	湖南
100 强地级城市上榜个数(家)	11	6	11	8	6	5	6
均衡指数	0.917	0.667	0.579	0.533	0.5	0.5	0.462
省份	福建	河南	四川	黑龙江	辽宁	安徽	陕西
100 强地级城市上榜个数(家)	3	4	5	2	2	2	2
均衡指数	0.429	0.25	0.25	0.167	0.167	0.133	0.222
省份	吉林	贵州	江西	广西	云南		
100 强地级城市上榜个数(家)	1	1	1	1	1		
均衡指数	0.125	0.125	0.1	0.077	0.067		

资料来源：艾力彼医院管理研究中心数据库。

4. 其他特征分析

地级城市医院 100 强（下文称 100 强医院）均为三级甲等医院，其中有 3 家为非公立医院。3 家非公立医院中的 2 家由公立医院改制而来，1 家为原创，排名都相对靠后，政府鼓励社会资本办医，但非公立医院与公立医院相比依然存在差距，非公立医院的竞争力提升任重而道远。在 100 强医院中，高校直属附属医院（下文简称附属医院）有 25 家，其中东部 15 家，中部 5 家，西部 5 家。100 强医院中，附属医院的平均竞争力指数为 0.011，非附属医院的平均竞争力指数为 0.009，由于政府对高校在科研、政策支持上的优势，附属医院更容易积累人才和技术。

（二）竞争力要素分析

根据竞争力排名 TOPSIS 模型，医院竞争力的评价从医疗技术、资源配置两方面展开。下文选取部分指标，通过竞争力要素分析，我们能了解东中西部优秀地级城市医院之间的差异。

1. 医疗技术

在医疗技术方面选取高级职称人数/全院职工人数、年住院手术量/年出院量、省级及以上重点专科/总专科数、ICU 床占比四个指标进行分析（见表4）。东部 10 强中有 9 家处在地级城市医院 100 强前 10 名，中部 10 强中有 9 家处于地级城市医院 100 强的前 50 名，西部前 10 中有 6 家处于地级城市医院 100 强前 50 名。相较而言，东部的优秀地级城市医院比中西部地区要具有优势，西部最弱。在高级职称人数/全院职工数、年住院手术量/年出院量这两个指标上，东中西部呈阶梯状下降，东部的优秀地级城市占有优势。在省级及以上重点专科/总专科数指标上，东部和西部相同，两个地区比中部稍高。而在 ICU 床占比上，中部地区最高，其次是东部，最低的是西部（见图 2）。

表 4　2017 届东中西部医院规模指标均值

	高级职称人数/全院职工数	年住院手术量/年出院量	省级及以上重点专科数/总专科数	ICU 床占比（%）
东部	0.157	0.415	0.210	3.8
其中:东部 10 强	0.160	0.428	0.282	5.3
中部	0.149	0.420	0.180	4.5
其中:中部 10 强	0.159	0.404	0.254	3.8
西部	0.135	0.397	0.210	1.9
其中:西部 10 强	0.135	0.417	0.243	2.1
100 强均值	0.153	0.411	0.200	3.7

资料来源：艾力彼医院管理研究中心数据库。

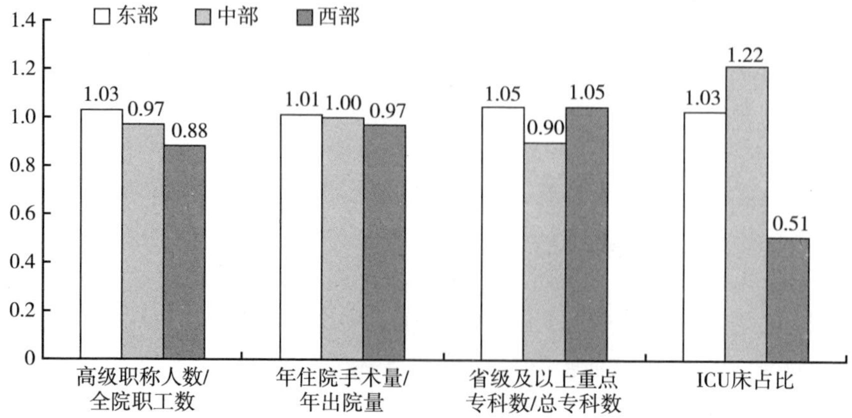

图 2　医疗技术相关指标东中西部对比（100 强均值 =1）

资料来源：艾力彼医院管理研究中心数据库。

2. 资源配置

资源配置方面选取全院职工数/实开床位数、全院职工数/年门急诊量、全院职工数/年出院量等指标。在全院职工数/实开床位数这一指标上，东部和西部接近，中部相对东西部较低。在全院职工数/年门急诊量指标上，东部最低。而在全院职工数/年出院量上，中部最高，其次是西部，东部最低（见表 5、图 3）。相比较，东部地区由于经济人口的因素影响，医院业务量较大，医务人员负荷较重。

表 5　资源配置相关指标东中西部对比

	全院职工数/实开床位数	全院职工数/年门急诊量（人/万人次）	全院职工数/年出院量（人/万人次）
东部	1. 379	16	340
其中：东部 10 强	1. 409	16	320
中部	1. 193	22	380
其中：中部 10 强	1. 235	25	370
西部	1. 419	23	360
其中：西部 10 强	1. 408	20	360
100 强均值	1. 337	18	350

资料来源：艾力彼医院管理研究中心数据库。

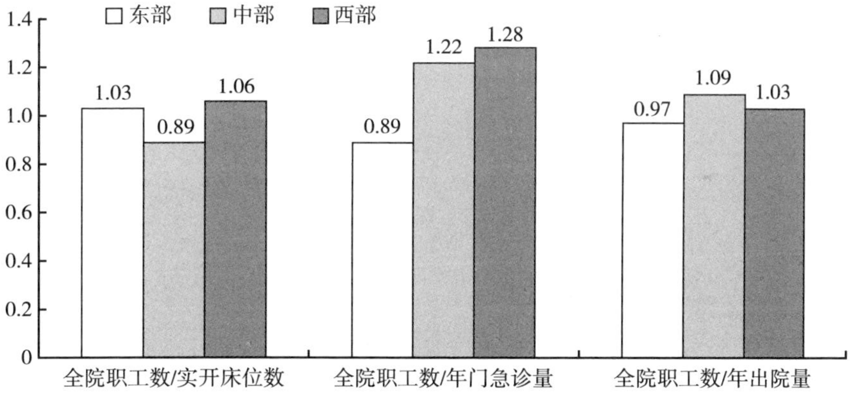

图3　资源配置相关指标东中西部对比（100 强均值 =1）

资料来源：艾力彼医院管理研究中心数据库。

3. 纵横交叉分析

地级城市医院 100 强中，与顶级医院 100 强榜单交叉的有三家，分别是苏州大学附属第一医院（地级医院第 1，顶级医院第 34）、徐州医科大学附属医院（地级医院第 2，顶级医院第 65）、温州医科大学附属第一医院（地级医院第 3，顶级医院第 66）。与中医医院 100 强榜单交叉的有三家，分别是佛山市中医院（地级医院第 20，中医医院第 16）、陕西中医学大学附属医院（地级医院第 86，中医医院第 18）、沧州中西医结合医院（地级医院第 87，中医医院第 38）。与非公立医院 100 强榜单交叉的 2 家，分别是佛山市禅城中心医院（地级医院第 88，非公立医院第 1）、东莞东华医院（地级医院第 90，非公立医院第 2）。

（三）2013～2017届地级城市医院100强纵贯分析

地级城市医院 100 强相关指标见图 4，100 强医院大部分指标持续增长。年住院手术量增长最快，其次是年出院量。高级职称人数和全院人数增长速度相近，高级职称人数/全院人数略下降。年出院量的增长速度要比全院人数、高级职称人数快，床位和人员负荷增大。

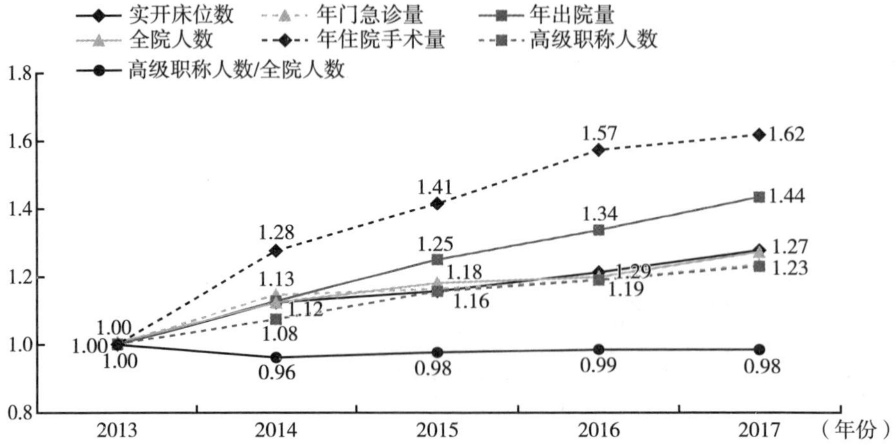

图4　2013～2017届地级城市医院100强医院竞争力指标数据折线图（2013年数据=1）

资料来源：艾力彼医院管理研究中心数据库。

二　2017届地级城市医院300强、500强分析

（一）区域分布

在地级城市医院100强、300强、500强中，华东地区入围医院占比都是最高的，在100强中，华东占比42%（见图5），接近一半。华中地区入围医院占比排在第二位，华南地区排在第三位。在100强、300强、500强中，华东、华中、华南地区数量较多，随着榜单的扩大，入围医院占比下降，说明这三个地区的地级城市医院排名整体居中上游，医疗水平较其他区占有优势。同时，西南、西北等地随着榜单的扩大上榜医院占比在慢慢增加，说明这些地区的医院排名集中在榜单靠后的名次区间，医疗水平稍显落后，整体发展水平较其他地区偏低。总体来看，地区之间医疗水平的发展不平衡，东部地区较西部地区更好。

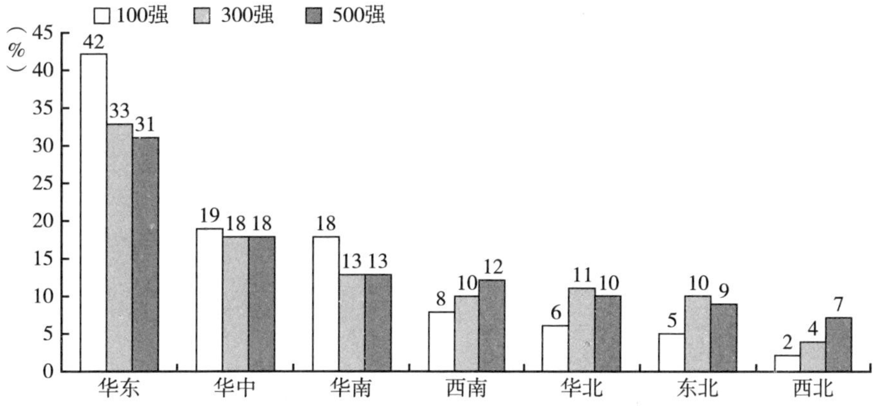

图5　2017 地级城市医院500强七大区分布

资料来源：艾力彼医院管理研究中心数据库。

（二）省份分布

地级城市医院300强分布在23个省份。江苏、浙江、山东、河南和福建所辖的每一个地级城市均有医院上榜，这些省份的300强医院分布最均匀。湖北、河北、辽宁、广东、陕西等地均衡指数较高，这些省份的300强医院分布比较均匀。贵州、吉林、新疆、甘肃等地上榜城市数少，均衡指数也较低，医疗资源的分配较不均匀。在300强医院中，广东入围医院数最多，达到29家，其次是江苏（27家）、山东（26家）（见表6）。

地级城市医院500强分布在25个省份，相较于300强新增加海南、宁夏两个省。相对于300强榜单，分布最均匀的省份增加了安徽、湖北、湖南、辽宁、河北、陕西、贵州，这些省份的每一个地级城市均有医院上榜。分布最均衡即所辖地级城市均有医院上榜的省份接近上榜省份总数的一半。新疆、海南、宁夏三省上榜地级城市数偏少，均衡指数较低。海南、宁夏为新上榜省份且均有1个地级城市入围，宁夏没有新地级城市上榜300强。500强医院均衡指数较高的省份多位于东部中部经济、人口水平较高的地方，而在西部偏远地区医疗资源的分布较集中。在500强医院中，广东上榜最多（45家），其次是江苏（40家）、河南（40家）、山东（34家）（见表7）。

表 6　2017 届地级城市医院 300 强各省份上榜地极城市数及均衡指数

省份	江苏	浙江	山东	河南	福建	湖北	河北	辽宁
300 强上榜地级城市数(个)	12	9	15	16	7	11	9	10
均衡指数	1. 00	1. 00	1. 00	1. 00	1. 00	0. 92	0. 90	0. 83
省份	广东	陕西	湖南	广西	四川	安徽	内蒙古	云南
300 强上榜地级城市数(个)	15	7	9	8	12	9	6	8
均衡指数	0. 79	0. 78	0. 69	0. 612	0. 60	0. 60	0. 55	0. 53
省份	黑龙江	江西	山西	贵州	吉林	新疆	甘肃	
300 强上榜地级城市数(个)	6	5	5	4	3	2	1	
均衡指数	0. 50	0. 50	0. 50	0. 50	0. 38	0. 15	0. 08	

注：统计全省地级城市数量时，不包括省会城市、计划单列市。

资料来源：艾力彼医院管理研究中心数据库。

表 7　2017 届地级城市医院 500 强各省份上榜地级城市数及均衡指数

省份	江苏	浙江	山东	安徽	河南	湖北	湖南	辽宁	河北
500 强上榜地级城市数(个)	12	9	15	15	16	12	13	12	10
均衡指数	1. 00	1. 00	1. 00	1. 00	1. 00	1. 00	1. 00	1. 00	1. 00
省份	陕西	贵州	福建	广东	江西	山西	四川	吉林	广西
500 强上榜地级城市数(个)	9	8	7	18	9	9	18	7	11
均衡指数	1. 00	1. 00	1. 00	0. 95	0. 90	0. 90	0. 90	0. 88	0. 85
省份	云南	内蒙古	甘肃	黑龙江	新疆	海南	宁夏		
500 强上榜地级城市数(个)	11	8	7	6	5	1	1		
均衡指数	0. 73	0. 73	0. 55	0. 50	0. 39	0. 33	0. 25		

注：统计全省地级城市数量时，不包括省会城市、计划单列市。

资料来源：艾力彼医院管理研究中心数据库。

（三）城市分布

地级城市医院 300 强上榜的城市共有 189 个，温州的上榜医院数最多（5 家）（见表 8）。汕头、齐齐哈尔、东莞、苏州、佛山、徐州均有 4 家医院上榜，保定、台州、潍坊等 19 个城市有 3 家医院上榜，济宁、泉州、嘉兴等 51 个城市有 2 家医院上榜。德阳、揭阳等 112 个城市有 1 家医院上榜。

表8　2017拥有3家以上地级城市医院300强的城市

<table>
<tr><td>拥有5家300强医院的地级城市
华东:浙江温州</td><td rowspan="2">拥有3家300强医院的地级城市
东北:黑龙江牡丹江
吉林吉林
西北:陕西咸阳
华北:河北保定、唐山、沧州、邯郸
内蒙古包头
华东:江苏常州
山东潍坊、临沂
浙江台州
华中:河南新乡、开封
湖北襄阳、宜昌、十堰
华南:广东中山
广西柳州</td></tr>
<tr><td>拥有4家300强医院的地级城市
东北:黑龙江齐齐哈尔
华东:江苏苏州、徐州
华南:广东东莞、汕头、佛山</td></tr>
</table>

资料来源：艾力彼医院管理研究中心数据库。

地级城市医院500强上榜城市共有249个，相对于300强增加了60个。其中温州的上榜医院数依然最多（7家）。东莞有6家医院上榜，苏州、无锡、徐州、宜昌、南通、保定、洛阳有5家医院上榜（见表9）。唐山、齐齐哈尔、常州等22个城市有4家医院上榜。潍坊、济宁、扬州等34个城市有3家医院上榜。烟台、泰州等78个城市有2家医院上榜，剩下的106个城市有1家医院上榜。上榜医院多集中于经济较发达、区域辐射能力较强的城市。

表9　2017拥有4家以上地级城市500强医院的城市

<table>
<tr><td>拥有7家500强医院的城市
华东:浙江温州</td><td rowspan="2">拥有4家500强医院的城市
东北:黑龙江齐齐哈尔
辽宁锦州
吉林吉林
华北:河北邯郸、唐山
华东:江苏常州、连云港
安徽芜湖、蚌埠</td></tr>
<tr><td>拥有6家500强医院的城市
华南:广东东莞</td></tr>
</table>

续表

拥有5家500强医院的城市 华北：河北保定 华东：江苏徐州、无锡、南通、苏州 华中：河南洛阳 湖北宜昌	浙江台州、金华 华南：广东中山、汕头、佛山、湛江 广西柳州 华中：河南南阳、新乡、开封 湖北荆州 湖南衡阳 西北：陕西咸阳

资料来源：艾力彼医院管理研究中心数据库。

（四）其他特征分析

地级城市医院300强中，三甲医院有278家，占比93%（见图6）。地级城市医院500强中，有405家三甲医院，占比81%（见图7）。据《2017中国卫生和计划生育统计年鉴》，截至2016年底，我国共有三甲医院1308家，300强占21%，500强占31%。东部300强医院中有三甲医院131家，占东部300强医院（141家）的93%。中部300强医院中三甲医院88家，占中部300强医院（95家）的93%。西部300强医院中三甲医院59家，占西部300强医院（64家）的92%。在500强医院中，东部有167家三甲医院，占东部500强医院的83%。中部500强医院中有138家三甲医院，占中部500强医院（177家）的78%。西部500强医院中三甲医院100家，占西部500强医院的83%。

地级城市医院300强中，非公立医院有12家，占比4%。据《2017中国卫生和计划生育统计年鉴》，截至2016年底，我国共有非公立医院16432家。东部、中部、西部上榜医院中非公立医院占地区上榜医院总数的比例分别为6%、3%、2%。地级城市医院500强中，非公立医院共26家。东部、中部、西部上榜非公立医院占地区上榜医院总数的比例分别为8%、5%、1%。非公立医院的发展虽然得到政府大力支持，但相对于公立医院仍然存在很大差距。

地级城市医院300强中，中医医院有14家。根据《2017中国卫生和计

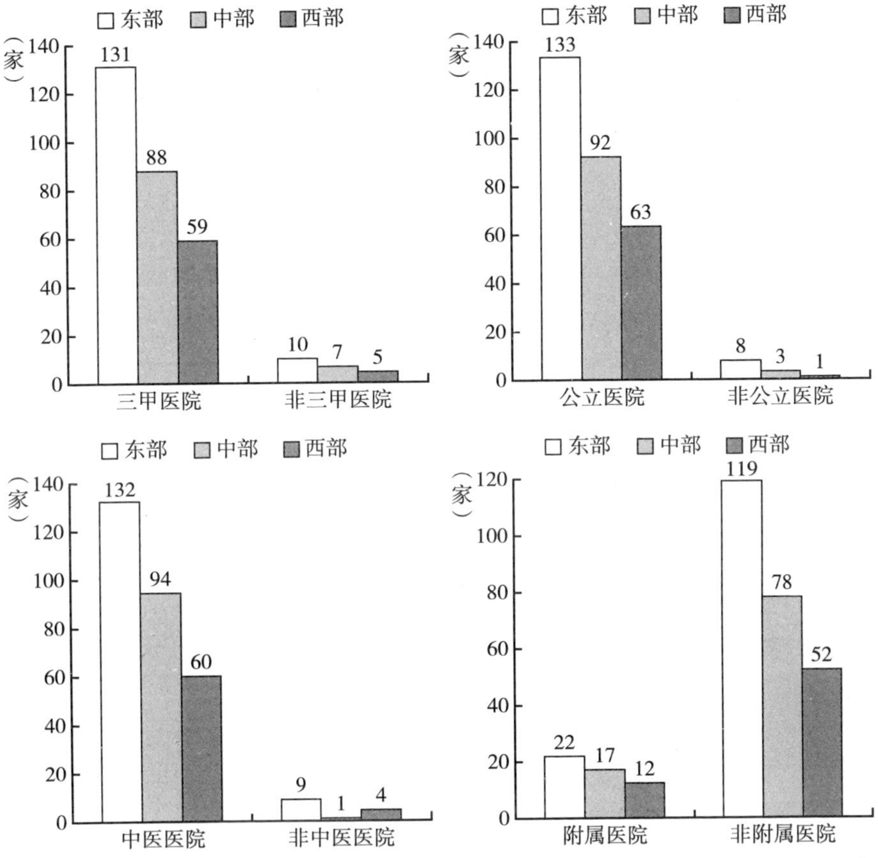

图6　2017届东中西部300强医院特征分析

资料来源：艾力彼医院管理研究中心数据库。

划生育统计年鉴》，截至2016年底，我国共有中医医院3972家（中医医院3462家，中西医结合医院510家）。东部有9家中医医院上榜，占东部300强医院的6%。中部上榜中医医院仅1家。西部上榜中医医院4家，占西部300强医院的6%。地级城市医院500强中，中医医院上榜43家，比300强多了29家。东部（19家）、中部（11家）、西部（13家）占地区上榜医院的比例分别为9%、6%、11%。

地级城市医院300强中，附属医院共51家，占300强的17%，其中东

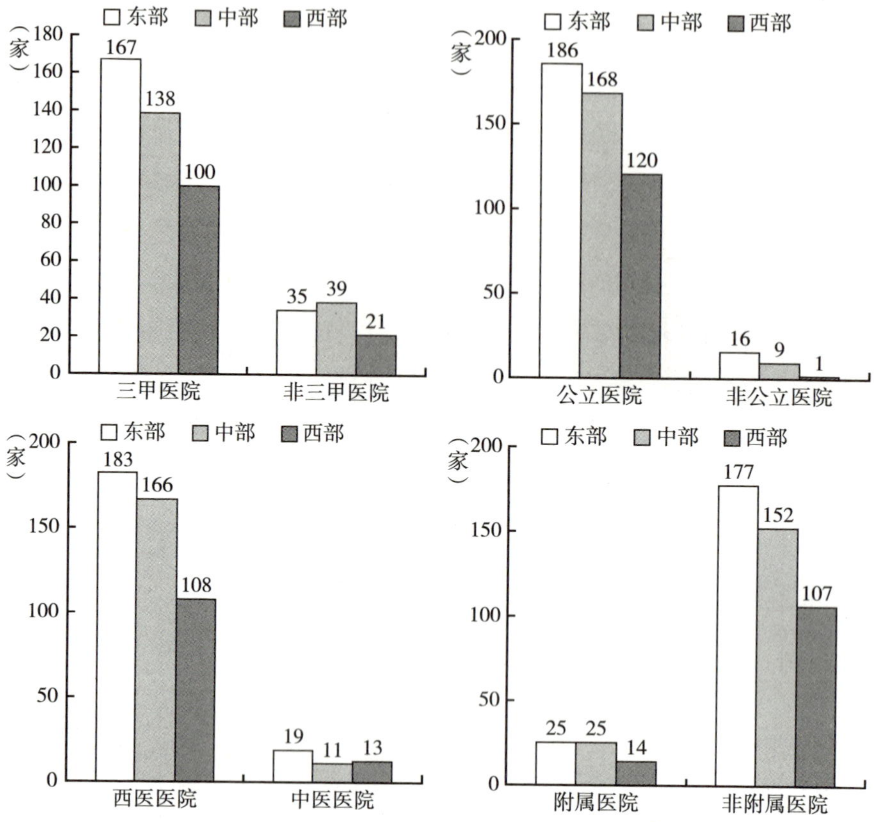

图7　2017届东中西部500强医院特征分析

资料来源：艾力彼医院管理研究中心数据库。

部（22家）、中部（17家）、西部（12家）分别占地区上榜医院总数的16%、18%、19%。500强医院中附属医院64家，占500强的13%，其中东部（25家）、中部（25家）、西部（14家）分别占地区上榜医院总数的12%、14%、12%。

（五）纵横交叉分析

地级城市医院300强中，与顶级医院100强榜单交叉医院的有3家，与中医医院100强榜单交叉的医院有14家，与非公立医院100强榜单交叉的医院有 11 家。地级城市医院 500 强中，与顶级医院 100 强榜单交叉的医院有 3 家，与中医医院 100 强榜单交叉的医院有 30 家，与中医医院 500 强榜单交叉的医院有 43 家，与非公立医院 100 强榜单交叉的医院有 25 家。

三　结语

（1）地级城市医院 100 强、300 强、500 强中，东部地区竞争力最强，其中华东地区较其他东部地区竞争力强。从省份来看，江苏、广东、山东的医院竞争力居于前三。

（2）地级城市医院 100 强、300 强、500 强主要分布于人口较多、经济条件较好的城市，这些因素都为医疗资源的积累、发展提供动力。

（3）地级城市医院 100 强、300 强、500 强中，非公立医院与公立医院相比依然存在差距。

（4）地级城市医院 100 强中，地区差异明显。在 300 强和 500 强中，更多中西部地区的医院上榜，地区差异有所改善。

（5）在医疗技术和资源配置上，地级城市医院 100 强在近五年总体上呈上升趋势。

参考文献

1. 庄一强、曾益新：《中国医院竞争力报告（2017）》，社会科学文献出版社，2017。
2. 庄一强、曾益新：《中国医院竞争力报告（2016）》，社会科学文献出版社，2016。
3. 庄一强：《论多元化办医的困境与出路》，《现代医院管理》2013 年第 11 期。
4. 严卓然、王兴琳、蔡华、刘剑文：《2011 年地级城市医院与县级医院竞争力百强分析——新医改中地级城市医院竞争力状况报告（一）》，《现代医院管理》2013 年第 11 期。
5. 严卓然、王兴琳、蔡华、陈婕、陈锋、郭镇魁：《区域协同地级城市医院的尴尬与出路：新医改中地级城市医院竞争力状况报告（二）》，《现代医院管理》2013年第11期。
6. 严卓然、王兴琳、蔡华、刘剑文：《医联体——医疗资源整合下的区域组织实践》，《现代医院管理》2013年第11期。
7. 刘剑文、严卓然、王兴琳、钟晨：《2013“中国地级城市医院·竞争力排名”总榜单分析》，《现代医院管理》2014年第4期。
8. 国家卫生和计划生育委员会：《2016中国卫生和计划生育统计年鉴》，北京，中国协和医科大学出版社，2016。
9. 中华人民共和国民政部：《2016中华人民共和国行政区划简册》，北京，中国地图出版社，2016。

B.8

省会市属/计划单列市医院报告

姚淑芳　邓兆盈*

摘　要： 本文评价中国省会市属/计划单列市医院综合竞争力。100强的区域分布展现明显的地区差距，东中西部中东部最强，西部最弱，七大区中华东区最强，华北最弱。广州、深圳和西安的省会市属/计划单列市医院竞争力较强，拉萨仍未有医院入围省会市属/计划单列市医院100强。中国省会市属/计划单列市医院的发展不均衡问题仍未解决。

关键词： 省会市属/计划单列市医院　综合竞争力　评价

一　2017届省会市属/计划单列市医院100强分析

本报告研究的对象为省会市属/计划单列市医院（以下简称“省/单医院”），省/单医院是位于省会城市和计划单列市，由市卫计委管辖的综合医院、中医医院、市办医学院附属综合医院和该市区级医院。

（一）10强格局：分布于四个大区，华南入围最多

2017届省/单医院前10强分布见图1。前10强医院集中分布在东北、华东、华中和华南4个大区，华南入围医院数量最多，共4家。而华北、西

* 姚淑芳，公共卫生硕士，艾力彼医院管理研究中心；邓兆盈，工学学士，艾力彼医院管理研究中心。

北和西南没有医院入围省/单医院前10强，这说明不同区域间的省/单医院的综合竞争力还有较大差距，优质的省/单医院分布不均衡的格局仍未被打破。

在5个计划单列市中，只有宁波没有医院入围省/单医院前10强，说明宁波市医院的综合竞争力还有较大的提升空间。

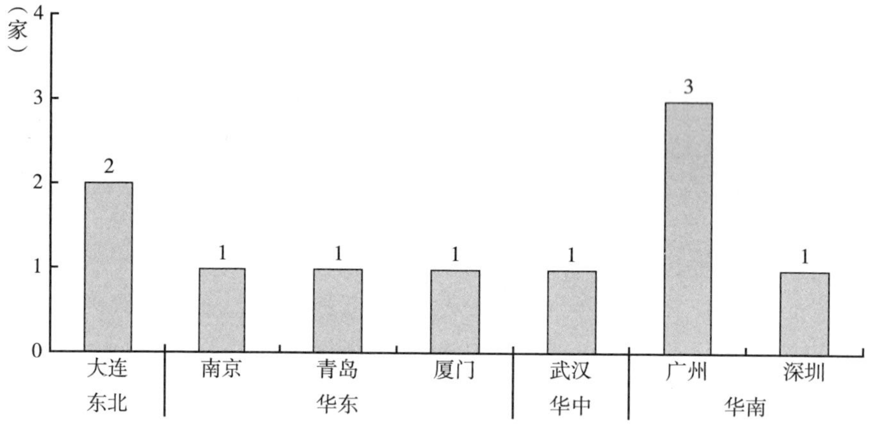

图1　2017届省会市属/计划单列市医院前10强分布

资料来源：艾力彼医院管理研究中心数据库。

（二）整体解读

1. 东中西分布：东部与中西部差距加大

东部地区的省/单医院100强在数量上已占据榜单的半壁江山，在竞争力指数方面，与2016届相比，更是进一步与中、西部地区的省/单医院拉开差距（见图2）。

对省/单医院100强医院按名次分10组进行分析（见图3），可以看出，东部地区的省/单医院100强在每个阶梯分组都有分布，而且在前10名这个阶梯组中具有压倒性优势，这说明省/单医院中的优质医院高度集中在东部。西部地区则没有1家省/单医院跻身前10名阶梯组，这说明西部地区综合实力领先的省/单医院与东、中部地区综合实力领先的省/单医院仍有较大的差距。

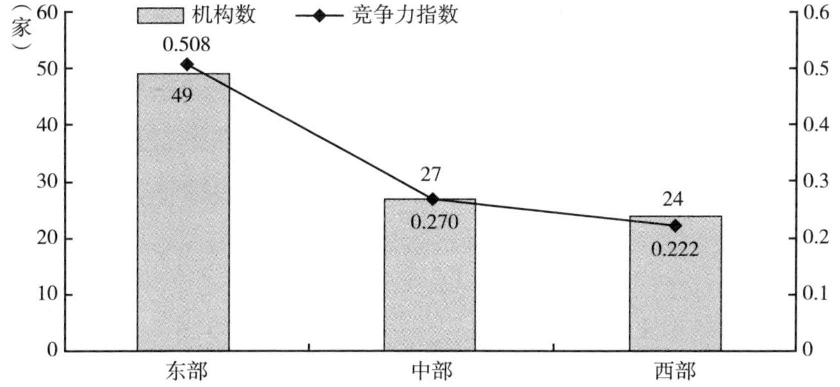

图 2　2017 届东中西部省会市属/计划单列市医院 100 强医院数量和竞争力指数

资料来源：艾力彼医院管理研究中心数据库。

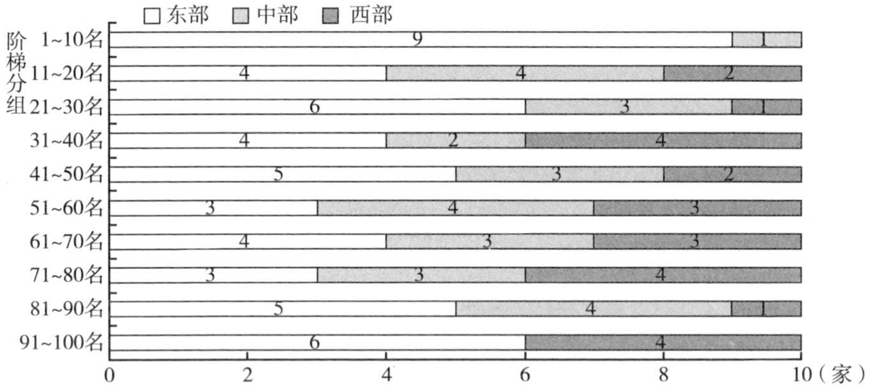

图 3　2017 届省会市属/计划单列市医院 100 强各组医院在东中西部地区的分布

资料来源：艾力彼医院管理研究中心数据库。

2. 区域分布：华东最强

省/单医院 100 强在七大区的分布（见图 4）来看，华东区的省/单医院 100 强医院数量最多（28 家，比 2016 届增加了 2 家），区域竞争力指数也为最大；华南区和华中区紧随其后，二者不管是入围机构数还是区域竞争力指数都旗鼓相当。而东北区的省/单医院 100 强医院则处于中游的位置，西南和西北的省/单医院处于靠后的位置，华北区的省/单医院则是七大区中最弱的，这是由于北京和天津是直辖市，不在评价范围内，河北、内蒙古以及山西的省/单医院竞争力相对较弱导致。

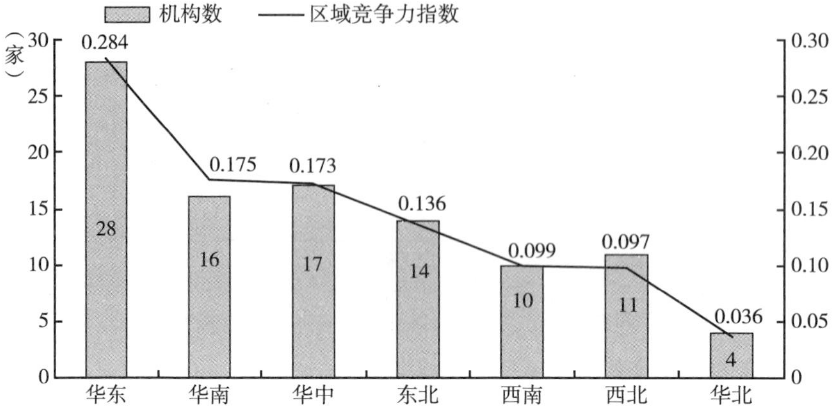

图 4　2017 届七大区省会市属/计划单列市医院 100 强机构数和区域竞争力指数

资料来源：艾力彼医院管理研究中心数据库。

阶梯分组结果如图 5 所示，全国七大区中仅华东区在各阶梯分组都至少有 1 家医院入围，而其他大区均有不同程度的断层现象，其中华北区是断层现象最严重的大区。

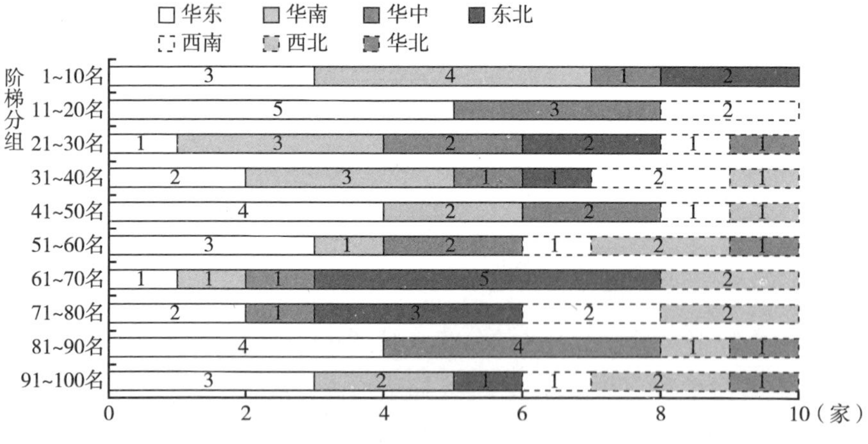

图 5　2017 届省会市属/计划单列市医院 100 强各组医院在七大区的分布

资料来源：艾力彼医院管理研究中心数据库。

3. 城市分布：几乎全覆盖，广州居榜首

2017 届省/单医院 100 强医院的覆盖面较广，除拉萨以外，全国 26 个省会城市和 5 个计划单列市均有医院入围。

在 2016 届省会市属医院 100 强中，不管是入围机构数还是市竞争力指数，城市前三强均为武汉（10 家，0.098）、西安（9 家，0.089）和成都（8 家，0.080）。而到了 2017 届，入围省/单医院 100 强机构数最多的城市是广州和西安，二者均有 7 家医院入围（见表 1）；从市竞争力指数看，前三强分别是广州、深圳和西安。榜单评价对象变更为省会市属医院和计划单列市医院后，计划单列市医院与省会市属医院一并竞争，使部分省会中综合实力较弱的医院掉出 100 强，因而 2017 届省/单医院榜单的前三强城市较 2016 届变动较多。

表 1　2017 届省会市属/计划单列市医院 100 强城市分布

城市	广州	深圳	西安	武汉	成都	郑州	杭州	厦门	南京	长沙	沈阳
机构数(家)	7	6	7	6	6	6	5	5	5	5	5
市竞争力指数	0.078	0.066	0.066	0.064	0.061	0.061	0.052	0.051	0.050	0.049	0.048
城市	大连	青岛	合肥	哈尔滨	宁波	昆明	石家庄	南宁	贵阳	福州	长春
机构数(家)	4	3	3	3	3	2	2	2	2	2	2
市竞争力指数	0.043	0.032	0.032	0.029	0.027	0.020	0.019	0.019	0.018	0.017	0.017
城市	济南	海口	南昌	太原	银川	西宁	兰州	乌鲁木齐	呼和浩特		
机构数(家)	1	1	1	1	1	1	1	1	1		
市竞争力指数	0.013	0.012	0.010	0.009	0.008	0.008	0.007	0.007	0.007		

资料来源：艾力彼医院管理研究中心数据库。

将省/单医院 100 强医院按照名次分为四个方阵，1～25 名为第一方阵，26～50 名为第二方阵，51～75 名为第三方阵，76～100 名为第四方阵。对省/单医院 100 强医院所在城市的医院数和市竞争力指数按照方阵分析，结果见图 6。总体而言，市竞争力指数越高，该城市入围医院处于第一和第二方阵的越多。

结合表 1 和图 6 不难看出，市竞争力指数居于前 10 强的计划单列市只有深圳和厦门，而且在计划单列市与该省省会城市两两对比中，我们发现厦门和青岛不管是入围机构数还是市竞争力指数均优于其所在省省会，其余3个计划单列市（深圳、大连和宁波）的入围机构数和市竞争力指数均稍逊于其所在省省会。此外，从市竞争力指数看，5个计划单列市均处于中上甚至领先位置，这或与计划单列市具有省一级的经济管理权限，经济得以较快发展，从而能把更多资源投入到医疗整体建设中有关。

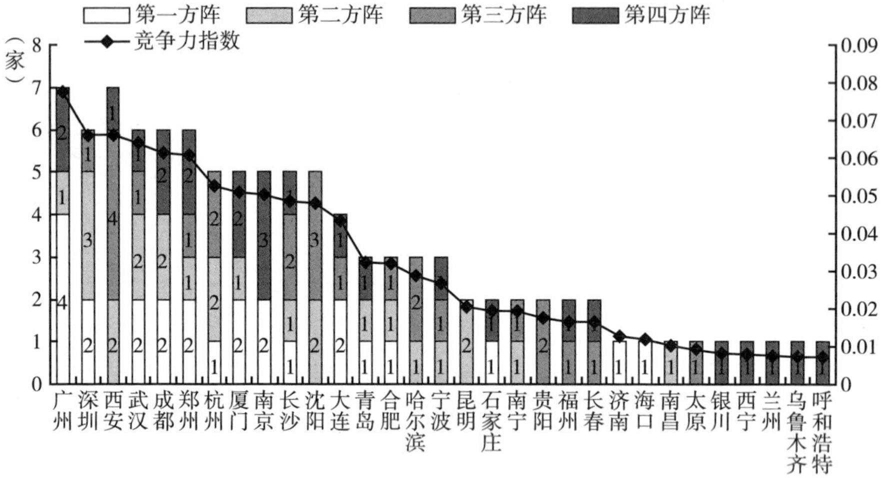

图6　2017届省会市属/计划单列市医院100强医院省份分布

资料来源：艾力彼医院管理研究中心数据库。

4. 其他特征：省/单医院100强以三级医院为主

从等级来看，省/单医院100强绝大多数为三级医院，仅中部一家医院的等级为二甲，对比2016届有4家二甲医院入围省会市属医院100强的情况，说明省会市属医院和计划单列市医院的综合实力都在不断提升。

从所有制情况来看，2016届省会市属医院100强中有11家非公立医院入围，而2017届则减少到8家。

（三）竞争力要素分析

根据竞争力排名TOPSIS模型，医院竞争力包括资源配置、医疗技术、医院运行3个维度。中位数是以它在所有标志值中所处的位置确定的全体单位标志值的代表值，不受分布数列的极大或极小值影响，从而在一定程度上提高了中位数对分布数列的代表性，故下文均取部分指标的中位数进行分析。

比较实开床位数、全院人数、年门急诊量、年出院量、高级职称人数和高级职称人数/全院人数等6个指标的数据（见表2），东部入围医院的中位数均高于中、西部地区入围医院的中位数，也高于省/单医院100强的中位数。从服务量看，在年门急诊量和年出院量方面，东部入围医院的中位数甚至接近西部入围医院的2倍。而从实开床位数、全院人数来看，东部入围医院的中位数则约为中、西部入围医院中位数的1.4倍，这意味着相较于中西部的优质省会市属医院和计划单列市医院，东部地区的优质省会市属医院和计划单列市医院将承担更多的业务量，平均分配到每个患者的医疗资源则较少。

表2　2017届东中西部地区医院部分指标中位数

	实开床位数（张）	全院人数（人）	年门急诊量（万人次）	年出院量（万人次）	高级职称人数（人）	高级职称人数/全院人数(%)
东部	1500	2315	150	5.82	489	17.4
中部	1280	1736	80	5.25	240	11.8
西部	1110	1634	64	3.21	240	13.2
100强中位数	1280	1924	90	5.18	300	15.1

资料来源：艾力彼医院管理研究中心数据库。

（四）交叉评价

省/单医院100强与顶级医院100强、中医医院100/500强、非公立医院100强都有交叉。

1. 与顶级医院交叉：10家与顶级医院交叉

与2016届相比，2017届省/单医院100强与顶级医院100强交叉的医院数量有所增加，从2016届的3家大幅增加到2017届的10家，其中深圳市人民医院、厦门大学附属第一医院、武汉市中心医院、大连医科大学附属第二医院和广州医科大学附属第二医院这 5 家医院更是首次跻身顶级医院 100 强（见表 3）。

省会市属医院与计划单列市医院各有 5 家医院与顶级医院 100 强交叉，而省会市属医院的名次较计划单列市医院的名次靠前，这说明，省会市属医院的综合竞争力比计划单列市医院略胜一筹。

表 3　2017 届省会市属/计划单列市医院与顶级医院纵横交叉评价

医院	省/单医院名次	顶级医院名次
广州医科大学附属第一医院	1	29
南京鼓楼医院	2	36
青岛大学附属医院	3	54
广州市第一人民医院	4	69
大连医科大学附属第一医院	5	85
深圳市人民医院	6	92
厦门大学附属第一医院	7	96
武汉市中心医院	8	97
大连医科大学附属第二医院	9	99
广州医科大学附属第二医院	10	100

资料来源：艾力彼医院管理研究中心数据库。

2. 与中医医院交叉：11家与中医医院百强、1家与中医医院500强交叉

与 2016 届相比，2017 届省/单医院 100 强与中医医院 100 强交叉的医院数量增加了 2 家（深圳市中医院和厦门市中医院），而与中医医院 101 ~ 500 强交叉的医院数量则从 6 家减少到 1 家，具体名次见表 4。

表 4　2017 届省会市属/计划单列市医院与中医医院纵横交叉评价

医院	省/单医院名次	中医医院名次
武汉市第一医院	13	23
成都市第一人民医院	18	37
深圳市中医院	44	39
厦门市中医院	46	44
杭州市红十字会医院	48	50
长沙市中医医院	56	59

续表

医院	省/单医院名次	中医医院名次
杭州市中医院	58	60
西安市中医医院	64	62
南京市中医院	82	68
福州市第二医院	83	80
郑州市中医院	85	84
广州市中医医院	94	101 ~500

资料来源：艾力彼医院管理研究中心数据库。

3. 与非公立医院100强交叉情况：有8家医院与非公立医院100强交叉

与 2016 届相比，2017 届省会市属/计划单列市医院 100 强与非公立医院 100 强交叉的医院数量减少了 2 家，而且交叉的 8 家医院在非公立医院榜单中排名都比较靠前，这说明省/单医院 100 强中的非公立医院综合实力较强。此外，省/单医院 100 强没有医院与非公立医院 101 ~500 强交叉，具体名次见表 5。

表 5　2017 届省会市属/计划单列市医院与非公立医院纵横交叉评价

医院	省/单医院名次	非公立医院名次
西安长安医院	54	7
武汉市普仁医院	55	9
浙江萧山医院	57	11
西安高新医院	68	13
厦门长庚医院	84	14
华润武钢总医院	86	16
南京明基医院	87	21
南京同仁医院	91	23

资料来源：艾力彼医院管理研究中心数据库。

二　结语

第一，竞争力地区比较：不同区域间省会市属医院和计划单列市医院的综合竞争力还有较大差距，优质省会市属医院分布不均衡的格局仍未被打破。东中西部地区以东部最强，而且与中、西部地区的差距在逐渐加大。而双一流学科中与临床医学相关的学科多分布在东部的名校，这或使东部医院与中、西部医院在科研水平、人才梯队和医疗技术等方面进一步拉开差距，优质医疗资源分布不均问题进一步加剧。而随着医科院校临床相关学科的崛起，医科院校直属医院的综合实力将进一步得到提升，让本来就在省部属医院和医科院校直属医院的夹缝中生存的省会市属医院发展进一步受限。七大区中依然是华东最强，华北最弱。

第二，竞争力城市比较：市竞争力指数居于前 10 强的计划单列市只有深圳和厦门，而且在计划单列市与该省省会城市两两对比中，厦门和青岛不管是入围机构数还是市竞争力指数均优于其所在省省会，其余 3 个计划单列市（深圳、大连和宁波）的入围机构数和市竞争力指数均稍逊于其所在省省会。此外，从市竞争力指数看，5 个计划单列市均处于中上甚至领先位置，这说明计划单列市繁荣的经济是医疗发展的强大助力。

第三，竞争力梯队比较：东中西部地区中，东部在各个阶梯分组中均有医院入围，而且数量较多，而中、西部地区则都有 1 个阶梯组没有医院入围；七大区中，只有华东区在每个阶梯组中都有医院入围，其他大区则都存在断层现象。

第四，竞争力要素比较：虽然从服务量看，在年门急诊量和年出院量方面，东部入围医院的中位数甚至接近西部入围医院的 2 倍，但从实开床位数、全院人数来看，东部入围医院的中位数仅约为中、西部入围医院中位数的 1.4 倍，这意味着相较于中西部的优质省会市属医院和计划单列市医院，东部地区的优质省会市属医院和计划单列市医院将承担更多的业务量，平均分配到每个患者的医疗资源则较少。

第五，省/单医院 100 强医院与顶级医院 100 强、中医医院 100/500 强、非公立医院 100 强都有交叉。省/单医院 100 强与顶级医院 100 强榜单交叉医院数的从 2016 届的 3 家大幅增加到 10 家。

参考文献

1. 庄一强、曾益新：《中国医院竞争力报告（2017）》，社会科学文献出版社，2017。
2. 庄一强、曾益新：《中国医院竞争力报告（2016）》，社会科学文献出版社，2016。
3. 国家卫生和计划生育委员会编《2017 中国卫生和计划生育统计年鉴》，北京，中国协和医科大学出版社，2017。
4. 中华人民共和国民政部编《2016 中华人民共和国行政区划简册》，北京，中国地图出版社，2016。
5. 中华人民共和国国家统计局编《2016 中国统计年鉴》，北京，中国统计出版社，2016。
6. 庄一强：《论多元化办医的困境与出路》，《现代医院管理》2013 年第 10 期。
7. 刘向红：《以组织变革方式解决省会城市公立非营利性医院困境的探讨》，《中国医院管理》2006 年第 2 期。

B.9
中国顶级医院及亚洲华人地区最佳医院报告

庄一强　郑会荣　李　茜*

摘　要： 本文从医疗技术、学术影响力、资源配置、医院运行等方面分析中国顶级医院100强和亚洲华人地区最佳医院100强。分析结果表明：中国顶级医院100强榜单中，上榜医院数量前三名分别为北京、上海、广东；亚洲华人地区最佳医院100强中大陆医院在数量上占较大优势，且基本是公立医院。相比之下中国香港、中国澳门、中国台湾、新加坡的非公立医院相对更有竞争力，均有非公立医院进入100强。在人床比（全院职工人数/床位数）方面，新加坡最高达到7.03，中国大陆仅有1.74，位居末位。

关键词： 顶级医院　华人地区　综合竞争力　学术影响力

中国顶级医院涵盖全国最佳综合医院，包括中医医院，但不包含部队医院和专科医院。亚洲华人地区最佳医院（以下简称“华人最佳医院”）指中国大陆、中国台湾、中国香港、中国澳门和新加坡的顶级综合医院，不包含专科医院。艾力彼的中国大陆顶级医院和华人最佳医院评价指标有医疗技术、学术影响力、资源配置和医院运行共4个一级指标。本文以艾力彼发布的2017届中国顶级医院100强和2016届华人地区最佳医院100强为研究对

* 庄一强，香港艾力彼医院管理研究中心主任；郑会荣，香港艾力彼医院管理研究中心，文学学士；李茜，香港艾力彼医院管理研究中心。

象，从地域分布、综合得分、竞争力要素等几个方面进行分析，以便更好地了解中国大陆顶级医院及华人最佳医院的医疗现状。

一 中国顶级医院及华人地区最佳医院100强分析

（一）中国顶级医院10强和华人最佳医院10强格局

2017 届中国顶级医院前 10 强医院分布于北京、上海、广州、武汉、杭州、成都 6 个城市，其中北京和上海各占 3 家，优势较为明显。而在区域分布上，华东地区有 4 家医院上榜，位居首位；华北地区有 3 家医院上榜，均分布在北京；华南、华中、西南地区均有 1 家医院上榜；西北及东北地区没有医院进入前 10 强。

对 10 强医院所属高校进行分类，统计出同一高校对应的附属医院数量（见表 1）。对比教育部 2012 年发布的临床医学一级学科评估结果、2017 年发布的双一流建设高校及建设学科名单、《美国新闻与世界报道》2018 年全

表 1 2017 届中国顶级医院竞争力 10 强所属高校比较

高校	10 强机构(家)	10 强名次	教育部一流医学类学科	US News 全球大学临床医学学科排名 *	英国泰晤士 THE 全球大学排名 **	Quacquarelli Symonds 世界大学排名 ***
北京协和医学院	1	1	临床医学、药学	—	—	—
四川大学	1	2	基础医学、护理学	370	601 ~ 800	551 ~ 600
复旦大学	2	3、7	基础医学、临床医学、中西医结合、药学	131	116	40
上海交通大学	1	4	基础医学、临床医学、药学	157	188	62
北京大学	2	5、8	基础医学、临床医学、药学、护理学	125	27	38
中山大学	1	6	基础医学、临床医学、药学	184	351 ~ 400	319
华中科技大学	1	9	基础医学	272	401 ~ 500	471 ~ 480
浙江大学	1	10	基础医学、药学	336	177	87

注：*《美国新闻与世界报道》2018 年全球大学临床医学学科排名名次。** 英国泰晤士高等教育 2018 年全球大学排名名次。*** Quacquarelli Symonds 2018 年世界大学排名名次。

资料来源：艾力彼医院管理研究中心数据库。

球大学临床医学学科排名、Quacquarelli Symonds 2018 年世界大学排名、英国泰晤士高等教育 2018 年全球大学排名，可以看出中国顶级医院 10 强所属的 8 所高校在医学学科建设上均有较强能力，具体体现在：①均位列教育部一级学科（临床医学专业）前 10 名；②均有学科入选教育部一流医学类学科；③在《美国新闻与世界报道》全球大学临床医学学科排名中有 5 所进入 300 强。

根据中国科学技术信息研究所发布的 2017 年度中国科技论文统计结果，可看出中国顶级 10 强医院中有 8 家进入 SCI 被引用篇数 20 强、SCI 被引用次数 20 强，有 9 家进入 CSTPCD 被引用次数 20 强排名（见表 2），可见学术研究成果获得更多的认可。

表 2　2017 届中国顶级医院 10 强科技论文统计结果比较

医院名称	顶级名次	CSTPCD 被引用次数 20 强排名	SCI 被引用次数 20 强排名	SCI 被引用篇数 20 强排名
北京协和医院	1	2	16	10
四川大学华西医院	2	3	1	1
复旦大学附属中山医院	3	14	9	12
上海交通大学医学院附属瑞金医院	4	8	4	8
北京大学第一医院	5	5	—	—
中山大学附属第一医院	6	12	10	6
复旦大学附属华山医院	7	16	19	17
北京大学人民医院	8	7	—	—
华中科技大学同济医学院附属同济医院	9	6	2	3
浙江大学附属第一医院	10	—	6	4

资料来源：中国科学技术信息研究所、艾力彼医院管理研究中心数据库。

对华人最佳医院前 10 强所属高校进行分类（2016 届仍然包括中国大陆的部队医院），我们可以统计出同一高校对应的附属医院数量（见表 3）。对比《美国新闻与报道》全球大学临床医学学科排名、Quacquarelli Symonds 世界大学排名、泰晤士高等教育全球大学排名，华人最佳医院排行榜中排名靠前的医院一般都是医学院附属医院，而且医学院实力在当地一流，在世界范围内排名也相对靠前。

表 3　2016 届华人地区最佳医院前 10 强所属高校

高校	10 强名次	《美国新闻与世界报道》全球大学临床医学学科排名	英国泰晤士高等教育全球大学排名	Quacquarelli Symonds 世界大学排名
中国人民解放军总医院	1	—	—	—
北京协和医学院	2	—	—	—
香港大学医学院	3	95	40	26
四川大学	4	370	601 ~ 800	551 ~ 600
新加坡国立大学	5	84	22	15
复旦大学	6	131	116	40
台湾大学	7	127	198	76
北京大学	8	125	27	38
上海交通大学	9	157	188	62
中山大学	10	184	351 ~ 400	319

资料来源：艾力彼医院管理研究中心竞争力数据库、《美国新闻世界报道》官网、泰晤士报官网、Quacquarelli Symonds 官网（所有官网资料均取自 2017 年 12 月 31 日的最新数据）。

（二）总体分布

对中国顶级医院 100 强进行阶梯式分组，1 ~ 25 名为第一方阵，26 ~ 50 名为第二方阵，51 ~ 75 名为第三方阵，76 ~ 100 名为第四方阵。从省域分布层面来看，中国顶级医院 100 强分布在中国的 27 个省份（如图 1），其中，北京、上海、广东位居前三，分别有 16、12、12 家医院进入顶级医院 100 强，且北京、上海、广东总共有 14 家医院进入第一方阵，相比之下，江西、广西、云南、山西、宁夏、贵州、甘肃均只有 1 家医院进入 100 强，且均分布在第四方阵，反映出西部地区的大部分省份顶级医院竞争力较弱。

对各省份上榜医院进行综合得分统计，根据竞争力指数高低对 27 个省份进行排名（见表 4，因机构数为 1 家的情况下标准差不可求，表 4 只列出上榜机构数大于 1 家的 20 个省份）。标准差可以反映各省份医院综合得分的离散程度，也就是同一省份内顶级医院间的实力差距。在上榜机构数同是 4 家的湖南、辽宁、福建中，福建的标准差最小，说明福建 4 家顶级医院的实

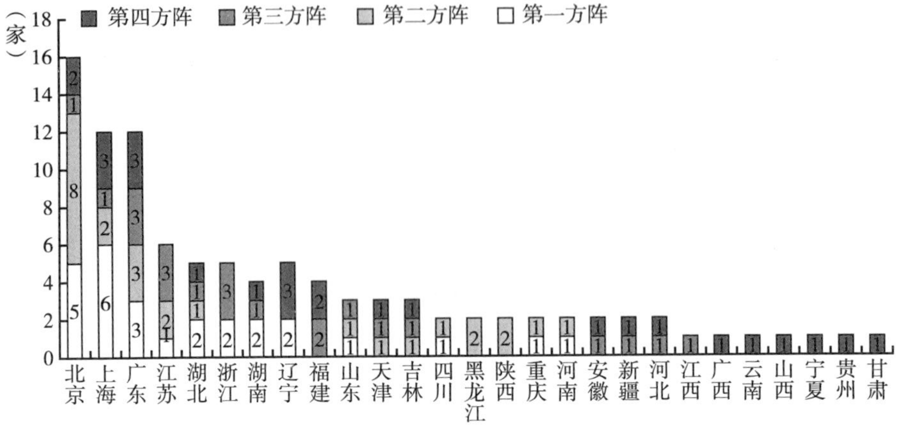

图 1　2017 届中国顶级医院 100 强省份分布

资料来源：艾力彼医院管理研究中心数据库。

力差距较小，辽宁的标准差最大，说明辽宁 4 家顶级医院的实力差距较大。湖北、浙江均有 5 家医院上榜，相比之下浙江 5 家顶级医院的实力差距较小。四川、黑龙江、陕西、重庆、河南、安徽、新疆、河北上榜医院数都是 2 家，其中陕西的医院实力差距最小，四川的医院实力差距最大。

表 4　2017 届中国顶级医院 100 强各省上榜机构数、竞争力指数比较

省份	上榜机构数（家）	得分均值（分）	标准差（分）	最大值（分）	最小值（分）	省竞争力指数	指数排名
北京	16	741.46	117.18	948.24	509.25	0.172	1
上海	12	746.36	137.47	921.72	516.86	0.130	2
广东	12	694.97	136.89	895.28	455.12	0.121	3
江苏	6	710.25	66.60	804.88	614.19	0.062	4
湖北	5	723.28	140.45	873.11	480.78	0.052	5
浙江	5	710.92	104.22	869.78	607.67	0.051	6
湖南	4	711.35	116.99	838.24	571.23	0.041	7
辽宁	4	668.73	171.45	852.27	463.29	0.039	8
福建	4	591.28	66.21	662.25	486.37	0.034	9
山东	3	756.73	53.29	810.49	684.12	0.033	10
天津	3	666.73	85.01	771.31	563.08	0.029	11

续表

省份	上榜机构数（家）	得分均值（分）	标准差（分）	最大值（分）	最小值（分）	省竞争力指数	指数排名
吉林	3	647.05	101.39	767.71	519.64	0.028	12
四川	2	788.87	142.23	931.10	646.64	0.023	13
黑龙江	2	717.40	14.79	732.18	702.61	0.021	14
陕西	2	708.79	8.46	717.25	700.33	0.021	15
重庆	2	686.86	29.25	716.11	657.61	0.020	16
河南	2	675.45	75.71	751.16	599.74	0.020	17
安徽	2	624.88	69.59	694.47	555.30	0.018	18
新疆	2	605.98	75.73	681.71	530.25	0.018	19
河北	2	581.62	67.13	648.74	514.49	0.017	20

资料来源：艾力彼医院管理研究中心数据库。

将华人最佳医院100强进行阶梯式分组，1～25名为第一方阵，26～50名为第二方阵，51～75名为第三方阵，76～100名为第四方阵。通过表5可看出中国大陆、中国台湾、中国港澳、新加坡的顶级医疗资源分布相对均衡。

表5　华人最佳医院100强四个方阵比较

区域	第一方阵（家）	第二方阵（家）	第三方阵（家）	第四方阵（家）	合计（家）	地区竞争力指数
中国大陆	16	13	15	13	57	0.575
中国台湾	3	7	4	5	19	0.187
中国港澳	3	3	4	4	14	0.138
新加坡	3	2	2	3	10	0.1
合计	25	25	25	25	100	1

从医院数量和区域竞争力指数看，中国大陆医院占绝对优势，在最佳医院排行榜中竞争力最强，且基本是公立医院，与之形成鲜明对比的是中国台湾，中国台湾非公立医院在数量和竞争力上超过了公立医院，中国港澳、新加坡的非公立医院相对有竞争力（见表6）。

表 6　华人最佳医院 100 强公立与非公立比较

	公立（家）	公立医院竞争力指数	非公立（家）	非公立医院竞争力指数	地区竞争力指数
中国大陆	57	0.575	0	0	0.575
中国台湾	8	0.084	11	0.103	0.187
中国港澳	9	0.095	5	0.043	0.138
新加坡	6	0.068	4	0.032	0.1

华人最佳医院 100 强分布在 29 个城市，上榜城市前 5 名分别是北京（14 家）、香港（12 家）、上海（10 家）、新加坡（10 家）、台北（7 家）。对上榜城市进行综合得分统计，根据竞争力指数高低对 29 个城市进行排名（由于机构数为 1 家的城市得分标准差不可求，表 7 只列出了上榜机构数大于 1 家的 18 个城市）。如表 7 和图 2 所示，华人最佳医院 100 强的得分均值是 679.43 分，29 个城市中香港、上海、新加坡等 13 个城市的得分均值高于 100 强的平均线，但值得注意的是北京的医院虽然上榜医院最多，但最终平均得分略低于平均分，说明最佳医院榜单中北京的医院较多集中于较后的位置。

表 7　华人最佳医院 100 强城市分布及得分比较

城市	上榜机构数(家)	得分均值	标准差	最小值	最大值	城市竞争力指数	指数排名
北京	14	670.66	168.26	491.43	949.12	0.138	1
香港	12	696.84	130.85	480.50	931.21	0.123	2
上海	10	737.89	113.14	542.08	915.77	0.109	3
新加坡	10	679.60	143.17	494.43	923.44	0.100	4
台北	7	691.51	112.96	558.75	915.42	0.071	5
广州	6	715.56	104.43	571.80	885.82	0.063	6
武汉	3	730.84	120.38	568.23	855.79	0.032	7
高雄	3	703.56	20.87	674.09	719.79	0.031	8
南京	3	653.53	53.56	578.59	700.51	0.029	9
台中	3	652.92	80.50	547.88	743.46	0.029	10
西安	3	640.32	162.56	521.86	870.18	0.028	11
重庆	3	552.10	45.69	514.11	616.36	0.024	12
长沙	2	769.74	12.04	757.70	781.78	0.023	13
沈阳	2	763.06	35.64	727.42	798.71	0.022	14

续表

城市	上榜机构数(家)	得分均值	标准差	最小值	最大值	城市竞争力指数	指数排名
杭州	2	749.41	84.45	664.96	833.85	0.022	15
济南	2	666.88	42.70	624.19	709.58	0.020	16
哈尔滨	2	528.52	22.86	505.67	551.38	0.016	17
澳门	2	511.58	30.40	481.18	541.98	0.015	18

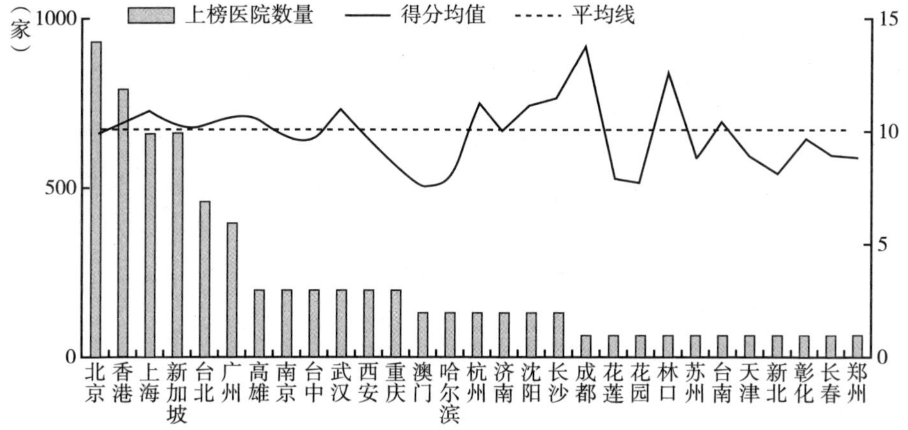

图 2　华人最佳医院 100 强医院城市分布及得分比较

（三）竞争力要素分析

根据竞争力排名 TOPSIS 模型，顶级医院竞争力包括技术、学术、配置、运行 4 个要素，以下将选取部分指标对四个方阵的医院进行不同要素的数据比较。

1. 技术要素

顶级医院竞争力技术要素包括高级职称人数/全院人数、全院医师人数/实开床位数、医疗设备资产/总资产、年住院手术量/年出院量、国家（级）临床重点专科/总专科数、ICU 床占比六个指标，现选取其中部分指标进行比较（见图 3）。可以看出，在高级职称人数/全院人数和年住院手术量/年出院量 2 个指标上四个方阵的差距都不大，说明此 2 项指标并非影响顶级医院竞争力的主要因素。相比之下，在医疗设备资产/总资产指标上，第一、第二方阵的医院稍稍优于第三、第四方阵的医院；在国家（级）临床重点专科/总专科数方面，第一方阵的医院占到52.66%，体现出第一方阵医院临床能力远胜于其他方阵医院的临床能力。

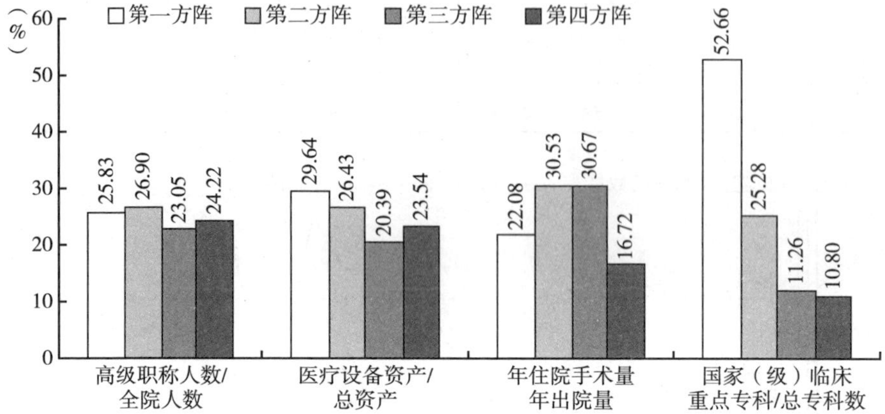

图3　中国顶级医院100强技术维度方阵比较

资料来源：艾力彼医院管理研究中心数据库。

此外，对2016届华人地区最佳医院100强技术指标进行分析，可发现，在年住院量上中国台湾医院最高，中国大陆医院与新加坡医院则较为接近（见图4）。

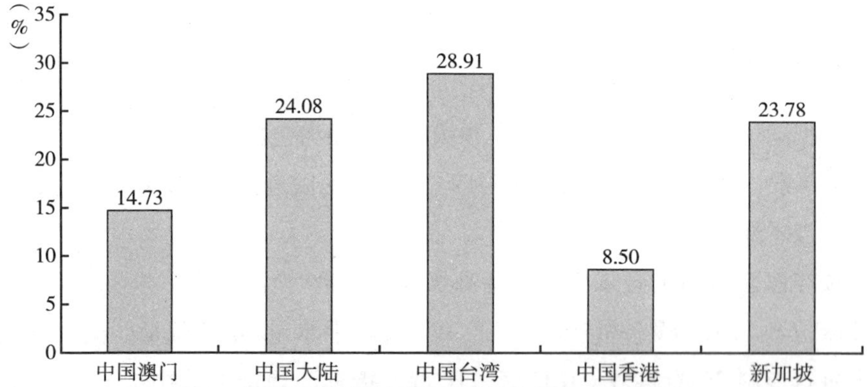

图4　华人地区最佳医院100强技术维度方阵比较

资料来源：艾力彼医院管理研究中心数据库。

2. 学术要素

在学术影响力方面，评价指标包括院士人数占比、学术领袖（中华医学会或中国医师协会专业分会的主任委员、副主任委员）占比、教育部重点学科及重点实验室占比，现对这些指标进行比较（见图5）。可以看出，第一方阵医院在各指标上均占据了较大的比重，凸显出第一方阵医院学术影响力明显大于其他方阵医院。

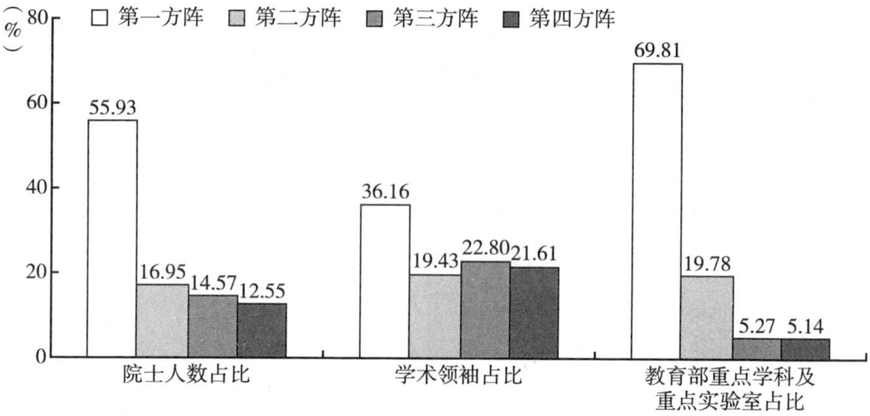

图5 2017届中国顶级医院100强学术影响力方阵

资料来源：艾力彼医院管理研究中心数据库。

3. 配置要素

资源配置要素包括实开床位数占比、年门急诊量占比、年出院量占比和全院人数占比4个指标，现对此4个指标进行比较。由图6可见，除实开床位数占比外，其他三个指标均由第一方阵至第四方阵呈现递减趋势，说明实开床位数并非影响医院竞争力的主要因素，而竞争力越强的医院在年门急诊量占比、年出院量占比、全院人数占比等方面一般会比竞争力弱的医院高。

此外，对2016届华人地区最佳医院100强资源配置指标进行分析，可发现，在实开床位数占比和全院医师人数占比指标上，大陆地区医院占比最高，但在全院职工人数占比这个指标上，新加坡医院占比最高（见图7）。同时，从人床比（全院职工人数/床位数）方面进行比较，新加坡数值最高，人床比达到7.03，相比之下，中国澳门、中国大陆、中国台湾均低于100强人床比的平均比值3.02，其中，中国大陆位居最后一席（见图8）。

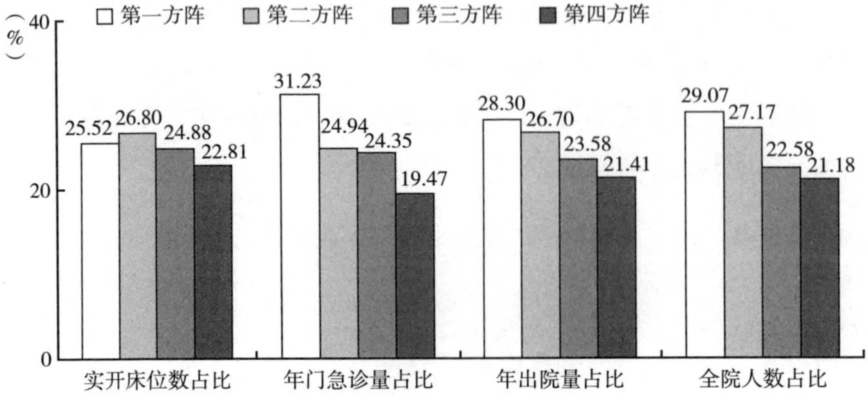

图6　中国顶级医院100强资源配置要素方阵比较

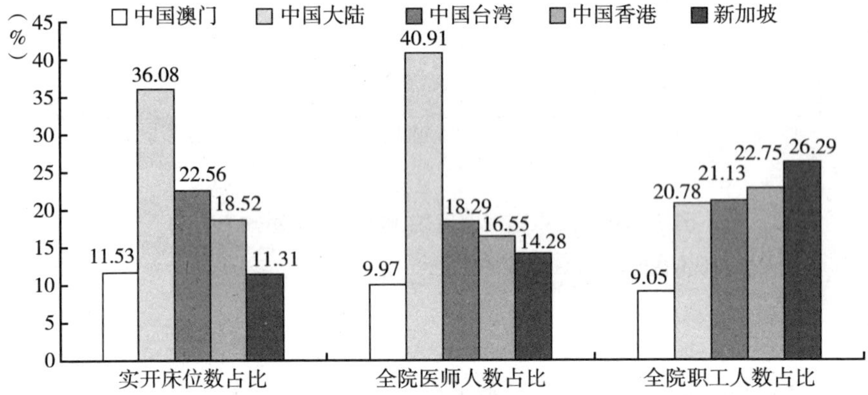

图7　华人地区最佳医院100强资源配置要素分区域方阵比较

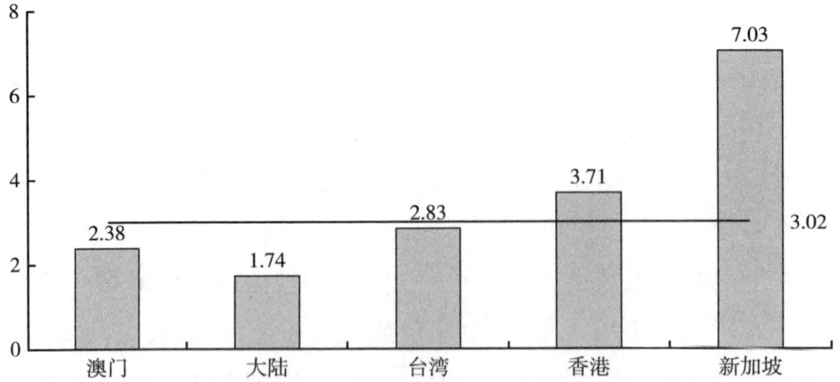

图8　华人地区最佳医院100强人床比因素比较

参考文献

1. 庄一强、曾益新:《中国医院竞争力报告(2017)》,社会科学文献出版社,2017。
2. 庄一强、曾益新:《中国医院竞争力报告(2016)》,社会科学文献出版社,2016。
3. 国家卫生和计划生育委员会:《2017 中国卫生和计划生育统计年鉴》,中国协和医科大学出版社,2017。
4. 中华人民共和国教育部:《教育部 财政部 国家发展改革委关于公布世界一流大学和一流学科建设高校及建设学科名单的通知》,中华人民共和国教育部网站,2017 年。
5. 中国科学技术信息研究所:《2017 年度中国科技论文统计结果》,中国科学技术信息研究所网站,2017 年。

B.10
中医医院报告

刘泽媚　李　茜　邓兆盈*

摘　要： 本文从医院分布、均衡度、竞争力要素等方面对中医医院（包括中西医结合医院和民族医院）进行分析。华东区在七大区中优势明显，东中西部地区中，东部同样优势明显。中医医院500强在东中西部地区分布情况与中医医院100强类似。国家政策、经济情况、人口情况、教育资源等因素对中医医院的发展有深远影响。

关键词： 中医医院　区域分布　竞争力要素

一　2017届中医医院100强分析

本文将以各级中医药管理局管辖的综合性中医医院（含中西医结合医院和民族医院）为研究对象，从地域分布、竞争力要素等方面对2016届中医医院100强进行评价和分析，通过多维度的分析来了解全国中医医院的现状。

（一）中医医院100强分布分析

1. 七大区分布：华东区优势明显

由图1可见，在中医医院100强中，华东区入围35家，区域竞争力指

* 刘泽媚，公共卫生管理博士，艾力彼医院管理研究中心；李茜，理学硕士，艾力彼医院管理研究中心；邓兆盈，工学学士，艾力彼医院管理研究中心。

数为 0. 329，机构数和区域竞争力指数都占优势。华北、华南、华中三个地区差距不大，华北地区区域竞争力指数（0. 168）略强。西北、西南和东北地区区域竞争力指数相对较弱，可能是受区域经济影响。

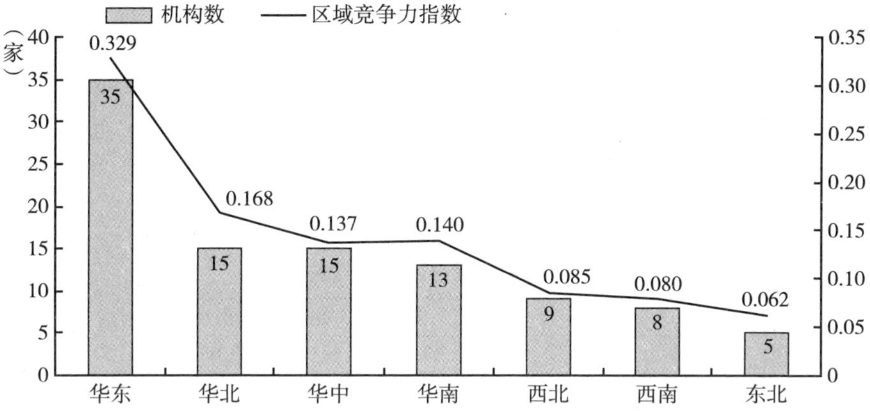

图 1　2017 届七大区中医医院 100 强数量和区域竞争力指数

资料来源：艾力彼医院管理研究中心医院竞争力数据库。

从图 2 可以看出，在中医医院 100 强中，中医医院在数量上占绝对优势，华东、华北、华中、华南和西南分别有中西医结合医院入选，西北和东北没有中西医结合医院入选，民族医院没有入选中医医院 100 强。

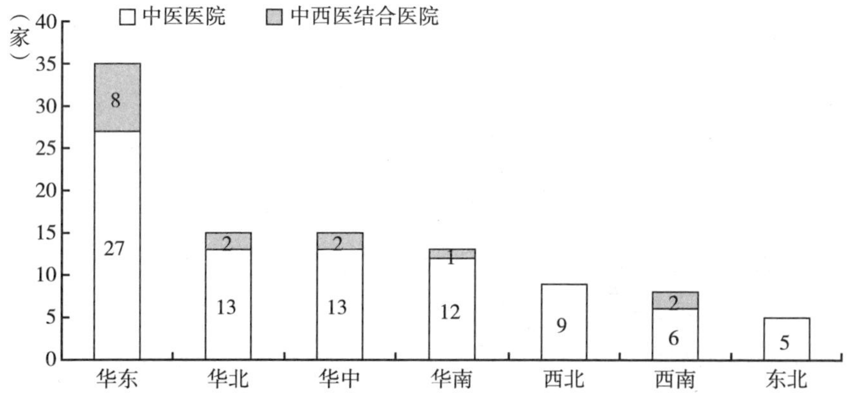

图 2　2017 届七大区中医医院 100 强与中西医结合医院数量对比

资料来源：艾力彼医院管理研究中心医院竞争力数据库。

2. 省份分布：广东居首位，西藏、宁夏缺席

我国共有34个省级行政区划单位（以下简称省份），中医医院100强分布在全国29个省份（见表1），其中入围中医医院100强数量最多的3个省份是广东（9家）、浙江（7家）、江苏（7家）；从省竞争力指数看，广东（0.102）、北京（0.084）、上海（0.071）位于前3位置，其中医医院竞争力较强。西藏和宁夏没有医院入围中医医院100强，2017届新上榜的内蒙古自治区中医医院填补了该省份在中医医院100强中的空缺。总之，顶尖的中医医疗资源在全国范围内几乎各个省份有分布。

表1　2017届中医医院100强省份分布

省份	广东	北京	上海	浙江	江苏	山东	河南	陕西
省竞争力指数	0.102	0.084	0.071	0.068	0.062	0.051	0.050	0.047
机构数(家)	9	6	6	7	7	6	6	5
省份	湖南	湖北	四川	福建	天津	黑龙江	广西	安徽
省竞争力指数	0.044	0.043	0.041	0.034	0.034	0.033	0.033	0.025
机构数(家)	5	4	4	4	3	3	3	3
省份	山西	河北	甘肃	江西	贵州	辽宁	重庆	吉林
省竞争力指数	0.023	0.022	0.020	0.018	0.017	0.015	0.014	0.014
机构数(家)	3	2	2	2	2	1	1	1
省份	新疆	云南	青海	海南	内蒙古			
省竞争力指数	0.012	0.008	0.006	0.006	0.005			
机构数(家)	1	1	1	1	1			

资料来源：艾力彼医院管理研究中心医院竞争力数据库。

3. 城市分布：各地分布仍不均匀

全国共有334个地级行政区划单位（含省会城市、计划单列市、地区、自治州、盟，以下简称地级市），其中中医医院100强分别来自58个地级市，不少地级市拥有多家（指拥有3家及以上，下同）100强中医医院，表2列出了拥有3家及其以上中医医院的地级市。由表2可知，共有9个地级市拥有多家中医医院，其中华东和华中地区分别有3个城市拥有3家及以上100强中医医院。而且在中医医院100强中，有51家医院均位于省会城市，这意味着，顶尖的中医医疗资源依然相对集中地分布在省会城市。

表 2　2017 届拥有多家 100 强中医医院的地级市

所在地区	所在省份	所在地	机构数(家)
华东	浙江	杭州	5
	福建	福州	3
	江苏	南京	3
华中	河南	郑州	3
	湖北	武汉	3
	湖南	长沙	3
华北	山西	太原	3
华南	广东	广州	3
东北	黑龙江	哈尔滨	3

资料来源：艾力彼医院管理研究中心医院竞争力数据库。

中医医院 100 强分布在 29 个省份（含直辖市）、58 个地级市。我们用上榜医院所在地级市与该省份地级市数量的比，得到均衡指数。从表 3 可以看出，陕西的均衡指数最高，江苏的均衡指数次之。结合表 1 和表 2，浙江和江苏两个省份的省竞争力指数、入围医院数和全省地级市总数都相差不大，但江苏省的均衡度好于浙江省，杭州作为浙江省省会集中了 5 家中医 100 强医

表 3　2017 届中医医院 100 强各省份均衡指数分析

省份	陕西	江苏	广东	山东	浙江	海南	河南	福建
机构数(家)	5	7	9	6	7	1	6	4
均衡指数	0.4	0.38	0.33	0.29	0.27	0.25	0.24	0.22
省份	湖南	安徽	河北	江西	湖北	四川	广西	青海
机构数(家)	5	3	2	2	4	4	3	1
均衡指数	0.21	0.19	0.18	0.18	0.15	0.14	0.14	0.13
省份	贵州	吉林	山西	内蒙古	黑龙江	甘肃	辽宁	新疆
机构数(家)	2	1	3	1	3	2	1	1
均衡指数	0.11	0.11	0.09	0.08	0.08	0.07	0.07	0.07
省份	云南							
机构数(家)	1							
均衡指数	0.06							

资料来源：艾力彼医院管理研究中心医院竞争力数据库。

院，这恰好解释了浙江省均衡指数不高的原因。与之类似，广东省作为入围机构数最多（9 家）的省份，均衡指数屈居第 3，也是由于其分布相对集中于省会城市，而且地级市数量相对较多；海南情况与之相反，全省地级市数量较少，虽只入围 1 家，但均衡指数优于其他省份。

4. 其他特征分析：以三甲医院为主，双一流大学附属医院均上榜

中医医院 100 强综合实力较强，医院等级均为三级，且以三甲医院为主（占比 98%）。中医医院 100 强中，高校直属附属（简称“附属医院”）医院有 16 家，其中被评为“双一流”学科的中医、中药相关学校的附属医院均有上榜，且名次相对靠前，学校为附属医院长期输送优质的人才有助于医院提高医疗技术、增强医院综合实力。中医医院 100 强中没有非公立医院入围，非公立中医医院的潜力有待开发和提升。

（二）竞争力要素分析

医院竞争力模型包括资源配置、医疗技术和医院运行等维度，根据中医医院的特色，在技术指标体系中加入了国家级名中医（国医大师）和省级名中医等指标，下文将选取部分指标对中医医院进行不同要素的数据比较。

实开床位是衡量医院实力的基础指标，医院作为科技与服务紧密结合的产业，人力资源也是体现医院综合实力的重要指标。总体而言，中医医院 100 强实开床位的均值与 2016 届（1364 张）基本持平，而全院人数均值则从 2016 届的 1605 人增加值 1746 人，这说明人床比有所提高。另外，高级职称人数和高级职称人数/全院人数都比 2016 届（231 人，14. 51%）有所上升，说明中医药高层次人才有所增加，结合人床比有所提高的情况，可以看出患者得到的服务也有所改善。

图 3 通过对比实开床位数、全院人数、高级职称人数、高级职称人数/全院人数这四个指标，可以考察顶尖的中医医院在各地区间是否存在差异。

从实开床位数看，中部和西部地区的均值相差不大，东部的均值最小。

从全院人数和高级职称人数看，东部地区的均值最大，西部次之，中部最小。

表 4　2017 届东中西部中医医院部分指标均值

东中西	实开床位数（张）	全院人数（人）	高级职称人数（人）	高级职称人数/全院人数(%)
东部	1291	1824	275	15. 30
中部	1435	1516	217	14. 90
西部	1448	1768	220	12. 27
100 强均值	1363	1746	250	14. 56

资料来源：艾力彼医院管理研究中心医院竞争力数据库。

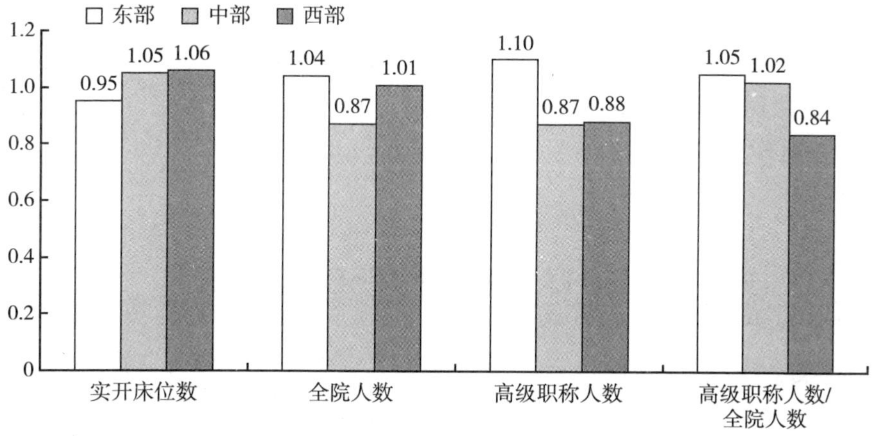

图 3　2017 届东中西部中医医院 100 强部分指标对比（100 强均值 =1）

资料来源：艾力彼医院管理研究中心医院竞争力数据库。

从高级职称人数/医院人数看，东部和中部地区均值相差较少，西部的均值最小。

（三）纵横交叉评价

中医医院 100 强中的前 8 强同时也被顶级医院 100 强收录，分别为广东省中医院、江苏省中医院、中国中医科学院西苑医院、上海中医药大学附属龙华医院、中国中医科学院广安门医院、上海中医药大学附属曙光医院、广州中医药大学第一附属医院和北京中医药大学东直门医院，8 家医院在顶级中排名依次为第 57、71、73、78、82、84、87、91 名。

与省会市属/计划单列市医院 100 强交叉的中医医院有 11 家，分别为武汉市第一医院、成都市第一人民医院、深圳市中医院、厦门市中医院、杭州市红十字会医院、长沙市中医医院、杭州市中医院、西安市中医医院、南京市中医院、福州市第二医院、郑州市中医院，在省会市属/计划单列市医院 100 强中的排名依次为第 13、18、44、46、48、56、58、64、82、83、85 名。

与地级城市医院 100 强交叉的有 3 家医院，分别为佛山市中医院，陕西中医药大学附属医院和沧州中西医结合医院，在地级城市医院 100 强中的排名依次为第 20、85、86 名。与地级城市医院 101 ~ 300 强交叉的有 11 家医院，与地级城市医院 301 ~ 500 强交叉的有 16 家医院。

与县级医院 100 强交叉的有 1 家医院，为昆山市中医医院，在县级医院 100 强中排第 42 名。

二 2017届中医医院500强分析

（一）区域分布

比较中医医院 100 强和 500 强在七大区中的机构数（见图 4），与 100 强的情况类似，华东入围医院的占比依然为最高，而华中、西南、东北入围医院的占比也有所增大，反观华南、华北和西北占比有所减少。

从各省份来看，中医医院 500 强分布在 31 个省份，相比 100 强分布在 29 个省，均衡度更佳。其中江苏的 500 强医院数量最多，共 52 家，其次是山东（48 家），浙江有 44 家，这 3 个省份的入围机构数占 500 强医院的 28.8%。入围机构数排名前 10 的省份医院数量占 500 强的 66%，除了河南和湖南两省没有中西医结合医院入榜，其他 8 个省份均有中西医结合医院入榜。此外，云南、新疆、内蒙古、青海和西藏均各有 1 家民族医院入围，其中云南是唯一一个中医医院、中西医结合医院和民族医院均入围中医医院 500 强的省份（见图 5）。

中医医院 500 强分布在 237 个地级市，其中江苏、山东、浙江、河南、

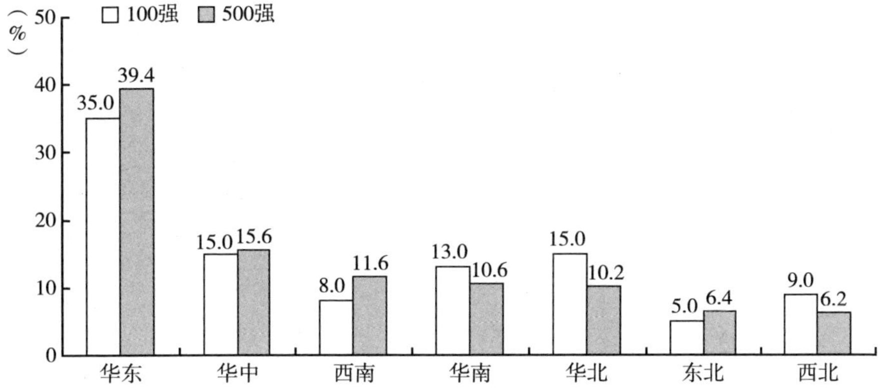

图4　2017届中医医院500强七大区数量比例

资料来源：艾力彼医院管理研究中心医院竞争力数据库。

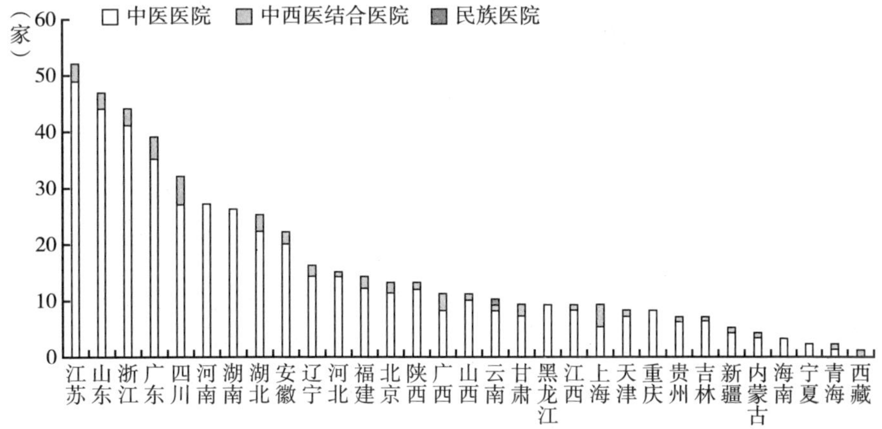

图5　2017届中医医院500强的省份分布

资料来源：艾力彼医院管理研究中心医院竞争力数据库。

河北、福建6个省份的每一个地级市都至少有一家医院进入500强（均衡度分析中未计入直辖市）（见表5），即均衡指数达到1。6个省份均位于东部和中部，说明西部地区的优质中医医疗资源分布仍不均衡。广东、安徽、湖南、四川、湖北5个省份的上榜机构数也相对较多，分布相对均衡。陕西虽然上榜机构数不是特别多，但是分布较均衡，仍有7个省份的均衡指数未达到0.5。

表 5　2017 届中医医院 500 强各省均衡度分析

省份	江苏	山东	浙江	河南	河北	福建	广东	安徽
机构数(家)	52	47	44	27	15	14	39	22
均衡指数	1	1	1	1	1	1	0.95	0.94
省份	湖南	湖北	陕西	四川	山西	辽宁	江西	贵州
机构数(家)	26	25	13	32	11	16	9	7
均衡指数	0.93	0.92	0.9	0.86	0.73	0.71	0.64	0.56
省份	吉林	广西	云南	海南	黑龙江	甘肃	新疆	宁夏
机构数(家)	7	11	10	3	9	9	5	2
均衡指数	0.56	0.5	0.5	0.5	0.46	0.43	0.21	0.2
省份	内蒙古	西藏	青海					
机构数(家)	4	1	2					
均衡指数	0.17	0.14	0.13					

资料来源：艾力彼医院管理研究中心医院竞争力数据库。

表 6 从城市看中医医院 500 强分布，除了郑州、武汉、长沙、广州和成都拥有 5 家以上 500 强中医医院，其他城市均分布在华东地区，可见华东地区中医实力之强。杭州拥有 11 家 500 强中医医院（含市辖区以及下属县域的中医医院，下同)，实力较强。广州和成都分别有 8 家中医医院入围 500 强，郑州有 7 家中医医院入围 500 强，南通、绍兴和武汉有 6 家中医医院入围 500 强。其余城市均有 5 家中医医院入围 500 强，除华东 3 省外，其余入围地级市均为省会城市。

从医院级别看，500 强中医医院中三甲医院有 307 家（含 38 家中西医结合医院和 5 家民族医院)，占入围 500 强医院的 61.4%，三级未定等和三乙中医医院有 68 家（包括 2 家中西医结合医院)，二甲中医医院有 125 家(包括 7 家中西医结合医院)。

从医院属性看，仅有 8 家医院为非公立医院，其余均为公立医院，可见中医医院主要还是由公立医院组成，中医医院改制不多，而且多集中在县级中医医院，非公立中医医院实力不强。8 家非公立中医医院中有 6 家来自东部地区，2 家来自中部地区，西部的非公立中医医院没有入围。

表 6　2017 届拥有 5 家以上 500 强中医医院的地级市

所在地区	所在省份	所在地	机构数(家)
华东	浙江	杭州	11
		绍兴	6
		宁波	5
	山东	青岛	5
		济南	5
		泰安	5
		潍坊	5
		烟台	5
	江苏	南京	7
		南通	6
		徐州	5
		扬州	5
		苏州	5
		盐城	5
华中	河南	郑州	7
	湖北	武汉	6
	湖南	长沙	5
华南	广东	广州	8
西南	四川	成都	8

资料来源：艾力彼医院管理研究中心医院竞争力数据库。

从医院评审看，仅有上海中医药大学附属龙华医院、上海中医药大学附属岳阳中西医结合医院、上海市第七人民医院 3 家医院通过了 HIMSS6 级评审，体现了该医院先进的信息化水平。这个比例与综合西医医院相比有差距。同时没有一家入围的中医医院通过 JCI 评审，说明中医医院在信息化建设和医院评审中有待加强。

另外，2017 届中医医院 500 强中，收录了内蒙古国际蒙医医院、新疆维吾尔自治区维吾尔医医院、青海省藏医院，楚雄彝族自治州中医医院（云南省彝医医院）、西藏自治区藏医院等 5 家民族医院，与《中医药发展战略规划纲要（2016～2030 年）》加强民族医疗机构建设的方阵相契合。

（二）纵横交叉评价

中医医院 101～500 强中，与省会市属/计划单列市医院 100 强（以下简称“省/单医院”）交叉的有广州市中医医院，省/单医院排第94名。与地级城市医院301～500强交叉的有13家医院；与县级医院100强交叉的有5家医院，与县级医院101～300强交叉的有12家医院，与县级301～500强交叉的有26家医院；与非公立医院100强交叉的有3家医院，与非公立医院101～300强交叉的有5家医院。

三 结语

（1）中医医院100强以及500强的分布和竞争力具有较为明显的地区差异，华东地区优势明显，其中江苏、浙江和山东的优质中医资源除了分布在省会城市，在其他地级城市也有分布，其余地区的优质中医资源相对集中在省会城市。

（2）在均衡度上同样是东部地区占优势，可能由于东部地区人口众多，医疗资源经过多年发展优势明显，且其经济水平高，入围医院多，相对均衡度高。

（3）地域经济发展以及政府政策的引导对中医医院（包括中西医结合医院、民族医院）的发展有重要引导作用。2017届首次有民族医院入围中医医院500强，根据国务院发布的《中医药发展战略规划纲要（2016～2030年）》，未来将大力促进民族医药发展，从各方面鼓励民族医院、民族医药科的建设和发展，未来有望更多的民族医院进入到中医医院500强。

参考文献

1. 庄一强、曾益新：《中国医院竞争力报告（2017）》，社会科学文献出版社，2017。
2. 庄一强、曾益新：《中国医院竞争力报告（2016）》，社会科学文献出版社，2016。
3. 国家卫生和计划生育委员会编《2017中国卫生和计划生育统计年鉴》，中国协和医科大学出版社，2017。
4. 中华人民共和国民政部编《2016中华人民共和国行政区划简册》，中国地图出版社，2016。

分报告二　区域报告

2nd Sub-report　Report of Different Regions

B.11

中国医院竞争力（东北）报告

郑会荣　任耀辉　田　宾*

摘　要： 本报告重点对东北区（黑龙江、吉林、辽宁）医院综合竞争力情况进行分析，通过对四横两纵（顶级医院、省会市属/计划单列市医院、地级城市医院、县级医院、非公立医院、中医医院）6个医院排行榜的比较分析，研究区域各省份医疗资源的分布情况。从区域竞争力看，东北区排名七大区第5；从省域竞争力看，辽宁省为东北区最强。东北区内高层级医院竞争力有所提升。各省份优质医疗资源多集中于省会城市。

关键词： 东北区　医院竞争力　医疗资源　均衡分析

---

* 郑会荣、任耀辉、田宾，艾力彼医院管理研究中心。

一　东北区医院竞争力

（一）区域竞争力：东北区区域竞争力位于全国中下游，省会市属/计划单列市医院、地级城市医院竞争力排名靠后

东北区医院竞争力整体位居全国中下游水平，其中，顶级医院竞争力指数为0.181，在大区域中位列第5，处于中下游水平，仅高于西南和西北；省会市属/计划单列市医院竞争力指数为0.158，位居第4；地级城市医院和县级医院的竞争力指数分别为0.075和0.029，分别位列第6、第5名；非公立医院竞争力指数为0.022，中医医院竞争力指数为0.065，均位于最后一名，详见表1。

表1　2017届东北区医院入围榜单机构数及竞争力指数

榜单＼类别	1~50名（家）	50~100名（家）	101~300名（家）	301~500名（家）	竞争力指数	竞争力指数参考值（最小值~最大值）	竞争力指数七大区名次
顶级医院	5	4	不适用	不适用	0.181	0.108~0.697	5
省会市属/计划单列市医院	5	9	不适用	不适用	0.158	0.041~0.328	4
地级城市医院	2	3	25	16	0.075	0.027~0.829	6
县级医院	1	3	14	18	0.029	0.000~0.704	5
非公立医院	0	5	13	15	0.022	0.022~0.285	7
中医医院	4	1	27		0.065	0.065~0.347	7

资料来源：艾力彼医院管理研究中心数据库。

（二）区域竞争力发展态势：高层级医院竞争力有所提升

2017届东北区顶级医院、省会市属/计划单列市医院100强上榜医院数量同比增加，说明东北区内高层级医院竞争力有所提升；然而，地级城市医院100强上榜医院数由6家降至5家，县级医院、非公立医院、中医医院100强上榜医院数量维持不变，详见图1、图2。

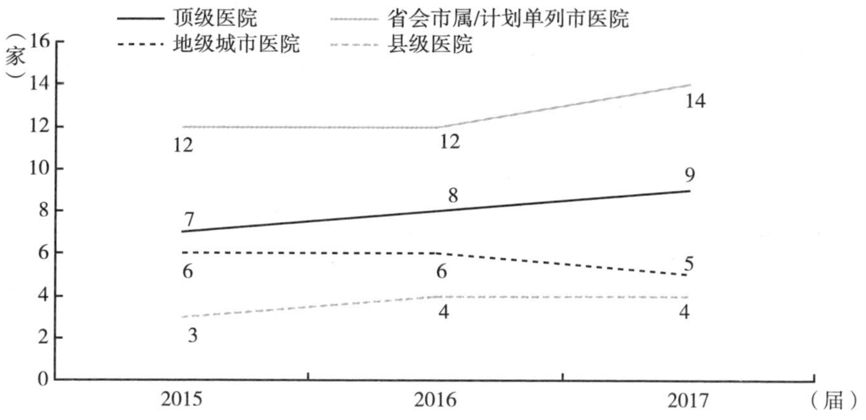

图 1　2015～2017 届 100 强榜单东北区（四横）医院竞争力发展态势

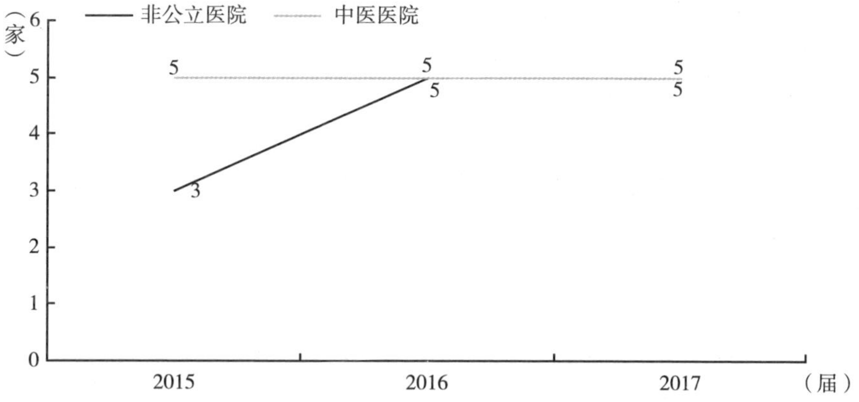

图 2　2015～2017 届 100 强榜单东北区（两纵）医院竞争力发展态势

资料来源：艾力彼医院管理研究中心数据库。

二　区域医疗资源整体分布

（一）各省份竞争力：辽宁整体医院竞争力优于吉林、黑龙江

在东北区各省份中，黑龙江省的人均 GDP 最低，人均卫生费用最低，医师及护士配置均最少；吉林省的人均 GDP 最高，人均卫生费用在东北三

省中排第二位，医疗床位配置最少，医师及护士配置处于中等；辽宁省的人均卫生费用最高，医疗床位配置、医师及护士配置也均属于最高水平，详见表2。

表2 东北区各省份人口、经济及医疗资源情况

地区＼类别	常住人口（万人）	GDP（亿元）	人均GDP（元）	卫生总费用（亿元）	人均卫生费用（元）	卫生总费用占GDP比重（%）	每千人口医疗卫生机构床位数（张）	每千人口执业（助理）医师数（人）	每千人口注册护士数（人）
黑龙江	3799	15386	40432	1043. 18	2736. 6	6. 92	5. 79	2. 2	2. 2
吉林	2733	14886	54266	833. 05	3026. 0	5. 92	5. 53	2. 5	2. 4
辽宁	4378	22038	50314	1411. 95	3221. 9	4. 92	6. 50	2. 5	2. 7
全国	138271	744127	53980	40974. 64	2980. 8	5. 95	5. 37	2. 3	2. 5

资料来源：《2017 中国卫生和计划生育统计年鉴》。

东北区内辽宁省入围四横两纵榜单的医院数量远高于黑龙江省和吉林省，聚集了区域内最多的医疗资源；黑龙江省比吉林省仅多1家，两者差距不大，详见表3、图3。

表3 2017届东北区各省份四横两纵榜单机构数量和综合竞争力指数

省份	顶级医院	省会市属/计划单列市医院	地级城市医院	县级医院	非公立医院	中医医院	综合竞争力指数	竞争力指数全国名次
黑龙江	2	3	2	0	0	3	0. 149	14
吉林	3	2	1	1	1	1	0. 116	16
辽宁	4	9	2	3	4	1	0. 266	10

资料来源：艾力彼医院管理研究中心数据库。

（二）各省份顶级医疗资源：黑龙江、辽宁三甲医院上榜率低于全国均值

全国顶级医院100强均为三甲医院，黑龙江、吉林、辽宁入围机构数量均较少，其中黑龙江以及辽宁尽管分别有65、64家三甲医院，但分别仅有

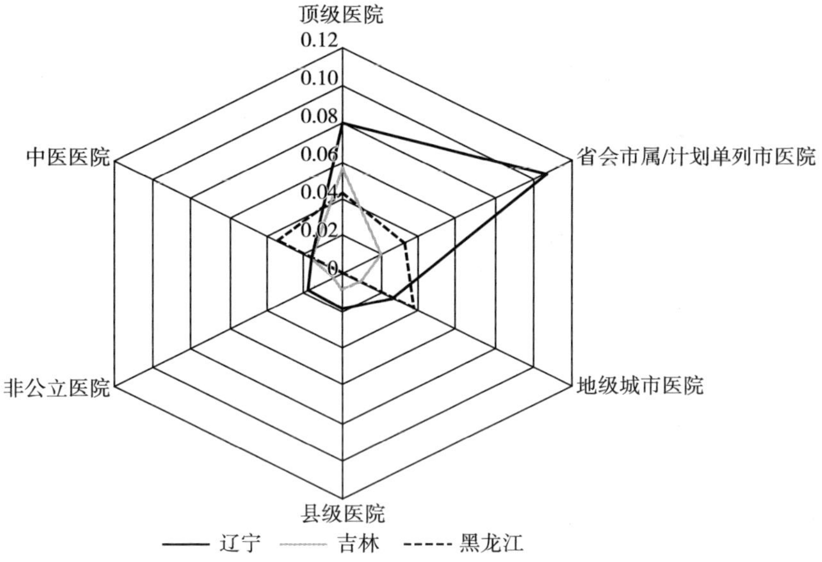

图 3　2017 届东北区各省四横两纵榜单医院竞争力指数

资料来源：艾力彼医院管理研究中心数据库。

2、4 家入围，三甲医院上榜率低于全国均值，反映出黑龙江、辽宁的三甲医院竞争力还有较大的提升空间，详见表 4。

表 4　2017 届顶级医院 100 强东北区各省份三甲医院上榜率

省份	黑龙江	吉林	辽宁	全国
该省三甲医院入围机构数量(个)	2	3	4	100
该省三甲医院总数量(个)	65	29	64	1308
三甲医院上榜率(%)	3	10	6	8

资料来源：艾力彼医院管理研究中心数据库。

（三）各省份地级城市、县级医疗资源

黑龙江省有 12 个地级城市（不包括省会、计划单列市），入围地级城市医院 100 强有 2 家，入围城市数 2 个，100 强均衡指数为 0.167，300 强、

500 强均衡指数均只有 0.5。吉林省有 8 个地级城市（不包括省会），入围地级城市医院 100 强有 1 家，入围城市数 1 个，100 强均衡指数为 0.125，300 强、500 强均衡指数逐渐增大。辽宁省有 12 个地级城市（不包括省会），入围地级城市医院 100 强有 2 家，300 强、500 强均衡指数也逐渐增大，其中 500 强均衡指数达到 1，也就是说明 12 个地级城市均入围 500 强。详见表 5。

表 5　2017 届东北区各省份地级城市医院 100 强、300 强、500 强均衡指数

省份		黑龙江	吉林	辽宁
100 强	入围机构数(家)	2	1	2
	A:入围地级城市数(个)	2	1	2
	均衡指数(A/B)	0.167	0.125	0.167
300 强	入围机构数(家)	13	5	12
	A:入围地级城市数(个)	6	3	10
	均衡指数(A/B)	0.500	0.375	0.833
500 强	入围机构数(家)	14	12	20
	A:入围地级城市数(个)	6	7	12
	均衡指数(A/B)	0.500	0.875	1.000
B:地级城市数(个)		12	8	12

注：统计地级城市数量时，不包括省会城市、计划单列市。

资料来源：艾力彼医院管理研究中心数据库。

三　各省份医疗资源分布

（一）黑龙江省医院竞争力分布

在黑龙江省域医院 30 强入围榜单中，哈尔滨有 13 家医院入围，其他入围榜单的医院分布在齐齐哈尔、牡丹江、大庆、鹤岗、佳木斯、鸡西、绥化等城市，详见图 4。

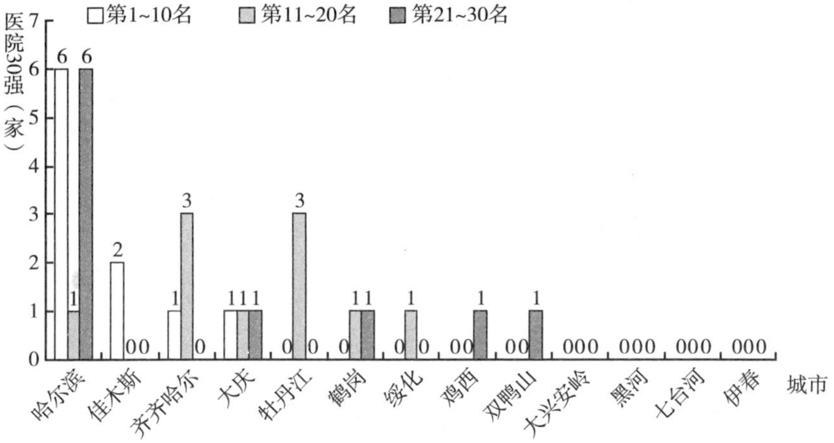

图 4　2017 届黑龙江省省域医院 30 强分布

资料来源：艾力彼医院管理研究中心数据库。

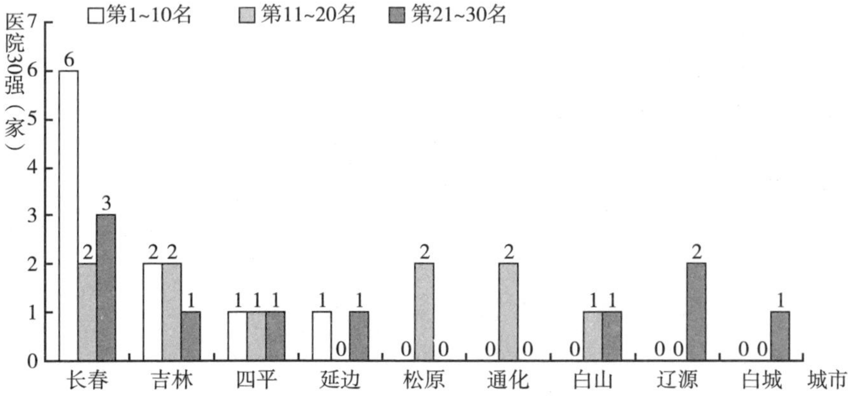

图 5　2017 届吉林省医院 30 强分布

资料来源：艾力彼医院管理研究中心数据库。

（二）吉林省医院竞争力分布

在吉林省域医院30强入围榜单中，长春有11家医院入围，其中榜单前10名有6家，其他7个城市均有医院进入省域30强，详见图5。

（三）辽宁省医院竞争力分布

在辽宁省域医院30强入围榜单中，沈阳有10家医院入围，其中榜单前十名有6家，其他上榜医院分布在大连、本溪、锦州、鞍山、丹东、铁岭、阜新、抚顺、辽阳、盘锦、朝阳、葫芦岛等城市，仅营口市未有医院上榜。详见图6。

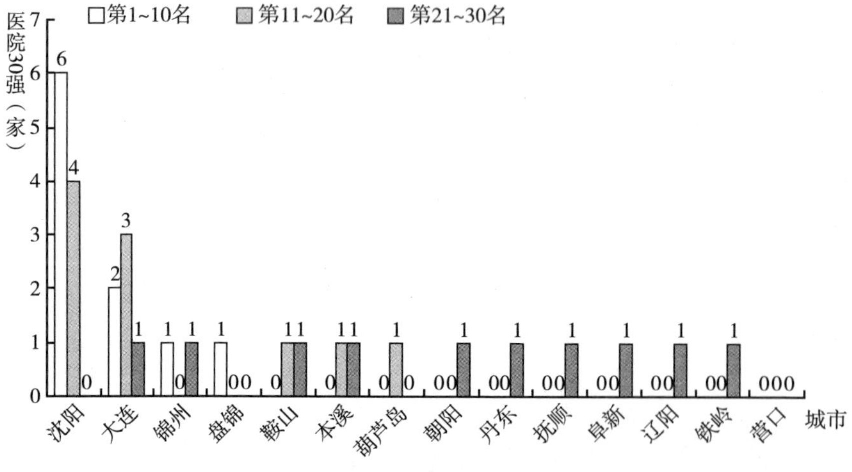

图6　2017届辽宁省医院30强分布

资料来源：艾力彼医院管理研究中心数据库。

参考文献

1. 庄一强、曾益新：《中国医院竞争力报告（2017）》，社会科学文献出版社，2017。
2. 国家卫生和计划生育委员会：《2017 中国卫生和计划生育统计年鉴》，中国协和医科大学出版社，2017。
3. 中华人民共和国民政部编《2016 中华人民共和国行政区划简册》，中国地图出版社，2016。

B.12
中国医院竞争力（华北）报告

梁婉莹　刘建华　罗　芸*

摘　要： 本文通过对华北区四横两纵各榜单竞争力、省份分布、顶级医院分布、各省份地级城市医院和县级医院分布均衡度、省域榜单地级市分布进行分析评价，发现华北区域竞争力在七大区中排在第4位，处于中游位置。其中北京优质医疗资源最丰富，入围顶级医院100强榜单的医院数量最多。河北、山东、内蒙古的县级医院分布均衡度仍有待提高。在省域榜单地级市分布中，各省优质医疗资源主要集中在省会城市。

关键词： 华北区　医院竞争力　医疗资源　均衡指数

一　华北区医院竞争力

（一）区域竞争力：华北区区域竞争力处于全国中游位置，顶级医院、中医医院竞争力排名靠前

表1是华北区入围2017届中国医院竞争力四横两纵榜单的阶梯式分组（1~50名、51~100名、101~300名和301~500名）和华北区各榜单竞争力指数排名情况。

比较七大区四横两纵（顶级医院、省会市属/计划单列市医院、地级城

---

* 梁婉莹，管理学学士，艾力彼医院管理研究中心；刘建华，MBA，艾力彼医院管理研究中心；罗芸，管理学硕士，艾力彼医院管理研究中心。

市医院、县级医院、非公立医院、中医医院）榜单的区域竞争力指数：华北区的顶级医院排在第2位（仅次于华东），省会市属/计划单列市医院排在第7位，地级城市医院排在第5位，县级医院排在第6位，非公立医院排在第4位，中医医院排在第2位（仅次于华东）。华北区域竞争力指数排在第4位，位于全国中游，其优势在于顶级医院和中医医院竞争力较强，均仅次于华东，处于第二位。

华北区在6个榜单的各个分组中均有医院入围，说明华北区各层级医院已经形成梯队。在四横两纵6个榜单前100强中，华北区有3个榜单入围数超过10家，其中顶级医院100强22家，中医医院100强15家，非公立医院100强13家。一方面，在华北区中，北京和天津为直辖市，因此，华北区医院在省会城市/计划单列市医院榜单中入围机会减少，区域竞争力指数较低；另一方面，华北区在地级城市医院榜单和县级医院榜单中也处于落后地位，北京和天津没有地级城市医院和县级医院，是其在2个榜单中处于落后地位的原因之一。除此之外，还可以看出华北区除北京拥有较多优质医疗资源外，其他省份各层级的医院发展水平仍有待提升。

表1　2017届华北区医院入围榜单机构数及区域竞争力指数

榜单 \ 类别	1～50名（家）	50～100名（家）	101～300名（家）	301～500名（家）	区域竞争力指数	区域竞争力指数参考值（最小值～最大值）	区域竞争力指数名次
顶级医院	14	8	不适用	不适用	0.465	0.108～0.697	2
省会市属/计划单列市医院	1	3	不适用	不适用	0.041	0.041～0.328	7
地级城市医院	1	5	27	19	0.099	0.027～0.829	5
县级医院	0	2	12	16	0.016	0.000～0.704	6
非公立医院	7	6	25	34	0.083	0.022～0.285	4
中医医院	10	5	36		0.177	0.065～0.347	2

资料来源：艾力彼医院管理研究中心数据库。

（二）区域竞争力发展态势：华北区各层级医院分布趋稳定

近三年华北区四横（顶级医院、省会市属/计划单列市医院、地级城市医院及县级医院）医院竞争力发展态势如图 1 所示，入围顶级医院榜单的数量近三年保持在较高水平，而相比顶级医院，华北区入围其他三个榜单医院的数量较少。另外，华北区入围四横各榜单数量在三年间变化不大。

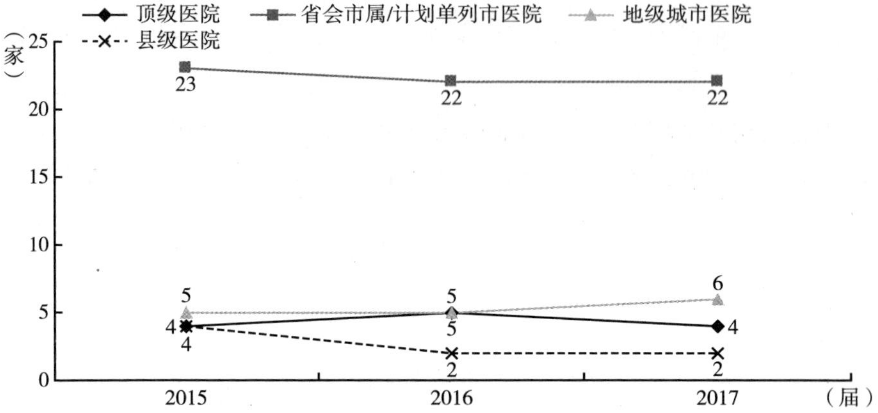

图 1　2015～2017 届华北区（四横）医院竞争力发展态势

资料来源：艾力彼医院管理研究中心数据库。

近三年，华北区两纵（非公立医院、中医医院）医院竞争力发展态势如图 2 所示，入围中医医院和非公立医院榜单数量变化不大。

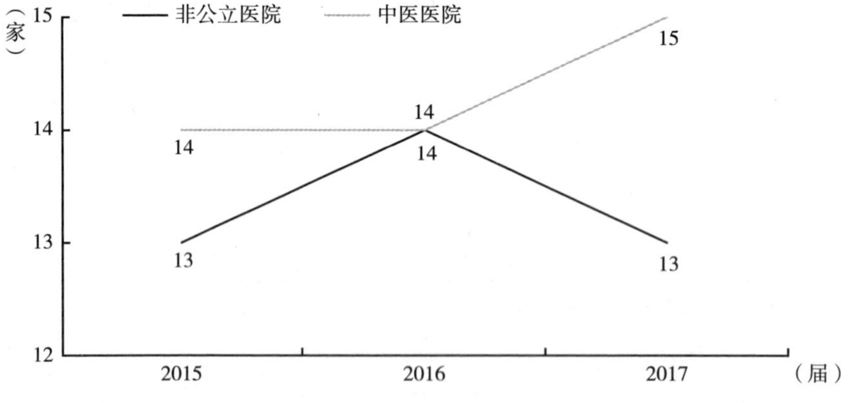

图 2　2015～2017 届华北区（两纵）医院竞争力发展态势

资料来源：艾力彼医院管理研究中心数据库。

二　区域医疗资源整体分布

（一）各省份竞争力：北京医疗资源优势明显，竞争力强

华北区包括北京、天津、河北、山西、内蒙古五个省份。各省份经济、人口、医疗资源配置情况如表2所示，结合表3可知，其医疗资源在各省分布较不均衡，北京医疗资源优势明显，卫生总费用和医疗资源配置在华北区处于领先地位，省竞争力指数靠前，在华北区排名第1，全国排名第5；其次是河北，在华北区中排名第2，全国排名第13，但天津、山西、内蒙古都处于靠后位置。北京的优势在于其顶级医院的数量多，河北的优势在于其各层级医院分布较其他四个省份均衡，在四横两纵榜单中均有入围的医院。

表2　华北区各省医疗资源配置情况

指标 省份	总人口（万人）	地区生产总值（亿元）	人均地区生产总值（元）	卫生总费用（亿元）	人均卫生总费用（元）	卫生总费用占GDP百分比（%）	每千人口医疗卫生机构床位数（张）	每千人口执业（助理）医师（人）	每千人口注册护士（人）
北京	2173	24899.3	114653.3	1834.75	8453.14	7.99	5.39	4.1	4.5
天津	1562	17885.4	115053	752.79	4866.32	4.55	4.21	2.4	2.3
河北	7470	31827.9	42736.4	1861.5	2507.1	6.25	4.83	2.4	1.9
山西	3682	12928.3	35197.7	922.93	2518.82	7.23	5.15	2.5	2.5
内蒙古	2520	18632.6	74068.5	829.33	3302.78	4.65	5.53	2.6	2.6

资料来源：《2017中国卫生和计划生育统计年鉴》。

由表3和图3可知，北京竞争力指数位居华北区第1，其中顶级医院竞争力指数最高，其次为中医医院。河北竞争力指数位居华北区第2，其中地级城市医院竞争力指数最高。虽然天津仅在顶级医院榜单和中医医院榜单有医院入围，但天津竞争力指数位仍能位居华北区第3。山西和内蒙古各榜单100强入围医院数都较少，而且竞争力指数偏低，说明这两个省份的医院实力整体较弱。

表 3　2017 届华北区各省四横两纵榜单 100 强机构数量和省竞争力指数

省份	顶级医院	省会市属/计划单列市医院	地级城市医院	县级医院	非公立医院	中医医院	省竞争力指数	竞争力指数全国名次
北京	16	0	0	0	7	6	0. 492	5
天津	3	0	0	0	0	3	0. 095	20
河北	2	2	6	2	6	2	0. 230	13
山西	1	1	0	0	0	3	0. 050	25
内蒙古	0	1	0	0	0	1	0. 013	30

资料来源：艾力彼医院管理研究中心数据库。

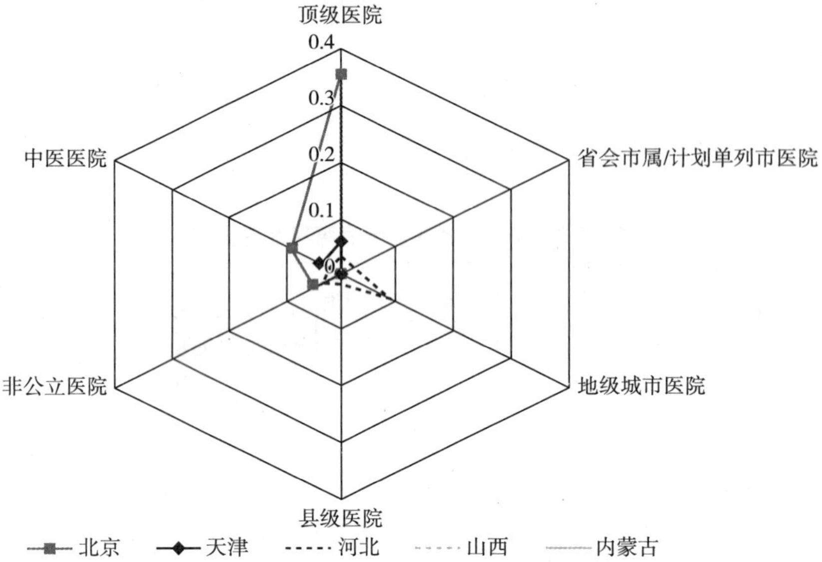

图 3　2017 届华北区各省四横两纵榜单 100 强医院省竞争力指数

资料来源：艾力彼医院管理研究中心数据库。

（二）各省份顶级医疗资源：北京三甲医院竞争力在华北区远高于其他省份

《2017 中国卫生和计划生育统计年鉴》数据显示，截至 2016 年底，全国共有三甲医院 1308 家（平均每个省份拥有三甲医院 42 家），其中华北区三甲医院193家（平均每个省份拥有三甲医院39家）。各省份三甲医院数如表4所示，北京三甲医院占全市医院总数的8.46%，天津、河北、山西、内蒙古分别占7.36%、2.72%、2.94%、3.19%。

表4　2017顶级医院100强华北区各省份三甲医院上榜率

省份	北京	河北	天津	山西	内蒙古	全国
该省三甲医院入围机构数量(个)	16	2	3	1	0	100
该省三甲医院总数量(个)	54	44	31	41	23	1308
三甲医院上榜率(%)	30	5	10	2	0	8

资料来源：艾力彼医院管理研究中心数据库。

三甲医院数量一定程度上代表了某地的医疗实力情况，其中，北京和天津三甲医院占比较高，同时北京和天津三甲医院上榜率也较高，这说明北京和天津的医疗实力确实较强且拥有较多优质的医疗资源；河北、山西、内蒙古三甲医院占比较低，三甲医院上榜率相对北京和天津也较低，内蒙古甚至没有三甲医院能入围顶级医院100强，其顶级医院竞争力仍有待提高。

（三）各省份地级城市、县级医疗资源

华北区各省份地级城市医院和县级医院均衡指数（将某个省份地级城市/县级医院100强所在地级城市/县数量记为A，该省份所有县总数记为B，A/B为均衡指数）见表5、表6。均衡指数代表了各省份医疗资源分布的均衡度，均衡指数越大，表示医疗资源分布越均衡。

河北有10个地级城市，入围地级城市医院100强有6家，入围城市数5个，100强均衡指数为0.5，500强均衡指数增大至1，即河北所有地级城市均有医院入围地级城市500强榜单，已达到100%均衡；山西有10个地级城市，没有医院能入围地级城市医院100强，500强均衡指数为0.9；内蒙古有11个地级城市，没有医院能入围地级城市医院100强，500强均衡指数为0.727。

表 5　2017 届华北区各省份地级城市医院 100 强、300 强、500 强均衡指数

省份		河北	山西	内蒙古
100 强	入围机构数(家)	6	0	0
	A:入围地级城市数(个)	5	0	0
	均衡指数(A/B)	0.500	0.000	0.000
300 强	入围机构数(家)	18	6	9
	A:入围地级城市数(个)	9	5	6
	均衡指数(A/B)	0.900	0.500	0.545
500 强	入围机构数(家)	24	17	11
	A:入围地级城市数(个)	10	9	8
	均衡指数(A/B)	1.000	0.900	0.727
B:地级城市总数(个)		10	10	11

注：地级城市指不包括省会和计划单列市的地级行政区。
资料来源：艾力彼医院管理研究中心数据库。

表 6　2017 届华北区各省份县级医院 100 强、300 强、500 强均衡指数

省份		河北	山西	内蒙古
100 强	入围机构数(家)	2	0	0
	A:入围县数(个)	2	0	0
	均衡指数(A/B)	0.017	0.000	0.000
300 强	入围机构数(家)	12	0	2
	A:入围县数(个)	12	0	2
	均衡指数(A/B)	0.099	0.000	0.025
500 强	入围机构数(家)	23	2	5
	A:入围县数(个)	23	2	5
	均衡指数(A/B)	0.190	0.021	0.063
B:县域总数(个)		121	96	80

注：县指不包括市辖区的县级行政区。
资料来源：艾力彼医院管理研究中心数据库。

河北有 121 个县，入围县级医院 100 强有 2 家，入围县也是 2 个，100 强均衡指数为 0.017，500 强均衡指数增大至 0.19；山西有 96 个县，没有医院能入围 100 强，500 强均衡指数为 0.021；内蒙古有 80 个县，没有医院能入围 100 强，500 强均衡指数为 0.063。虽然河北的县级医院均衡指数为华北最高，但仍处于较低的水平，表明华北的县级医疗资源分布均衡度有待提高。另外，山西和内蒙古甚至没有县级医院能进入 100 强，尽管 300 强和 500 强有入围的县级医院，但也是屈指可数。华北区要做到大病不出县，仍需付出很大的努力。

三　各省份医疗资源分布

（一）河北省医院竞争力分布

如图 4 所示，河北共有 11 个地级市，各地级市均有医院上榜省域 30 强，上榜率达 100%。上榜数量最多的地级市为石家庄，有 7 家，且均位于

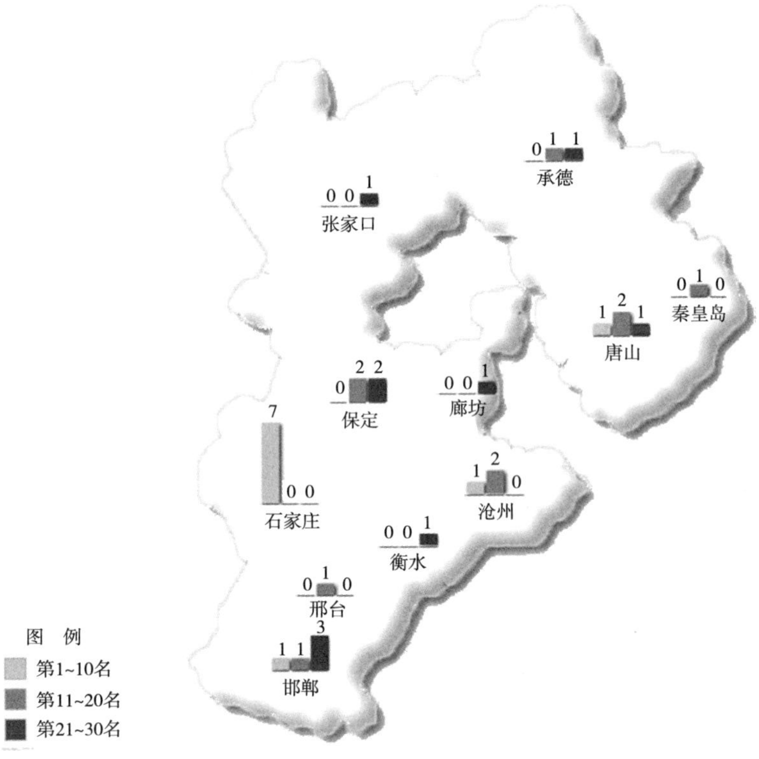

图 4　2017 届河北省域医院 30 强分布

资料来源：艾力彼医院管理研究中心数据库。

前10名。上榜数量第2位的地级市是邯郸，有5家，1家位于前10名，1家位于第11~20名，3家位于第21~30名。保定和唐山上榜数量并列第3位，均为4家。

（二）山西省医院竞争力分布

如图5所示，山西共有11个地级市，其中，10个地级市均有医院上榜省域30强，上榜率为90.9%。前10强来自太原、大同、临汾、长治、运城，其中太原有5家，占了前10强一半的席位。

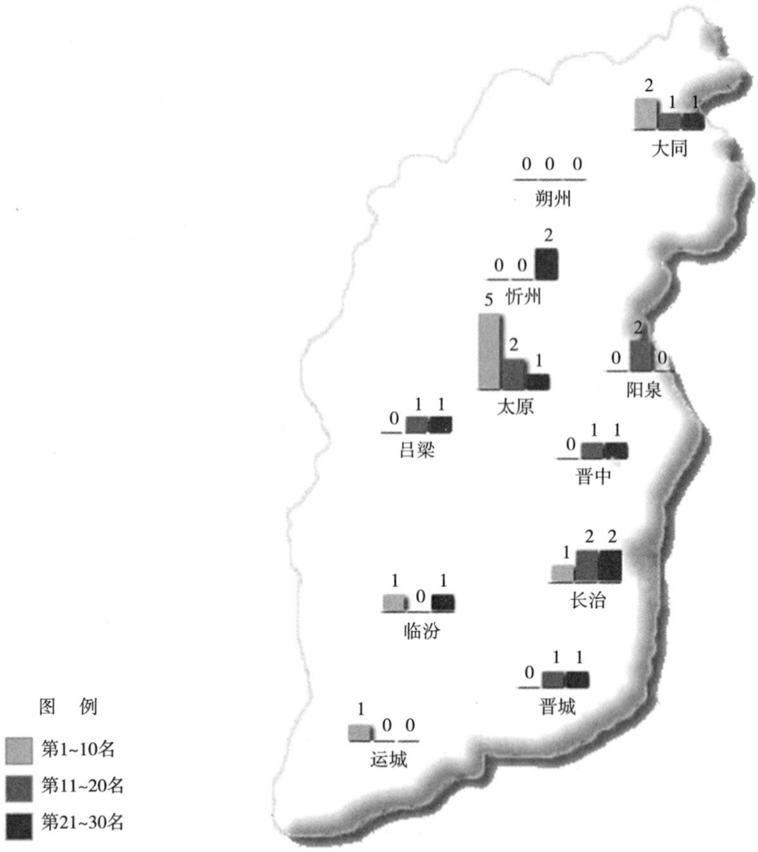

图5　2017届山西省域医院30强分布

资料来源：艾力彼医院管理研究中心数据库。

河北和山西两省省域医院分布相对不均衡，前10强主要集中在省会城市，其他地级市上榜数量较少。

参考文献

1. 庄一强、曾益新：《中国医院竞争力报告（2017）》，社会科学文献出版社，2017。
2. 庄一强、曾益新：《中国医院竞争力报告（2016）》，社会科学文献出版社，2016。
3. 国家卫生和计划生育委员会：《2017 中国卫生和计划生育统计年鉴》，中国协和医科大学出版社，2017。
4. 中华人民共和国民政部：《2017 中华人民共和国行政区划简册》，中国地图出版社，2017。
5. 中华人民共和国国家统计局：《2017 中国统计年鉴》，中国统计出版社，2017。

B.13
中国医院竞争力（华中）报告

罗永杰　田　宾　高　蓉*

摘　要： 本报告重点对华中区（河南、湖北、湖南）医院综合竞争力情况进行分析，通过对四横两纵（顶级医院、省会市属/计划单列市医院、地级城市医院、县级医院、非公立医院、中医医院）6个医院排行榜的比较分析，研究区域各省份医疗资源的分布情况。华中区域医院综合竞争力在我国七大区域中排名第3，省会市属/计划单列市医院和非公立医院的上榜医院数量同比减少。

关键词： 华中区　医院竞争力　医疗资源　均衡指数

一　华中区医院竞争力

（一）区域综合竞争力：华中区综合竞争力指数位于全国中上游

在全国七大行政区当中，华中区医院的综合竞争力指数排名全国第3，处于全国的中上位置。华中区的省会市属/计划单列市医院综合竞争力指数、地级城市医院综合竞争力指数、县级医院综合竞争力指数和非公立医院综合竞争力指数分别为0.200、0.331、0.093和0.099，均位列全国第3，仅次

* 罗永杰，药学硕士，艾力彼医院管理研究中心；田宾，管理学硕士，艾力彼医院管理研究中心；高蓉，管理学硕士，艾力彼医院管理研究中心。

于华东区和华南区；而顶级医院综合竞争力指数、中医医院综合竞争力指数则位于全国中下游，具体详见表 1。

表 1　2017 届华中区医院入围榜单机构数及竞争力指数

榜单＼类别	1～50 名（家）	50～100 名（家）	101～300 名（家）	301～500 名（家）	竞争力指数（区）	竞争力指数参考值	竞争力指数全国名次
顶级医院	6	5	—	—	0.234	0.108～0.697	4
省会市属/计划单列市医院	9	8	—	—	0.200	0.041～0.328	3
地级城市医院	6	13	35	37	0.331	0.027～0.829	3
县级医院	4	6	52	42	0.093	0.000～0.704	3
非公立医院	7	7	38	34	0.099	0.022～0.285	3
中医医院	6	9	63		0.144	0.065～0.347	4

资料来源：艾力彼医院管理研究中心数据库。

（二）区域竞争力发展态势：中层级医院综合竞争力同比降低

2017 届华中区省会市属/计划单列市医院、非公立医院 100 强上榜医院数量同比减少，说明区域中层级医院竞争力降低；顶级医院、地级城市医院、县级医院、中医医院 100 强上榜医院数量则基本没有变化，具体详见图 1、图 2。

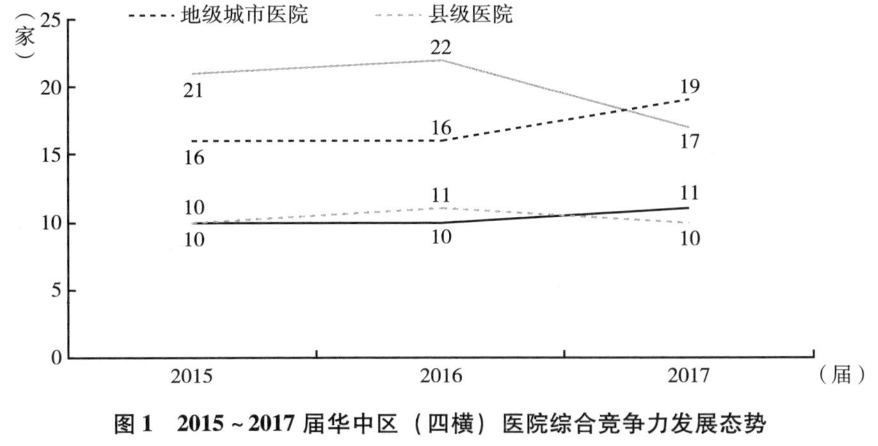

图 1　2015～2017 届华中区（四横）医院综合竞争力发展态势

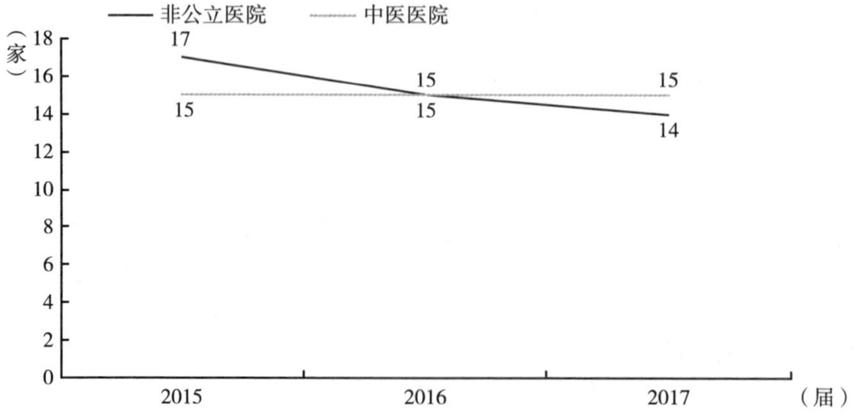

图2　2015～2017届华中区（两纵）医院综合竞争力发展态势

资料来源：艾力彼医院管理研究中心数据库。

二　区域医疗资源整体分布

（一）各省份综合竞争力：鄂湘豫综合竞争力居全国中上游

在华中各省份中，河南省的GDP最高，人均卫生费用最低，每千人口医疗卫生机构床位数相对最少；湖北省的人均GDP最高，人均卫生费用最高，每千人口医疗卫生机构床位数相对较高，每千人口执业（助理）医师数、每千人口注册护士数相对较多；湖南省的人均卫生费用、每千人口执业（助理）医师数、每千人注册护士数处于中等，每千人医疗卫生机构床位数相对较多，具体详见表2。

表2　华中区各省医疗资源配置情况

指标/省份	常住人口（万人）	GDP（亿元）	人均GDP（元）	卫生总费用（亿元）	人均卫生费用（元）	卫生总费用占GDP比重（%）	每千人口医疗卫生机构床位数（张）	每千人口执业（助理）医师数（人）	每千人口注册护士数（人）
河南	9532	40160	42247	2258.5	2382.4	6.10	5.47	2.2	2.3
湖北	5885	32298	55038	1649.24	2818.5	5.58	6.13	2.4	3.0
湖南	6822	31245	45931	1629.32	2402.1	5.61	6.24	2.4	2.4
全国	138271	744127	53980	40974.64	2980.8	5.95	5.37	2.3	2.5

资料来源：《2017中国卫生和计划生育统计年鉴》。

华中区各省份医院综合竞争力均位居全国中上游，相互之间差异不大。湖北省入围四横两纵榜单的医院数量高于河南省和湖南省；湖南省在全国排名第8，河南省排名紧接其后，具体详见表3、图3。

表3　2017届华中区各省四横两纵榜单机构数量和综合竞争力指数

省份	顶级医院	省会市属/计划单列市医院	地级城市医院	县级医院	非公立医院	中医医院	综合竞争力指数	竞争力指数全国名次
河南	2	6	5	2	7	6	0.316	9
湖北	5	6	8	4	5	4	0.456	6
湖南	4	5	6	4	2	5	0.329	8

资料来源：艾力彼医院管理研究中心数据库。

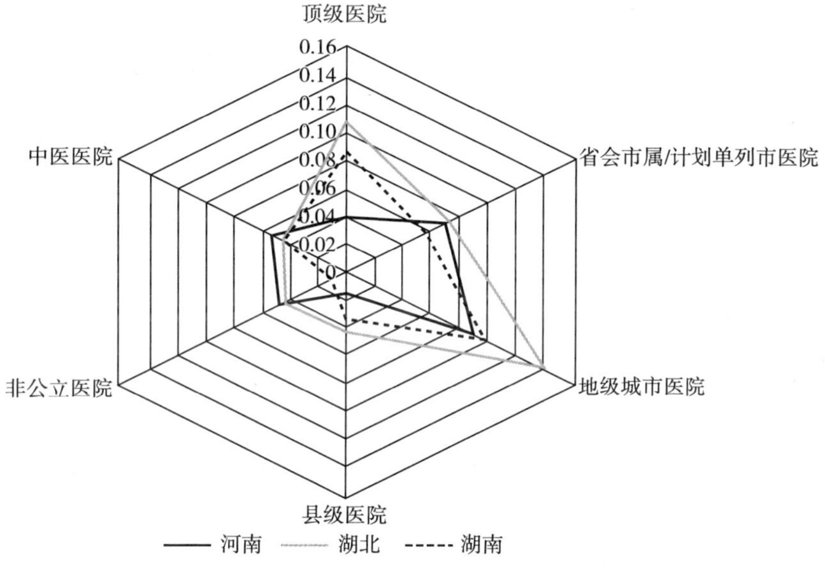

图3　2017届华中区各省四横两纵榜单医院竞争力指数

资料来源：艾力彼医院管理研究中心数据库。

（二）各省份顶级医疗资源：湖南三甲医院上榜率华中区最优

全国顶级医院100强均为三甲医院，湖南省入围机构数量为4家，但是湖南省内三甲医院总体数量偏低，因此其三甲医院上榜率位居华中区首位，且高于全国均值。湖北虽然入围顶级医院 100 强的三甲医院数量高于湖南，但因其三甲医院总体数量较湖南省三甲医院数多出近一倍，湖北省三甲医院上榜率较低，具体见表 4。

表 4　2017 届顶级医院 100 强华中区各省三甲医院上榜率

省份	河南	湖北	湖南	全国
该省三甲医院入围机构数(家)	2	5	4	100
该省三甲医院总数(家)	51	72	43	1308
三甲医院上榜率(%)	4	7	9	8

资料来源：艾力彼医院管理研究中心数据库。

（三）各省地级城市、县级医疗资源

河南省有 16 个地级城市，其中 5 家医院入围地级城市医院 100 强，分布在 4 个地级城市中，100 强均衡指数为 0.250，300 强、500 强均衡指数为 1（即所有地级城市均有上榜医院）。湖北省有 12 个地级城市，入围地级城市医院 100 强的医院有 8 家，入围城市数 6 个，100 强均衡指数为 0.500，300 强均衡指数接近 1，500 强均衡指数为 1。湖南省有 13 个地级城市，入围地级城市医院 100 强的医院有 6 家，入围城市数 6 个，100 强均衡指数为 0.462，300 强均衡指数低于湖北省，500 强均衡指数为 1，具体见表 5。

河南省有 106 个县，其中 2 家医院入围县级医院 100 强，分布在 2 个县域中，100 强均衡指数为 0.019，300 强、500 强均衡指数逐渐增大到 0.292。湖北省有 64 个县，入围县级医院 100 强的医院有 4 家，入围城市数 4 个，100 强均衡指数为 0.063，300 强、500 强均衡指数逐渐增大到 0.516。湖南省有 87 个县，入围县级医院 100 强的医院有 4 家，入围城市数 3 个，100 强均衡指数为 0.034，300 强、500 强均衡指数逐渐增大到 0.333，具体见表 6。

表 5　2017 届华中区各省地级城市医院 100 强、300 强、500 强均衡指数

省份		河南	湖北	湖南
100 强	入围机构数(家)	5	8	6
	A:入围地级城市数(个)	4	6	6
	均衡指数(A/B)	0.250	0.500	0.462
300 强	入围机构数(家)	25	19	10
	A:入围地级城市数(个)	16	11	9
	均衡指数(A/B)	1.000	0.917	0.692
500 强	入围机构数(家)	40	27	24
	A:入围地级城市数(个)	16	12	13
	均衡指数(A/B)	1.000	1.000	1.000
B:地级城市数(个)		16	12	13

注：统计地级城市数量时，不包括省会城市、计划单列市。
资料来源：艾力彼医院管理研究中心数据库。

表 6　2017 届华中区各省县级医院 100 强、300 强、500 强均衡指数

省份		河南	湖北	湖南
100 强	入围机构数(家)	2	4	4
	A:入围县数(个)	2	4	3
	均衡指数(A/B)	0.019	0.063	0.034
300 强	入围机构数(家)	19	26	17
	A:入围县数(个)	17	24	16
	均衡指数(A/B)	0.160	0.375	0.184
500 强	入围机构数(家)	35	38	31
	A:入围县数(个)	31	33	29
	均衡指数(A/B)	0.292	0.516	0.333
B:县域总数(个)		106	64	87

资料来源：艾力彼医院管理研究中心数据库。

三　各省内医疗资源分布

（一）河南省医院竞争力分布

在河南省域医院 30 强入围榜单中，郑州有 10 家医院入围，其中榜单前

10名有6家，其他入围榜单的医院分布在新乡、洛阳、南阳等重点城市，具体见图4。

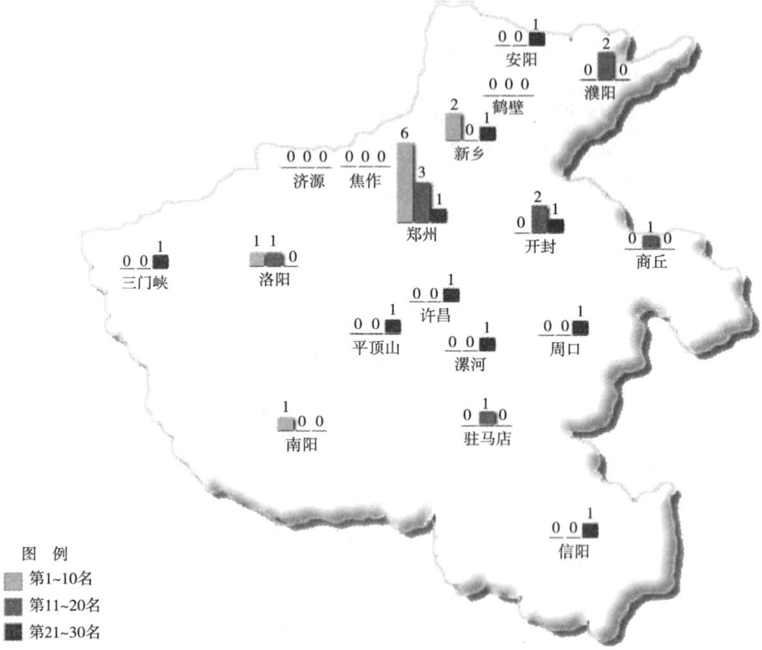

图4 2017河南省医院30强分布

资料来源：艾力彼医院管理研究中心数据库。

（二）湖北省医院竞争力分布

在湖北省域医院30强入围榜单中，武汉有9家医院入围，其中榜单前10名有6家，其他入围榜单的医院分布在十堰、襄阳、宜昌等重点城市，具体见图5。

（三）湖南省医院竞争力分布

在湖南省域医院30强入围榜单中，长沙有10家医院入围，其中榜单前10名有6家，其他入围榜单的医院分布在衡阳、株洲、常德等重点城市，具体见图6。

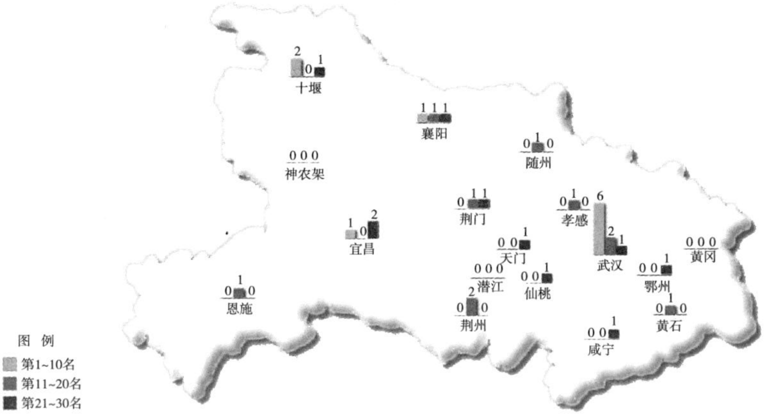

图 5　2017 湖北省医院 30 强分布

资料来源：艾力彼医院管理研究中心数据库。

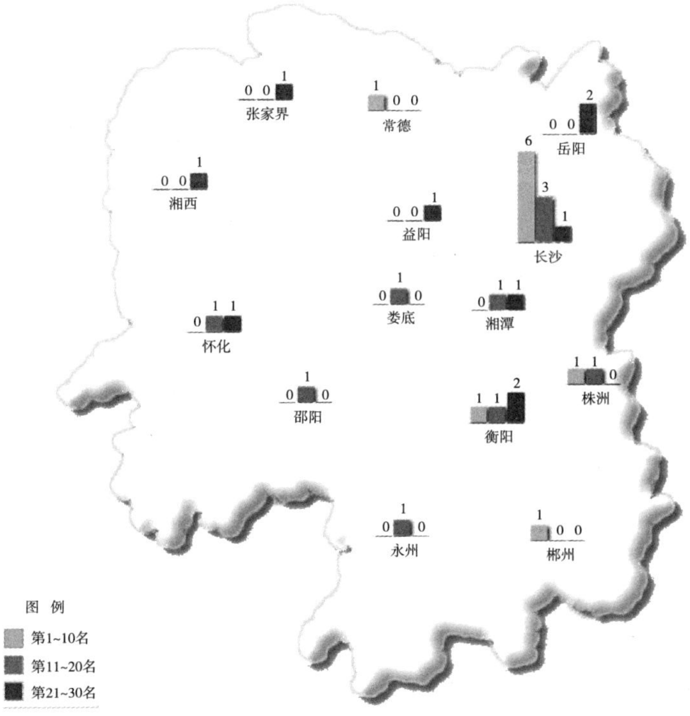

图 6　2017 湖南省医院 30 强分布

资料来源：艾力彼医院管理研究中心数据库。

参考文献

1. 庄一强、曾益新:《中国医院竞争力报告（2017）》，社会科学文献出版社，2017。
2. 庄一强、曾益新:《中国医院竞争力报告（2016）》，社会科学文献出版社，2016。
3. 国家卫生和计划生育委员会：《2017 中国卫生和计划生育统计年鉴》，中国协和医科大学出版社，2017。
4. 中华人民共和国民政部：《2016 中华人民共和国行政区划简册》，中国地图出版社，2016。

B.14 中国医院竞争力（华东）报告

何永琦　任耀辉　田 宾*

摘　要： 本报告重点对华东区（上海、江苏、浙江、安徽、福建、江西、山东）医院综合竞争力情况进行分析，通过对四横两纵（顶级医院、省会市属/计划单列市医院、地级城市医院、县级医院、非公立医院、中医医院）6个医院排名榜的比较分析，研究区域各省和直辖市医疗资源的分布情况。华东区医院综合竞争力在我国七大区中排名第1位，上海医疗实力处于领先地位，江苏、浙江、山东综合竞争力位于全国第2、3、4位。江苏、浙江、山东入围四横两纵榜单的医院数量较多，均衡指数较高，区域医疗资源分布较好。

关键词： 华东区　医院竞争力　医疗资源　均衡指数

一　华东区医院竞争力

（一）区域竞争力：华东区区域竞争力全国第一，各榜单均为第一

华东区在四横两纵6个榜单中区域竞争力指数均为第一，其中顶级医院为0.697，省会市属/计划单列市医院为0.328，地级城市医院为0.829，县级医院为0.704，非公立医院为0.285，中医医院为0.347（见表1）。

---

* 何永琦，光学工程硕士、MBA，艾力彼医院管理研究中心；任耀辉，工学学士，艾力彼医院管理研究中心；田宾，MBA，艾力彼医院管理研究中心。

表 1　2017 届华东区医院入围榜单机构数及区域竞争力指数

榜单 \ 类别	1～50 名（家）	50～100 名（家）	101～300 名（家）	301～500 名（家）	区域竞争力指数	区域竞争力指数（最小值－最大值）	区域竞争力指数全国名次
顶级医院	15	18	—	—	0.697	0.108～0.697	1
省会市属/计划单列市医院	15	13	—	—	0.328	0.041～0.328	1
地级城市医院	25	17	57	55	0.829	0.027～0.829	1
县级医院	39	28	89	66	0.704	0.000～0.704	1
非公立医院	21	22	71	57	0.285	0.022～0.285	1
中医医院	15	20	162		0.347	0.065～0.347	1

资料来源：艾力彼医院管理研究中心医院竞争力数据库。

（二）区域竞争力发展态势：华东区在各榜单中连续3年保持持续领先

从 2015～2017 届，华东区在四横两纵各榜单上榜医院数量均为第一，并保持领先态势。2017 届县级医院 100 强上榜医院华东区有 67 家，说明华东区基层医疗具有较强的技术实力和服务水平。由于计划单列市医院在榜单分类归属的调整，2017 届省会市属/计划单列市医院 100 强入围医院数量相对增加，而地级城市医院 100 强入榜医院相对减少，具体见图 1、图 2。

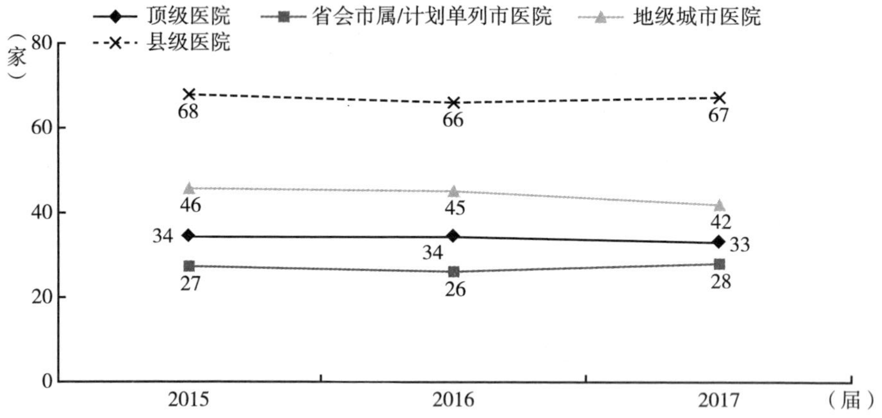

图 1　2015～2017 届 100 强榜单华东区（四横）医院竞争力发展态势

资料来源：艾力彼医院管理研究中心医院竞争力数据库。

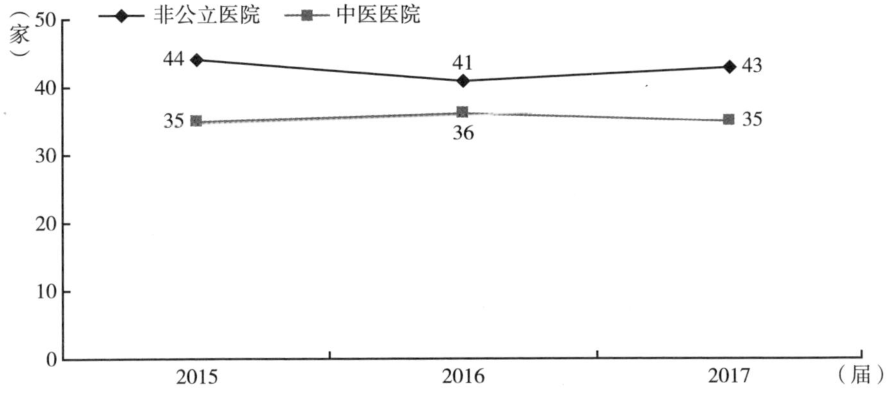

图 2　2015～2017 届 100 强榜单华东区（两纵）医院竞争力发展态势

资料来源：艾力彼医院管理研究中心医院竞争力数据库。

二　区域医疗资源整体分布

（一）各省份竞争力：上海医疗实力处于领先地位，苏浙鲁竞争力靠前

在华东区各省中，上海、江苏、浙江等人均 GDP 较高的省份，其人均卫生费用也相对较高，说明人均 GDP 和人均卫生费用具有较强的正相关。每千人口医疗卫生机构床位数、每千人口执业（助理）医师数、每千人口注册护士数等指标，江苏、浙江、山东、上海整体上处于全国均值以上水平，福建、安徽、江西处于全国平均水平以下，具体见表 2。

在华东区内，上海有 12 家医院入围顶级医院 100 强，说明上海的医疗实力处于领先地位。江苏综合竞争力指数为 0.970，在全国排名第 2 位，浙江、山东分别位列第 3、第 4（见表 3、图 3）。全国各省份综合竞争力指数参考范围为 0～1.034。

对顶级医院、省会市属/计划单列市医院、地级城市医院、县级医院等榜单的入围医院数量进行分析可发现，江苏、浙江、山东有较多医院入围榜

表 2　华东区各省份人口、经济及医疗资源情况

指标 省份	常住人口（万人）	GDP（亿元）	人均GDP（元）	卫生总费用（亿元）	人均卫生费用（元）	卫生总费用占GDP比重(%)	每千人口医疗卫生机构床位数(张)	每千人口执业(助理)医师数（人）	每千人口注册护士数（人）
江苏	7999	76086.2	95257.1	2974.42	3729.07	4.24	5.54	2.6	2.8
浙江	5590	46485.0	83538.5	2250.21	4062.49	5.25	5.19	3.0	3.1
山东	9947	67008.2	67706.2	2843.96	2888.09	4.51	5.44	2.5	2.7
上海	2420	27466.2	113614.6	1536.60	6362.02	6.12	5.34	2.7	3.3
福建	3874	28519.2	73950.9	1130.61	2945.07	4.35	4.51	2.1	2.5
安徽	6196	24117.9	39091.8	1460.42	2376.98	6.64	4.55	1.8	2.0
江西	4592	18364.4	40106.2	978.66	2143.54	5.85	4.55	1.7	2.1
全国	138271	744127	53980	40975	2981	5.95	5.37	2.3	2.5

资料来源：《2017 中国卫生和计划生育统计年鉴》。

单，并形成了较好的资源梯级分布。福建、安徽、江西入围地级城市和县级医院 100 强的医院较少，说明基层医疗实力相对较弱。在非公立医院 100 强榜单中，江苏入围医院有 14 家，浙江有 9 家，说明这些地区的非公立医疗发展较好。在中医医院 100 强榜单中，江苏、浙江、山东、上海入围医院较多，具有较大优势，具体见表 3。

表 3　2017 届华东区各省份四横两纵榜单 100 强机构数量和省竞争力指数

省份	顶级医院	省会市属/计划单列市医院	地级城市医院	县级医院	非公立医院	中医医院	省竞争力指数	省竞争力指数全国名次
江苏	6	5	18	23	14	7	0.970	2
浙江	5	8	8	15	9	7	0.661	3
山东	3	4	9	24	5	6	0.638	4
上海	12	不适用	不适用	不适用	2	6	0.354	7
福建	4	7	4	1	5	4	0.285	11
安徽	2	3	2	4	6	3	0.213	15
江西	1	1	1	0	2	2	0.069	22

资料来源：艾力彼医院管理研究中心医院竞争力数据库。

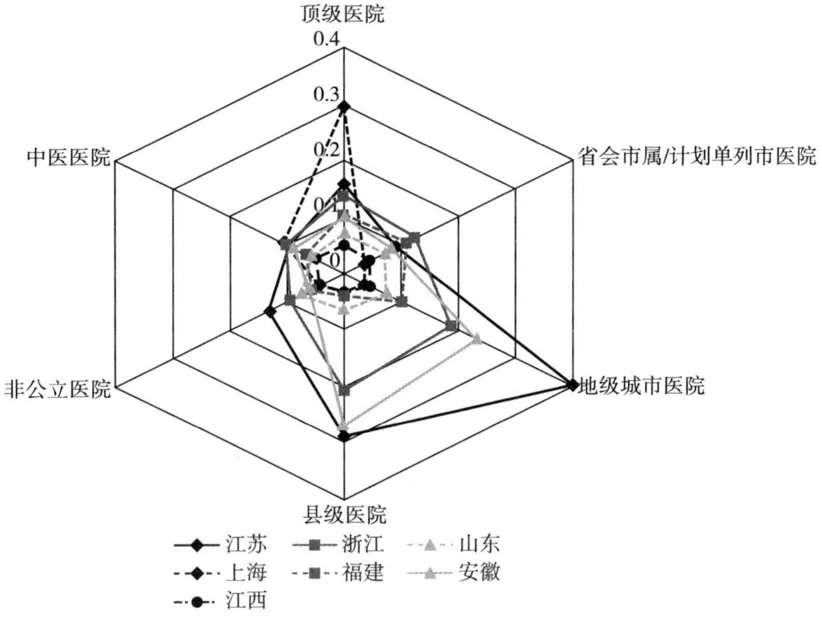

图 3　2017 届华东区各省四横两纵榜单 100 强医院省竞争力指数

资料来源：艾力彼医院管理研究中心医院竞争力数据库。

（二）各省份顶级医疗资源：上海处于领先地位，闽苏沪三甲医院上榜率高于全国均值

全国顶级医院 100 强均为三甲医院，上海入围机构数量为 12 家，三甲医院上榜率为 37.5%，处于领先地位；福建、江苏三甲医院上榜率均高于全国均值，具体见表 4。

表 4　2017 顶级医院 100 强华东区各省三甲医院上榜率

省份	江苏	浙江	山东	上海	福建	安徽	江西	全国
三甲医院入围机构数量(家)	6	5	3	12	4	2	1	100
三甲医院总数量(家)	69	70	83	32	34	41	44	1308
三甲医院上榜率(%)	8.70	7.14	3.61	37.50	11.76	4.88	2.27	8

资料来源：艾力彼医院管理研究中心医院竞争力数据库。

（三）各省份地级城市、县级医疗资源：苏浙鲁具有较强的基层医疗实力并形成较好的梯级分布

江苏省有12个地级城市（不包括省会、计划单列市），入围地级城市医院100强的医院有18家，入围城市数11个，100强均衡指数为0.917，说明地级医疗资源具有较大优势。浙江100强均衡指数为0.667，山东为0.533，福建为0.429，安徽为0.133，江西为0.100，在地级城市医院500强中，各省份（除江西外）500强均衡指数均为1.0，说明各地级城市均有500强的医疗资源分布，具体见表5。

表5　2017届华东区各省份地级城市医院100强、300强、500强均衡指数

类别＼省份		江苏	浙江	山东	福建	安徽	江西
100强	入围机构数（家）	18	8	9	4	2	1
	A：入围地级城市数（个）	11	6	8	3	2	1
	均衡指数（*A*/*B*）	0.917	0.667	0.533	0.429	0.133	0.100
300强	入围机构数（家）	27	18	26	11	10	7
	A：入围地级城市数（个）	12	9	15	7	9	5
	均衡指数（*A*/*B*）	1.000	1.000	1.000	1.000	0.600	0.500
500强	入围机构数（家）	40	24	34	13	31	12
	A：入围地级城市数（个）	12	9	15	7	15	9
	均衡指数（*A*/*B*）	1.000	1.000	1.000	1.000	1.000	0.900
B：地级城市数（个）		12	9	15	7	15	10

注：统计地级城市数量时，不包括直辖市、省会城市、计划单列市。

资料来源：艾力彼医院管理研究中心医院竞争力数据库。

江苏省有41个县，入围县级医院100强的医院有23家，入围县数18个，100强均衡指数为0.439，500强均衡指数增大到0.878。浙江省有53个县，入围县级医院100强的医院有15家，入围县数15个，100强均衡指数为0.283，500强均衡指数增大到0.679。山东省有83个县，入围县级医院100强的医院有24家，入围县数24个，100强均衡指数为0.289，500强均衡指数逐渐增大到0.783。福建、安徽、江西入围县级医院100强的医院较少，县级医疗技术相对较弱。

表6　2017届华东区各省县级医院100强、300强、500强均衡指数

类别	省份	江苏	浙江	山东	福建	安徽	江西
100强	入围机构数(家)	23	15	24	1	4	0
	A:入围县数(个)	18	15	24	1	3	0
	均衡指数(A/B)	0.439	0.283	0.289	0.018	0.049	0.000
300强	入围机构数(家)	42	38	53	9	12	2
	A:入围县数(个)	33	32	50	9	10	2
	均衡指数(A/B)	0.805	0.604	0.602	0.158	0.164	0.026
500强	入围机构数(家)	53	48	75	19	22	5
	A:入围县数(个)	36	36	65	17	20	5
	均衡指数(A/B)	0.878	0.679	0.783	0.298	0.328	0.066
B:县域总数(个)		41	53	83	57	61	76

资料来源：艾力彼医院管理研究中心医院竞争力数据库。

三　各省份医疗资源分布

（一）江苏省医院竞争力分布

江苏省域医院30强分布在该省12个城市，省域医院均衡指数为0.9，只有宿迁市没有医院入围江苏省域医院30强。南京有6家医院入围，其中榜单前10名有5家，其他入围榜单医院较多的城市有苏州、无锡、徐州、常州，具体见图4。

（二）浙江省医院竞争力分布

浙江省域医院30强分布在该省10个城市，省域医院均衡指数为0.9，只有舟山市没有医院入围浙江省域医院30强。杭州有11家医院入围，其中榜单前10名有6家，其他入围榜单医院较多的城市有温州、金华、台州、宁波，具体见图5。

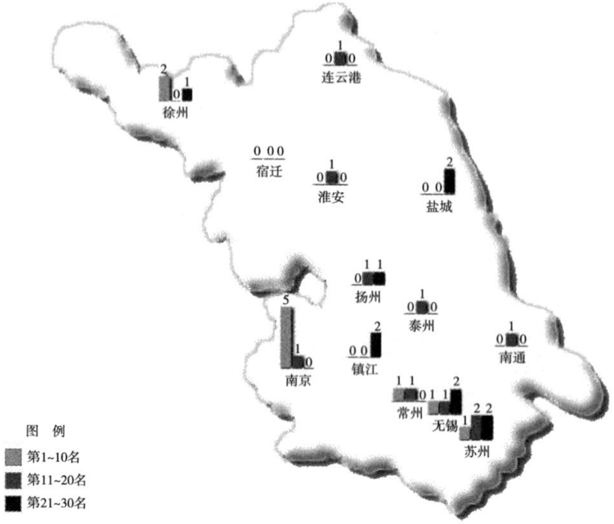

图 4　2017 江苏省域医院 30 强分布

资料来源：艾力彼医院管理研究中心医院竞争力数据库。

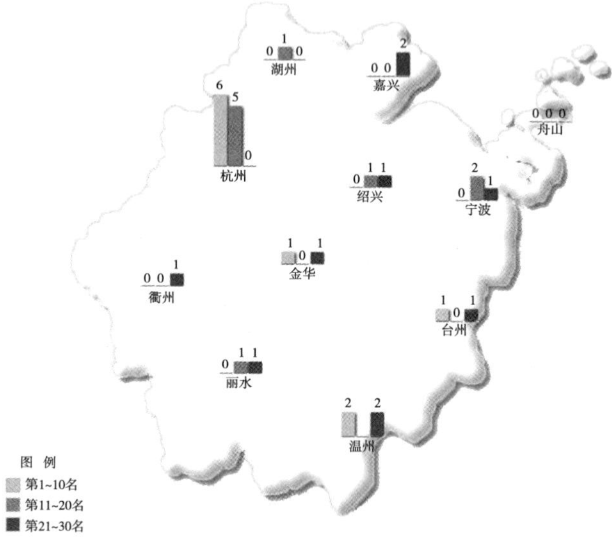

图 5　2017 浙江省域医院 30 强分布

资料来源：艾力彼医院管理研究中心医院竞争力数据库。

（三）山东省医院竞争力分布

山东省域医院30强分布在该省16个城市，省域医院均衡指数为0.9，只有莱芜市没有医院入围山东省域医院30强。济南有6家医院入围，其中榜单前10名有4家，其他入围榜单医院较多的城市有济宁、烟台、青岛、临沂、潍坊，具体见图6。

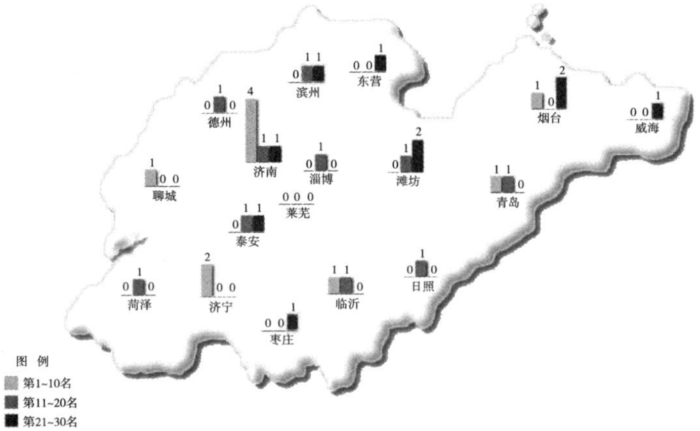

图6　2017山东省域医院30强分布

资料来源：艾力彼医院管理研究中心医院竞争力数据库。

（四）福建省医院竞争力分布

福建省域医院30强分布在该省9个城市，省域医院均衡指数为1，即福建省每个城市均至少有1家医院入围福建省域医院30强。福州有7家医院入围，其中榜单前10名有4家，其他入围榜单医院较多的城市有厦门、泉州、龙岩、宁德，具体见图7。

（五）安徽省医院竞争力分布

安徽省域医院30强分布在该省16个城市，省域医院均衡指数为1。合肥有8家医院入围，其中榜单前10名有7家，其他入围榜单医院较多的城市有芜湖、蚌埠、阜阳等重点城市，具体见图8。

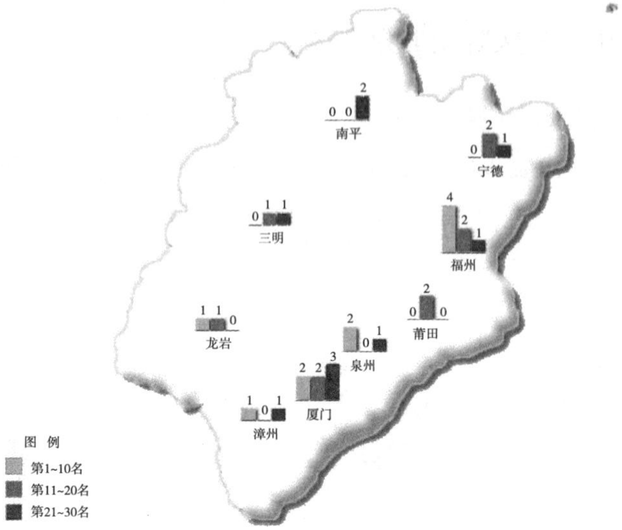

图7　2017 福建省域医院30强分布

资料来源：艾力彼医院管理研究中心医院竞争力数据库。

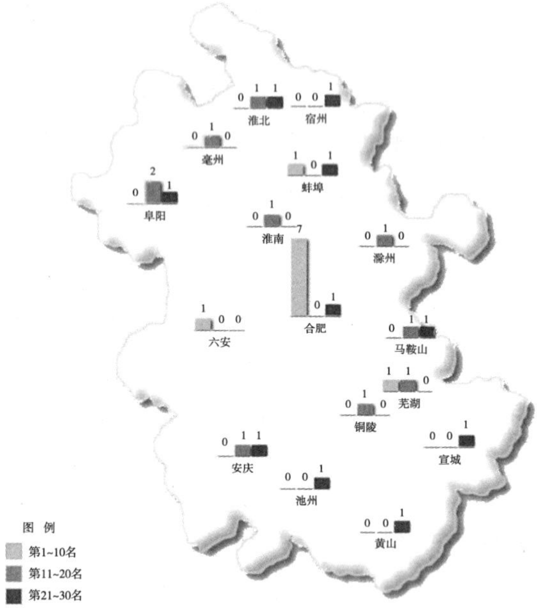

图8　2017 安徽省域医院30强分布

资料来源：艾力彼医院管理研究中心医院竞争力数据库。

（六）江西省医院竞争力分布

江西省域医院30强分布在该省11个城市，省域医院均衡指数也为1。南昌有9家医院入围，其中榜单前10名有4家，其他入围榜单医院较多的城市有九江、赣州、宜春、萍乡等重点城市，具体见图9。

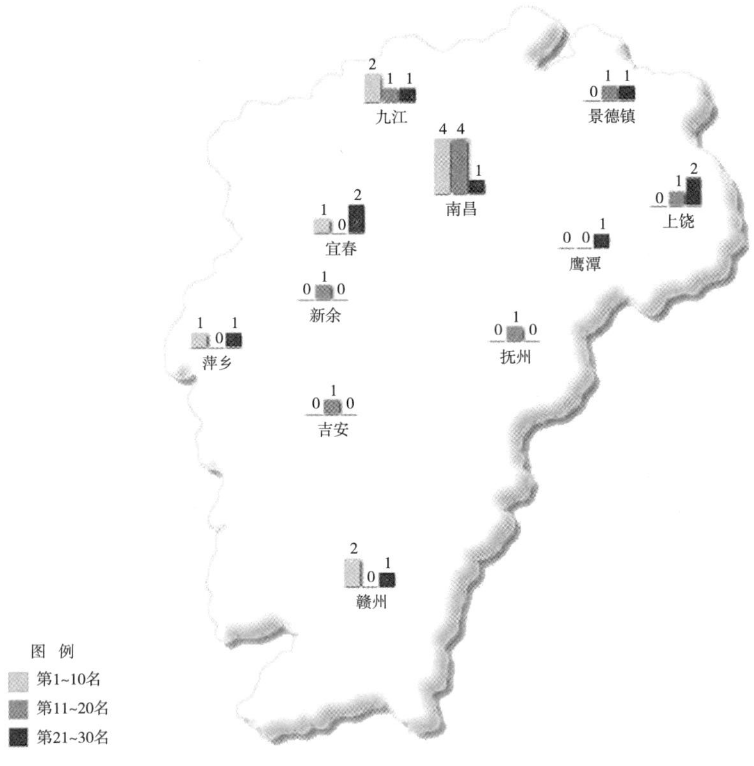

图9　2017江西省域医院30强分布

资料来源：艾力彼医院管理研究中心医院竞争力数据库。

参考文献

1. 庄一强、曾益新：《中国医院竞争力报告（2017）》，社会科学文献出版社，2017。

2. 庄一强、曾益新：《中国医院竞争力报告（2016）》，社会科学文献出版社，2016。
3. 国家卫生和计划生育委员会：《2017 中国卫生和计划生育统计年鉴》，中国协和医科大学出版社，2017。
4. 中华人民共和国民政部：《2017 中华人民共和国行政区划简册》，中国地图出版社，2017。

B.15
中国医院竞争力（华南）报告

何永琦　高　蓉　刘建华*

摘　要： 本报告重点对华南区（广东、广西、海南）医院综合竞争力情况进行分析，通过对四横两纵（顶级医院、省会市属/计划单列市医院、地级城市医院、县级医院、非公立医院、中医医院）6个医院排名榜的比较分析，研究区域各省份医疗资源的分布情况。华南区域医院综合竞争力在我国七大区中排名第2位，顶级医院、省会市属/计划单列市医院的上榜医院数量同比均有所增加。区域内医疗资源多集中在珠三角地区，集中度较高，县级医院均衡指数相对较低。

关键词： 华南区　医院竞争力　医疗资源　均衡指数

一　华南区医院竞争力

（一）区域竞争力：华南区区域竞争力位于全国中上游，省会市属/计划单列市、地级城市区域竞争力排名靠前

华南区顶级医院区域竞争力指数为0.268，在七大区中处于中等水平，排在前面的分别是华东和华北；省会市属/计划单列市医院区域竞争力指数为0.202，在全国处于领先地位，仅次于华东；地级城市医院和县级医院的

* 何永琦，光学工程硕士、MBA，艾力彼医院管理研究中心；高蓉，MBA，艾力彼医院管理研究中心；刘建华，MBA、医学学士，艾力彼医院管理研究中心。

区域竞争力指数分别为0.359和0.095，均排名第2，但较第1位华东存在较大差距；非公立医院区域竞争力指数为0.111，排名第2位；中医医院区域竞争力指数为0.148，处于中等水平。

表1　2017届华南区医院入围榜单机构数及区域竞争力指数

榜单＼类别	1～50名（家）	50～100名（家）	101～300名（家）	301～500名（家）	区域竞争力指数	区域竞争力指数（最小值－最大值）	区域竞争力指数全国名次
顶级医院	6	7	—	—	0.268	0.108～0.697	3
省会市属/计划单列市医院	12	4	—	—	0.202	0.041～0.328	2
地级城市医院	12	6	22	26	0.359	0.027～0.829	2
县级医院	5	4	13	20	0.095	0.000～0.704	2
非公立医院	9	6	17	24	0.111	0.022～0.285	2
中医医院	8	5	39		0.148	0.065～0.347	3

资料来源：艾力彼医院管理研究中心医院竞争力数据库。

（二）区域竞争力发展态势：高层级医院综合竞争力同比大幅提升

2017届华南区顶级医院、省会市属/计划单列市医院100强上榜医院数量同比增加，说明区域高层级医院竞争力有较大提升；地级城市医院、县级医院、非公立医院、中医医院100强上榜医院数量基本没有变化，具体见图1、图2。

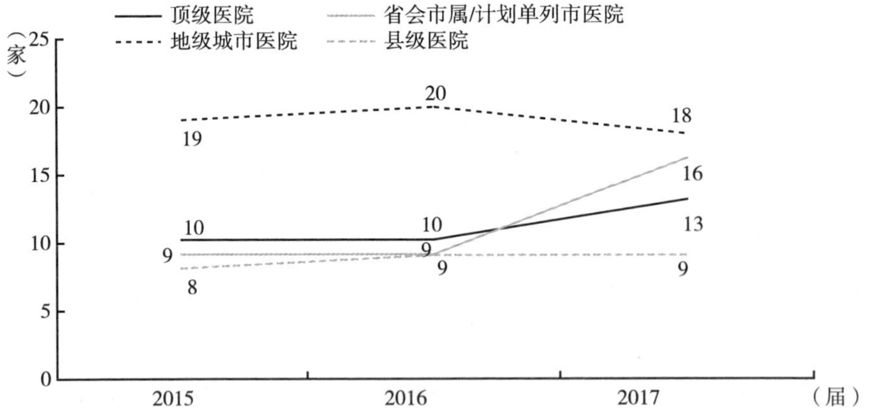

图1　2015～2017届100强榜单华南区（四横）医院竞争力发展态势

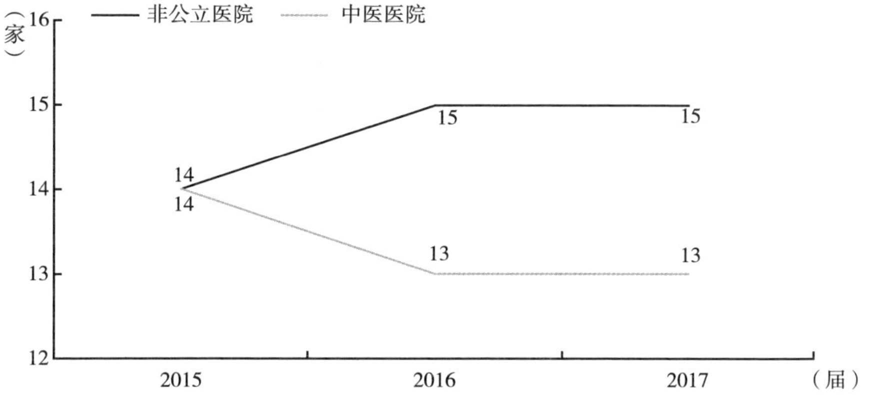

图 2　2015～2017 届 100 强榜单华南区（两纵）医院竞争力发展态势

资料来源：艾力彼医院管理研究中心医院竞争力数据库。

二　区域医疗资源整体分布

（一）各省份竞争力：广东省在华南区的竞争力远高于其他省份

在华南区各省份中，广东省的人均 GDP 最高，人均卫生费用最高，每千人口医疗卫生机构床位数相对最少；广西的人均卫生费用最少，每千人口医疗卫生机构床位数相对最多，但是每千人口执业（助理）医师数、每千人口注册护士数相对较少；海南省的人均卫生费用、每千人口执业（助理）医师数处于中等，每千人口注册护士数相对较多，具体见表 2。

表 2　华南区各省人口、经济及医疗资源情况

省份＼指标	常住人口（万人）	GDP（亿元）	人均 GDP（元）	卫生总费用（亿元）	人均卫生费用（元）	卫生总费用占 GDP 比重（%）	每千人口医疗卫生机构床位数（张）	每千人口执业（助理）医师数（人）	每千人口注册护士数（人）
广东	10999	79512	72787	3302	3043	4.53	4.23	2.2	2.6
广西	4838	18245	37876	1009	2104	6.00	4.64	2.0	2.5
海南	917	4045	44252	263	2883	7.09	4.40	2.2	2.9
全国	138271	744127	53980	40975	2981	5.95	5.37	2.3	2.5

资料来源：《2017 中国卫生和计划生育统计年鉴》。

华南区内广东省入围四横两纵榜单的医院数量远高于广西和海南省，成为区域内医疗资源聚集高地；广西在全国排名居中，海南省排名靠后，具体见表3、图3。

表3　2017届华南区各省份四横两纵榜单100强机构数量和省竞争力指数

省份	顶级医院（家）	省会市属/计划单列市医院（家）	地级城市医院（家）	县级医院（家）	非公立医院（家）	中医医院（家）	省竞争力指数	省竞争力指数全国名次
广东	12	13	16	7	15	9	1.034	1
广西	1	2	2	2	0	3	0.129	17
海南	0	1	0	0	0	1	0.020	28

资料来源：艾力彼医院管理研究中心医院竞争力数据库。

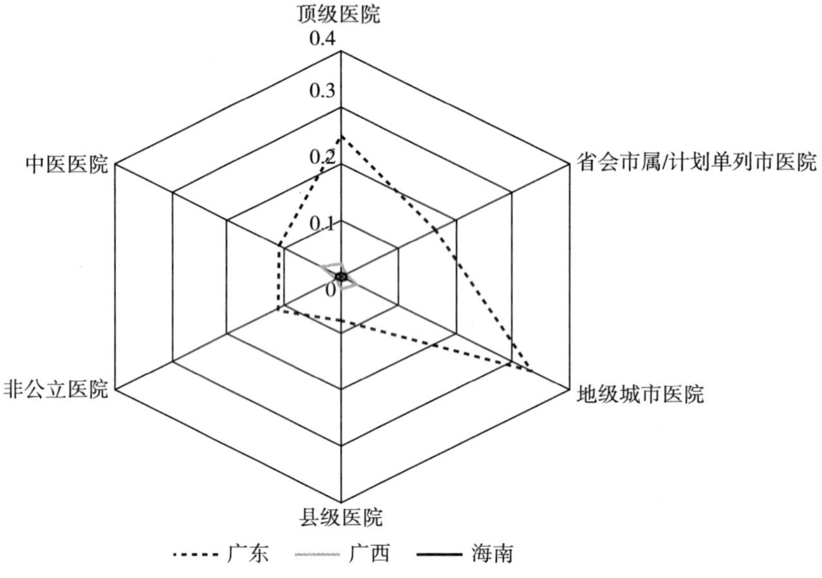

图3　2017届华南区各省份四横两纵榜单100强医院省竞争力指数

资料来源：艾力彼医院管理研究中心医院竞争力数据库。

（二）各省份顶级医疗资源：广东省三甲医院竞争力在华南区远高于其他省份

全国顶级医院100强均为三甲医院，广东省入围机构数量为12家，在全国均值以上，广西和海南省入围机构数量较少，具体见表4。

表 4　2017 顶级医院 100 强华南区各省份三甲医院上榜率

省份	广东	广西	海南	全国
三甲医院入围机构数量(家)	12	1	0	100
三甲医院总数量(家)	108	43	10	1308
三甲医院上榜率(%)	11	2	0	8

资料来源：艾力彼医院管理研究中心医院竞争力数据库。

（三）各省份地级城市、县级医疗资源

广东省有 19 个地级城市（不包括省会、计划单列市），入围地级城市医院 100 强的医院有 16 家，入围城市数 11 个，100 强均衡指数为 0. 579，500 强均衡指数增大到 0. 947（1 为所有地级城市均有入榜医院）。广西有 13 个地级城市（不包括省会），入围地级城市医院 100 强的医院有 2 家，入围城市数 1 个，100 强均衡指数为 0. 077，500 强均衡指数增大到 0. 846。海南省有 3 个地级城市（不包括省会），入围地级城市医院 100 强、300 强、500 强的医院较少，具体见表 5。

表 5　2017 届华南区各省份地级城市医院 100 强、300 强、500 强均衡指数

省份		广东	广西	海南
100 强	入围机构数(家)	16	2	0
	A:入围地级城市数(个)	11	1	0
	均衡指数(A/B)	0. 579	0. 077	0. 000
300 强	入围机构数(家)	29	11	0
	A:入围地级城市数(个)	15	8	0
	均衡指数(A/B)	0. 789	0. 615	0. 000
500 强	入围机构数(家)	45	19	2
	A:入围地级城市数(个)	18	11	1
	均衡指数(A/B)	0. 947	0. 846	0. 333
B:地级城市数(个)		19	13	3

注：统计地级城市数量时，不包括省会城市、计划单列市。

资料来源：艾力彼医院管理研究中心医院竞争力数据库。

广东省有57个县，入围县级医院100强的医院有7家，入围县数6个，100强均衡指数为0.105，500强均衡指数逐渐增大到0.526。广西有71个县，入围县级医院100强的医院有2家，入围县数2个，100强均衡指数为0.028，500强均衡指数逐渐增大到0.127。海南省有15个县，入围县级医院100强、300强、500强的医院较少，具体见表6。

表6 2017届华南区各省份县级医院100强、300强、500强均衡指数

省份		广东	广西	海南
100强	入围机构数(家)	7	2	0
	A:入围县数(个)	6	2	0
	均衡指数(A/B)	0.105	0.028	0.000
300强	入围机构数(家)	17	4	1
	A:入围县数(个)	16	4	1
	均衡指数(A/B)	0.281	0.056	0.067
500强	入围机构数(家)	31	9	2
	A:入围县数(个)	30	9	2
	均衡指数(A/B)	0.526	0.127	0.133
B:县域总数(个)		57	71	15

资料来源：艾力彼医院管理研究中心医院竞争力数据库。

三　各省份医疗资源分布

（一）广东省医院竞争力分布

广东省域医院30强分布在该省13个城市，省域医院均衡指数为0.6，其中广州有14家医院入围，榜单前10位的均在广州，其他入围榜单医院较多的城市有深圳、佛山，具体见图4。

（二）广西医院竞争力分布

广西省域医院30强分布在该省12个城市，省域医院均衡指数为0.8，

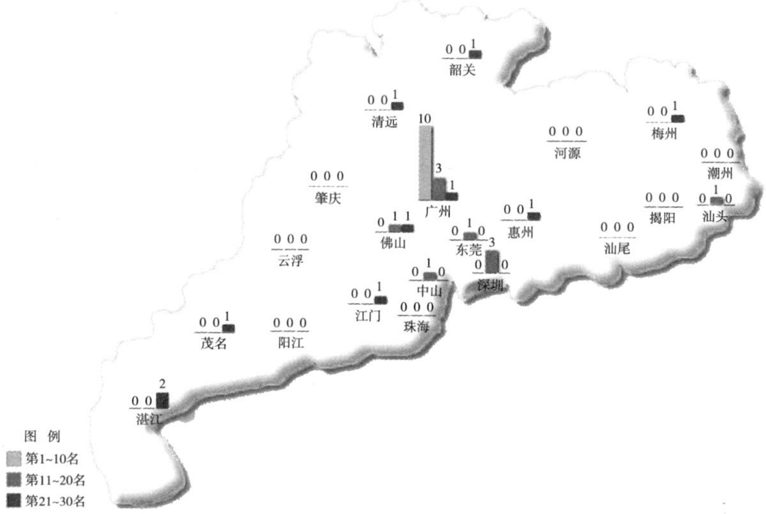

图 4　2017 广东省域医院 30 强分布

资料来源：艾力彼医院管理研究中心医院竞争力数据库。

崇左和防城港没有医院入围广西省域 30 强。南宁有 8 家医院入围，其中榜单前 10 名有 5 家，其他入围榜单医院较多的城市有桂林、柳州，具体见图 5。

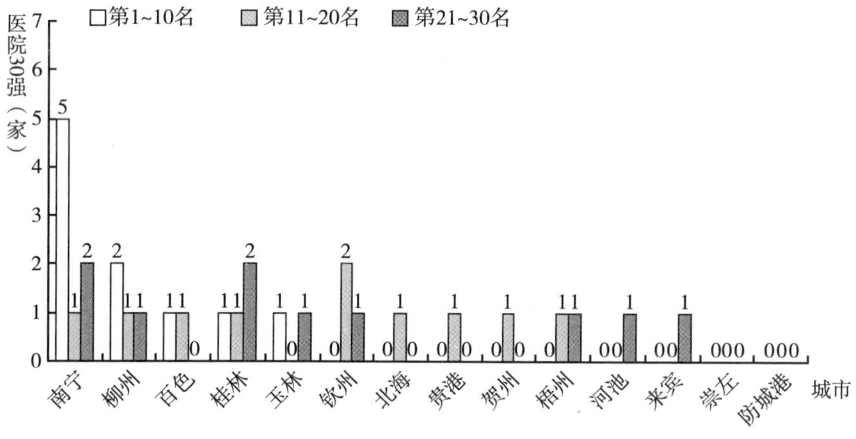

图 5　2017 广西省域医院 30 强分布

资料来源：艾力彼医院管理研究中心医院竞争力数据库。

参考文献

1. 庄一强、曾益新:《中国医院竞争力报告（2017)》，社会科学文献出版社，2017。
2. 庄一强、曾益新:《中国医院竞争力报告（2016)》，社会科学文献出版社，2016。
3. 国家卫生和计划生育委员会：《2017 中国卫生和计划生育统计年鉴》，中国协和医科大学出版社，2017。
4. 中华人民共和国民政部：《2017 中华人民共和国行政区划简册》，中国地图出版社，2017。

B.16 中国医院竞争力（西北）报告

张娟娟　田宾　陈兰*

摘　要： 本报告对西北区（包括陕西、新疆、甘肃、宁夏、青海）医院区域竞争力进行分层分类分析。西北区医院竞争力较低，在七大区中处于最后一位，其中顶级医院、地级城市医院和县级医院竞争力为七大区最低，非公立医院和中医医院发展较占优势，但地级城市医院发展已取得突破。就均衡指数来看，除陕西省外，其他各省份的地级城市医院和县级医院均衡指数都很低；陕西省域30强均衡指数最高，新疆和甘肃省域30强均衡指数相接近；西北区域省域10强医院整体均衡指数较低，主要集中在省会城市。

关键词： 西北区　医院竞争力　均衡指数

一　西北区医院竞争力

（一）区域竞争力：整体竞争力较弱，非公立医院和中医医院具备相对优势

如表1所示，整体来看西北区域各层级（顶级、省会市属/计划单列市、地级城市、县级、非公立、中医）医院竞争力在七大区中位于靠后位

* 张娟娟，工学学士，艾力彼医院管理研究中心；田宾，工商管理硕士，艾力彼医院管理研究中心；陈兰，医学硕士，艾力彼医院管理研究中心。

置，尤其是县级医院，西北地区没有医院入围县级医院100强，因此该区需加大县级医院竞争力提升力度；此外，西北区地级城市医院和顶级医院的竞争力也为七大区中最低；相比之下，中医医院和非公立医院的竞争力稍强，但非公立医院存在两极分化的现象，中医医院发展较为平衡，具备相对优势。

表1 2017届西北区医院入围榜单机构数及区域竞争力指数

榜单 \ 类别	1～50名（家）	50～100名（家）	101～300名（家）	301～500名（家）	区域竞争力指数	竞争力指数参考值（最小值～最大值）	区域竞争力指数名次
顶级医院	2	4	不适用	不适用	0.108	0.108～0.697	7
省会市属/计划单列市医院	2	9	不适用	不适用	0.112	0.041～0.328	6
地级城市医院	0	2	11	20	0.027	0.027～0.829	7
县级医院	0	0	4	11	0.000	0.000～0.704	7
非公立医院	4	0	11	8	0.037	0.022～0.285	5
中医医院	3	6	22		0.089	0.065～0.347	5

资料来源：艾力彼医院管理研究中心数据库。

（二）区域竞争力发展态势：西北区域地级城市医院发展取得突破

从近三届西北区域四横（顶级、省会市属/计划单列市、地级城市、县级）医院100强机构数来看，将计划单列市医院与地级城市医院分开之后，西北区域地级城市有医院入围100强，县级医院仍静待发展；不含军（部）队医院，顶级医院竞争力仍然保持稳定；加入计划单列市的医院之后，西北区域省会市属医院竞争力在整体上有所下降，如图1所示。

西北区域两纵（非公立、中医）医院100强发展稳定，有待突破（见图2）。

二 区域医疗资源整体分布

西北区域各省份中，陕西省大部分指标（人口、GDP、人均GDP、卫

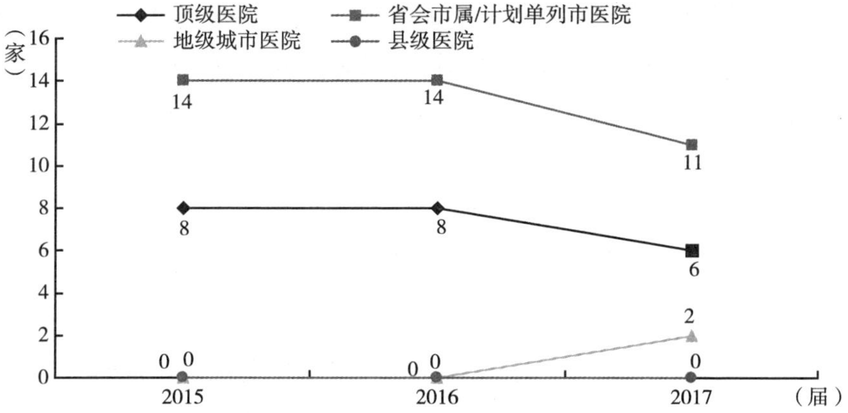

图1　2015～2017届100强榜单西北区（四横）医院竞争力发展态势

资料来源：艾力彼医院管理研究中心数据库。

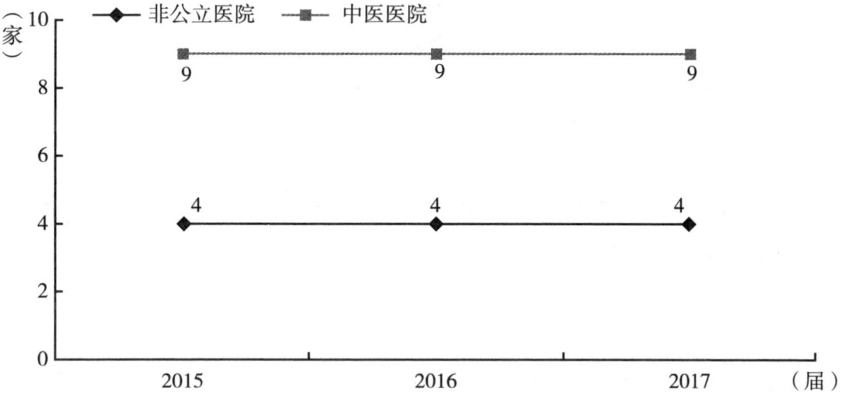

图2　2015～2017届100强榜单西北区（两纵）医院竞争力发展态势

资料来源：艾力彼医院管理研究中心数据库。

生总费用、每千人口注册护士数）均为西北区第1；每千人口医疗卫生机构床位数为西北区域第2、全国第8，相比其他省份，陕西省人均卫生总费用较低，每千人口执业（助理）医师数较少；新疆除人均GDP较低外，其他指标都处于西北区中上位置，尤其是每千人口医疗卫生机构床位数和每千人口执业（助理）医师数，这两项处于西北区乃至全国前列；甘肃省卫生总费用占 GDP 比重位于西北区第 1（全国第 2）；宁夏的每千人口执业（助理）医师数相对较多，位于西北区第 1（全国第 6），人均 GDP 在于西北区第 2；青海省人均卫生总费用较高，在西北区和全国都位居前列，此外每千人口医疗卫生机构床位数也相对较多，详见表 2。

表 2　西北各省医疗资源使用效率情况

指标 / 省份	总人口（万人）	GDP（亿元）	人均 GDP（元）	卫生总费用（亿元）	人均卫生费用（元）	卫生总费用占 GDP 比重（%）	每千人口医疗卫生机构床位数（张）	每千人口执业（助理）医师数（人）	每千人口注册护士数（人）
陕西	3813	19165.4	50398	1254.37	3307.08	6.96	5.91	2.2	3.1
新疆	2398	9617.2	40427.1	870.98	3691	9.34	6.54	2.5	2.8
甘肃	2610	7152	27457.7	654.07	2516.1	9.63	5.15	2	1.9
宁夏	675	3150.1	46918.5	227.86	3411.75	7.83	5.38	2.5	2.7
青海	593	2572.5	43531	215.82	3667.8	8.93	5.86	2.3	2.4
全国	138271	744127	53980	40974.64	2980.8	5.95	5.37	2.3	2.5

资料来源：《2017 中国卫生和计划生育统计年鉴》。

（一）各省份竞争力：西北区基层医院较弱，陕西省医院竞争力为西北区最强

如表 3 所示，在西北区内，青海省没有医院入围顶级医院 100 强，综合竞争力为西北区域最低；陕西省入围省会市属/计划单列市医院 100 强的机构数远超过该区其他省份。

仅陕西省有 2 家医院入围地级城市医院 100 强；西北区没有医院入围县级医院 100 强，可见西北区域县级医院较弱；只有陕西和新疆有医院入围非公立医院 100 强；中医医院相对其他各层级医院分布相对均衡，除宁夏外其他省份都有医院入围中医医院 100 强。

总体来看，陕西省入围四横两纵 100 强的机构数高于其他省份，且对应省竞争力指数也明显高于其他省份，其中以省会市属/计划单列市医院 100 强为最突出，如图 3 所示。

表 3　2017 届西北区各省份四横两纵榜单 100 强机构数量和省竞争力指数

省份	顶级医院（家）	省会市属/计划单列市医院（家）	地级城市医院（家）	县级医院（家）	非公立医院（家）	中医医院（家）	省竞争力指数	省竞争力指数全国名次
陕西	2	7	2	0	3	5	0. 225	14
新疆	2	1	0	0	1	1	0. 065	23
甘肃	1	1	0	0	0	2	0. 044	26
宁夏	1	1	0	0	0	0	0. 024	27
青海	0	1	0	0	0	1	0. 015	29

资料来源：艾力彼医院管理研究中心数据库。

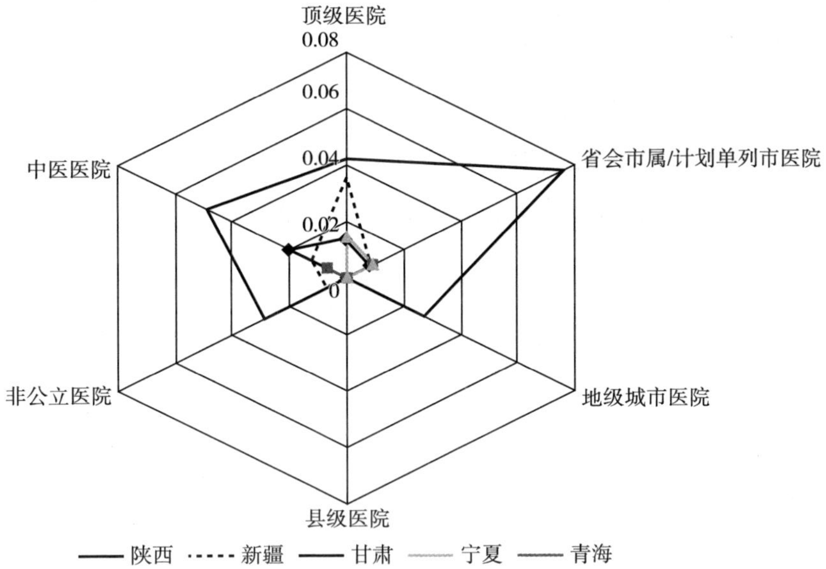

图 3　2017 届西北区各省份四横两纵榜单 100 强医院省竞争力指数

资料来源：艾力彼医院管理研究中心数据库。

（二）各省份顶级医疗资源：西北区三甲医院上榜率整体呈下降趋势，宁夏三甲医院上榜率为西北区内最高

与 2015 届相比，陕西、新疆、宁夏三甲医院上榜率皆有下降（2015 届陕西省三甲上榜率为 12%，新疆为 9%，宁夏为 25%），主要原因之一是尽

管入围顶级医院100强的机构数量保持不变（不含部队医院），但各省份三甲医院总数皆有上升。宁夏三甲医院上榜率最高，远超全国三甲医院上榜率，主要是因为该区三甲医院总数最少，只有6家，其他四个省份均未达到全国均值，青海省则依然没有三甲医院入围顶级医院100强，详见表4。

表4　2017顶级医院100强西北区域各省三甲医院上榜率

省份	陕西	甘肃	青海	宁夏	新疆	全国
三甲医院入围机构数量(家)	2	1	0	1	2	100
三甲医院总数量(家)	34	17	10	6	31	1308
三甲医院上榜率(%)	6	6	0	17	6	8

资料来源：艾力彼医院管理研究中心数据库。

（三）各省份地级城市、县级医疗资源：陕西省地级城市医院分布最均衡，新疆和宁夏的县级医院均衡指数较高

整体来看，西北区各省份入围地级城市医院榜单的机构数较少，且对应均衡指数比较低，只有陕西省和甘肃省的500强均衡指数在0.5以上。陕西省入围地级城市医院500强的机构数最多，青海省没有医院入围地级城市医院500强，宁夏仅有1家医院入围地级城市医院500强，新疆有5家医院入围地级城市医院500强，分布在该区5个城市，并且其中2家入围地级城市医院300强。甘肃省和新疆维吾尔自治区各有14个地级城市，但甘肃入围地级城市医院500强的机构数比新疆多，且分布城市范围广，因此均衡指数比新疆高，详见表5。

西北区各省份入围县级医院500强机构数相对其他几大区来讲比较少，尤其是县级医院100强，西北区域没有医院入围；县级医院300强中，只有陕西和新疆各有2家医院入围，分别分布在各省份的两个县。青海省没有医院入围县级医院500强，甘肃和宁夏各自仅有1家医院入围县级医院500强，陕西和新疆入围县级医院500强的机构数比西北区域其他省份多。总体来看，西北区域各省份县级医院均衡指数较低，详见表6。

表5　2017届西北区各省份地级城市医院100强、300强、500强均衡指数

类别	省份	陕西	新疆	甘肃	宁夏	青海
100强	入围机构数(家)	2	0	0	0	0
	A:入围地级城市数(个)	2	0	0	0	0
	均衡指数(A/B)	0.222	0.000	0.000	0.000	0.000
300强	入围机构数(家)	10	2	1	0	0
	A:入围地级城市数(个)	7	2	1	0	0
	均衡指数(A/B)	0.778	0.154	0.077	0.000	0.000
500强	入围机构数(家)	19	5	8	1	0
	A:入围地级城市数(个)	9	5	7	1	0
	均衡指数(A/B)	1.000	0.385	0.548	0.250	0.000
B:地级城市数(个)		9	13	13	4	7

注：统计地级城市数量时，不包括直辖市、省会城市、计划单列市。
资料来源：艾力彼医院管理研究中心数据库。

表6　2017届西北区各省份县级医院100强、300强、500强均衡指数

类别	省份	陕西	新疆	甘肃	宁夏	青海
100强	入围机构数(家)	0	0	0	0	0
	A:入围县数(个)	0	0	0	0	0
	均衡指数(A/B)	0.000	0.000	0.000	0.000	0.000
300强	入围机构数(家)	2	2	0	0	0
	A:入围县数(个)	2	2	0	0	0
	均衡指数(A/B)	0.026	0.022	0.000	0.000	0.000
500强	入围机构数(家)	5	8	1	1	0
	A:入围县数(个)	5	7	1	1	0
	均衡指数(A/B)	0.064	0.076	0.014	0.077	0.000
B:县域总数(个)		78	92	69	13	37

注：县指不包括市辖区的县级行政区。
资料来源：艾力彼医院管理研究中心数据库。

三　西北区各省份医疗资源分布

（一）陕西省域30强分布

根据陕西省域30强的第1～10名、11～20名、21～30名分布可知，陕西省共 10 个地级城市，尽管西安入围医院占据大多数，但其他城市至少也有 1 家医院入围陕西省域 30 强，省域均衡指数为 1，即陕西省每个城市均至少有一家医院入围陕西省域 30 强。陕西省前 10 名分布在陕西省 6 个城市，均衡指数为 0.6，其中西安市有 5 家，可见前 10 名均衡指数较低，主要集中在省会城市，详见图 4。

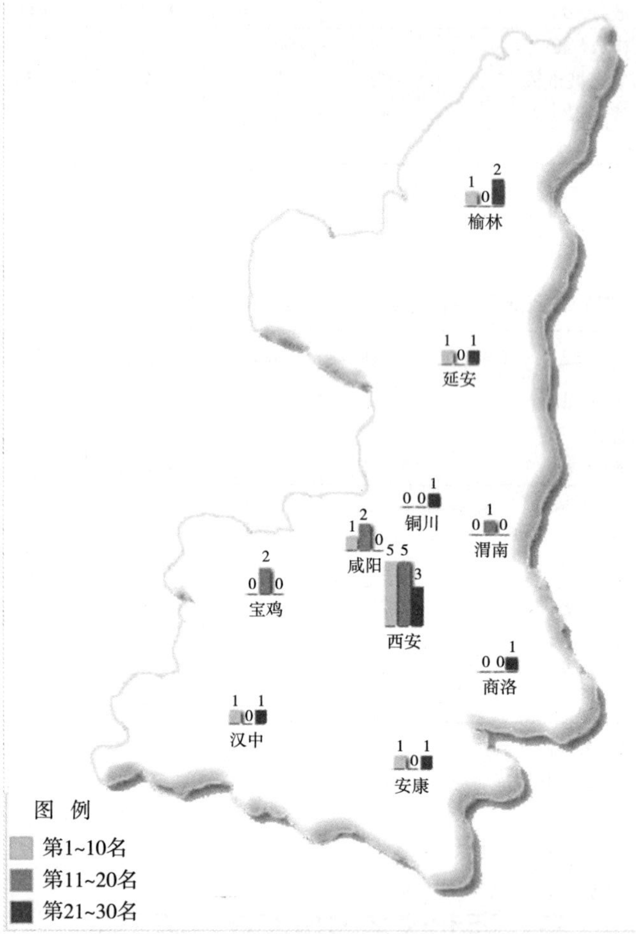

图 4　2017 届陕西省域医院 30 强分布

资料来源：艾力彼医院管理研究中心数据库。

（二）新疆省域30强分布

新疆共有 14 个地级城市，30 强分布在 13 个城市和 1 个区直管县（石河子），均衡指数为 0.9，省域均衡指数较高。乌鲁木齐市有 9 家医院入围省域 30 强，吐鲁番市没有医院入围省域 30 强。前 10 名分布在 5 个城市（其中 1 个为区直管县），均衡指数为 0.5，其中乌鲁木齐市就有 6 家，可见前 10 名的均衡指数比较低，且低于陕西前 10 名均衡指数（见图 5）。

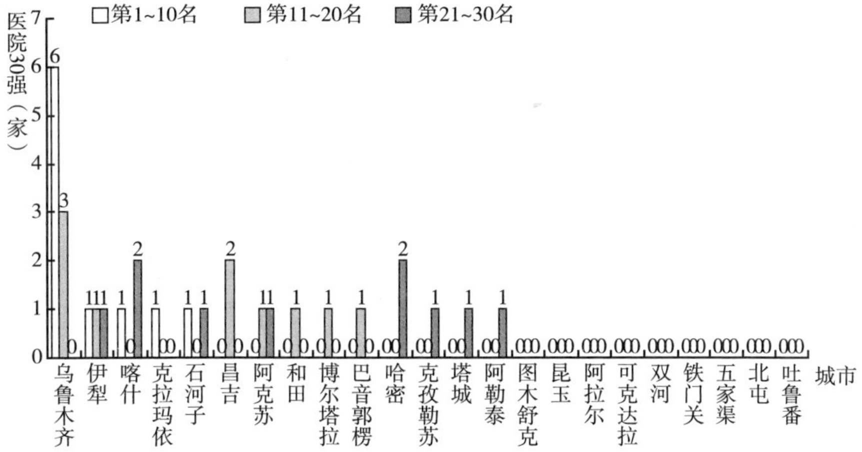

图 5　2017 届新疆省域医院 30 强分布

资料来源：艾力彼医院管理研究中心数据库。

（三）甘肃省域30强分布

甘肃省共 14 个地级城市，省域 30 强分布在 13 个城市，其中兰州市就有 10 家，省域均衡指数较高，为 0.9。前 10 名分布在 3 个城市，其中兰州市就有 8 家，均衡指数为 0.3，相对陕西和新疆省域前 10 名的均衡指数，甘肃省前 10 名均衡指数最低（见图 6）。

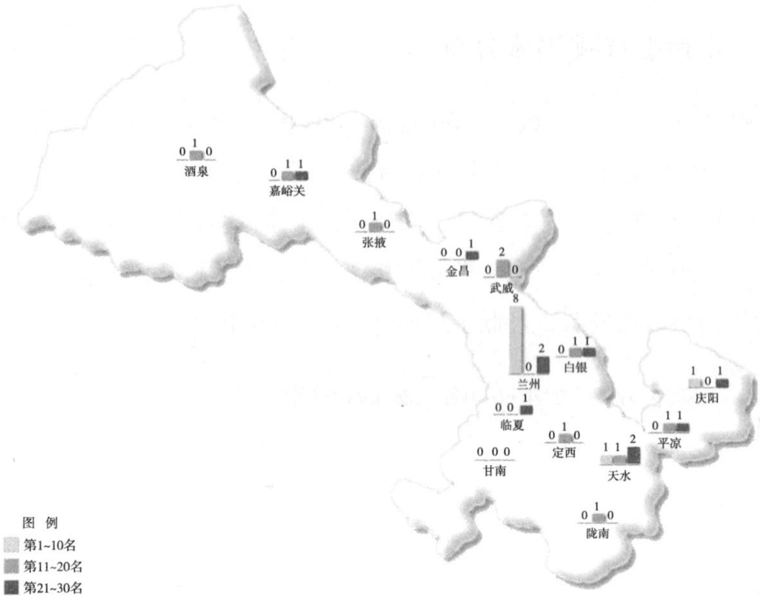

图 6　2017 届甘肃省域医院 30 强分布

资料来源：艾力彼医院管理研究中心数据库。

参考文献

1. 庄一强、曾益新：《中国医院竞争力报告（2017）》，社会科学文献出版社，2017。
2. 庄一强、曾益新：《中国医院竞争力报告（2016）》，社会科学文献出版社，2016。
3. 国家卫生和计划生育委员会：《2017 中国卫生和计划生育统计年鉴》，中国协和医科大学出版社，2017。
4. 中华人民共和国民政部：《2017 中华人民共和国行政区划简册》，中国地图出版社，2017。
5. 中华人民共和国国家统计局：《2017 中国统计年鉴》，中国统计出版社，2017。

B.17

中国医院竞争力（西南）报告

李博文　高蓉　刘莎*

摘　要： 本文研究对象为西南区（四川、贵州、云南、重庆）的医院，通过对四横两纵榜单的综合比较，从区域竞争力、省域竞争力和省域30强方面进行分析。西南区区域竞争力在七大区中位居第5，处于中下游，区域内优质医疗资源分布较不均匀。

关键词： 西南区　区域分布　竞争力指数　均衡指数

一　西南区医院排名分析

（一）区域竞争力分析：西南区区域竞争力在七大区中处于中下游

比较各榜单的竞争力指数，西南区顶级医院竞争力指数排在第6位，仅优于西北。西南区无计划单列市，省会市属医院竞争力指数排在第5位，地级医院和县级医院竞争力指数都排在第4位，非公立医院、中医医院竞争力都排在第6位。西南区综合竞争力指数排在第5位，稍好于东北和西北，整体竞争力位于全国中下游。

西南区医院在四横两纵（顶级医院、省会市属/计划单列市医院、地级城市医院、县级医院、非公立医院、中医医院）榜单中的上榜机构数阶梯分段（1～

* 李博文，理学学士，艾力彼医院管理研究中心；高蓉，管理学硕士，艾力彼医院管理研究中心；刘莎，管理学学士，艾力彼医院管理研究中心。

50名、51~100名、101~300名、301~500名）如表1所示，各榜单中均有医院上榜，说明各层级中均已形成梯队，但区域竞争力指数名次都比较靠后。西南区顶级医院共入围6家，四川、重庆、贵州、云南均有医院上榜。西南区省会市属/计划单列市医院有10家医院上榜，稍好于西北、华北。西南地级城市医院和县级医院竞争力指数在七大区中居于中游，地级城市医院100强和县级医院100强均有8家医院上榜。在非公立医院、中医医院竞争中，西南区处于弱势。

表1 2017届西南区医院入围榜单机构数及竞争力指数

榜单＼类别	1~50名（家）	51~100名（家）	101~300名（家）	301~500名（家）	区域竞争力指数	区域竞争力指数参考值（最小值~最大值）	区域竞争力指数七大区名次
顶级医院	2	4	不适用	不适用	0.119362	0.108~0.697	6
省会市属/计划单列市医院	6	4	不适用	不适用	0.114815	0.041~0.328	5
地级城市医院	4	4	23	27	0.146746	0.027~0.829	4
县级医院	1	7	16	27	0.063002	0.000~0.704	4
非公立医院	2	4	25	28	0.03341	0.022~0.285	6
中医医院	4	4	50		0.084314	0.065~0.347	6

资料来源：艾力彼医院管理研究中心数据库。

（二）区域竞争力发展态势

2017届西南区顶级医院100强和省会市属/计划单列市医院100强上榜医院数较2016届均有所减少，其他榜单医院数量无变化（见图1、图2）。

二 西南区各省份医院排名分析

（一）各省份竞争力分析：西南区各省份医院竞争力指数较低

西南区仅重庆人均GDP和人均卫生费用高于全国平均水平。在每千人口医疗卫生机构床位数上，云南低于全国平均水平。在每千人口执业（助理）医师数、每千人口注册护士数的配置上，四川、重庆要高于云南、贵州，但差距不大，见表2。

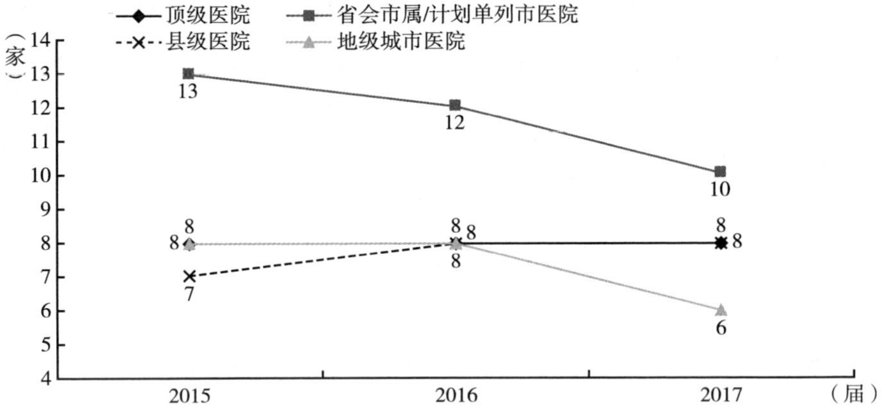

图1　2015～2017届100强榜单西南区（四横）医院竞争力发展态势

资料来源：艾力彼医院管理研究中心数据库。

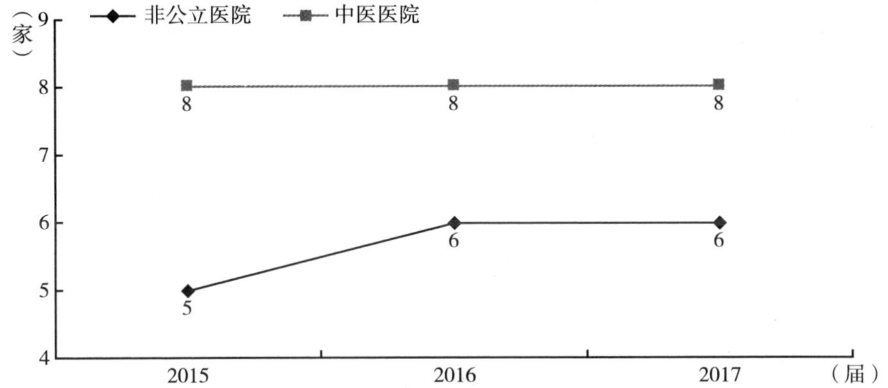

图2　2015～2017届100强榜单西南区（两纵）医院竞争力发展态势

资料来源：艾力彼医院管理研究中心数据库。

表2　西南地区人口、经济、医疗资源情况

省份	总人口（万人）	地区生产总值（亿元）	人均地区生产总值（元）	卫生总费用（亿元）	人均卫生费用（元）	卫生总费用占GDP比重（%）	每千人口医疗卫生机构床位数（张）	每千人口执业（助理）医师（人）	每千人口注册护士数（人）
四川	8262	32680.5	39694.5	2164.33	2638.14	7.2	6.28	2.2	2.5
重庆	3048	17558.8	57902.1	1000.23	3315.82	6.36	6.26	2.1	2.5
云南	4771	14870	31264.7	1095.19	2309.65	8.04	5.31	1.8	2.2
贵州	3555	11734.4	33127.1	754.18	2136.78	7.18	5.92	1.9	2.4
全国	138271	744127	53980	40974.64	2980.8	5.95	5.37	2.3	2.5

资料来源：《2017中国卫生和计划生育统计年鉴》。

表3对西南区4个省份入围四横两纵榜单100强的机构数分别进行了统计，可知西南区医疗资源分布并不均衡。四川入围各个榜单的100强医院总数达到24家，云南、贵州均有9家，重庆4家。四川有6家医院入围省会市属/计划单列市医院100强榜单，6家医院入围地级城市医院100强，5家入围县级医院100强，综合竞争力指数远高于贵州、云南，是西南地区医疗资源最丰富的省份。各个榜单100强医院竞争力指数也呈现出明显的省域差异，如图3所示。

表3　2017届西南区各省份四横两纵榜单100强机构数和省竞争力指数

省份	顶级医院（家）	省会市属/计划单列市医院（家）	地级城市医院（家）	县级医院（家）	非公立医院（家）	中医医院（家）	省竞争力指数
四川	2	6	6	5	1	4	0.315
贵州	1	2	1	1	2	2	0.096
云南	1	2	1	1	3	1	0.086
重庆	2	不适用	不适用	1	0	1	0.064

资料来源：艾力彼医院管理研究中心数据库。

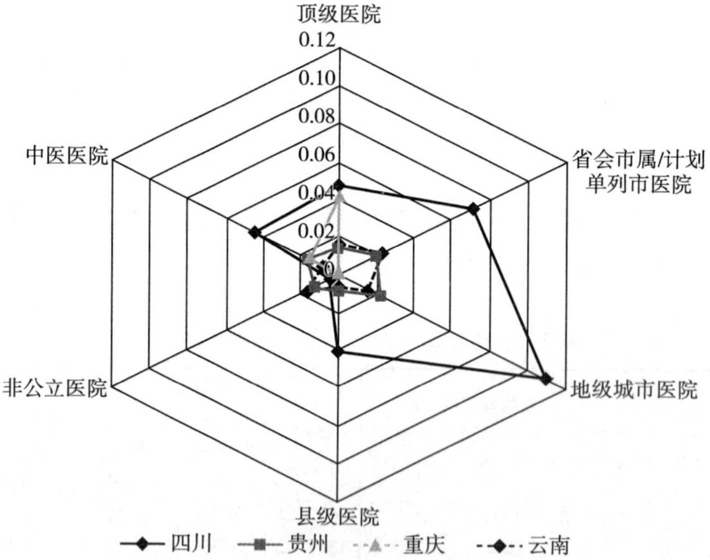

图3　2017届西南区各省份四横两纵榜单100强医院竞争力指数

资料来源：艾力彼医院管理研究中心数据库。

（二）各省份顶级医疗资源分析：重庆三甲医院上榜率最高

根据《2017 年中国卫生和计划生育统计年鉴》，截至 2016 年，我国共有三甲医院 1308 家，顶级医院 100 强均为三甲医院，全国三甲医院平均上榜率约为 8%。四川、贵州、云南、重庆三甲医院上榜率均低于 8%。其中由于重庆三甲医院总数较少，因此其三甲医院上榜率最高（7%）。

由表 4 可知，在顶级医院 100 强榜单中，四川、重庆各有 2 家，贵州、云南各有 1 家，西南区共有 6 家医院上榜。其中除四川有 1 家不是高校直属附属医院（以下简称“附属医院”）外，其余 5 家均为附属医院。由此可见，附属医院相比非附属医院拥有明显竞争优势。医疗教育资源能够吸引并留住人才，更利于医疗技术的积累和输出，提高医院的医疗服务水平。

表 4　2017 届顶级医院 100 强西南区各省份三甲医院上榜率

省份	四川	贵州	云南	重庆
该省三甲医院上榜机构数（家）	2	1	1	2
该省三甲医院总数（家）	67	29	34	27
该省三甲医院上榜率（%）	3	3	3	7

资料来源：艾力彼医院管理研究中心数据库。

（三）各省份地级城市、县级医疗资源分析：西南区优质地级城市医院均衡指数高于县级医院

西南区各省份地级城市医院 100 强、300 强、500 强的均衡指数（*A/B* 值）见表 5。四川共有 20 个地级城市，入围地级城市 100 强的 6 家医院来自 5 个城市，均衡指数为 0. 25，500 强均衡指数为 0. 9。贵州有 8 个地级城市，100 强的均衡指数是 0. 125，500 强均衡指数为 1，说明贵州每个地级城市均有医院入围地级城市医院 500 强。云南有 15 个地级城市，有 1 家医院入围地级城市医院 100 强，300 强、500 强慢慢增多，500 强均衡指数达到 0. 733。

表 5　2017 届西南区各省地级城市医院 100 强、300 强、500 强均衡指数

省份		四川	贵州	云南
100 强	入围机构数(家)	6	1	1
	A:入围地级城市数(个)	5	1	1
	均衡指数(A/B)	0.25	0.125	0.067
300 强	入围机构数(家)	18	5	8
	A:入围地级城市数(个)	12	4	8
	均衡指数(A/B)	0.6	0.5	0.533
500 强	入围机构数(家)	32	15	11
	A:入围地级城市数(个)	18	8	11
	均衡指数(A/B)	0.9	1	0.733
B:地级城市数(个)		20	8	15

注：统计地级城市数量时，不包括省会城市、计划单列市。

资料来源：艾力彼医院管理研究中心医院竞争力数据库。

西南区各省份县级医院 100 强、300 强、500 强的均衡指数（A/B 值）见表 6。四川有 131 个县，其中 5 个县的 5 家医院入围县级医院 100 强，均衡指数为 0.038，500 强均衡指数达到 0.229。贵州、云南的县域均衡指数在榜单中都相对较低。

表 6　2017 届西南区各省县级医院 100 强、300 强、500 强均衡指数

省份		四川	贵州	云南
100 强	入围机构数(家)	5	1	1
	A:入围县数(个)	5	1	1
	均衡指数(A/B)	0.038	0.014	0.009
300 强	入围机构数(家)	18	1	3
	A:入围县数(个)	18	1	3
	均衡指数(A/B)	0.137	0.014	0.027
500 强	入围机构数(家)	35	4	6
	A:入围县数(个)	30	4	6
	均衡指数(A/B)	0.229	0.055	0.053
B:县域总数(个)		131	73	113

资料来源：艾力彼医院管理研究中心数据库。

三 西南区省域医院30强排名分析

（一）四川省医院竞争力分布

四川省域医院 30 强分布并不均衡，6 个地级城市没有医院入围，入围医院主要集中在四川省东部。成都作为省会城市有 10 家医院入围。四川省内排名前 10 的医院主要位于成都、德阳、绵阳、南充、遂宁、泸州（见图 4）。

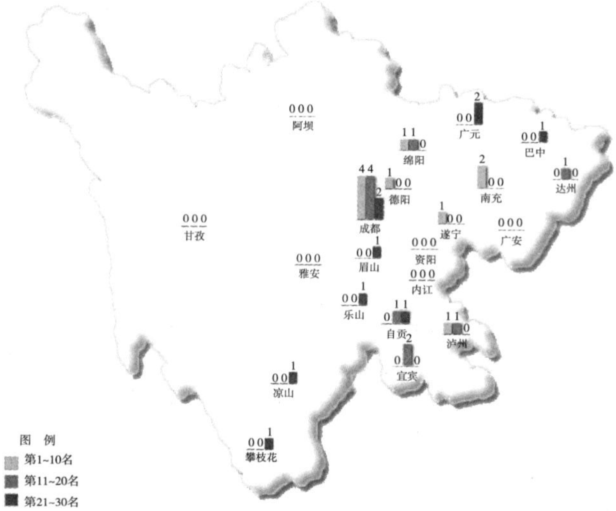

图 4 四川省域 30 强医院分布

资料来源：艾力彼医院管理研究中心数据库。

（二）贵州省医院竞争力分析

贵州省域医院 30 强分布相对均衡，每个地级城市均有入围医院。贵州省域医院排名前 10 的医院主要来自贵阳、遵义、铜仁、黔东南、安顺（见图 5）。

（三）云南省医院竞争力分析

云南西北部地区没有医院入围省域医院 30 强，昆明作为省会城市有 12 家医院入围。云南省域前 10 强医院主要分布在昆明、曲靖、玉溪、普洱、文山（见图6）。

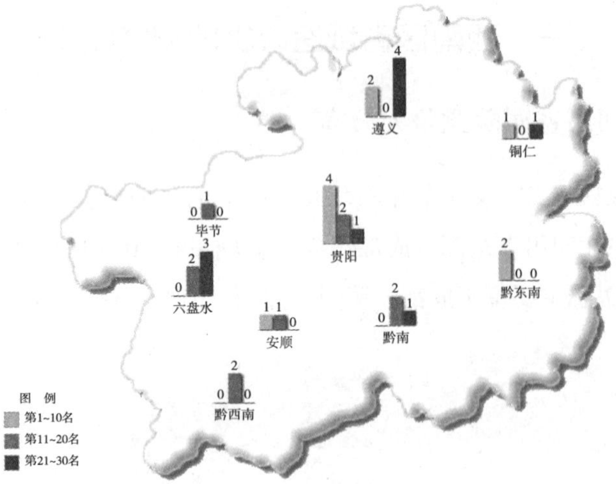

图 5　贵州省域 30 强医院分布

资料来源：艾力彼医院管理研究中心数据库。

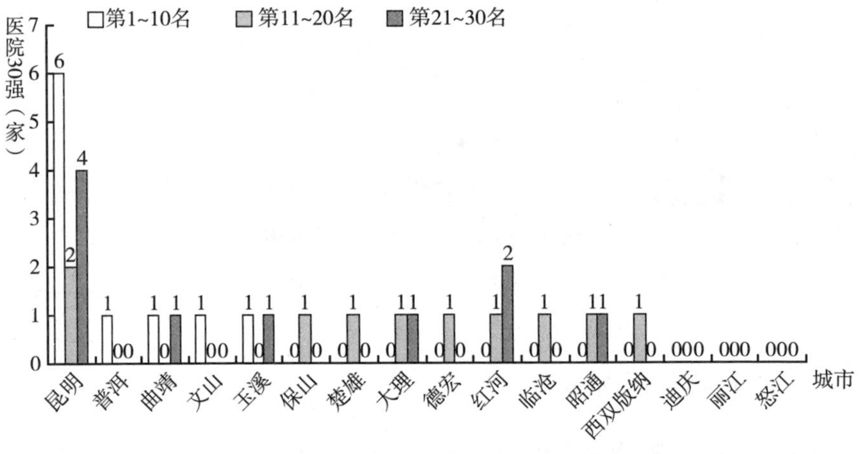

图 6　云南省域 30 强医院分布

资料来源：艾力彼医院管理研究中心数据库。

参考文献

1. 庄一强、曾益新：《中国医院竞争力报告（2017）》，社会科学文献出版社，2017。
2. 庄一强、曾益新：《中国医院竞争力报告（2016）》，社会科学文献出版社，2016。
3. 国家卫生和计划生育委员会：《2017 中国卫生和计划生育统计年鉴》，中国协和医科大学出版社，2017，第 1 版。
4. 中华人民共和国民政部：《2016 中华人民共和国行政区划简册》，中国地图出版社，2016，第 1 版。

分报告三　专科报告

3rd Sub-report　Specialized Hospitals

B.18
县级医院专科报告

刘剑文　梁婉莹　庄一强*

摘　要： 本文对县级医院专科30强数据进行分析，县级外科30强所属医院来自县级医院综合排名前60强。县级医院专科30强主要分布在江苏、浙江、山东、广东等10个省份。县级医院专科30强作为县级医院的标杆专科，在专科规模、医疗技术、资源配置等方面都有较为出色的表现，但也存在病床使用率偏高、护床比偏低等问题。各县级医院仍需继续沉淀积累，加强专科建设，打造符合县级医院发展要求和县域患者需求的优质专科。

关键词： 县级医院　外科排名　内科排名

* 刘剑文，理学学士，艾力彼医院管理研究中心；梁婉莹，管理学学士，艾力彼医院管理研究中心；庄一强，博士，艾力彼医院管理研究中心主任。

县级医院承担着县域居民常见病多发病诊疗、危急重症抢救与疑难病转诊的任务，在分级诊疗中起着重要作用。医院的整体发展有赖于专科建设，要实现大病不出县、县内就诊率达90%以上，需加强县级医院以人才、技术、重点专科为核心的能力建设，实现医院管理法制化、科学化、规范化、精细化、信息化，确保医疗服务能力达到要求。为了解县级医院专科能力现状，艾力彼医院管理研究中心对县级医院14个专科进行排名。本报告对外科系列6个专科30强和内科系列8个专科30强2016年年度数据进行分析。

一　专科名次与医院综合名次对比

医院的整体发展离不开各个专科的发展。专科优势能彰显医院实力，医院综合竞争力也能反映出专科现状。县级医院专科30强名次与医院综合名次对应关系如表1所示，专科30强所属医院大部分都位于前30强，可见专科竞争力越强，医院竞争力越强，专科榜单与医院综合竞争力榜单的评价结果一致。重症医学科名次与医院综合名次相关度最高，其相关系数高达0.946；其次是普通外科，与医院综合名次的相关系数为0.879。而与医院综合名次相关系数最低的是泌尿外科，为0.514。

表1　县级专科30强分布及专科名次与医院综合名次对应关系

专科	普通外科	骨科	泌尿外科	神经外科	重症医学科	妇产科	心血管内科
医院综合名次1~30强上榜专科数(个)	27	27	25	23	26	25	25
相关系数	0.879	0.768	0.514	0.660	0.946	0.810	0.867
专科	呼吸内科	消化内科	神经内科	肾脏内科	内分泌科	儿内科	肿瘤内科
医院综合名次1~30强上榜专科数(个)	28	25	29	25	26	28	25
相关系数	0.718	0.856	0.724	0.831	0.809	0.627	0.872

资料来源：艾力彼医院管理研究中心数据库。

二　外科系列分析

本文将对县级医院外科系列6个专科——普通外科、骨科、神经外科、泌尿外科、重症医学科、妇产科进行分析。

（一）普通外科

县级普通外科30强所属医院来自“2017中国医院竞争力·县级医院排名”榜单前40强（下文简称“医院综合名次”），如图1所示，普通外科30强中27强均来自医院综合名次30强，普通外科竞争力和医院综合竞争力存在高度相关关系。

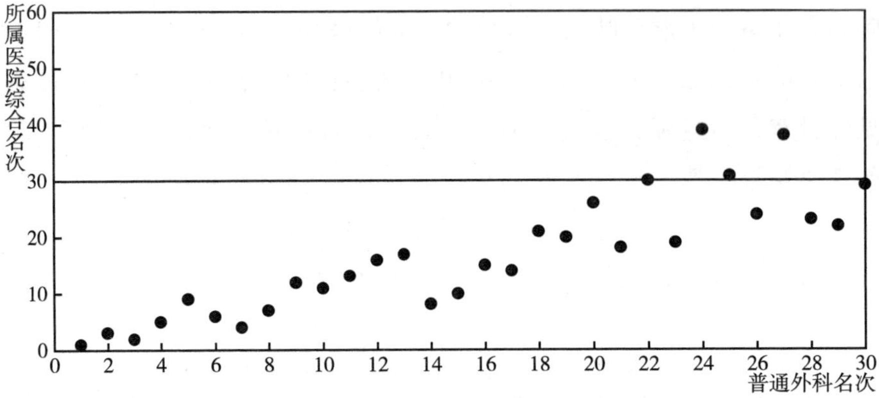

图1　普通外科名次与所属医院综合名次散点图

资料来源：艾力彼医院管理研究中心数据库。

对医院所属省份进行统计分析可知，普通外科30强位于江苏、浙江、山东、广东、湖北、四川、湖南这7个省份。入围专科数最多的省份为江苏，共9个专科上榜，其中5个位于前10强，1个位于11～20强，3个位于21～30强。入围数量排名第二位的是浙江，8个专科上榜，3个位于前10强，3个位于11～20强，2个位于21～30强。入围专科数量排第三位的省份是山东，共7个专科上榜，但都没能进入前10强，其中4个位于11～20强，3个位于21～30强。

专科评价指标数量较多，现选取部分指标进行统计分析。普通外科各指标1/4分位数、中位数、3/4分位数如表2所示，普通外科30强医师数（以下数据如无特殊说明均为中位数）33人，护士数50人，正高、副高医师占比39%，开放床位140张，医床比0.25，护床比0.38，床位使用率99%，平均住院天数8天，年住院量6072例，院内感染率0.38%，发表SCI文章1篇、ISSN文章7篇。

开放床位的1/4分位数为114张，正高、副高医师占比的1/4中位数为33%，与国家临床重点专科普通外科评估标准线（高级职称医师占比30%，开放床位90张）相比，县级医院普通外科30强中至少75%的专科这两项指标已达到国家临床重点专科的要求。护床比的3/4分位数为0.4，即有大概25%的普通外科30强达到三级综合医院评审标准的要求（医院护床比大于0.4）。

表2　普通外科30强指标数据

指标	1/4分位数	中位数	3/4分位数
医师数(人)	24	33	41
护士数(人)	42	50	60
正高、副高医师数/医师总数(%)	33	39	41
开放床位(张)	114	140	165
床位使用率(%)	92	99	106
平均住院天数(天)	7.06	7.64	8.28
年住院量(例)	4994	6072	7126
年住院手术量(例)	2895	3466	3985
住院重点疾病例数/年住院人次(%)	8	13	20
住院重点手术例数/住院手术例数(%)	15	25	40
院内感染率(%)	0.04	0.38	0.74
住院术后非预期再手术率(%)	0.03	0.09	0.22
住院患者死亡率(%)	0.02	0.05	0.15
住院重点疾病死亡率(%)	0.00	0.00	0.13
住院均次费用(元)	8946	10157	11810

资料来源：艾力彼医院管理研究中心数据库。

（二）骨科

县级骨科30强所属医院来自县级医院综合名次前40强，其中27强来自县级医院综合名次前30强。而骨科前10强所属医院有8家来自医院综合名次前10强，2家来自医院综合名次11～20强。

骨科30强来自江苏、山东、浙江、广东、湖北、湖南、四川这7个省份，其中前10强集中在江苏和浙江。江苏入围数量最多（10个），其中4个位于前10强，3个位于11～20强，3个位于21～30强。山东入围数量排在第二位（7个），但未能进入前10强，5个位于11～20强，2个位于21～30强。浙江入围数量排在第三位（6个），入围数少于江苏和山东，但入围前10强数量最多（4个），另外各有1个位于11～20强、21～30强。

骨科30强医师数33人，护士数43人，正高、副高医师占比39%，开放床位148张，医床比0.22，护床比0.31，床位使用率98%，平均住院天数10.9天，年住院量5044例，院内感染率0.57%，发表SCI文章1篇、ISSN文章12篇。从表3可知在骨科30强中，至少75%的高级职称医师占比和开放病床数均达到骨科国家临床重点专科建设评估标准线（病床90张，高级职称医师占比30%）。

表3　骨科30强指标数据

指标	1/4分位数	中位数	3/4分位数
医师数(人)	23	33	41
护士数(人)	36	43	64
正高、副高医师数/医师总数(%)	31	39	48
开放床位(张)	128	148	170
床位使用率(%)	91	98	111
平均住院天数(天)	9.80	10.90	13.04
年住院量(例)	4002	5044	5604
年住院手术量(例)	2340	3490	4471
住院重点疾病例数/年住院人次(%)	1	6	13
住院重点手术例数/住院手术例数(%)	10	15	27
院内感染率(%)	0.15	0.57	0.98

续表

指标	1/4 分位数	中位数	3/4 分位数
住院术后非预期再手术率(%)	0.03	0.05	0.09
住院患者死亡率(%)	0.01	0.03	0.07
住院重点疾病死亡率(%)	0.00	0.00	0.15
住院均次费用(元)	11721	14625	19133

资料来源：艾力彼医院管理研究中心数据库。

（三）泌尿外科

泌尿外科 30 强所属医院来自县级医院综合名次前 50 强，如图 2 所示，泌尿外科 30 强中 25 强来自医院综合名次 30 强。前 10 强中，7 个专科所属医院综合名次位于前 10 强，1 个位于 11～20 强，2 个在 20 强之后。11～20 强中有 3 家医院综合名次在 30 强后，其中泌尿外科排第 17 名的医院综合排名为第 47 名。

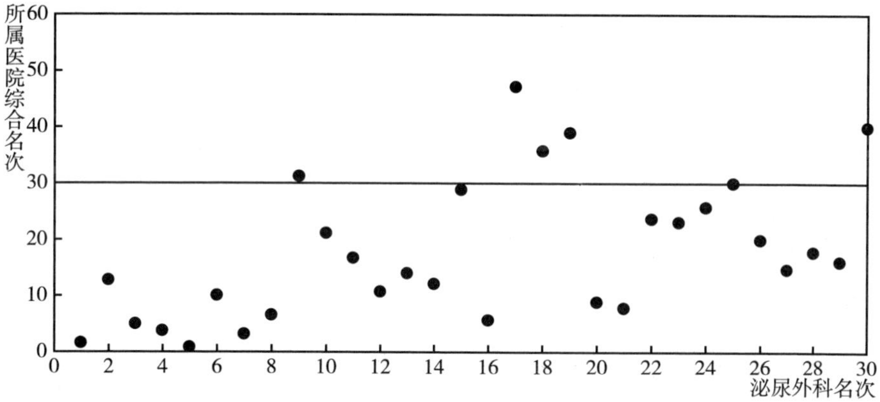

图 2　泌尿外科名次与所属医院综合名次散点图

资料来源：艾力彼医院管理研究中心数据库。

泌尿外科 30 强来自江苏、浙江、山东、广东、湖南、湖北、四川这 7 个省份，除湖北和四川之外的 5 个省份都至少有 1 个医院的泌尿外科进入前 10 强。江苏入围数量最多（10 个），占据了 30 强中 1/3 的席位，其中

4 个位于前 10 强，11 ~20 强、21 ~30 强中各有 3 个。浙江有 3 个位于前 10 强，11 ~20 强、21 ~30 强中各有 2 个，入围数量排在第二位（7 个）。山东入围数量排在第三位（4 个），其中 10 强、11 ~20 强中各一个，21 ~30 强中 4 个。

泌尿外科 30 强（见表 4）医师数 11 人，护士数 16 人，正高、副高医师占比 42%，开放床位 47 张，床位使用率 97%，平均住院天数 8.25 天，年住院量 2148 例，院内感染率 0.34%，发表 SCI 文章为 0 篇、ISSN 文章 3.5 篇。县级医院 100 强医床比均值为 0.38，护床比均值为 0.52，泌尿外科 30 强医床比为 0.25，护床比为 0.35，可见泌尿外科 30 强医床比和护床比偏低。

表 4　泌尿外科 30 强指标数据

指标	1/4 分位数	中位数	3/4 分位数
医师数(人)	10	11	13
护士数(人)	13	16	21
正高、副高医师数/医师总数(%)	34	42	55
开放床位(张)	43	47	55
床位使用率(%)	88	97	107
平均住院天数(天)	6.65	8.25	8.58
年住院量(例)	1666	2148	2688
年住院手术量(例)	1041	1337	1736
住院重点疾病例数/年住院人次(%)	8	13	19
住院重点手术例数/住院手术例数(%)	4	10	20
院内感染率(%)	0.17	0.34	0.65
住院术后非预期再手术率(%)	0.00	0.00	0.16
住院患者死亡率(%)	0.00	0.02	0.07
住院重点疾病死亡率(%)	0.00	0.00	0.00
住院均次费用(元)	7528	8358	9342

资料来源：艾力彼医院管理研究中心数据库。

（四）神经外科

神经外科 30 强所属医院来自县级医院综合名次前 50 强，其中 23 强来自县级医院综合名次前30强。神经外科前10强所属医院有8家为医院综合名次前10强，2家为医院综合名次11～30强。

神经外科30强来自江苏、山东、浙江、广东、湖北、湖南、吉林这7个省份，其中前10强分布在江苏、山东、浙江、广东。江苏为入围数量最多的省份（9个），入围医院平均地分布在前10强、11～20强、21～30强。山东和浙江并列为入围数量第二位的省份，各有7个。广东有4个入围，湖北、湖南、吉林各有1个。

神经外科30强（见表5）医师数15人，护士数32人，正高、副高医师占比41%，开放床位71张，医床比0.22，护床比0.45，床位使用率96%，平均住院天数14.1天，年住院量1853例，院内感染率0.25%，发表SCI文章0篇、ISSN文章4.5篇。

表5　神经外科30强指标数据

指标	1/4分位数	中位数	3/4分位数
医师数(人)	12	15	20
护士数(人)	24	32	46
正高、副高医师数/医师总数(%)	31	41	54
开放床位(张)	61	71	99
床位使用率(%)	90	96	104
平均住院天数(天)	12.29	14.10	16.09
年住院量(例)	1264	1853	2434
年住院手术量(例)	393	592	743
住院重点疾病例数/年住院人次(%)	44	56	63
住院重点手术例数/住院手术例数(%)	21	37	51
院内感染率(%)	0.94	2.56	5.03
住院术后非预期再手术率(%)	0.02	0.40	0.94
住院患者死亡率(%)	0.18	0.41	1.25
住院重点疾病死亡率(%)	0.20	0.86	2.71
住院均次费用(元)	14867	20635	25945
住院患者抢救例数(例)	54	134	338

资料来源：艾力彼医院管理研究中心数据库。

（五）重症医学科

重症医学科30强所属医院来自县级医院综合名次前40强，如图3所示，重症医学科30强中26强所属医院均来自医院综合名次30强，重症医学科30强所属医院的综合竞争力都较强，且专科名次和医院综合名次呈显著正相关关系，反映出重症医学科竞争力和医院综合竞争力紧密相关。

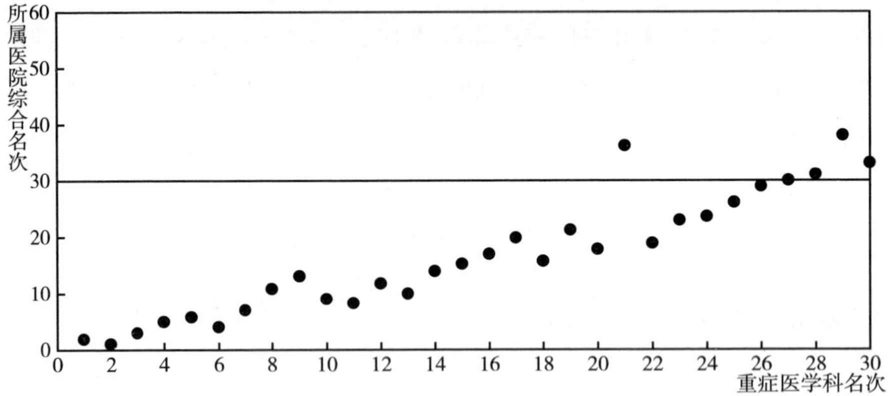

图3 重症医学科名次与所属医院综合名次散点图

资料来源：艾力彼医院管理研究中心数据库。

重症医学科30强来自江苏、浙江、山东、广东、湖北、湖南、四川这7个省份。江苏和浙江均有8个县级医院的重症医学科入围，两省已占据了30强的一半席位。其中，江苏有5个位于前10强，2个位于11~20强，1个位于21~30强。浙江有3个位于前10强，3个位于11~20强，2个位于21~30强。山东为入围数量排在第三位的省份（7个），但未能进入前10强，4个位于11~20强，3个位于21~30强。广东有4个进入30强，其他省份各有1个。

重症医学科30强（见表6）医师数13人，护士数45人，正高、副高医师占比28%，开放床位30张，医床比0.55，护床比1.9，床位使用率

77%，平均住院天数8.18天，年住院量487例，院内感染率4.8%，发表SCI文章0篇、ISSN文章1.5篇。

县级医院100强ICU床位均值为27张，重症医学科30强中有50%以上的医院高于100强县级医院水平。由于重症医学科的护理工作服务强度大和收治疑难危重疾病数量多，重症医学科医床比、护床比、患者死亡率、住院均次费用均明显高于其他专科。

表6　重症医学科30强指标数据

指标	1/4分位数	中位数	3/4分位数
医师数(人)	10	13	17
护士数(人)	34	45	74
正高、副高医师数/医师总数(%)	22	28	42
开放床位(张)	17	30	42
床位使用率(%)	58	77	94
平均住院天数(天)	6.58	8.18	11.14
年住院量(例)	310	487	836
住院重点疾病例数/年住院人次(%)	6	25	35
院内感染率(%)	0.78	4.80	18.19
住院患者死亡率(%)	5.20	9.38	21.91
住院重点疾病死亡率(%)	3.55	10.68	23.14
住院均次费用(元)	26430	34424	58040
住院患者抢救例数(例)	268	549	1166

资料来源：艾力彼医院管理研究中心数据库。

（六）妇产科

全面放开二孩的政策给妇产科带来了新的考验和挑战，妇产科亟须加强专科建设工作。

妇产科30强所属医院来自县级医院综合名次前50强，30强中的26强所属医院来自医院综合名次前30强。妇产科前10强所属医院中有9家为医院综合名次前10强，1家为医院综合名次11～20强，反映出妇产科竞争力和医院综合竞争力紧密相关。

妇产科30强来自江苏、浙江、山东、广东、湖北、湖南、四川这7个省份，其中前10强来自江苏、山东、浙江、广东。江苏共有10家医院的妇产科进入30强，为入围数量第一位的省份，其中前10强有4个，且所处名次靠前，分别为第2、3、4、7名。入围数量第二的省份是浙江，有8个。山东有6个，为入围数量第三位。

妇产科30强（见表7）医师数37人，护士数65人，正高、副高医师占比39%，硕士及以上学历医师占比21%，开放床位130张，医床比0.27，护床比0.48，床位使用率92%，平均住院天数5.28天，年住院量8169例，院内感染率0.22%，发表SCI文章0篇、ISSN文章10篇。由上述指标数据可知，县级医院妇产科业务量较大，医务人员负担也较重，研究生以上学历医师占比较低，需加强妇产科建设。

表7　妇产科30强指标数据

指标	1/4分位数	中位数	3/4分位数
医师数(人)	32	37	42
护士数(人)	47	65	84
正高、副高医师数/医师总数(%)	29	39	45
开放床位(张)	112	130	171
床位使用率(%)	84	92	99
平均住院天数(天)	4.82	5.28	6.01
年住院量(例)	6415	8169	11278
年住院手术量(例)	3728	6117	7172
住院重点疾病例数/年住院人次(%)	0	0	2
住院重点手术例数/住院手术例数(%)	37	48	76
院内感染率(%)	0.12	0.22	0.34
住院术后非预期再手术率(%)	0.00	0.00	0.03
住院患者死亡率(%)	0.00	0.00	0.00
住院重点疾病死亡率(%)	0.00	0.00	0.00
住院均次费用(元)	5236	5645	6887

资料来源：艾力彼医院管理研究中心数据库。

（七）外科系列对比

1. 医护人员配置：妇产科医护人数最多、泌尿外科医师组成最优

如图 4 所示，在医护人员配置方面，妇产科的医师数、护士数最多，泌尿外科最少。在医师组成结构上，泌尿外科的高级职称医师占比和硕士及以上学历医师占比均为 42%，为 6 个外科中最高，而重症医学科高级职称医师占比最低，妇产科硕士及以上学历医师占比最低。对比之下，妇产科医护人员多，但高学历医师占比低；而泌尿外科医护人员虽少，但高级职称和高学历医师占比最优。除妇产科外，各专科高级职称医师占比和硕士及以上学历医师占比的数值较为接近。

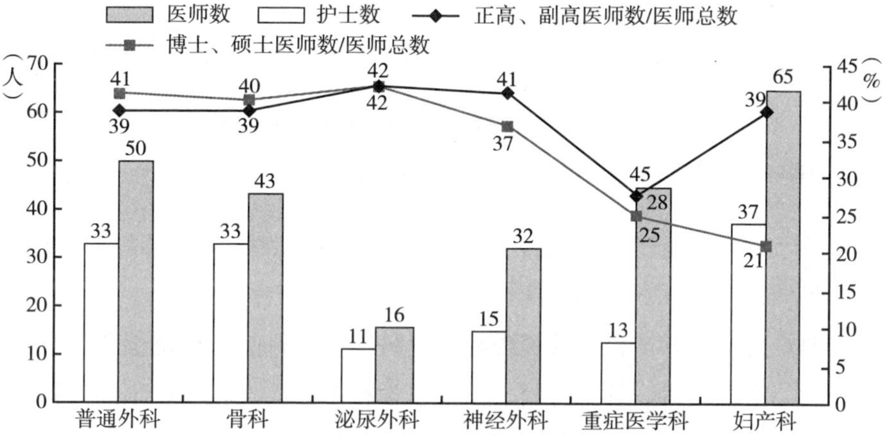

图 4　外科系列医护人员配置（中位数）

资料来源：艾力彼医院管理研究中心数据库。

2. 床位配置与利用：医床比、护床比偏低，床位使用率偏高

如图 5 所示，在床位规模上，骨科、普通外科、妇产科床位数较多，而重症医学科最少。在医护人员与床位的配置上，重症医学科医床比、护床比无疑最高，但仍低于重症医学科的建设标准（《重症医学科建设与管理指南（试行）》对医床比要求为 0.8，护床比要求为 3）；神经外科、妇产科护床比分别为 0.45 和 0.48，而普通外科、骨科、泌尿外科护床比低于 0.4，表

明很多专科的护床比都未达到三级综合医院评审标准。在床位使用率方面，重症医学科最低，为77%，其他5个专科在92%至99%之间，床位压力过大（三级综合医院评审标准对床位使用率的适宜范围定在84%至93%之间）。

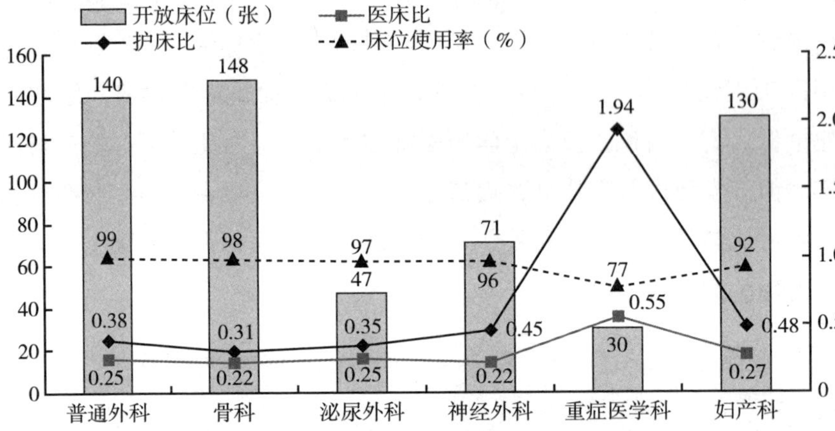

图5　外科系列床位配置与利用情况（中位数）

资料来源：艾力彼医院管理研究中心数据库。

3. 医疗服务：妇产科服务量大，神经外科住院重点疾病比例高，妇产科住院重点手术比例高

如图6所示，妇产科、普通外科、骨科三个专科的年住院量和年住院手术量较大，泌尿外科、神经外科、重症医学科服务人次较少。不同专科对应疾病发病率不同，诊疗手法也各有差异，由图6可知，在住院重点疾病方面，神经外科的住院重点疾病占比最高（56%），其次是重症医学科（25%），最少的为妇产科（接近0）；而住院重点手术占比方面，最高的是妇产科，其次是神经外科。

4. 平均住院天数与住院均次费用：神经外科平均住院天数最长，妇产科住院均次费用最低

如图7所示，外科系平均住院天数最长为神经外科，最短是妇产科。住院均次费用最高为重症医学科，最低为妇产科。排除重症医学科数据的影响，可以很直观地看到，住院均次费用与平均住院天数存在显著正相关关系。

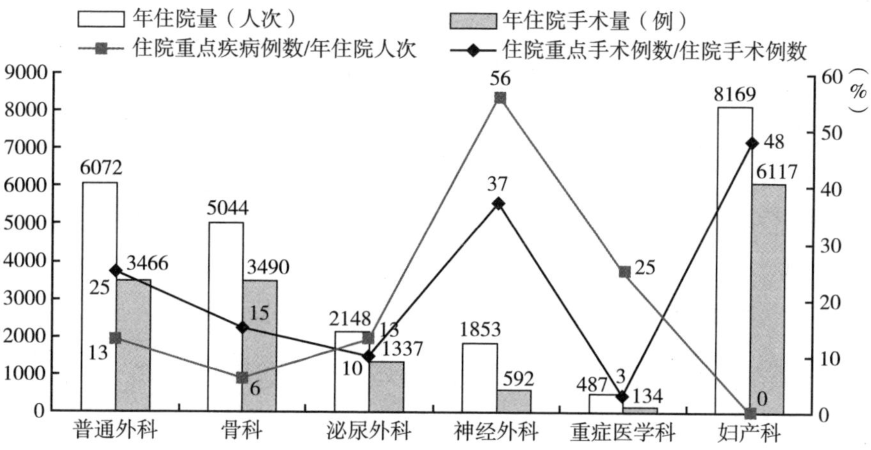

图6　外科系列医疗服务情况（中位数）

资料来源：艾力彼医院管理研究中心数据库。

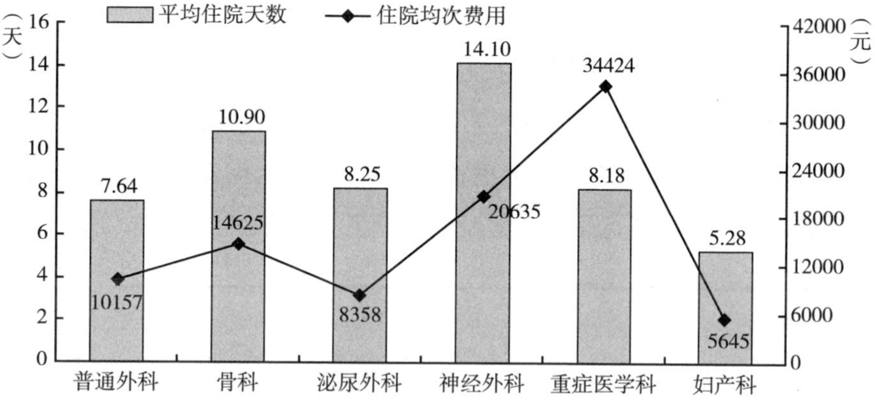

图7　外科系平均住院天数、住院均次费用（中位数）

资料来源：艾力彼医院管理研究中心数据库。

对比外科系各个指标，6个专科各有特点：神经外科住院重点疾病占比和住院重点手术占比高，平均住院天数多；重症医学科高级职称医师比例和硕士及以上学历医师占比较低，医床比和护床比较高，住院均次费用较高；妇产科床位和人员规模大，高学历医师占比低，平均住院天数短，住院均次费用低；泌尿外科医护、床位规模都较小，服务量也较少，但高级职称医师占比和高学历医师占比较高。

三　内科系列分析

本章将对县级医院内科系列8个专科——心血管内科、呼吸内科、消化内科、神经内科、肾脏内科、内分泌科、儿内科、肿瘤内科进行分析。

（一）心血管内科

心血管病致病因素较多，我国心血管病发病人数持续增加。《中国心血管病报告2016》数据显示，目前心血管病死亡人数占城乡居民总死亡人数的首位，农村为45.01%，城市为42.61%。面对持续增加的发病数和占死亡原因首位的现状，需进一步提升心血管内科技术和服务水平，加强心血管内科建设。

县级心血管内科30强所属医院来自医院综合名次前50强。如图8所示，心血管内科30强中25强均来自医院综合名次30强。心血管内科前10强所属医院有8家为医院综合名次前10强，2家为医院综合名次11～20强，反映出心血管内科竞争力和医院综合竞争力紧密相关。

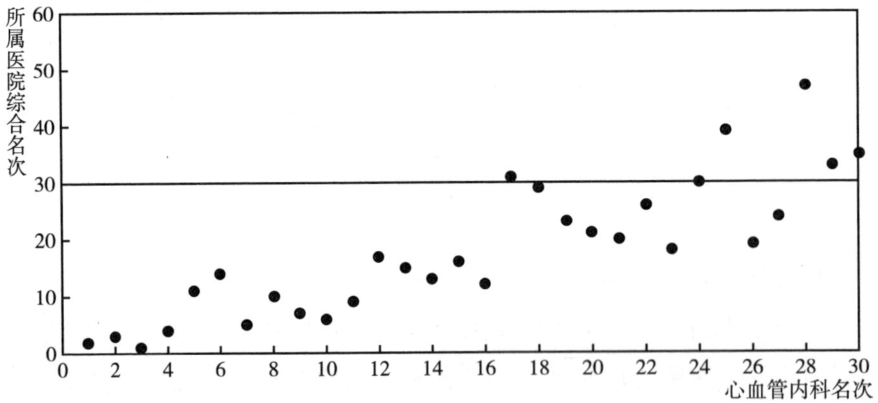

图8　心血管内科名次与所属医院综合名次散点图

资料来源：艾力彼医院管理研究中心数据库。

心血管内科30强来自江苏、浙江、山东、广东、湖北、湖南、四川这7个省份。江苏县级医院的心血管内科共有10个入围专科30强，其中有4个位于前10强，2个位于11～20强，4个位于21～30强，入围专科数量排在第一位，可见江苏的县级医院心血管内科较其他省份强。入围数量并列第二的为浙江和山东，两省均有6家医院的心血管内科能入围，但浙江县级医院的心血管内科名次比山东靠前。

如表8所示，心血管内科30强医师数19人，护士数34人，正高、副高医师占比30%，开放床位89张，医床比0.23，护床比0.39，床位使用率97%，平均住院天数8.24天，年住院量3791例，院内感染率0.6%，发表SCI文章0篇、ISSN文章4篇。

表8　心血管内科30强指标数据

指标	1/4分位数	中位数	3/4分位数
医师数(人)	14	19	25
护士数(人)	22	34	42
正高、副高医师数/医师总数(%)	26	30	41
开放床位(张)	63	89	106
床位使用率(%)	94	97	109
平均住院天数(天)	7.20	8.24	8.65
年住院量(例)	2730	3791	5970
年住院手术量(例)	466	901	1371
住院重点疾病例数/年住院人次(%)	18	36	52
住院重点手术例数/住院手术例数(%)	26	31	39
院内感染率(%)	0.26	0.60	1.00
住院患者死亡率(%)	0.25	0.53	0.77
住院重点疾病死亡率(%)	0.22	0.47	1.99
住院均次费用(元)	9681	11695	14712
住院患者抢救例数(例)	94	321	550

资料来源：艾力彼医院管理研究中心数据库。

用30强指标与心血管内科国家临床重点专科建设评分标准的要求（高级职称医师占比30%、病床总数≥100张得满分，平均住院天数小于8天得满分）和三级综合医院评审标准（医院护床比 0.4）作对比，大概有 50%的 30 强心血管内科符合高级职称医师占比和护床比要求，至少有 75% 的 30 强心血管内科符合床位数要求，至少有 25% 的 30 强心血管内科符合平均住院天数要求。

（二）呼吸内科

呼吸系统疾病与空气污染和吸烟密切相关，而随着空气污染日益严重、吸烟人数的不断增长，呼吸系统疾病发病率的增加成为社会关注的健康问题。

呼吸内科 30 强所属医院来自县级医院综合名次前 60 强。呼吸内科 30 强中 28 强均来自医院综合名次 30 强。呼吸内科前 10 强所属医院有 7 家为医院综合名次前 10 强，2 家为医院综合名次 11～20 强，1 家为医院综合名次为 21～30 强。

呼吸内科 30 强来自江苏、浙江、山东、广东、湖北、四川、广西这 7 个省份。江苏入围 30 强数量最多（9 个），其中 2 个位于前 10 强，4 个位于 11～20 强，3 个位于 21～30 强。浙江为入围数量排第二的省份（8 个），各有 3 个位于前 10 强和 11～20 强，2 个位于 21～30 强。山东入围数量排在第三位（6 个）。

呼吸内科 30 强（见表 9）医师数 17 人，护士数 36 人，正高、副高医师占比 32%，开放床位 87 张，医床比 0.2，护床比 0.39，床位使用率 103%，平均住院天数 9.94 天，年住院量 3550 例，院内感染率 0.61%，发表 SCI 文章 0 篇、ISSN 文章 3 篇。

表 9　呼吸内科 30 强指标数据

指标	1/4 分位数	中位数	3/4 分位数
医师数（人）	15	17	20
护士数（人）	26	36	41
正高、副高医师数/医师总数（%）	25	32	43
开放床位（张）	66	87	103

续表

指标	1/4 分位数	中位数	3/4 分位数
床位使用率(%)	98	103	116
平均住院天数(天)	8.92	9.94	11.32
年住院量(例)	2292	3550	4583
年住院手术量(例)	0	36	170
住院重点疾病例数/年住院人次(%)	30	46	56
住院重点手术例数/住院手术例数(%)	0	0	5
院内感染率(%)	0.14	0.61	1.28
住院患者死亡率(%)	0.10	0.22	0.57
住院重点疾病死亡率(%)	0.11	0.28	0.67
住院均次费用(元)	8195	9827	11417

资料来源：艾力彼医院管理研究中心数据库。

（三）消化内科

如图 9 所示，县级消化内科 30 强所属医院来自县级医院综合名次前 60 强。消化内科 30 强中 25 强均来自医院综合名次 30 强。

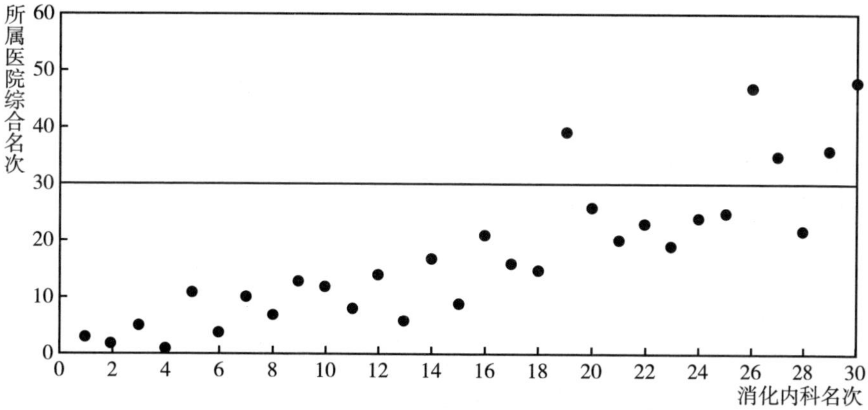

图 9　消化内科名次与所属医院综合名次散点图

资料来源：艾力彼医院管理研究中心数据库。

消化内科 30 强来自江苏、浙江、山东、广东、湖北、四川、吉林这 7 个省份，其中江苏和浙江各有 9 家医院的专科入围 30 强，已经包揽了 30 强中的18强。江苏有5个位于前10强，各有2个分别位于11～20强、21～30强。浙江有2个位于前10强，4个位于11～20强，3个位于21～30强。山东1个位于前10强，3个位于11～20强，1个位于21～30强，入围数量为5个，排在第三位。

消化内科30强（见表10）医师数14人，护士数22人，正高、副高医师占比40%，开放床位57张，医床比0.26，护床比0.41，床位使用率99%，平均住院天数7.48天，年住院量2682例，院内感染率0.35%，发表SCI文章0.5篇、ISSN文章4.5篇。其中有50%以上的30强消化内科护床比达到三级综合医院评审标准（医院护床比0.4）。

表10　消化内科30强指标数据

指标	1/4分位数	中位数	3/4分位数
医师数(人)	12	14	20
护士数(人)	17	22	27
正高、副高医师数/医师总数(%)	32	40	48
开放床位(张)	45	57	65
床位使用率(%)	96	99	110
平均住院天数(天)	6.51	7.48	8.08
年住院量(例)	2133	2682	3262
年住院手术量(例)	280	522	1054
住院重点疾病例数/年住院人次(%)	11	18	28
住院重点手术例数/住院手术例数(%)	0	0	7
院内感染率(%)	0.18	0.35	0.58
住院患者死亡率(%)	0.01	0.16	0.36
住院重点疾病死亡率(%)	0.00	0.39	0.82
住院均次费用(元)	6444	7334	8872

资料来源：艾力彼医院管理研究中心数据库。

（四）神经内科

县级神经内科30强所属医院来自县级医院综合名次前60强。其中前29强均来自医院综合名次前30强，30强最后一名来自医院综合名次54强。

神经内科前10强中，6个专科所属医院综合名次为前10强，4个专科所属医院综合名次为11～30强。

神经内科30强来自山东、江苏、浙江、广东、湖北、河北这6个省份。山东、浙江和江苏3个省份均有8个专科入围30强，占据了30强中的24强。其中山东4个位于前10强，3个位于11～20强，1个位于21～30强。浙江入围专科集中在前10强和21～30强，而江苏则主要集中在11～20强。

神经内科30强（见表11）医师数27人，护士数49人，正高、副高医师占比34%，开放床位117张，医床比0.2，护床比0.4，床位使用率107%，平均住院天数9.42天，年住院量5384例，院内感染率1.4%，发表SCI文章为0篇，ISSN文章7篇。

表11　神经内科30强指标数据

指标	1/4分位数	中位数	3/4分位数
医师数(人)	21	27	32
护士数(人)	38	49	58
正高、副高医师数/医师总数(%)	24	34	44
开放床位(张)	89	117	179
床位使用率(%)	98	107	123
平均住院天数(天)	8.25	9.42	10.77
年住院量(例)	3417	5384	7045
年住院手术量(例)	0	32	80
住院重点疾病例数/年住院人次(%)	35	46	55
住院重点手术例数/住院手术例数(%)	0	0	11
院内感染率(%)	0.40	1.40	2.40
住院患者死亡率(%)	0.04	0.07	0.35
住院重点疾病死亡率(%)	0.08	0.12	0.45
住院均次费用(元)	7760	9376	10373

资料来源：艾力彼医院管理研究中心数据库。

（五）肾脏内科

县级肾脏内科30强所属医院来自县级医院综合名次前60强。如图

10所示，肾脏内科30强中的25强均来自医院综合名次30强。肾脏内科前10强所属医院有7家为医院综合名次前10强，3家为医院综合名次11～20强。有2个所属医院综合名次在50～60强的肾脏内科进入21～30强。

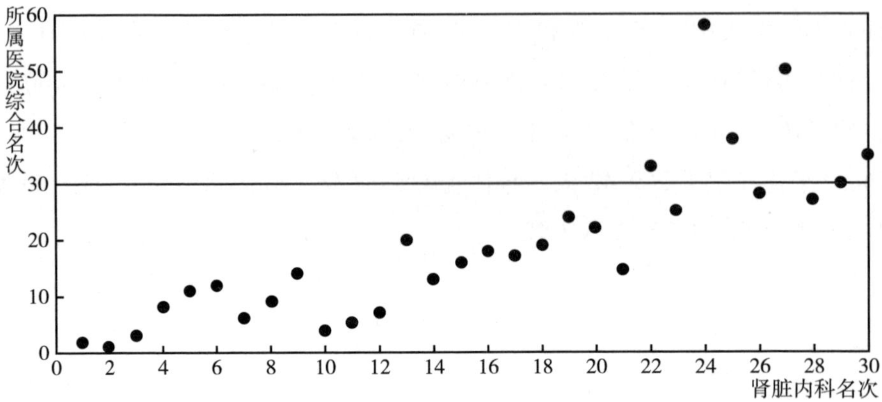

图10 肾脏内科名次与所属医院综合名次散点图

资料来源：艾力彼医院管理研究中心数据库。

肾脏内科30强来自江苏、浙江、山东、广东、湖北、四川这6个省份。江苏有3个位于前10强，5个位于11～20强，2个位于21～30强，专科入围数量排在第一位（10个）。浙江入围数量在第二位（8个），其中4个位于前10强，各有2个位于11～20强、21～30强，为进入前10强数量最多的省份。专科入围数量第三位为山东省（6个），2个位于11～20强，4个位于21～30强。

肾脏内科30强（见表12）医师数14人，护士数20人，正高、副高医师占比33%，开放床位45张，医床比0.31，护床比0.43，床位使用率101%，平均住院天数10.41天，年住院量1498例，院内感染率1.45%，发表SCI文章0篇、ISSN文章1篇。其中有50%以上的肾脏内科30强护床比达到三级综合医院评审标准（医院护床比0.4）。

表 12　肾脏内科 30 强指标数据

指标	1/4 分位数	中位数	3/4 分位数
医师数(人)	11	14	15
护士数(人)	15	20	35
正高、副高医师数/医师总数(%)	24	33	46
开放床位(张)	38	45	50
床位使用率(%)	96	101	111
平均住院天数(天)	9.50	10.41	11.90
年住院量(例)	1380	1498	1675
年住院手术量(例)	28	101	216
住院重点疾病例数/年住院人次(%)	28	49	62
住院重点手术例数/住院手术例数(%)	0	0	0
院内感染率(%)	0.83	1.45	2.56
住院患者死亡率(%)	0.05	0.19	0.51
住院重点疾病死亡率(%)	0.00	0.53	0.72
住院均次费用(元)	8553	9252	9937

资料来源：艾力彼医院管理研究中心数据库。

（六）内分泌科

县级内分泌科 30 强所属医院来自县级医院综合名次前 50 强。内分泌科 30 强中 26 强均来自医院综合名次 30 强。内分泌科前 10 强所属医院有 7 家为医院综合名次前 10 强，3 家为医院综合名次 11～30 强。

内分泌科 30 强来自江苏、浙江、山东、广东、四川、湖北这 6 个省份。江苏专科入围数量排在第一位（9 个），且其中 4 个位于前 10 强，2 个位于 11～20 强，3 个位于 21～30 强。浙江 3 个内分泌科位于前 10 强，4 个位于 11～20 强，1 个位于 21～30 强，专科入围数量排在第二位（8 个）。山东入围专科数排在第三位（6 个），分别有 3 个位于 11～20 强、21～30 强。

内分泌科 30 强（见表 13）医师数 10 人，护士数 16 人，正高、副高医师占比 33%，开放床位 44 张，医床比 0.23，护床比 0.36，床位使用率

97%，平均住院天数9.8天，年住院量1706例，院内感染率0.71%，发表SCI文章0篇、ISSN文章4篇。

用30强指标与国家临床重点专科内分泌科标准线（高级职称医师比30%，床位数不低于50张）相比，心血管内科30强中有50%以上符合高级职称医师占比要求，至少有25%符合床位数要求。

表13　内分泌科30强指标数据

指标	1/4分位数	中位数	3/4分位数
医师数(人)	8	10	13
护士数(人)	15	16	20
正高、副高医师数/医师总数(%)	24	33	46
开放床位(张)	42	44	58
床位使用率(%)	91	97	120
平均住院天数(天)	7.86	9.80	10.75
年住院量(例)	1532	1706	2160
年住院手术量(例)	0	0	12
住院重点疾病例数/年住院人次(%)	41	69	81
住院重点手术例数/住院手术例数(%)	0	0	0
院内感染率(%)	0.13	0.71	1.52
住院患者死亡率(%)	0.00	0.02	0.29
住院重点疾病死亡率(%)	0.00	0.00	0.08
住院均次费用(元)	6924	8003	8655

资料来源：艾力彼医院管理研究中心数据库。

（七）儿内科

如图11所示，县级儿内科30强所属医院来自县级医院综合名次前40强，儿内科30强中28强均来自医院综合名次30强。儿内科前10强所属医院中有7家为医院综合名次前10强，3家为医院综合名次11～30强。

儿内科30强来自山东、江苏、浙江、广东、湖北、湖南、四川这7个省份，其中前10强来自浙江、山东、江苏、广东、湖北。山东、浙江和江

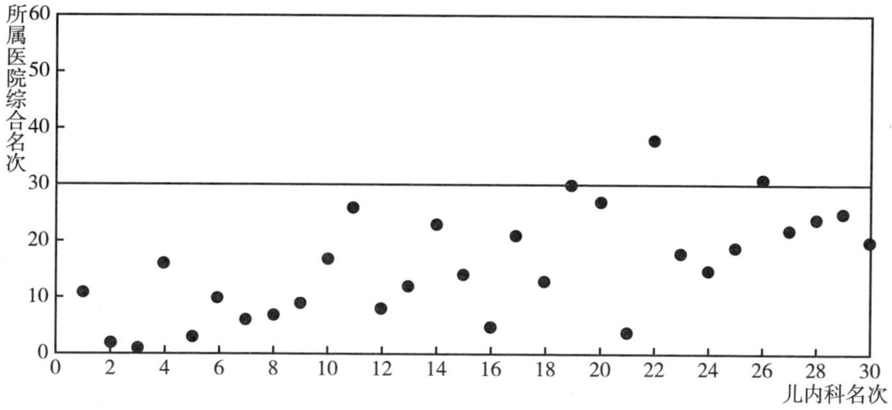

图 11　儿内科名次与所属医院综合名次散点图

资料来源：艾力彼医院管理研究中心数据库。

苏均有 8 个儿内科入围 30 强。其中山东有 3 个位于前 10 强，4 个位于 11～20 强，1 个位于 21～30 强。江苏有 3 个位于前 10 强，3 个位于 11～20 强，2 个位于 21～30 强。浙江有 2 个位于前 10 强，2 个位于 11～20 强，4 个位于 21～30 强。

儿内科 30 强（见表 14）医师数 33 人，护士数 56 人，正高、副高医师占比 31%，硕士及以上学历医师占比 19%，开放床位 110 张，医床比 0.27，护床比 0.44，床位使用率 98%，平均住院天数 5.54 天，年住院量 7823 例，院内感染率 0.34%，发表 SCI 文章 0 篇、ISSN 文章 6 篇。

从医师学历构成占比和医师年负担住院量可知，儿内科医师比起其他科室较为短缺。根据目前我国实际情况，儿科医师供给确实跟不上需求，每千名儿童仅有 0.53 名医师，与发达国家存在较大的差距。

表 14　儿内科 30 强指标数据

指标	1/4 分位数	中位数	3/4 分位数
医师数(人)	24	33	37
护士数(人)	37	56	67
正高、副高医师数/医师总数(%)	23	31	42

续表

指标	1/4 分位数	中位数	3/4 分位数
开放床位(张)	88	110	162
床位使用率(%)	93	98	105
平均住院天数(天)	5.12	5.54	6.13
年住院量(例)	5229	7823	9214
年住院手术量(例)	0	0	13
院内感染率(%)	0.12	0.34	0.91
住院患者死亡率(%)	0.00	0.02	0.06
住院均次费用(元)	3021	3354	4224

资料来源：艾力彼医院管理研究中心数据库。

（八）肿瘤内科

县级肿瘤内科30强所属医院来自县级医院综合名次前60强。肿瘤内科30强中25强均来自医院综合名次30强。肿瘤内科前10强所属医院有8家为医院综合名次前10强，2家为医院综合名次11～20强。

肿瘤内科30强来自江苏、浙江、山东、广东、四川、湖北、河北这7个省份。江苏专科入围数量排在第一位（10个），且其中6个位于前10强，1个位于11～20强，3个位于21～30强。浙江有3个位于前10强，3个位于11～20强，2个位于21～30强，入围数量排在第二位（8个）。山东分别有3个位于11～20强、21～30强，入围数量排在第三位（6个）。

肿瘤内科30强（见表15）医师数21人，护士数34人，正高、副高医师占比31%，开放床位120张，医床比0.18，护床比0.31，床位使用率98%，平均住院天数10.04天，年住院量4460例，院内感染率1.07%，发表SCI文章0篇、ISSN文章5篇。

用肿瘤内科部分指标与县级医院100强（医床比均值0.38，护床比均值0.52，平均住院天数均值8.33天）对比，可知肿瘤内科医床比和护床比较县级医院100强均值低，平均住院天数较县级医院100强均值多。

表 15　肿瘤内科 30 强指标数据

指标	1/4 分位数	中位数	3/4 分位数
医师数(人)	15	21	26
护士数(人)	31	34	50
正高、副高医师数/医师总数(%)	29	31	42
开放床位(张)	98	120	150
床位使用率(%)	92	98	102
平均住院天数(天)	7.68	10.04	11.94
年住院量(例)	3736	4460	5145
年住院手术量(例)	8	147	618
住院重点疾病例数/年住院人次(%)	24	48	63
住院重点手术例数/住院手术例数(%)	0	0	19
院内感染率(%)	0.16	1.07	2.35
住院患者死亡率(%)	0.03	0.15	0.73
住院重点疾病死亡率(%)	0.00	0.00	0.08
住院均次费用(元)	8267	9519	11175

资料来源：艾力彼医院管理研究中心数据库。

（九）内科系列对比

1. 医护人员配置：儿内科医护人数最多

如图 12 所示，在医护人员规模上，儿内科医师数、护士数最多，其次是神经内科，最少是内分泌科。在医师组成结构上，消化内科的高级职称医师占比最高，儿内科和肿瘤内科最低；心血管内科的博士和硕士学历医师占比最高，其次是内分泌科，最低是儿内科。儿内科医护人员数量虽然最多，但高学历医师占比最低，高级职称医师比例也偏低。

2. 床位配置与利用：医床比、护床比偏低，床位使用率偏高

如图 13 所示，肿瘤内科、神经内科、儿内科的床位较多，肾脏内科、内分泌科较少。在医护人员与床位的配置上，大部分消化内科、肾脏内科、儿内科的护床比都已达到三级综合医院评审标准的要求。在床位使用率方

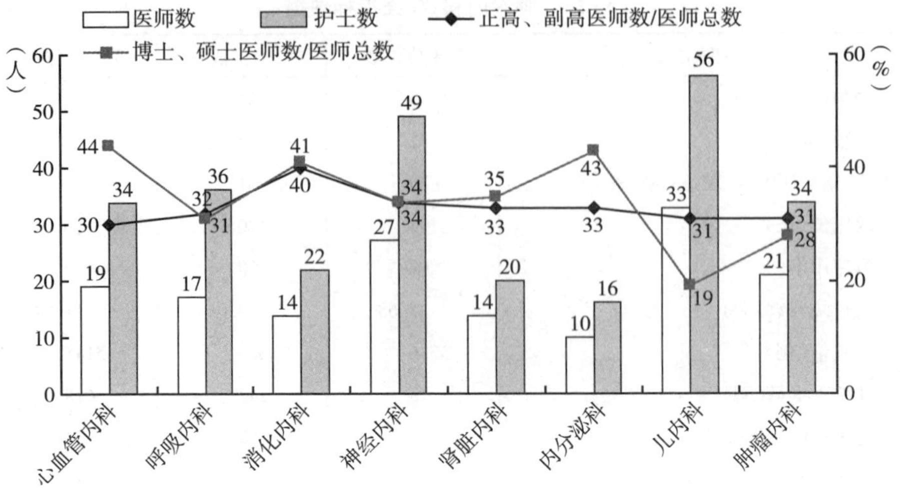

图 12　内科系列医护人员配置情况（中位数）

资料来源：艾力彼医院管理研究中心数据库。

面，8 个专科均高于三级综合医院评审标准适宜范围（床位使用率适宜范围为 84% ~93%），其中神经内科高达 107%，床位压力急需缓解。

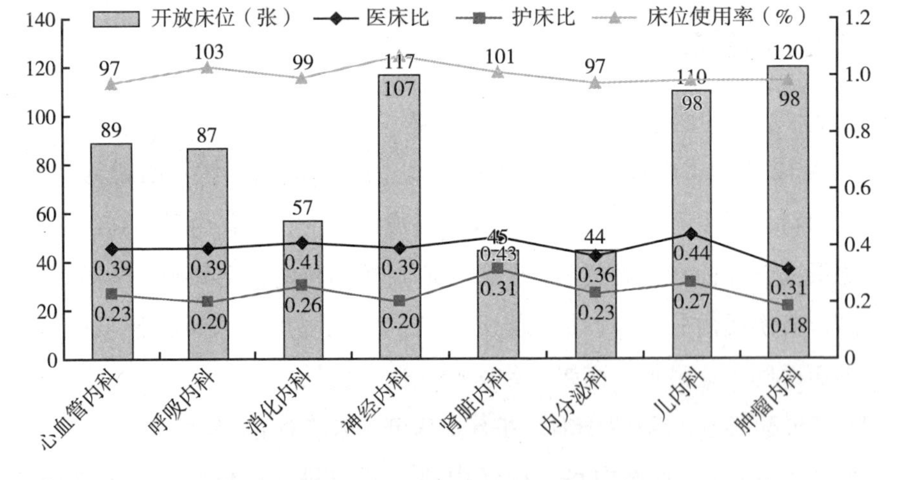

图 13　内科系列床位配置与利用情况（中位数）

资料来源：艾力彼医院管理研究中心数据库。

3. 医疗服务：儿内科服务量大，内分泌科住院重点疾病比例高，心血管内科住院重点手术比例高

如图 14 所示，儿内科的年住院量最多，其次是神经内科。内分泌科住院重点疾病占比为最高，最低为儿内科。除心血管内科和消化内科外，其他 6 个专科不开展或仅开展少量手术业务；消化内科住院手术为 522 例，但基本都不属于住院重点手术，而心血管内科住院手术为 901 例，住院重点手术占比达 31%。

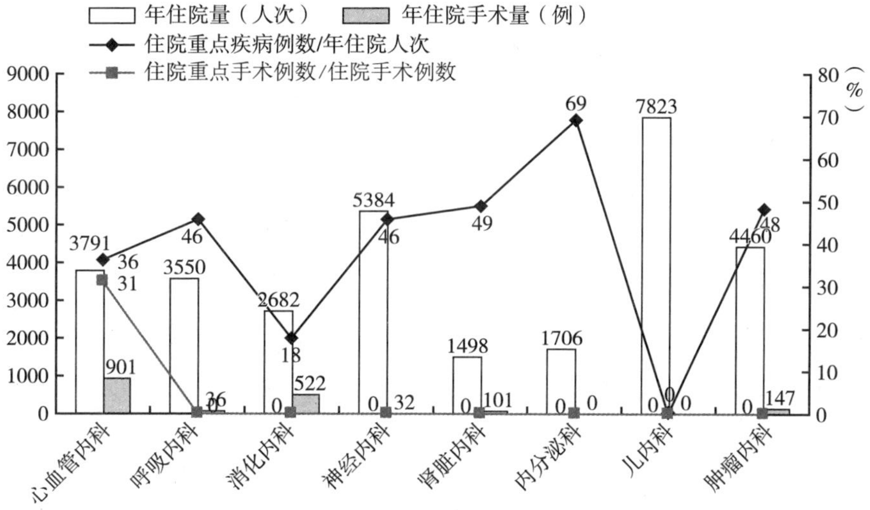

图 14　内科系列医疗服务情况（中位数）

资料来源：艾力彼医院管理研究中心数据库。

4. 平均住院天数与住院均次费用：肾脏内科平均住院天数最长，儿内科住院均次费用最低

如图 15 所示，肾脏内科和肿瘤内科的平均住院天数较长，超过了 10 天；儿内科平均住院天数最短，为 5. 54 天。对比平均住院天数和住院均次费用数据可知，心血管内科的住院均次费用最高，儿内科最低；除心血管内科外，其他 7 个专科的平均住院天数和住院均次费用数值走势一致，存在明显的正相关关系。

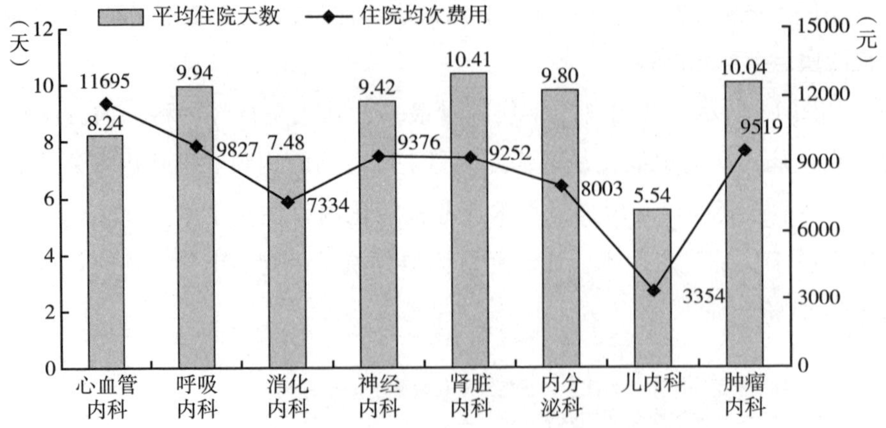

图 15　内科系平均住院天数、住院均次费用（中位数）

资料来源：艾力彼医院管理研究中心数据库。

内科系 8 个专科中，心血管内科高学历医师多，住院重点手术占比高，住院均次费用高；内分泌科床位和医护人员规模均较小，但高学历医师占比高，住院重点疾病占比高；儿内科医护人数多，床位多，住院量大，但高学历医师占比低，住院重点疾病占比低，平均住院天数短，住院均次费用低。

四　结语

第一，县级医院各专科的竞争力和医院综合竞争力紧密相关。14 个专科的 30 强至少有 20 强来自医院综合名次前 30 强，其中普通外科和重症医学科的竞争力与医院综合实力相关度最高。少数医院虽未进入医院综合竞争力 30 强，但部分专科实力较强得以进入专科 30 强，这与各地疾病构成、医院专科建设力度有关。

第二，县级医院外科 30 强来自江苏、浙江、山东、广东、湖南、湖北、四川、吉林这 8 个省份，内科 30 强省份分布更广，分布在 10 个省份（比外科增加广西和河北）。专科 30 强主要集中在江苏、浙江、山东、广东，其他省份入围的数量较少，专科的分布与医院的分布存在同样的问题：优质医疗资源分布不均衡。

第三，县级医院专科30强代表县级医院较为出色的专科的水平，科室规模、医疗技术、人才配置等方面都表现出色，甚至有部分指标能达到国家临床重点专科的建设标准；但存在的问题也较多，例如床位使用率偏高、护床比普遍较低、科研投入和产出量偏少等。无论是县级医院专科30强还是未能上榜的其他县级医院专科，都需加强以人才、技术建设力度，确保医疗服务能力达到要求，承担起分级诊疗中本层级医院的任务。

参考文献

1. 庄一强、曾益新：《中国医院竞争力报告（2017）》，社会科学文献出版社，2017。
2. 庄一强、曾益新：《中国医院竞争力报告（2016）》，社会科学文献出版社，2016。
3. 国家卫生和计划生育委员会：《2017中国卫生和计划生育统计年鉴》，中国协和医科大学出版社，2017。
4. 庄一强、陈兰、石吉彬：《从第三方医院分层评价体系看分级诊疗的区域协同》，庄一强等编《中国医院竞争力报告（2016）》，社会科学文献出版社，2016。
5. 刘剑文、王兴琳、严卓然、蔡华：《2013“中国县级医院·竞争力排名”总榜单分析》，《现代医院管理》2014年第4期。
6. 庄一强、黎庆芬、严婉文、张涛：《创新县级医院改革模式的探讨》，《现代医院》2011年第4期。
7. 中国医院协会：《三级综合医院评审标准（2011年版）》，人民卫生出版社，2011。
8. 郭启勇、庄一强、于慧清、乐文超、姚欣：《转型期基层医院生存与发展研究（一）概论》，《现代医院管理》2010年第1期。
9. 方敏、郭启勇、刘天峰、徐佳、劳惠娜、庄一强、于慧清，《转型期基层医院生存与发展研究——基层医院专科发展现状分析》，《现代医院管理》2010年第4期。
10. 王兴琳、郭启勇、张涛、曹晓芸、杨玲玲、庄一强、于慧清：《转型期基层医院生存与发展研究（六）——基层医院与三甲医院运营管理的对照研究》，《现代医院管理》2010年第6期。

B.19
地级城市医院专科报告

刘剑文　李博文　庄一强*

摘　要： 本文对地级城市医院16个专科30强的数据进行分析。地级城市医院专科30强来自地级城市医院综合排名前60强，专科竞争力较强，但医床比和护床比偏低、医护人员工作负荷过大、床位压力过大等问题较为明显，业务压力需要进一步缓解，诊疗疾病结构也需要进一步优化。

关键词： 地级城市医院　外科排名　内科排名

随着人口老龄化加速和慢性病高发，居民基本健康需求增长迅速，建立多层级、配置合理的医疗服务体系显得尤为迫切。地级城市医院处于省部级大医院、地级城市医院、县级医院三级诊疗网络的中间层，地级城市医院专科一方面依靠辐射能力能够平衡地区医疗服务需求，提供安全、高质量的医疗服务，促进医疗服务的公平和高效发展；另一方面加强对县级医院专科的扶持，促进优质医疗资源下沉到基层，有助于形成基层首诊、双向转诊、急慢分治的格局。医院的临床科室是医院开展医疗活动的主体，近年来，专科规范化建设水平有很大提高，但依然存在不足。为了评价地级城市医院专科竞争力，艾力彼医院管理研究中心推出“2017中国医院竞争力·地级城市医院专科排名”，共16个专科榜单。本报告主要对地级城市医院16个专科30强2016年年度数据进行分析。

---

* 刘剑文，理学学士，艾力彼医院管理研究中心；李博文，理学学士，艾力彼医院管理研究中心；庄一强，博士，艾力彼医院管理研究中心。

一　地级专科名次与医院综合名次对比

地级城市医院专科30强所属医院来自“2017中国医院竞争力·地级城市医院100强”前30强（以下简称“医院综合名次”）的数量、专科名次与综合名次之间的相关系数见表1，由相关系数可看出医院专科越强医院综合竞争力水平越高，各专科榜单与综合竞争力榜单相符。

表1　地级城市医院专科30强分布及专科名次与医院综合名次相关系数

外科系列	普通外科	骨科	泌尿外科	神经外科	胸外科	重症医学科	妇科	产科
医院综合名次1～30强机构数(家)	29	26	26	28	29	28	29	28
专科名次与医院综合名次的相关系数	0.96	0.88	0.86	0.94	0.94	0.97	0.96	0.96
内科系列	心血管内科	呼吸内科	消化内科	神经内科	肾内科	内分泌科	儿内科	肿瘤内科
医院综合名次1～30强机构数(家)	29	27	27	27	27	29	27	26
专科名次和医院综合名次的相关系数	0.97	0.88	0.87	0.89	0.97	0.94	0.94	0.86

资料来源：艾力彼医院管理研究中心数据库。

二　外科系列报告

（一）普通外科

由图1可知，普通外科30强有29家来自医院综合名次前30强，1家来自医院综合名次31～40强，普通外科前10强全来自医院综合名次前10强。

地级城市医院普通外科前30强中，江苏、广东、山东入围医院较多，三个省的总数已达到20家。江苏省入围医院最多（8家），2家普通外科1~10强医院，6家普通外科11~30强医院。广东有7家医院入围，其中有3家普通外科1~10强医院。山东有6家医院入围，山东和广东入围普通外科1~10强医院最多。浙江、湖北分别有3家、2家医院入围。四川、河北、湖南、河南、贵州均有1家入围11~30强的医院。普通外科30强有50%是省临床重点专科。

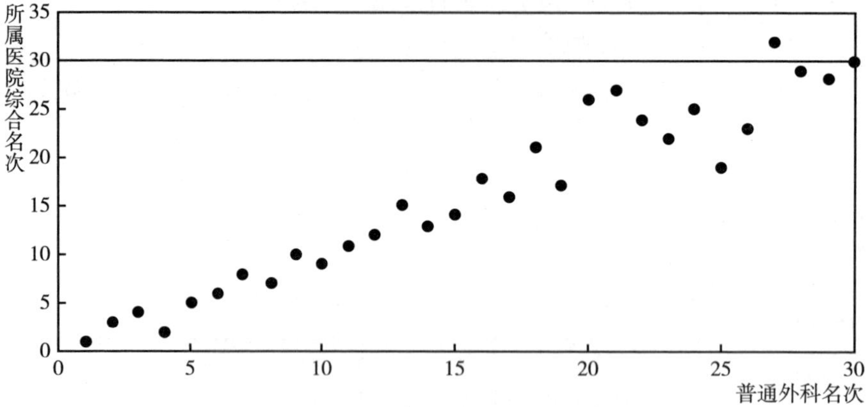

图1　普通外科名次和所属医院综合名次散点图

资料来源：艾力彼医院管理研究中心数据库。

普通外科30强医师中位数（以下数据无特殊说明均为中位数）55人，正高、副高医师占比43%，护士98人，科室年住院量12019人次，科室年住院手术量8067例，开放床位235张，院内感染率0.74%，平均住院天数8天，床位使用率101%，详见表2。普通外科30强发表SCI文章6篇，省级科研基金项目1个。

表2　普通外科30强相关指标数据

指标	1/4分位数	中位数	3/4分位数
医师数(人)	40	55	76
护士数(人)	69	98	117
正高、副高医师数/医师总数(%)	37	43	45

续表

指标	1/4 分位数	中位数	3/4 分位数
科室年住院量(人次)	8222	12019	14776
科室年住院手术量(例)	5034	8067	8757
开放床位(张)	191	235	312
院内感染率(%)	0.33	0.74	1.58
住院术后非预期再手术率(%)	0.03	0.09	0.42
住院重点疾病例数/年住院人次(%)	6	10	26
住院重点手术例数/住院手术例数(%)	17	26	41
住院重点疾病死亡率(%)	0.00	0.00	0.02
住院患者死亡率(%)	0.07	0.10	0.19
住院均次费用(元)	12449	16167	18568
平均住院天数(天)	7.08	7.57	9.04
床位使用率(%)	93	101	111

资料来源：艾力彼医院管理研究中心数据库。

（二）骨科

由图 2 可知，骨科 30 强所属医院有 26 家来自综合名次前 30 强，其余有 2 家来自综合名次 31～40 强，2 家来自综合名次 41～50 强。骨科前 10 强所属医院有 8 家来自综合名次前 10 强。

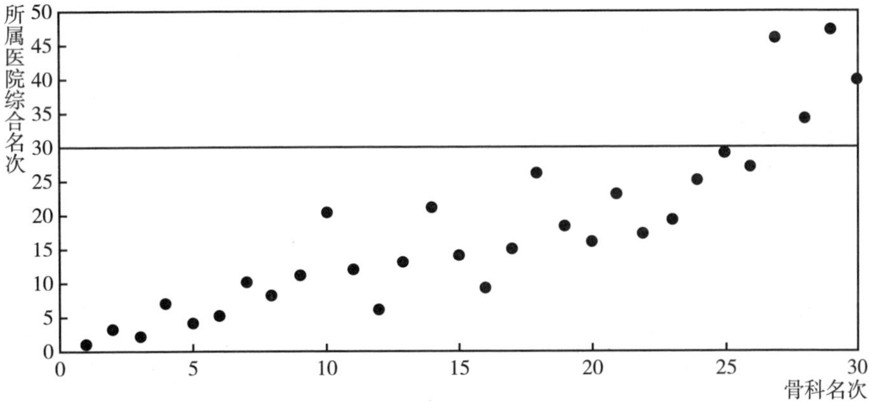

图 2　骨科名次和所属医院综合名次散点图

资料来源：艾力彼医院管理研究中心数据库。

地级城市医院骨科30强来自江苏、广东、山东、浙江、湖北等11个省份。骨科前10强来自江苏、浙江、山东、湖北、广东。江苏入围医院最多（8家），其中骨科前10强2家，11~30强6家。其次为广东（7家），骨科前10强医院2家，11~30强医院5家。第3名是山东（5家），骨科前10强的医院有4家，其为骨科前10强医院最多的省。江苏、广东、山东三省的骨科30强医院总数占比已接近70%。浙江入围3家，湖北、四川等7个省都只有1家，其中湖北入围医院为骨科前10强医院，四川、河北、河南、安徽、广西、贵州入围医院均为骨科11~30强医院。

骨科30强医师数44人，正高、副高医师占比39%，护士数为69人，科室年住院量为6385例，科室年住院手术量6040，开放床位201张，平均住院天数11天，床位使用率106%，详见表3。与国家临床重点专科骨科评估标准（高级医师数占比30%，开放床位90张）相比，地级城市医院骨科30强中至少75%的医院在这两项上达到标准。骨科30强发表SCI文章7篇，省级科研基金项目1个。

表3　骨科30强相关指标数据

指标	1/4分位数	中位数	3/4分位数
医师数(人)	41	44	84
护士数(人)	52	69	113
正高、副高医师数/医师总数(%)	35	39	48
年住院量(人次)	4600	6385	8465
年住院手术量(例)	3950	6040	7780
开放床位(张)	164	201	280
院内感染率(%)	0.67	1.65	2.68
住院术后非预期再手术率(%)	0	0.09	0.22
住院重点疾病例数/年住院人次(%)	2	3	6
住院重点手术例数/住院手术例数(%)	18	19	28
住院重点疾病死亡率(%)	0.00	0.49	0.84
住院患者死亡率(%)	0.02	0.04	0.11
住院均次费用(元)	20632	24603	25693
平均住院天数(天)	10.28	11.36	12.49
床位使用率(%)	96	106	112

资料来源：艾力彼医院管理研究中心数据库。

（三）泌尿外科

泌尿外科是临床外科的重要组成部分，据《2017 中国卫生和计划生育统计年鉴》，2016 年我国城市居民泌尿生殖系统疾病死亡率为十万分之 6.58，在主要疾病死亡率中居第 9 位。

泌尿外科 30 强所属医院来自地级城市医院综合名次前 60 名。由图 3 可知，泌尿外科 30 强医院中有 26 家来自医院综合名次前 30 强，3 家医院来自医院综合名次 31～40 名，1 家为医院综合名次第 60 名。

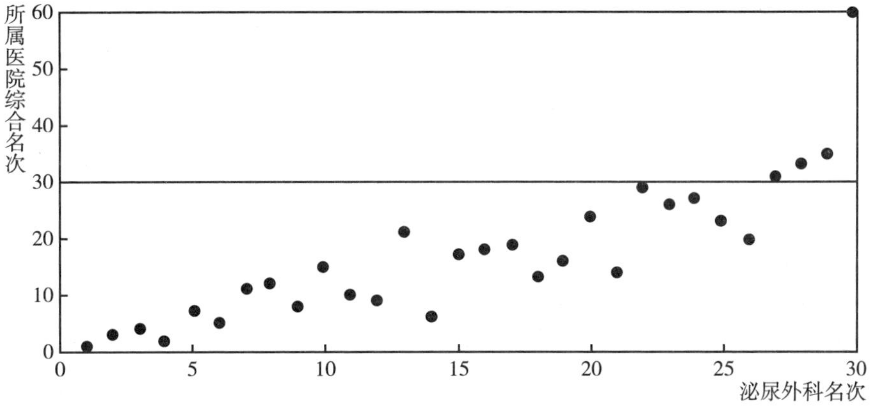

图 3　泌尿外科名次和所属医院综合名次散点图

资料来源：艾力彼医院管理研究中心数据库。

地级城市医院泌尿外科 30 强来自广东、江苏、山东、浙江、湖北、贵州、河北、河南 8 个省份。广东入围医院最多（9 家），泌尿外科 1～10 强有 1 家，泌尿外科 11～30 强 8 家。江苏、山东都有 4 家泌尿外科 1～10 强，为前 10 强上榜最多的省份。广东、江苏、山东三省入围医院总数占比已超过 70%。浙江上榜 3 家，1～10 强 1 家，11～30 强 2 家。湖北、贵州、河北、河南均有 1 家医院入围泌尿外科 11～30 强。泌尿外科 30 强中超过半数为省级重点专科。

泌尿外科 30 强医师 21 人，正高、副高医师占比 42%，护士 29 人，科室年住院量2927人次，科室年住院手术量2622例，开放床位72张，住院术后非预期再手术率0.07%，平均住院天数9天，详见表4。泌尿外科30强发表SCI文章2篇。

表4　泌尿外科30强相关指标数据

指标	1/4分位数	中位数	3/4分位数
医师数(人)	18	21	25
护士数(人)	24	29	34
正高、副高医师数/医师总数(%)	38	42	50
科室年住院量(人次)	2284	2927	4178
科室年住院手术量(例)	1716	2622	3636
开放床位(张)	59	72	115
院内感染率(%)	0.22	0.37	1.06
住院术后非预期再手术率(%)	0.03	0.07	0.17
住院重点疾病例数/年住院人次(%)	10	13	17
住院重点手术例数/住院手术例数(%)	5	9	15
住院重点疾病死亡率(%)	0.00	0.00	0.00
住院患者死亡率(%)	0.00	0.03	0.07
住院均次费用(元)	11690	13155	17079
平均住院天数(天)	7.66	8.66	10.04
床位使用率(%)	92	98	104

资料来源：艾力彼医院管理研究中心数据库。

（四）神经外科

《2017年中国卫生和计划生育统计年鉴》显示，2016年城市居民神经系统疾病死亡率为十万分之7.5，在主要疾病死亡率中居第8位。

由图4可知，神经外科30强医院有28家来自医院综合名次前30强，2家来自医院综合名次31～40强。

地级城市医院神经外科30强来自广东、江苏、山东、浙江、湖北、四川、河北、河南、贵州。前10强来自江苏、浙江、山东、广东、湖北。广东入围医院最多（8家），1～10强医院2家，11～30强6家。江苏入围医院数排第二（7 家）。山东 1 ~ 10 强医院 4 家，11 ~ 30 强医院 2 家，山东为入围神经外科 10 强医院最多的省。浙江 3 家，湖北 2 家，两省都有 1 家神经外科 10 强医院。四川、河北、河南、贵州均只有 1 家神经外科 11 ~ 30 强医院。神经外科 30 强中有 70% 为省重点专科。

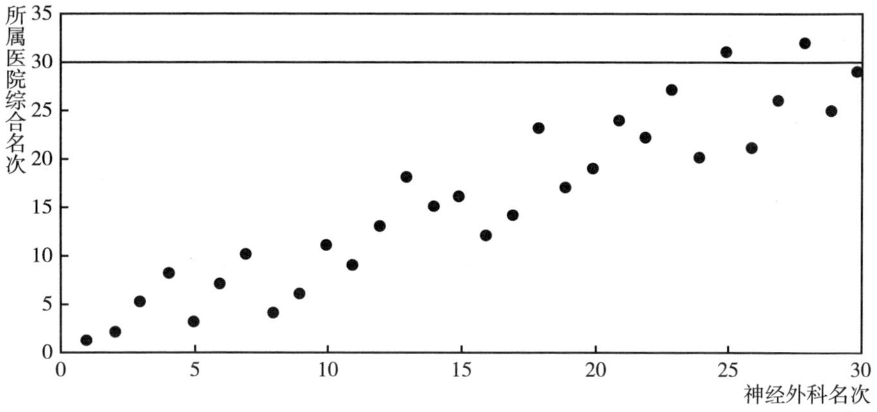

图 4　神经外科名次和所属医院综合名次散点图

资料来源：艾力彼医院管理研究中心数据库。

神经外科 30 强医师 32 人，正高、副高医师占比 42%，护士 74 人，科室年住院量 2688 人次，科室年住院手术 1398 例，开放床位 124 张，住院患者抢救 362 例，住院重点疾病占比 48%，详见表 5。与国家临床重点专科神经外科评估标准（高级医师数占比 30%、开放床位 60 张）相比，地级城市医院神经外科 30 强医院中至少 75% 在这两项上达到标准。神经外科 30 强发表 SCI 文章 3 篇，省级科研基金项目 1 个。

表 5　神经外科 30 强相关指标数据

指标	1/4 分位数	中位数	3/4 分位数
医师数(人)	20	32	41
护士数(人)	45	74	86
正高、副高医师数/医师总数(%)	36	42	50
科室年住院量(人次)	1884	2688	3516

续表

指标	1/4 分位数	中位数	3/4 分位数
科室年住院手术量(例)	918	1398	2071
开放床位(张)	90	124	150
住院患者抢救例数(例)	97	362	719
院内感染率(%)	0.51	5.09	7.25
住院重点疾病例数/年住院人次(%)	37	48	58
住院重点手术例数/住院手术例数(%)	29	49	54
住院重点疾病死亡率(%)	0.16	0.57	1.52
住院患者死亡率(%)	0.27	0.62	1.12
住院均次费用(元)	28454	38230	42796
平均住院天数(天)	13.47	15.67	19.22
床位使用率(%)	95	102	111

资料来源：艾力彼医院管理研究中心数据库。

（五）胸外科

由图5可知，地级城市医院胸外科30强医院有29家来自综合名次前30强，1家为综合名次41~50强，胸外科前10强医院有9家来自综合名次前10强。

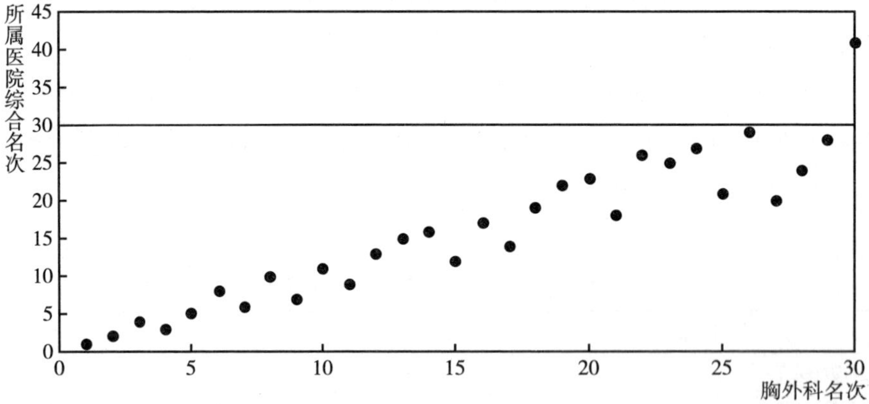

图5　胸外科名次和所属医院综合名次散点图

资料来源：艾力彼医院管理研究中心数据库。

地级城市医院胸外科30强来自江苏、广东、山东、浙江、湖北、河南、贵州、四川、河北、湖南10个省，胸外科10强来自江苏、广东、山东、浙江、湖北5个省。江苏、广东两个省上榜医院最多，都有8家医院，各有2家胸外科10强医院和6家11～30强医院。山东有5家医院入围，为胸外科10强（4家）入围最多的省。浙江有1家胸外科10强医院和2家11～30强医院。湖北、河南、贵州、四川、河北、湖南均有1家医院入围，其中湖北入围医院为胸外科10强医院，其余省入围医院都为11～30强医院。胸外科30强有一半是省重点专科。

胸外科30强医师18人，正高、副高医师占比45%，护士26人，科室年住院量2123人次，科室年住院手术1146例，开放床位64张，住院重点手术占比37%，住院术后非预期再手术率0.18%，平均住院天数11天，详见表6。

表6　胸外科30强相关指标数据

指标	1/4分位数	中位数	3/4分位数
医师数(人)	11	18	22
护士数(人)	21	26	36
正高、副高医师数/医师总数(%)	34	45	58
年住院量(人次)	1473	2123	2563
年住院手术量(例)	753	1146	1589
开放床位(张)	53	64	82
院内感染率(%)	0.50	2.03	4.06
住院术后非预期再手术率(%)	0.00	0.18	0.40
住院重点疾病例数/年住院人次(%)	0	14	32
住院重点手术例数/住院手术例数(%)	19	37	56
住院重点疾病死亡率(%)	0.00	0.00	0.00
住院患者死亡率(%)	0.05	0.15	0.41
住院均次费用(元)	21566	28573	35270
平均住院天数(天)	10.33	11.12	13.79
床位使用率(%)	93	95	102

资料来源：艾力彼医院管理研究中心数据库。

（六）重症医学科

由图6可知，地级城市医院重症医学科30强医院有28家来自综合名次前30强，另外2家来自综合名次31～40强，重症医学科前10强医院有9家来自综合名次前10强。

地级城市医院重症医学科30强来自江苏、广东、山东、浙江、湖北、四川、河北、河南、贵州，重症医学科前10强来自江苏、广东、浙江、山东、湖北。江苏入围医院最多，共有8家，重症医学科前10强有2家，11～30强有6家。其次是广东，前10强2家，11～30强5家。山东入围医院数排第3名，其中前10强医院有4家，为重症医学科前10强医院上榜最多的省份，11～30强医院上榜2家。浙江、湖北分别上榜3家、2家，两省都有1家前10强医院。四川、河北、河南、贵州均有1家重症医学科11～30强医院上榜。

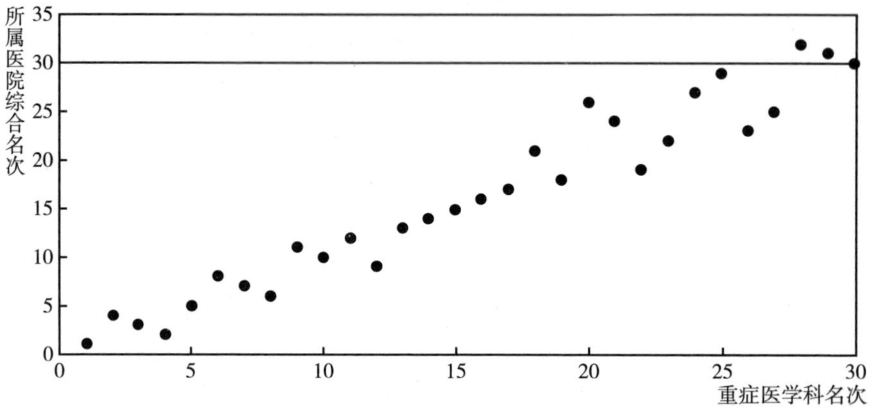

图6　重症医学科名次和所属医院综合名次散点图

资料来源：艾力彼医院管理研究中心数据库。

重症医学科30强医师31人，正高、副高医师占比26%，护士102人，科室年住院量1698人次，开放床位47张，住院患者抢救603例，住院重点疾病占比31%，平均住院天数11天，详见表7。

表 7　重症医学科 30 强相关指标数据

指标	1/4 分位数	中位数	3/4 分位数
医师数(人)	22	31	44
护士数(人)	67	102	152
正高、副高医师数/医师总数(%)	17	26	35
科室年住院量(人次)	916	1698	2005
开放床位(张)	37	47	116
住院患者抢救例数(例)	285	603	1058
院内感染率(%)	3.44	11.36	22.26
住院重点疾病例数/年住院人次(%)	15	31	49
住院重点疾病死亡率(%)	6.84	14.58	22.58
住院患者死亡率(%)	3.50	8.02	15.42
住院均次费用(元)	53661	88317	109862
平均住院天数(天)	10.03	10.80	14.64
床位使用率(%)	90	96	105

资料来源：艾力彼医院管理研究中心数据库。

(七)妇科

由图 7 可知，地级城市医院妇科 30 强有 29 家来自医院综合名次前 30 强，1 家来自医院综合名次 31 ~40 强，妇科前 10 强全来自医院综合名次前 10 强。

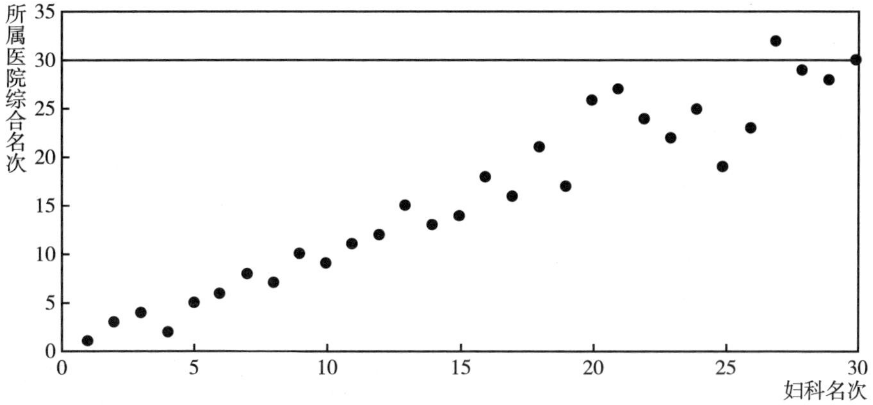

图 7　妇科名次与所属医院综合名次散点图

资料来源：艾力彼医院管理研究中心数据库。

地级城市医院妇科30强来自广东、江苏、山东、浙江、湖北、四川等10个省，妇科前10强来自广东、江苏、山东、浙江、湖北。广东入围最多（8家），3家妇科前10强医院，5家11～30强医院。接着是江苏，有7家医院入围。山东排第三，妇科前10强、11～30强各有3家。广东、山东妇科前10强医院最多，上榜最多的前三省医院总数达到20家。浙江有3家医院入围。湖北、四川、湖南、河北、河南、贵州均有1家医院入围，湖北入围医院为1家妇科1～10强医院，其余5省入围医院为11～30强医院。妇科30强接近50%是省重点专科。

妇科30强医师33人，正高、副高医师占比38%，护士45人，科室年住院量4603人次，科室年住院手术量3857例，开放床位102张，住院术后非预期再手术率0.01%，住院重点手术占比28%，详见表8。妇科30强发表SCI文章1篇，省级科研基金项目1个。

表8　妇科30强相关指标数据

指标	1/4分位数	中位数	3/4分位数
医师数（人）	24	33	43
护士数（人）	36	45	53
正高、副高医师数/医师总数（%）	33	38	46
年住院量（人次）	3247	4603	5842
年住院手术量（例）	2586	3857	5347
开放床位（张）	84	102	136
院内感染率（%）	0.13	0.54	0.87
住院术后非预期再手术率（%）	0.00	0.01	0.07
住院重点疾病例数/年住院人次（%）	0	1	4
住院重点手术例数/住院手术例数（%）	17	28	38
住院重点疾病死亡率（%）	0.00	0.00	0.00
住院患者死亡率（%）	0.00	0.00	0.01
住院均次费用（元）	8527.695	10391.78	12205.38
平均住院天数（天）	6.27	6.85	7.445
床位使用率（%）	87	96	99

资料来源：艾力彼医院管理研究中心数据库。

（八）产科

由图 8 可知，地级城市医院产科 30 强有 28 家来自医院综合名次前 30 强，另外 2 家分别来自医院综合名次 31 ~ 40 强、41 ~ 50 强。产科前 10 强有 9 家来自医院综合名次前 10 强。

地级城市医院产科 30 强来自江苏、广东、山东、浙江、湖北、四川、河北、贵州、广西、河南 10 个省，产科前 10 强来自江苏、广东、山东、浙江。江苏上榜医院最多，共有 8 家，2 家产科前 10 强医院，6 家 11 ~ 30 强医院。第二是广东（7 家），3 家前 10 强医院，4 家 11 ~ 30 强医院。接着是山东，4 家前 10 强医院，1 家 11 ~ 30 强医院，为入围产科前 10 强医院最多的省份。浙江上榜 3 家医院，有 1 家产科前 10 强医院。湖北、四川、河北、贵州、广西、河南均有 1 家产科 11 ~ 30 强医院。

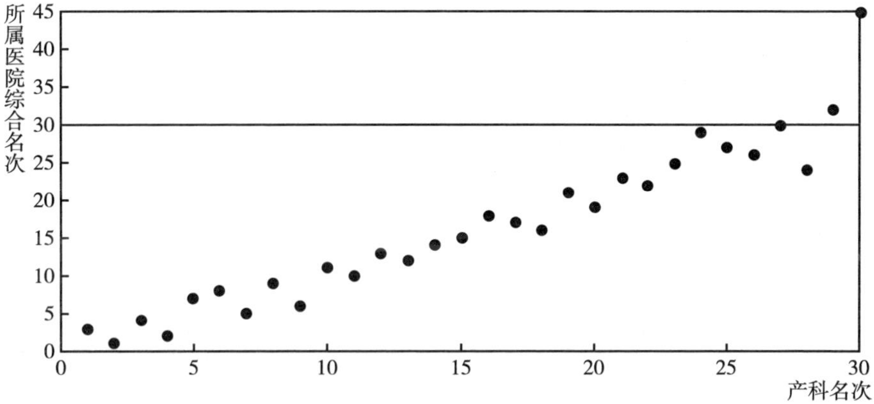

图 8　产科名次和所属医院综合名次

资料来源：艾力彼医院管理研究中心数据库。

产科 30 强医师 29 人，正高、副高医师占比 35%，护士 59 人，科室年住院 6524 人次，科室年住院手术量 3292 例，开放床位 88 张，住院重点手术占比 61%，平均住院天数 5 天，详见表 9。

表 9　产科 30 强相关指标数据

指标	1/4 分位数	中位数	3/4 分位数
医师数(人)	21	29	40
护士数(人)	55	59	83
正高、副高医师数/医师总数(%)	28	35	42
年住院量(人次)	4785	6524	9578
年住院手术量(例)	2312	3292	5104
开放床位(张)	71	88	141
住院患者抢救例数(例)	21	38	150
院内感染率(%)	0.05	0.16	0.29
住院术后非预期再手术率(%)	0.00	0.00	0.04
住院重点疾病例数/年住院人次(%)	0	0	0
住院重点手术例数/住院手术例数(%)	45	61	84
住院重点疾病死亡率(%)	0.00	0.00	0.00
住院患者死亡率(%)	0.00	0.00	0.00
住院均次费用(元)	5216	5859	6718
平均住院天数(天)	4.34	4.82	5.21
床位使用率(%)	94	102	112

资料来源：艾力彼医院管理研究中心数据库。

（九）外科系对比

1. 医护人员配置：普通外科医生数最多，重症医学科护士数最多

外科系医师、护士人员配置如图 9 所示。在医师数方面，普通外科医师数最多，骨科其次，胸外科最少。在护士数方面，重症医学科最多，普通外科次之，胸外科最少。胸外科医师数最少，但正高、副高医师占比最高，达到 45%，硕士及以上学历医师占比也仅次于神经外科，可见胸外科虽然规模不大，但医师水平较高。硕士及以上学历医师占比最高的是神经外科，同时神经外科的正高、副高医师占比也较高。产科的硕士及以上学历医师占比最低，正高、副高医师占比不高。

2. 床位配置与利用：医床比、护床比偏低，床位使用率偏高

外科系开放床位、医床比、护床比、床位使用率对比见图 10，普通外

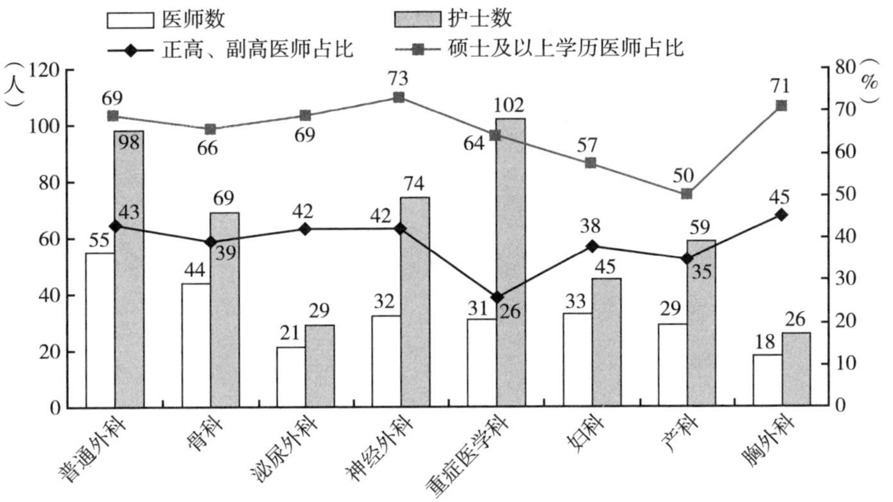

图 9　外科系医师、护士人员配置中位数对比

资料来源：艾力彼医院管理研究中心数据库。

科开放床位最多，其次是骨科，开放床位最少的是重症医学科。重症医学科医床比和护床比无疑最高，分别为 0.60 和 2.26，但均低于《重症医学科建设与管理指南（试行）》标准（医床比 0.8，护床比 3），其他科室医床比中

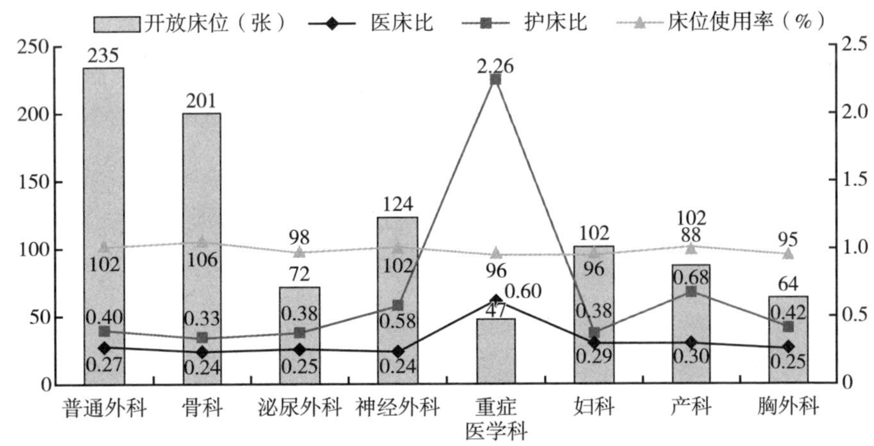

图 10　外科系开放床位、医床比、护床比、床位使用率中位数对比

资料来源：艾力彼医院管理研究中心数据库。

位数在 0.24 至 0.30 之间；骨科、泌尿外科、妇科护床比都低于 0.4。在床位使用率方面，骨科最高，胸外科最低。外科系大部分专科床位使用率都高于 95%，床位压力过大。

3. 医疗服务：普通外科、妇产科、骨科服务量大，神经外科住院重点疾病比例高，产科住院重点手术比例高

外科系年住院量、年住院手术量、住院重点疾病占比、住院重点手术占比数据见图 11。普通外科年住院量最多，其次是产科、骨科。在年住院手术量方面，普通外科依然最高，其次是骨科，最低的是胸外科。神经外科年住院量较低，但住院重点疾病占比最高。而在住院重点手术占比方面，产科最高，重症医学科最低。

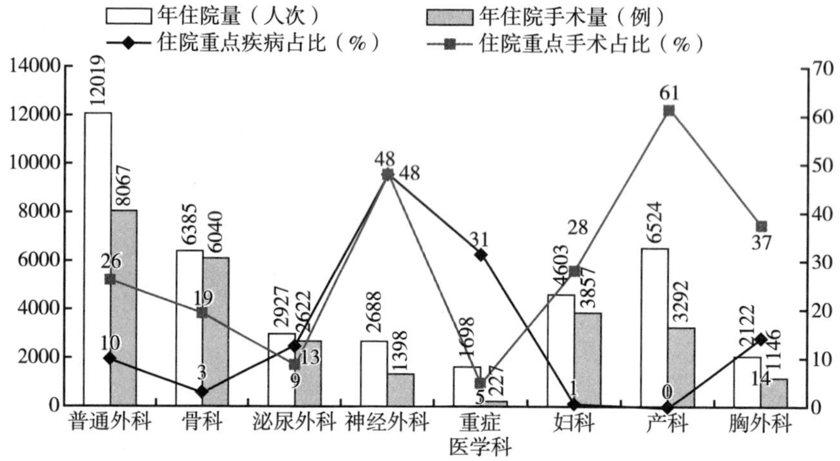

图 11　外科系医疗服务情况中位数对比

资料来源：艾力彼医院管理研究中心数据库。

4. 平均住院天数与住院均次费用：神经外科平均住院天数最高，产科住院均次费用最低

外科系平均住院天数、住院均次费用数据见图 12。神经外科的平均住院天数最多，达到 16 天，结合图 11，神经外科住院重点疾病占比和住院重点手术占比都较高，住院观察、术后监测与恢复都需要较长时间。在住院均

次费用方面，重症医学科最高。产科平均住院天数和住院均次费用都最低。除重症医学科外，其他专科住院均次费用与平均住院天数存在显著正相关关系。

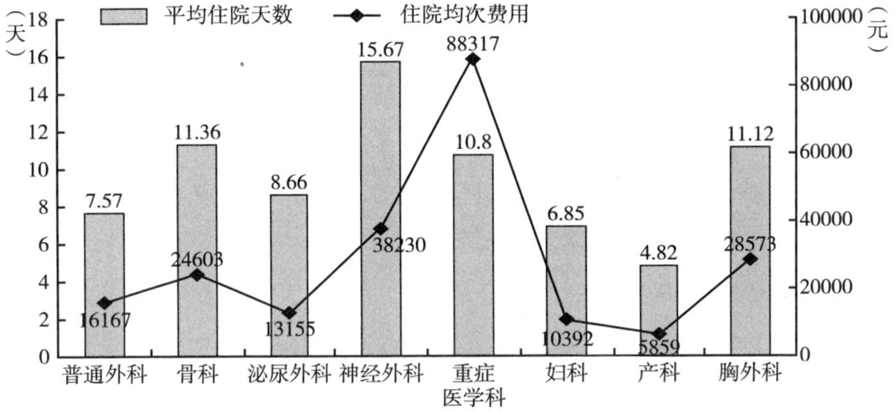

图12　外科系平均住院天数、住院均次费用中位数对比

资料来源：艾力彼医院管理研究中心数据库。

随着医改分级诊疗的推进，县级医院技术水平将进一步提高，县域患者转入地级城市医院的比例将降低，地级城市医院在承上启下、协同发展的过程中面临诸多挑战。地级城市医院专科30强展现了我国地级城市医院最优秀的专科水平，但不能代表地级城市医院专科的普遍情况，强化专科建设是地级城市医院的重要工作目标。

三　内科系列报告

（一）心血管内科

随着社会经济的发展，我国心血管病危险因素流行趋势明显，心血管病患病人数和死亡率持续增加。《2017年中国卫生和计划生育统计年鉴》显示，2016年城市居民心脏病死亡率为十万分之138.7，在主要疾病死亡率中排第2，城市居民脑血管病死亡率为十万分之126.41，在主要疾病死亡率中排第3。

由图13可知，地级城市医院心血管内科30强所属医院有29家来自医院综合名次前30强，1家来自医院综合名次31～40强。心血管内科前10强有9家来自医院综合名次前10强。

地级城市医院心血管内科30强来自江苏、广东、山东、浙江、湖北、河南、四川、贵州、湖南、河北10个省，心血管内科前10强来自广东、江苏、山东、浙江、湖北。广东入围医院最多（8家），2家心血管内科前10强医院，6家11～30强医院。江苏医院数排第二，有2家心血管内科前10强医院，5家11～30强医院。接着是山东，上榜医院有6家，4家前10强医院，2家11～30强医院，山东是入围心血管内科前10强医院最多的省份。浙江有3家入围医院。湖北、河南、四川、贵州、湖南、河北均有1家医院入围，其中湖北入围医院为心血管内科前10强医院，其余省份都是入围医院11～30强医院。地级城市心血管内科30强中省重点专科达到70%。

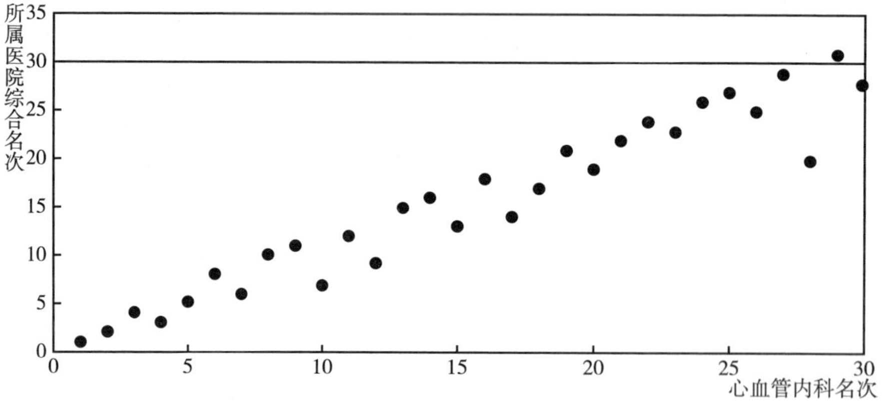

图13　心血管内科名次和所属医院综合名次散点图

资料来源：艾力彼医院管理研究中心数据库。

心血管内科30强医师34人，正高、副高医师占比36%，护士66人，科室年住院量7444人次，科室年住院手术量2134例，开放床位145张，住院患者抢救663例，住院重点手术占比36%，详见表10。心血管内科30强医院发表SCI文章3篇，省级科研基金项目1个。

表10　心血管内科30强相关指标数据

指标	1/4分位数	中位数	3/4分位数
医师数(人)	28	34	48
护士数(人)	48	66	74
正高、副高医师数/医师总数(%)	32	36	45
年住院量(人次)	4177	7444	8988
年住院手术量(例)	657	2134	3034
开放床位(张)	92	145	175
住院患者抢救例数(例)	263	663	1233
院内感染率(%)	0.12	0.63	1.19
住院重点疾病例数/年住院人次(%)	17	23	39
住院重点手术例数/住院手术例数(%)	25	36	54
住院重点疾病死亡率(%)	0.63	1.23	2.78
住院患者死亡率(%)	0.22	0.45	0.99
住院均次费用(元)	15935	18920	23133
平均住院天数(天)	6.53	7.50	8.46
床位使用率(%)	95	97	113

资料来源：艾力彼医院管理研究中心数据库。

（二）呼吸内科

《2017中国卫生和计划生育统计年鉴》显示，2016年我国城市居民呼吸系统疾病死亡率为十万分之69.03，在主要疾病死亡率中排第4。

由图14可知，地级城市医院呼吸内科30强中27家来自医院综合名次前30强，3家来自医院综合名次31~40名。

地级城市医院呼吸内科30强来自广东、江苏、山东、浙江、湖北、四川、湖南、福建、贵州、河南，呼吸内科前10强来自广东、江苏、山东、浙江、湖北。广东入围医院最多，总共8家，呼吸内科前10强医院2家，

11～30强医院6家。江苏上榜6家，接着是山东，有4家前10强医院，1家11～30强医院，山东是呼吸内科前10强上榜最多的省份。浙江有4家医院，其中前10强医院1家。湖北前10强和11～30强各有一家。四川、湖南、河南、福建、贵州均有1家11～30强医院上榜。呼吸内科30强中有47%是省重点专科。

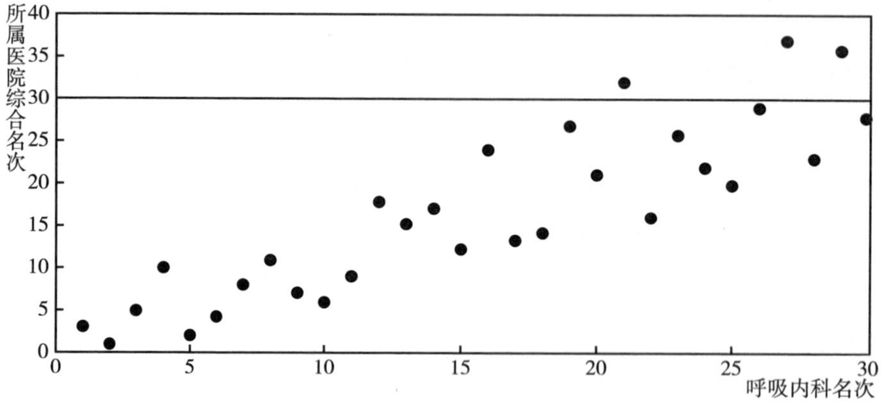

图14　呼吸内科名次和所属医院综合名次散点图

资料来源：艾力彼医院管理研究中心数据库。

呼吸内科30强医师25人，正高、副高医师占比36%，护士51人，科室年住院量4474人次，科室年住院手术726例，开放床位111张，住院重点疾病占比42%，平均住院天数10天，详见表11。

表11　呼吸内科30强相关指标数据

指标	1/4分位数	中位数	3/4分位数
医师数(人)	17	25	34
护士数(人)	46	51	69
正高、副高医师数/医师总数(%)	29	36	47
年住院量(人次)	2620	4474	5261
年住院手术量(例)	32	726	997
开放床位(张)	83	111	137
院内感染率(%)	0.26	0.99	1.67

续表

指标	1/4 分位数	中位数	3/4 分位数
住院重点疾病例数/年住院人次(%)	30	42	54
住院重点手术例数/住院手术例数(%)	0	0	2
住院重点疾病死亡率(%)	0.47	0.61	1.14
住院患者死亡率(%)	0.38	0.57	1.39
住院均次费用(元)	11140	13370	15312
平均住院天数(天)	9.17	10.12	11.03
床位使用率(%)	94	107	112

资料来源：艾力彼医院管理研究中心数据库。

（三）消化内科

地级城市医院消化内科30强医院来自医院综合名次60强，由图15可知，其中有27家来自医院综合名次前30强，3家来自医院综合名次50~60强。消化内科前10强全部来自医院综合名次前10名。

地级城市医院消化内科30强来自广东、江苏、山东、浙江、湖北、四川、河北、河南、贵州，消化内科前10强来自广东、江苏、山东、浙江、湖北。广东入围医院数最多，共有9家。江苏有8家，2家前10强医院，6家11~30强医院。山东消化内科30强医院数排第三，前10强医院和11~30强医院各有3家。广东、江苏、山东的入围医院总数已达到23家，其中广东、山东为消化内科前10强入围医院数最多的省份。浙江有2家医院上榜。湖北、四川、河北、河南、贵州均有1家医院上榜，除湖北外，其他省入围医院都是消化内科11~30强医院。消化内科30强中有70%是省重点专科。

消化内科30强医师27人，正高、副高医师占比40%，科室年住院量4930人次，护士41人，开放床位90张，科室年住院手术量2503例，住院重点疾病占比12%，床位使用率99%，详见表12。地级城市医院消化内科30强发表SCI文章2篇，省级科研基金项目1个。

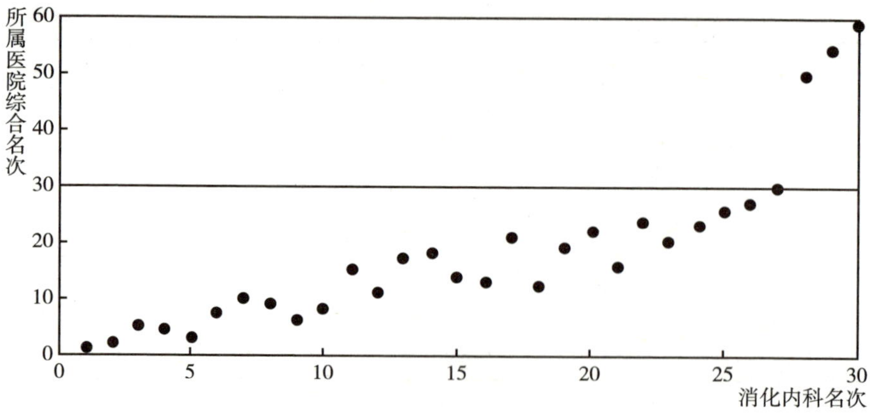

图 15　消化内科名次和所属医院综合名次散点图

资料来源：艾力彼医院管理研究中心数据库。

表 12　消化内科 30 强相关指标数据

指标	1/4 分位数	中位数	3/4 分位数
医师数(人)	19	27	40
护士数(人)	32	41	53
正高、副高医师数/医师总数(%)	33	40	53
年住院量(人次)	3455	4930	5955
年住院手术量(例)	382	2503	3685
开放床位(张)	67	90	129
院内感染率(%)	0.35	0.85	1.15
住院重点疾病例数/年住院人次(%)	10	12	21
住院重点疾病死亡率(%)	0.11	0.42	0.74
住院患者死亡率(%)	0.08	0.21	0.54
住院均次费用(元)	8506	11333	12981
平均住院天数(天)	6.81	7.12	8.66
床位使用率(%)	95	99	108

资料来源：艾力彼医院管理研究中心数据库。

（四）神经内科

地级城市医院神经内科 30 强有 27 家来自医院综合名次前 30 名，其余 3 家分别来自医院综合名次 31～40 强、41～50 强、51～60 强，见图 16。

地级城市医院神经内科30强来自江苏、广东、山东、浙江、湖北、河南、福建、四川、贵州、湖南、广西、河北12个省，神经内科前10强来自江苏、广东、山东、浙江、湖北5个省。江苏入围医院最多（7家），2家神经内科前10强医院，5家11～30强医院。广东有6家医院上榜，2家前10强医院，4家11～30强医院。山东排第3名，有4家神经内科前10强医院，1家11～30强医院，山东是神经内科前10强医院最多的省份。浙江有3家医院上榜，1家前10强医院，2家11～30强医院。河南有2家11～30强医院上榜。湖北、福建、四川、贵州、湖南、广西、河北均只有1家医院，其中湖北入围医院为前10强医院，其余省份入围医院均为11～30强医院。神经内科30强中有73%是省重点专科。

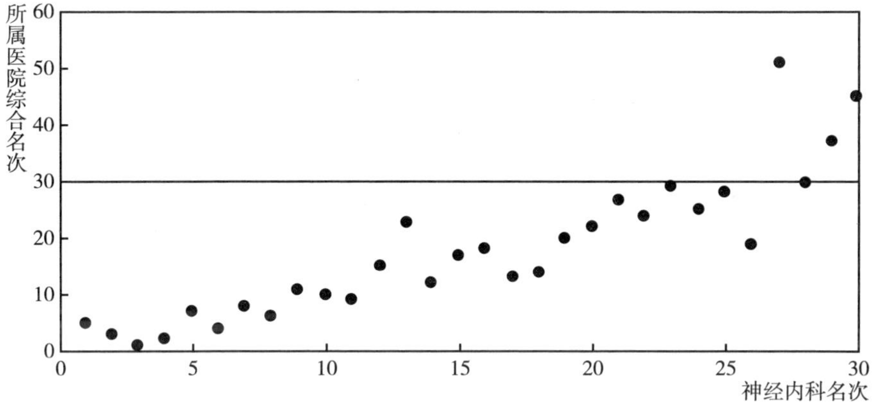

图16　神经内科名次和所属医院综合医院名次散点图

资料来源：艾力彼医院管理研究中心数据库。

神经内科30强医师36人，正高、副高医师占比39%，护士54人，科室年住院量5466人次，科室年住院手术161例，开放床位138张，住院重点疾病占比44%，详见表13。

（五）肾内科

地级城市医院肾内科30强中有27家来自医院综合名次30强，2家来自

表 13　神经内科 30 强相关指标数据

指标	1/4 分位数	中位数	3/4 分位数
医师数(人)	25	36	43
护士数(人)	41	54	77
正高、副高医师数/医师总数(%)	32	39	40
年住院量(人次)	3928	5466	6771
年住院手术量(例)	1	161	575
开放床位(张)	103	138	199
院内感染率(%)	0.93	2.29	3.80
住院重点疾病例数/年住院人次(%)	38	44	67
住院重点手术例数/住院手术例数(%)	0	2	6
住院重点疾病死亡率(%)	0.11	0.35	0.72
住院患者死亡率(%)	0.09	0.18	0.38
住院均次费用(元)	10421	12507	15393
平均住院天数(天)	8.70	10.53	11.07
床位使用率(%)	99	100	110

资料来源：艾力彼医院管理研究中心数据库。

医院综合名次 31 ~40 强，1 家为专科医院，肾内科前 10 强全来自医院综合名次前 10 强，见图 17。

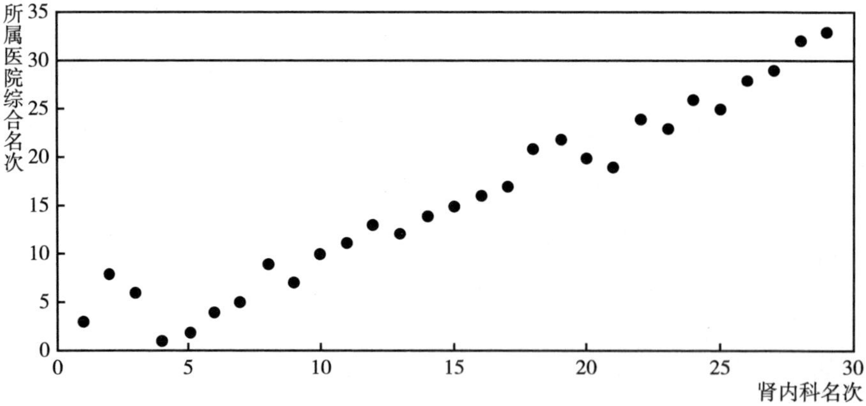

图 17　肾内科名次和所属医院综合名次散点图

资料来源：艾力彼医院管理研究中心数据库。

地级城市医院肾内科 30 强医院来自广东、江苏、山东、浙江、湖北、河北、四川、河南、湖南 9 个省，肾内科 10 强来自广东、江苏、山东、浙江、湖北 5 个省。肾内科 30 强医院中，广东数量最多，达到 8 家，其中 3 家 10 强医院，5 家 11 ~ 30 医院。江苏上榜 7 家。上榜数量排第三的是山东，有 3 家 10 强医院，2 家 11 ~ 30 强医院。广东、江苏、山东上榜医院总数已达到 20 家，广东、山东为肾内科 10 强最多的省份。浙江有 3 家医院上榜，肾内科 10 强有 1 家。湖北上榜 2 家，10 强和 11 ~ 30 强医院各有 1 家。河北上榜 2 家 11 ~ 30 强医院，四川、河南、湖南均有 1 家医院上榜 11 ~ 30 强。肾内科 30 强中有 50% 为省重点专科。

肾内科 30 强医师 18 人，正高、副高医师数占比 40%，护士 37 人，科室年住院量 2414 人次，科室年住院手术量 409 例，开放床位 57 张，住院重点疾病占比 53%，详见表 14。

表 14　肾内科 30 强相关指标数据

指标	1/4 分位数	中位数	3/4 分位数
医师数(人)	16	18	24
护士数(人)	29	37	47
正高、副高医师数/医师总数(%)	35	40	50
年住院量(人次)	2125	2414	2684
年住院手术量(例)	0	409	956
开放床位(张)	50	57	78
院内感染率(%)	0.93	2.66	3.86
住院重点疾病例数/年住院人次(%)	46	53	60
住院重点手术例数/住院手术例数(%)	0	0	1
住院重点疾病死亡率(%)	0.11	0.45	0.87
住院患者死亡率(%)	0.06	0.33	0.63
住院均次费用(元)	9557	11152	13188
平均住院天数(天)	9.42	10.03	11.63
床位使用率(%)	102	110	111

资料来源：艾力彼医院管理研究中心数据库。

（六）内分泌科

《2017年中国卫生和计划生育统计年鉴》显示，2016年城市居民内分泌代谢疾病死亡率为十万分之20.43，在主要疾病死亡率中排第6位。

地级城市医院内分泌科30强中29家来自医院综合名次30强，1家来自医院综合名次41～50强，见图18。

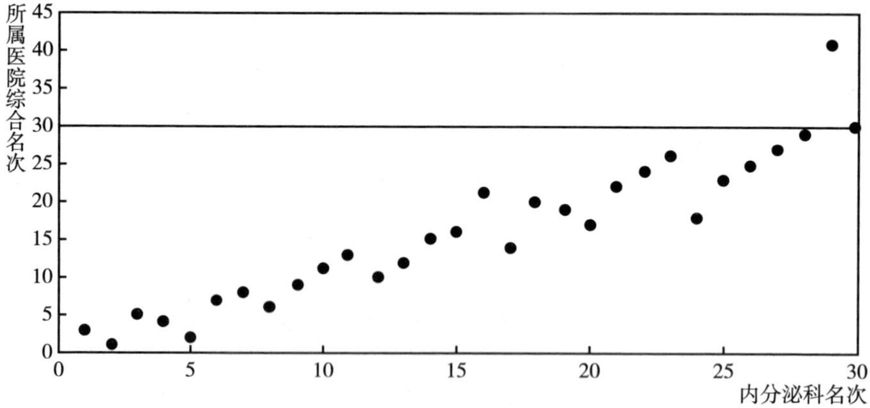

图18　内分泌科名次和所属医院综合名次散点图

资料来源：艾力彼医院管理研究中心数据库。

地级城市医院内分泌科30强来自江苏、广东、山东、浙江、贵州、四川、河北、河南、湖北9个省，内分泌科前10强来自江苏、广东、山东、浙江。江苏入围医院数量最多（9家），2家内分泌科前10强医院，7家11～30强医院。广东第二，3家1～10强医院，5家11～30强医院。第三是山东，上榜5家，4家前10强医院，1家11～30强医院，山东是内分泌科前10强医院最多的省。浙江有1家内分泌科前10强医院，2家11～30强医院。湖北、贵州、四川、河北、河南均有1家11～30强医院上榜。内分泌科30强有57%是省重点专科。

内分泌科30强医师19人，正高、副高医师占比41%，科室年住院量2194人次，护士25人，科室年住院手术49例，开放床位57张，住院重点疾病占比75%，详见表15。与国家临床重点专科内分泌科评估标准（床位50张）相比，地级城市医院内分泌科30强中至少50%的医院达到这项标准。

表15　内分泌科30强相关指标数据

指标	1/4分位数	中位数	3/4分位数
医师数(人)	12	19	25
护士数(人)	16	25	31
正高、副高医师数/医师总数(%)	35	41	48
年住院量(人次)	1607	2194	2948
年住院手术量(例)	0	49	214
开放床位(张)	44	57	83
院内感染率(%)	0.40	0.99	1.57
住院重点疾病例数/年住院人次(%)	64	75	85
住院重点手术例数/住院手术例数(%)	0	0	2
住院重点疾病死亡率(%)	0.00	0.00	0.20
住院患者死亡率(%)	0.00	0.06	0.19
住院均次费用(元)	7621	8963	11224
平均住院天数(天)	8.63	9.85	10.75
床位使用率(%)	91	98	105

资料来源：艾力彼医院管理研究中心数据库。

（七）儿内科

地级城市医院儿内科30强有27家来自医院综合名次30强，3家为儿童专科医院，分别是苏州大学附属儿童医院（儿内科第19位）、徐州市儿童医院（儿内科第21位）、无锡市儿童医院（儿内科第27位），见图19。

地级城市医院儿内科30强来自江苏、广东、山东、浙江、湖北、河南、四川、河北、湖南、贵州10个省，儿内科前10强来自江苏、广东、山东、浙江、湖北5个省。江苏入围医院最多，共达到9家，儿内科前10强医院有2家，11～30强医院有7家。广东有8家，儿内科前10强医院3家，

11～30强医院5家。上榜数量排第三的是山东，有5家儿内科30强医院。江苏、广东、山东三省上榜医院总数达到22家，广东、山东为儿内科前10强上榜医院最多的省份。浙江上榜2家，儿内科前10强医院和11～30强各1家。湖北、河南、贵州、四川、河北、湖南均上榜1家医院，湖北有1家前10强医院，其余省入围医院为11～30强医院。儿内科30强中有50%为省重点专科。

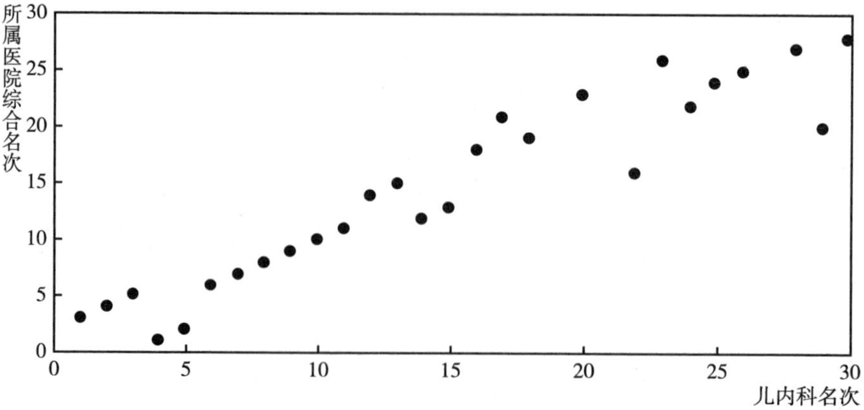

图19　儿内科名次和所属医院综合名次散点图

资料来源：艾力彼医院管理研究中心数据库。

地级城市医院儿内科30强医师58人，正高、副高医师占比32%，护士135人，科室年住院量11032人次，科室年住院手术量1397例，开放床位218张，平均住院天数8天，详见表16。地级城市医院儿内科30强发表SCI文章3篇，省级科研基金项目1个。

表16　儿内科30强相关指标数据

指标	1/4分位数	中位数	3/4分位数
医师数(人)	46	58	82
护士数(人)	76	135	172
正高、副高医师数/医师总数(%)	22	32	40
年住院量(人次)	8354	11032	18506

续表

指标	1/4 分位数	中位数	3/4 分位数
年住院手术量(例)	225	1397	2970
开放床位(张)	130	218	321
院内感染率(%)	0.43	0.89	1.85
住院均次费用(元)	5862	6991	7807
平均住院天数(天)	6.63	7.53	8.24
床位使用率(%)	94	104	122

资料来源：艾力彼医院管理研究中心数据库。

(八)肿瘤内科

恶性肿瘤是严重威胁人类健康和社会发展的疾病，2016 年我国城市居民恶性肿瘤死亡率是十万分之 160.07，为主要疾病死亡率之首。

由图 20 可知，地级城市医院肿瘤内科 30 强医院有 26 家来自医院综合名次前 30 强，2 家来自医院综合名次 31 ~40 强，肿瘤内科 30 强医院除了来自地级城市医院综合竞争力榜单外，还有 2 家肿瘤专科医院上榜，分别是南通市肿瘤医院（肿瘤内科第 21 位）、徐州市肿瘤医院（肿瘤内科第 24 位）。

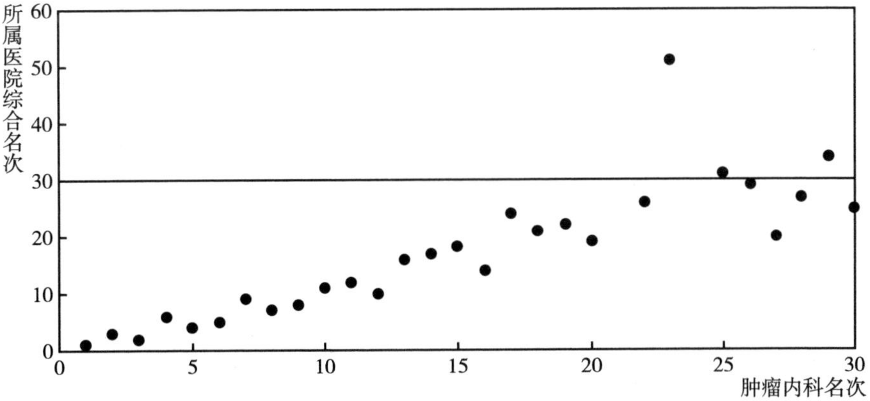

图 20　肿瘤内科名次和所属医院综合名次散点图

资料来源：艾力彼医院管理研究中心数据库。

肿瘤内科30强来自广东、江苏、山东、浙江、湖北、贵州、四川、河北、安徽、河南10个省，肿瘤内科前10强来自广东、江苏、山东、浙江4个省。广东、江苏都有8家医院上榜，广东有3家肿瘤内科前10强医院，5家11~30强医院。江苏有2家前10强医院，6家11~30强医院。山东有5家医院上榜，4家前10强医院，为肿瘤内科前10强医院最多的省份。浙江上榜3家，1家前10强医院，2家11~30强医院。湖北、贵州、四川、河北、安徽、河南均有1家肿瘤内科11~30强医院。肿瘤内科30强中有60%为省重点专科。

肿瘤内科30强医师37人，正高、副高医师占比37%，护士63人，科室年住院量8786人次，年住院手术664例，开放床位170张，住院重点疾病占比48%，平均住院天数8天，床位使用率105%，详见表17。

表17　肿瘤内科30强指标数据

指标	1/4分位数	中位数	3/4分位数
医师数（人）	26	37	48
护士数（人）	48	63	70
正高、副高医师数/医师总数（%）	29	37	50
年住院量（人次）	5833	8786	10958
年住院手术量（例）	157	664	2444
开放床位（张）	147	170	229
院内感染率（%）	0.24	0.92	1.81
住院重点疾病例数/年住院人次（%）	31	48	70
住院重点手术例数/住院手术例数（%）	0	5	18
住院重点疾病死亡率（%）	0.00	0.04	0.16
住院患者死亡率（%）	0.22	0.51	1.29
住院均次费用（元）	11363	14305	15275
平均住院天数（天）	6.73	8.45	11.79
床位使用率（%）	96	105	123

资料来源：艾力彼医院管理研究中心数据库。

（九）内科系对比

1. 医护人员配置：儿内科医师数、护士数最多

内科系在医师数、护士数、高级职称医师占比、硕士及以上学历医师占

比方面的情况见图 21。在医师配置方面，儿内科最多，其次是肿瘤内科、神经内科，最少的是肾内科。在护士人数方面，儿内科护士最多，其次是心血管内科、肿瘤内科。正高、副高医师占比最高的是内分泌科，其次是消化内科和肾脏内科，而儿内科医师数虽最多，但正高、副高医师占比最低。在硕士及以上学历医师占比方面，心血管内科最高，儿科最低。

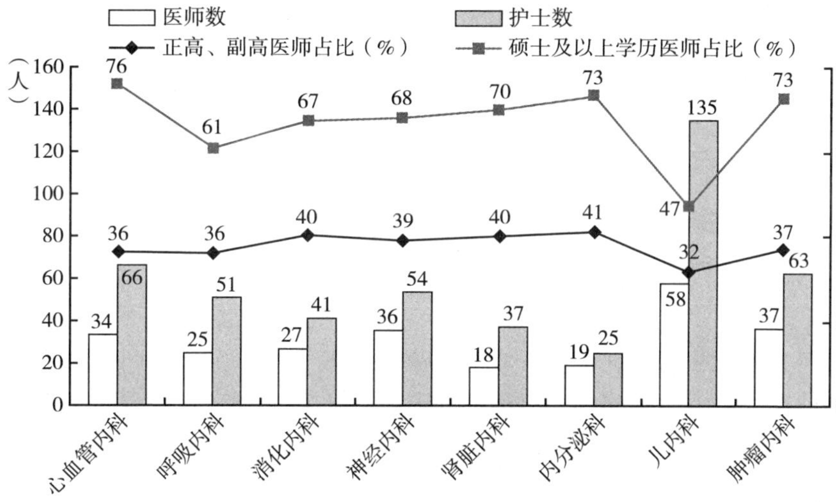

图 21　内科系医师、护士人员中位数对比

资料来源：艾力彼医院管理研究中心数据库。

2. 床位配置与利用：医床比、护床比较高，床位使用率偏高

由图 22 可知，儿内科开放床位最多，其次是肿瘤内科，床位数最少的是肾脏内科、内分泌科。在医床比方面，肾脏内科最高，肿瘤内科最低。肾脏内科护床比最高，其次是儿内科，最低的是肿瘤内科。对比床位使用率，最高的是肾脏内科，内科系床位使用率大部分都高于95%，床位压力大。

3. 医疗服务：儿内科服务量最大，内分泌科住院重点疾病占比高，心血管内科住院重点手术占比高

由图 23 可知，儿内科年住院量最高，第二是肿瘤内科，最低的是内分泌科。内分泌科虽然年住院量最少，但住院重点疾病占比最高，儿内科住院

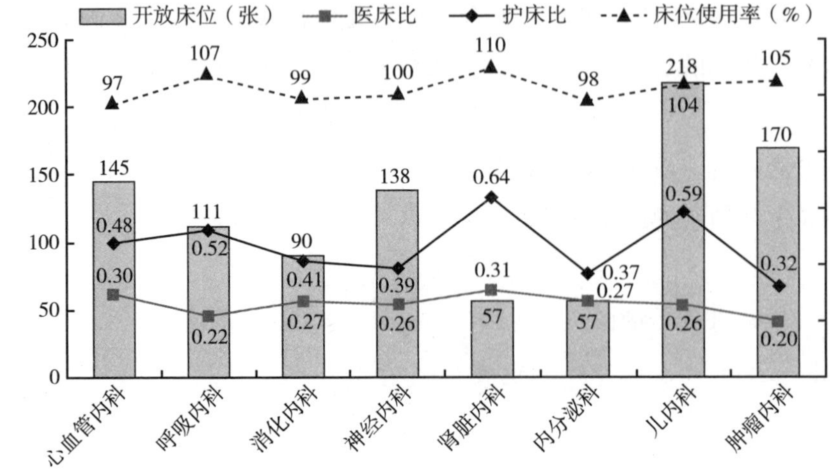

图 22　内科系开放床位、医床比、护床比、床位使用率中位数对比

资料来源：艾力彼医院管理研究中心数据库。

重点疾病占比最低。在年住院手术量方面，消化内科、心血管内科手术量较多，其他内科科室开展手术较少或者不开展手术业务；在住院重点手术占比方面，心血管内科最高，达36%。

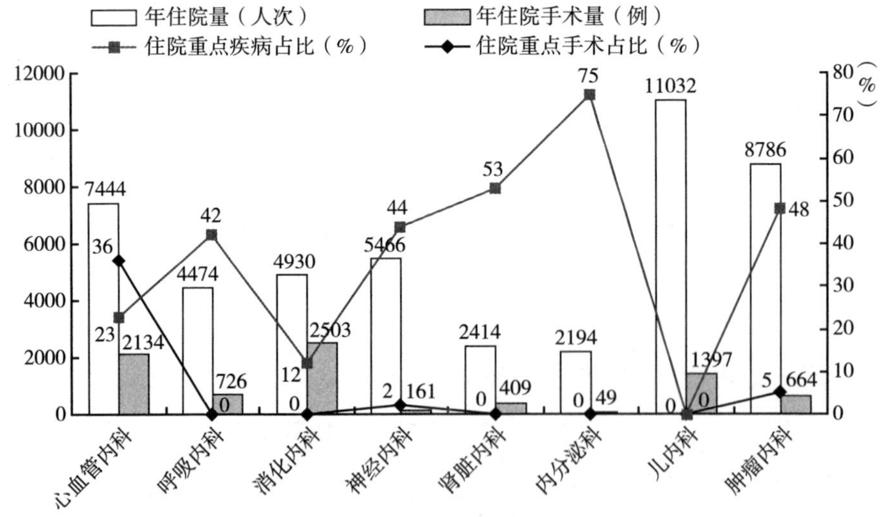

图 23　内科系医疗服务情况中位数对比

资料来源：艾力彼医院管理研究中心数据库。

4. 平均住院天数与住院均次费用：神经内科住院天数最多，儿内科住院均次费用最低

对比内科系的平均住院天数、住院均次费用（见图 24），平均住院天数最高的是神经内科，最低的是消化内科。住院均次费用最高的是心血管内科，最低的是儿内科，除内分泌科和儿内科以外，其他内科科室住院均次费用都在万元以上。

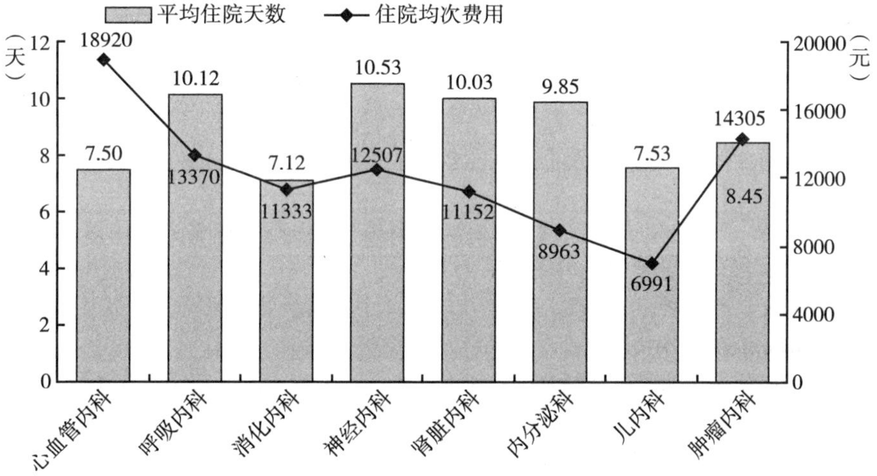

图 24　内科系平均住院天数、住院均次费用中位数比较

资料来源：艾力彼医院管理研究中心数据库。

四　结语

（1）地级城市医院专科 30 强医院在资源配置、医疗技术、医疗设备等方面都表现较好，在同级医院中具有很好的标杆示范作用，能承担起当地常见病多发病的诊疗、急危重症患者抢救以及部分疑难复杂疾病的诊治。

（2）地级城市医院专科 30 强存在医床比、护床比偏低，医护人员工作负荷过大、床位压力过大等问题。

（3）地级城市医院作为区域内医疗高地，应该加强科室建设，促进医

疗服务能力整体水平的提高，加大对基层医疗机构科室的帮扶力度，促进各层级医疗机构互通共享，建立区域内分工健全、协同性强的医联体。这也有助于缓解地级三级医院专科的业务压力、优化诊疗疾病结构。

参考文献

1. 庄一强、曾益新:《中国医院竞争力报告（2017)》，社会科学文献出版社，2017。
2. 庄一强、曾益新:《中国医院竞争力报告（2016)》，社会科学文献出版社，2016。
3. 严卓然、王兴琳、蔡华、陈婕、陈锋、郭镇魁：《区域协同地级城市医院的尴尬与出路：新医改中地级城市医院竞争力状况报告（二)》，《现代医院管理》2013年第11期。
4. 严卓然、王兴琳、蔡华、刘剑文：《医联体——医疗资源整合下的区域组织实践》，《现代医院管理》2013年第11期。
5. 刘剑文、严卓然、王兴琳、钟晨:《2013“中国地级城市医院·竞争力排名”总榜单分析》，《现代医院管理》2014年第4期。
6. 中国医院协会编《三级综合医院评审标准（2016版)》，人民卫生出版社，2011。
7. 国家卫生和计划生育委员编《2017中国卫生和计划生育统计年鉴》，中国协和医科大学出版社，2017。

专题报告　非公医院报告

Special Reports　private hospitals

B.20
非公医院发展指数：社会办医的坐标

庄一强　方 敏　邓兆盈*

摘　要：　非公医院发展指数展示了我国非公立医院发展现状。新医改以来，非公医院得到了较大的发展机遇和长足的发展，然而非公医院的发展格局仍然有相当大的发展的空间，与当前拥有强势垄断地位的公立医院相比，差距依然巨大。

关键词：　非公医院发展指数　非公立医院　区域发展

自2009年《中共中央国务院关于深化医药卫生体制改革的意见》出台以来，政府不断出台措施鼓励社会资本依法兴办非营利性医疗机构；2010

* 庄一强，博士，艾力彼医院管理研究中心主任；方敏，博士，华南农业大学公共管理学院；邓兆盈，工学学士，艾力彼医院管理研究中心。

年，国务院颁发《关于进一步鼓励和引导社会资本举办医疗机构意见的通知》，明确指出要放宽社会资本举办医疗机构的准入范围。国家卫生和计划生育委员会的统计数据显示，截至2017年6月底，我国共有医院29719个，其中公立医院12566个，非公立医院17153个；与2016年6月底比较，公立医院减少了392个，非公立医院增加了1850个。

在2011年，非公立医院的数量约占全国医院机构数的1/3，其床位数占全国医院床位数的12%，其业务量占全国医院总业务量的10%。至2015年，非公立医院机构数已经占全国医院机构数的53%；从床位数来看，非公立医院床位数占全国医院床位数的19%；然而非公立医院年诊疗人次占比则只从2011年的9%上升到12%，非公立医院年出院人次也只占全国医院年出院人次的15%，可见虽然非公立医院的机构数与床位数有所增加，但是服务量的提升并不明显（见图1）。我国非公立医院的发展仍处在规模和市场份额小、竞争力弱的发展阶段。

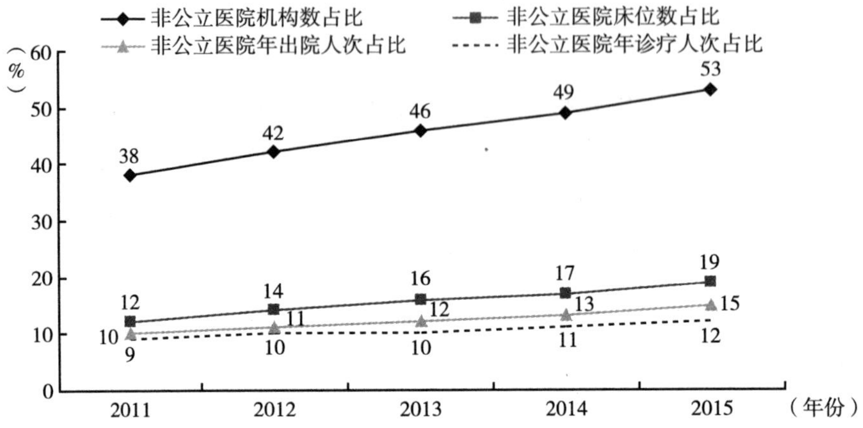

图1　2011～2015年非公立医院机构数和服务量对比

资料来源：《中国卫生和计划生育统计年鉴》（2012～2016年）。

为了进一步了解各省份非公立医院发展现状，在艾力彼中国医院竞争力排名的基础上，艾力彼医院管理研究中心（以下简称“艾力彼”）研发了非公医院发展指数（以下简称“非公指数”）来评价各省份非公立医院的发展态势。该指数是反映我国各地区非公立医院发展形势的“风向标”，展示不同区域非公医院的发展状态，从而客观全面地进行系统分析、比较和“环境友好度”评价。

总体来说，艾力彼非公指数填补了国内的评价空白，直观反映出各地非公立医院的发展差异，从而有利于投资人在投资决策前形成对目标区域的初步印象，为非公立医院的投资和发展提供了较好的参照体系。

一　非公医院发展指数的概念与特点

非公指数是通过对公立和非公立医院进行对照研究，借鉴国内外关于医院能力评估的理论与方法，确定指标选择原则，汇总指定区域内公立和非公立医院的机构总数、医院质量、服务能力和运营效率等相关指标，以建立一套针对全国、各省份非公立医院数量、质量及其医疗服务能力的年度综合评价体系，从而对非公立医院进行“行业画像”。

非公指数采用总体数据替代样本数据，用客观数据替代投资者的经验判断。该指数具有以下特点。

第一，数据的独家性：非公指数由艾力彼研究开发，也是目前非公立医院投融资行业中唯一的指数。

第二，数据的权威性：艾力彼拥有中国医院管理市场内容最丰富、数据最齐全、历史最悠久的数据库，结合艾力彼近 10 年来对医院管理数据领域的深刻理解，非公指数具有权威性。

第三，数据的精准性：艾力彼医院管理研究中心拥有一支优秀的高学历、高素质的分析师团队，定期对数据进行多方核对和分析，以保证数据的精准性，使客户的判断更为客观、准确。

第四，数据的高时效性：数据保持定时更新，确保数据在任何时候精准、有效，使客户能够及时了解数据环境的变化。

二　非公医院发展指数的研究方法论

（一）综合指数法

针对艾力彼拥有的海量数据，指数法（Index method）能够更直观地对各地区原始数据进行标准化，从而使得指标更加易于理解和比较。因此，艾力彼采取应用广泛的综合指数法计算出了非公指数。

综合指数法是在确定一套合理的指标体系的基础上，对各项指标个体指数加权平均，计算出综合值用以综合评价的一种方法。各项指标的权重根据其重要程度决定，体现了各项指标在综合值中作用的大小。其基本思路是利用层次分析法（Analytic Hierarchy Process）计算的权重和模糊评判法（Fuzzy Evaluation Method）取得的数值进行累乘，然后相加，最后计算出综合评价指数，即

$$非公指数 = \sum(各指标个体指数 \times 各指标权重)$$

（二）指标体系：本地非公立医院均衡指数 + 艾力彼非公500强指数

考虑到非公立医院发展能力评价以及数据的可获得性，艾力彼将非公指数分为本地非公立医院均衡指数和艾力彼非公 500 强指数两大维度。本地非公立医院均衡指数进一步细分为机构总数、医院质量、服务能力和运营效率 4 个二级指标，其中，医院质量指三级非公立医院数量和通过艾力彼星级认证的非公立医院数量，以反映非公立医院的质量；服务能力包括年非住院诊疗人次、年出院人数和非公医师诊疗人次/日；运营效率则以病床使用率来测量。艾力彼非公 500 强指数则由各地进入艾力彼发布的“中国医院竞争力 · 非公立医院 500 强”的非公立医院数量和得分计算而来。具体指标体系如图 2 所示。

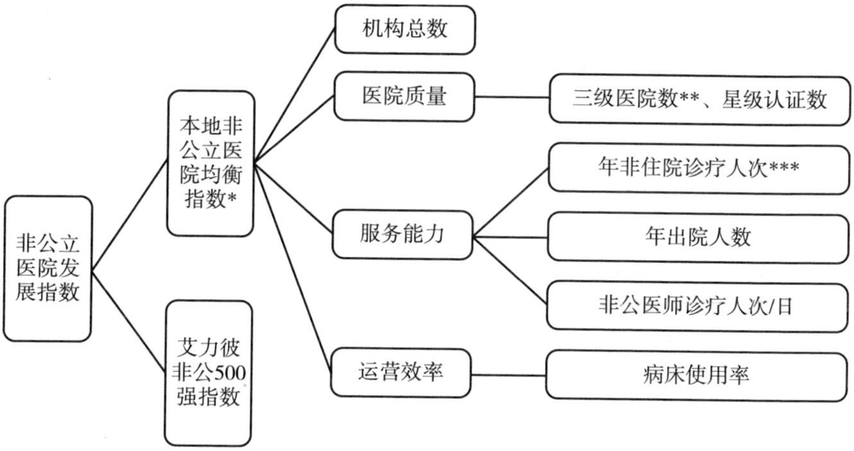

图2 非公医院发展指数指标体系

注：* 非公立医院/（非公立医院 + 公立医院）；** 三级医院包括综合医院和专科医院；*** 年非住院诊疗人次包括门诊、急诊、出诊、预约诊疗、单项健康检查、健康咨询指导（不含健康讲座）人次。

（三）数据的来源与标准化

非公指数的数据来源丰富，主要来自以下渠道：①全国卫生计生统计年鉴；②各省卫生统计年鉴；③各地卫生计生事业发展统计公报；④艾力彼医院管理研究中心医院竞争力数据库；⑤艾力彼 BHI 数据库。

非公指数的各个指标存在不同的度量单位和变异程度，使系数的实际解释发生困难。因此，为了消除量纲影响、变量自身变异大小和数值大小产生的影响，艾力彼对指标进行标准化处理，即去除数据的单位限制，将其转化为无量纲的纯数值，便于不同单位或量级的指标能够进行比较和加权。

三 非公医院发展指数解读

非公指数包括 2 个层级，即为总指数（全国）、省级指数（含直辖市、自治区)，未来将发展到地级指数。通过分析各层级的非公指数，我们可以了解非公立医院的发展现状。

(一) 总指数：发展格局差距巨大

首先看全国，非公指数 = Σ（各指标个体指数 × 各指标权重），其中非公立医院均衡指数为 0.264，艾力彼非公 500 强指数是 0.032，加权后相加得到全国的非公指数为 0.218。总指数反映了全国非公立医院的发展相对于总体医疗服务市场的份额，当前与公立医院相比，差距仍然相当大。

如图 3 所示，从均衡指数的具体指标来看，在机构数量比例方面，非公立医院（占全国医院数量的 52.6%）已经超过公立医院。尽管数量已经超过公立医院，但高级别的非公立医院数量远远不足，三级非公立医院仅占全国三级医院数量的 7.1%。从服务量来看，年非住院诊疗人次比例为 12%，年出院人次比例为 14.6%，说明非公立医院的服务能力与公立医院差距较大。此外，从病床使用率看，非公立医院为 62.8%，低于公立医院 90.4%，反映出非公立医院的运营效率仍然不能饱和。

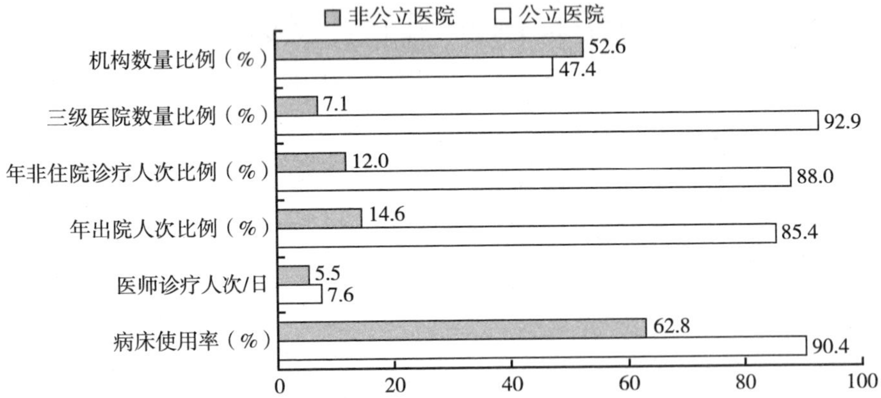

图 3　基于均衡指数指标的非公立医院和公立医院对比（2015 年）

资料来源：《2016 中国卫生和计划生育统计年鉴》。

（二）省级指数：阶梯特征明显

再来看各省份的非公指数。总体来说，非公指数最高的省份是江苏（0.292），最低的是黑龙江（0.157），从指数值来看，江苏的非公指数是黑龙江的近两倍，省份之间差距较大。同时，非公指数在各省份的分布呈现出明显的阶梯特征：得分高于0.25的为第一阶梯组，得分0.2～0.25的为第二阶梯组，得分低于0.2的为第三阶梯组（见图4）。

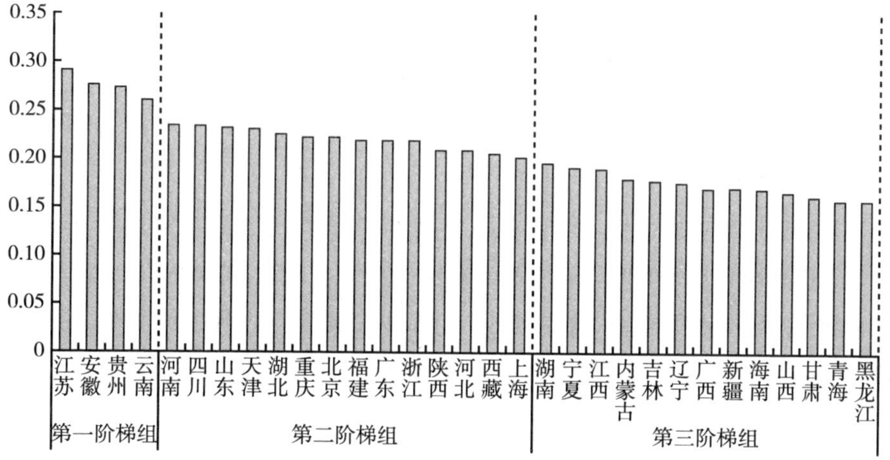

图4　非公医院发展指数阶梯分组

资料来源：艾力彼医院管理研究中心数据库。

第一阶梯组：包含4个省份，分别为江苏、安徽、贵州和云南。江苏是全国非公指数最高的省份，说明江苏的非公立医疗发展得非常好。第二名是安徽，得分为0.275，紧随其后的是贵州，第四名则为云南。

第二阶梯组：共有14个省份，分别是河南（0.234）、四川（0.233）、山东（0.232）、天津（0.231）、湖北（0.225）、重庆（0.223）、北京（0.222）、福建（0.220）、广东（0.219）、浙江（0.219）、陕西（0.209）、河北（0.208）、西藏（0.206）和上海（0.202）。

第三阶梯组：共有13个省份，分别是湖南（0.197）、宁夏（0.191）、江西（0.190）、内蒙古（0.180）、吉林（0.177）、辽宁（0.176）、广西

(0.171)、新疆（0.170）、海南（0.170）、山西（0.166）、甘肃（0.162）、青海（0.158）和黑龙江（0.157）。

按照国家卫计委“十二五”规划提出的“非公立医疗机构床位数和服务量达到总量的20%左右”的发展目标，我们把非公指数得分不低于0.2作为及格线，可以看出，在第一和第二阶梯组，共18个省份完成了国家卫计委对非公立医疗机构的发展目标，而第三阶梯组的13个省份全部未达标。

（三）影响非公指数的重要因素：人口、经济与公立医院发展

数据分析发现，人口和经济是非公指数最重要的影响因素。在第一阶梯组和第二阶梯组的18个省份中，有9个省份为人口超过5000万人的特大省份，分别是江苏、安徽、河南、四川、山东、湖北、广东、浙江和河北；有5个省份为拥有3000万~5000万人口的人口大省，分别是贵州、云南、重庆、福建和山西。从地区生产总值来看各省份的经济发展状况，有13个省份（包括广东、江苏、山东、浙江、河南、四川、河北、湖北、湖南、辽宁、福建、上海和北京）的2015年地区生产总值超过20000亿元。可见，人口和经济对非公指数的影响巨大。有人口才有基本的市场需求，经济好才具有良好的支付能力。

此外，在非公指数排名中，人口多、经济发展好、公共资源丰富的北京、上海、广东在非公指数得分排名中反而没能进入前10名。深入分析发现，这3个地区正是2016届中国医院竞争力·顶级医院100强中上榜机构数最多的省份，顶级公立医院林立。公立医院强势的垄断地位与不断扩张对非公立医院产生排挤效应，对非公立医院的发展造成威胁。这反映出非公指数亦受到竞争对手——公立医院的影响，即存在“大树底下不长草”现象。

四　从非公展指数看非公立医院的发展趋势

通过对非公指数中的二级指数的描述，我们可以看到非公立医院发展的具体特征。

各省份的非公立医院占当地医院总机构数的比例见图 5。图 5 中的直虚线为全国非公立医院占医院总数的比例，即平均值。可以看到，共有 13 个省份高于全国平均水平，不到一半。从具体省份来看，省份之间的差别也比较大：非公立医院数量占该省医院总数比例最高的是贵州，为 75.5%；其次为江苏、云南、北京和四川，分别为 66.9%、62.9%、62.9%、62.1%；占比最低的省份为海南（23.8%）、西藏（24.5%）和甘肃（33.0%）。

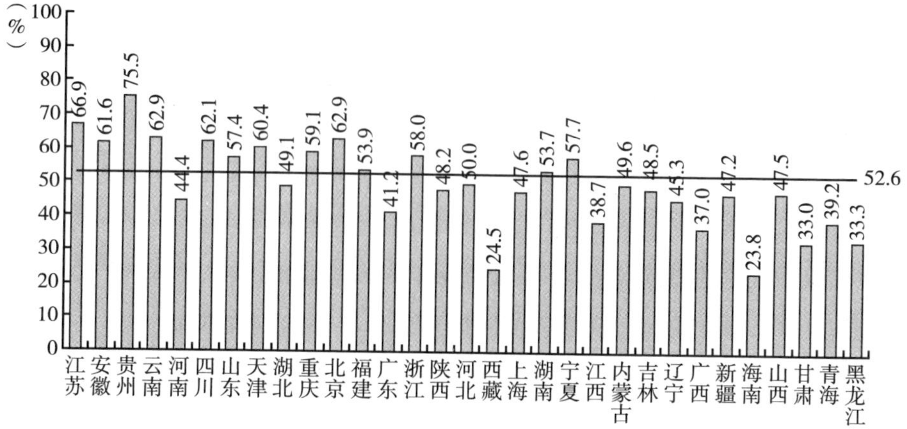

图 5　各省份非公立医院占当地医院总机构数的比例

资料来源：《2016 中国卫生和计划生育统计年鉴》。

图 6 为各省份的三级非公立医院占当地三级医院总机构数的比例。总体来看，三级非公立医院占比非常低，无力与三级公立医院抗衡。图 6 中的虚线为全国三级非公立医院占三级医院总数的比例，仅有 10 个省份高于全国平均水平，没有一个省份的三级非公立医院占比超过 20%。非公立医院数量占比最高的是湖北，占当地医院总数的 19%，其次为安徽（16.9%）和云南（15.9%）。然而仍有 7 个省份 1 家三级非公立医院都没有，分别是天津、重庆、西藏、上海、宁夏、山西和青海，说明这些省份的大型非公立医院发展相对受限。

图 7 为各省份非公立医院年非住院诊疗人次占当地医院年非住院诊疗人次的比例。图 7 中虚线为全国非公立医院年非住院诊疗人次占全国所有医院

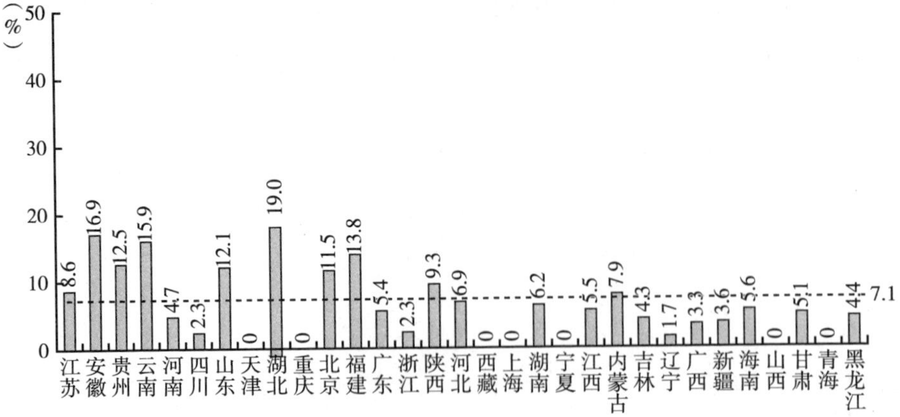

图6　各省份三级非公立医院占当地三级医院总机构数的比例

资料来源：《2016 中国卫生和计划生育统计年鉴》。

年非住院诊疗人次的比例，有 12 个省份高于全国平均水平。非公立医院年非住院诊疗人次占比最高的是贵州，为 23. 1%，除此以外，天津（20. 6%）和西藏（20. 2%）的非公立医院年非住院诊疗人次占比大于 20%。而非公立医院年非住院诊疗人次占比居末位的省份为广西（5. 2%）、甘肃（6. 6%）和上海（7. 0%）。

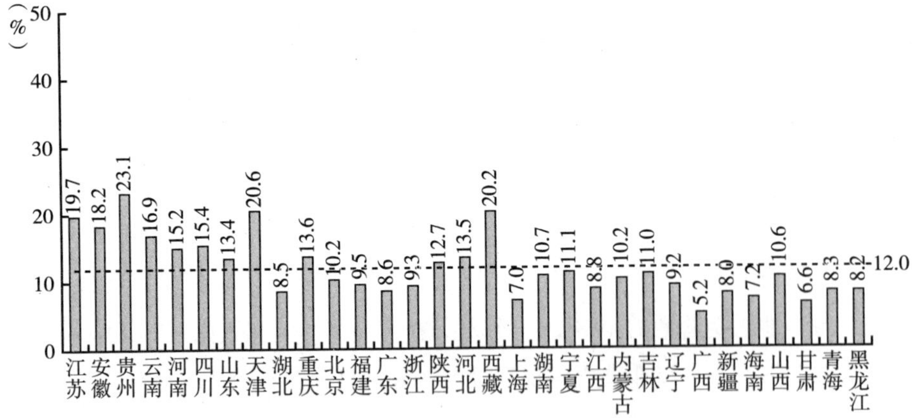

图7　各省份非公立医院年非住院诊疗人次占当地医院年非住院诊疗人次的比例

资料来源：《2016 中国卫生和计划生育统计年鉴》。

图 8 为各省份非公立医院年出院人次占当地医院年出院人次的比例。图 8 中虚线为全国非公立医院年出院人次占全国所有医院年出院人次的比例，仅有 8 个省份高于全国平均水平。非公立医院年出院人次占比最高的也同样是贵州，占比为 27.1%，除此以外，重庆（26.1%）、西藏（24.0%）、江苏（22.5%）和四川（22.1%）的非公立医院年出院人次占比大于 20%。而非公立医院年出院人次占比居末位的省份为上海（5.7%）、海南（5.8%）和甘肃（6.6%）。

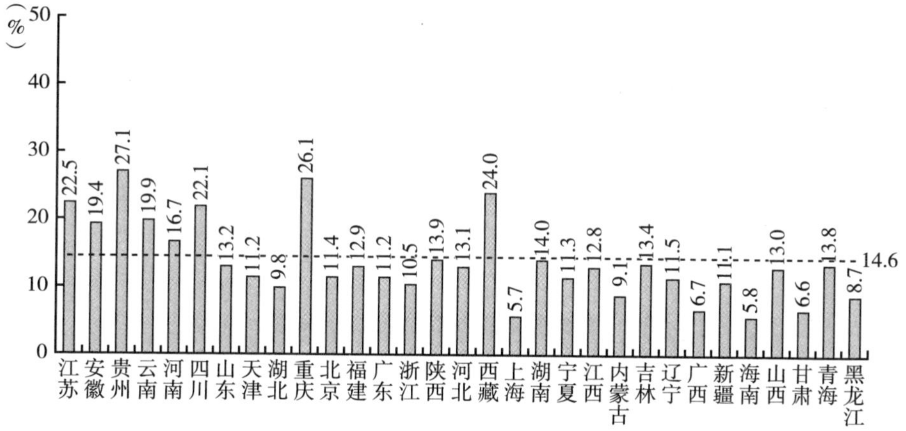

图 8　各省份非公立医院年出院人次占比

资料来源：《2016 中国卫生和计划生育统计年鉴》。

图 6 和图 7 显示出我国绝大部分的医疗服务由公立医院承担，非公立医院虽然在数量上超过了公立医院，但是就服务量而言，非公立医院仍然难以撼动公立医院的强势垄断地位。

图 9 为各省份非公医师诊疗人次/日对比。图 9 中虚线为全国非公医师诊疗人次/日，查阅《2016 中国卫生和计划生育统计年鉴》中各省份公立医院医师诊疗人次/日，我们可以发现，只有 3 个省份的非公医师诊疗人次/日高于当地公立医院的医师诊疗人次/日，这 3 个省份分别为天津、西藏和海南，其公立医院医师诊疗人次/日分别为 11.4、5.6 和 6.2。此外，我们还发现，除天津以外，北京（11.4）、广东（11.9）、浙江（12.2）和上海（15.7）

这4个省份的公立医院医师诊疗人次/日均大于10，相对而言，这4个省份的非公医师诊疗人次/日则依次为5.4、8.2、7.2和10.1，这意味着这4个省份的医疗需求非常大，而且公立医院医师的负荷繁重，但是非公立医院医师的服务能力与公立医院医师相比仍有较大差距，仍未能与之持平。

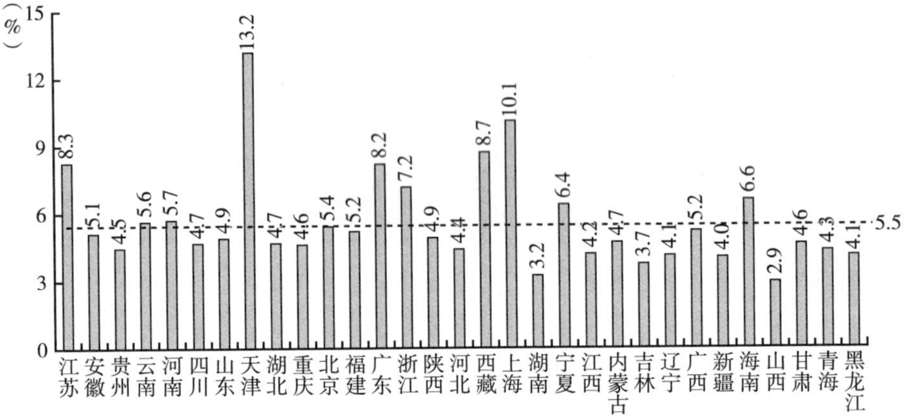

图9　各省份非公医师诊疗人次/日对比

资料来源：《2016中国卫生和计划生育统计年鉴》。

图10为各省份非公立医院病床使用率的对比。图10中虚线为全国非公立医院病床使用率，总体而言，各省份的非公立医院病床使用率集中在50%～70%，没有1个省份的非公立医院病床使用率超过80%，这与大多数省份的公立医院病床使用率超过85%相比，非公立医院的运营效率仍有待提高。

图11展示了艾力彼非公500强指数。艾力彼非公500强指数最高的省份为广东（0.100）、江苏（0.098）、浙江（0.082）、河南（0.080）、安徽（0.067），集中在东部和中部；最低的省份为甘肃（0.003）、青海（0.002）、海南（0.002）、西藏（0.000），分布在西北部。艾力彼非公500强指数显示出强烈的省份差距，与我国体现人口密度的“黑河－腾冲线”一致。“黑河－腾冲线”以东，人口稠密，经济较发达，资源（包括公路、铁路、教育等）丰富；“黑河－腾冲线”以西，人口稀少，经济发

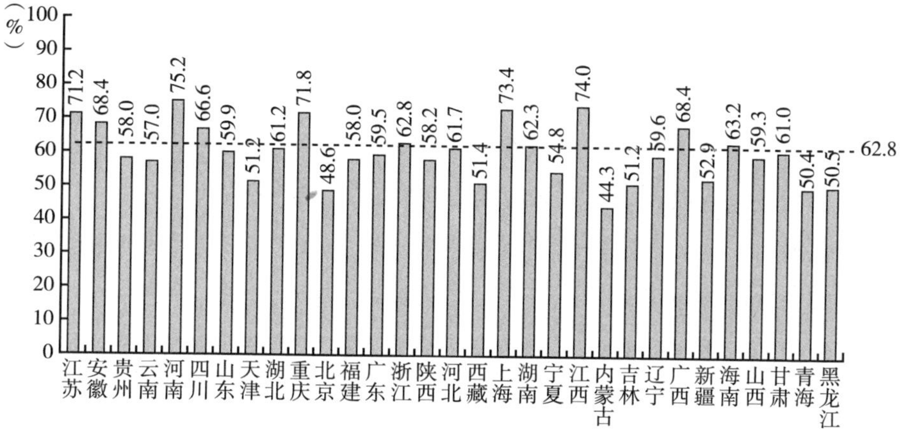

图 10　各省份非公立医院病床使用率对比

资料来源：《2016 中国卫生和计划生育统计年鉴》。

展相对迟缓，资源相对稀缺。非公立医院的“黑河－腾冲线”分布特征体现了我国东南和西北的非公立医院发展之差异。随着新型城镇化的推进，“一带一路”沿线的发展、医疗服务的均等化需求是非公医疗机构未来发展的契机。

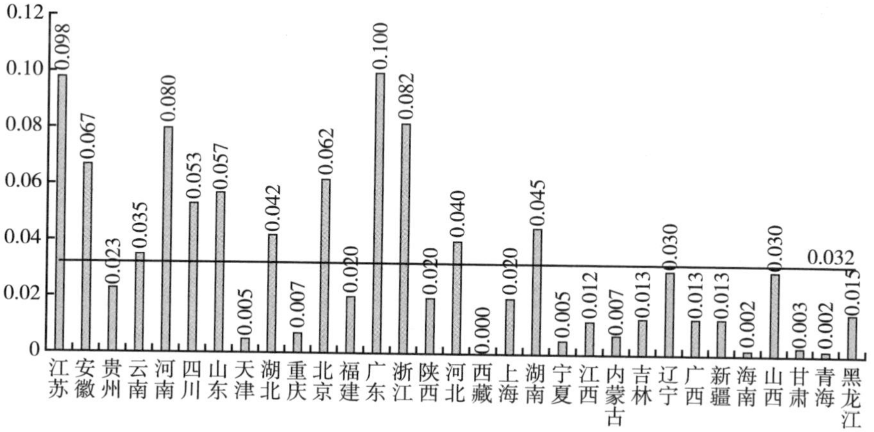

图 11　艾力彼非公 500 强指数对比

资料来源：艾力彼医院管理研究中心数据库。

四 结论

非公指数展示的是非公立医院发展现状。新医改以来，在社会办医的大潮下，非公立医院获得了前所未有的发展机遇和长足的发展，然而，艾力彼非公指数显示，非公立医院仍然有相当大的发展的空间，与当前拥有强势垄断地位的公立医院相比，差距巨大。从机构数量看，非公立医院已经超过公立医院；但从三级医院数量、年非住院诊疗人次、年出院人次和病床使用率看，非公立医院的服务能力和运营效率与公立医院相比仍有较大的差距。同时，各省份的非公立医疗机构发展差距巨大，而影响非公立医疗发展因素主要有人口、经济、资源（交通、教育等）以及当地公立医院的发展水平。这可以作为投资人投资决策的参考。

参考文献

1. 庄一强、曾益新：《中国医院竞争力报告（2016）》，社会科学文献出版社，2016。
2. 国家卫生和计划生育委员会编《2016 中国卫生和计划生育统计年鉴》，中国协和医科大学出版社，2016。
3. 中华人民共和国民政部编《2016 中华人民共和国行政区划简册》，中国地图出版社，2016。
4. 中华人民共和国国家统计局编《2016 中国统计年鉴》，中国统计出版社，2016。

B.21

非公立医院及非公立医院集团报告

蔡 华　何永琦　张娟娟*

摘　要： 近年来，在国家有关政策的鼓励和支持下，我国非公立医院发展迅猛，数量已连续两年超过公立医院。在激烈的市场竞争下，越来越多的医院从“单体医院”进入“医院集团”发展模式，集团化和上市成为非公立医院发展的两大主要路径。本报告旨在通过对综合竞争力和地域分布进行分析，研究非公立医院和非公立医院集团的发展情况。根据入围榜单机构数的分析，非公立医院的竞争力和机构数呈三级梯队分布；在七大区中华东区非公立医院集团数量最多，在省份中江苏和浙江较多，在城市中北京、上海和武汉上榜数量较多。

关键词： 非公立医院　非公立医院集团　竞争力要素　地域分布

一　非公立医院

近年来，在国家有关政策的鼓励和支持下，非公立医院发展迅速，根据《2017中国卫生和计划生育统计年鉴》，截至2016年底，非公立医院数量为16432家，同比增长13%，占总医院数比重超过56%。非公立医院数量已连续两年超过公立医院，成为医疗服务的重要力量。

---

* 蔡华，管理学硕士，艾力彼医院管理研究中心；何永琦，MBA、光学工程硕士，艾力彼医院管理研究中心；张娟娟，工学学士，艾力彼医院管理研究中心。

（一）非公立医院100强分析

1. 地域分析：七大区中以华东最强，省份中以广东最强，城市中以北京、宿迁、东莞入围机构数较多

（1）七大区分布

对非公立医院 100 强按照七大区进行分析，入围机构数和区域竞争力指数从东往西呈阶梯状分布。根据入围非公立医院 100 强榜单的机构数和区域竞争力指数，华东区处于第一梯队，入围非公立医院 100 强的机构数和区域竞争力指数均居七大区之首；华南、华中和华北处于第二梯队，入围非公立医院 100 强的机构数和区域竞争力指数较接近；西南、东北和西北处于第三梯队，入围非公立医院 100 强的机构数相距较近，但整体较少，详见图 1。

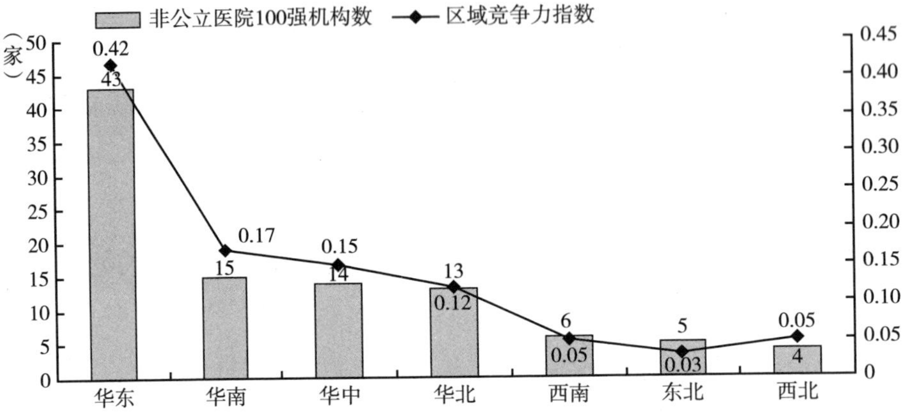

图 1　2017 届非公立医院 100 强七大区数量和区域竞争力指数

资料来源：艾力彼医院管理研究中心数据库。

（2）省份分布

入围非公立医院 100 强的省份有 20 个，对各省入围医院数量和省竞争力指数进行排序，广东、江苏、浙江、北京、河南五个省份位列前五位，机构数总占比为 52%，省竞争力指数均大于 0. 07。没有医院入围 100 强的省份大多位于经济欠发达的中西部地区，详见图 2。

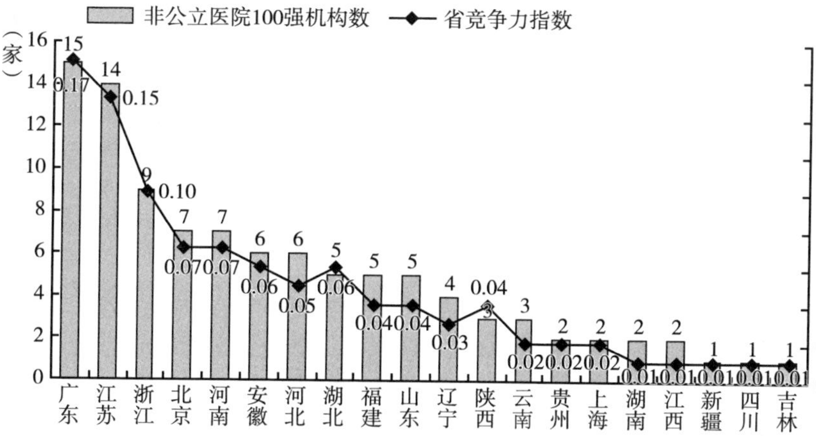

图 2　2017 届非公立医院 100 强省份分布

资料来源：艾力彼医院管理研究中心数据库。

均衡指数越大，该省入围榜单的城市个数与该省所辖市总数的比值越大，代表入围榜单的医院分布越均衡（下同）。对非公立医院 100 强均衡指数进行分析，江苏和浙江的均衡指数相对较高，说明入围非公立医院 100 强的医院较均衡；广东省虽然入围医院数较多，但是入围医院只集中在个别城市，所以均衡指数并不高。其他各省均衡指数也相对较低，详见图 3。

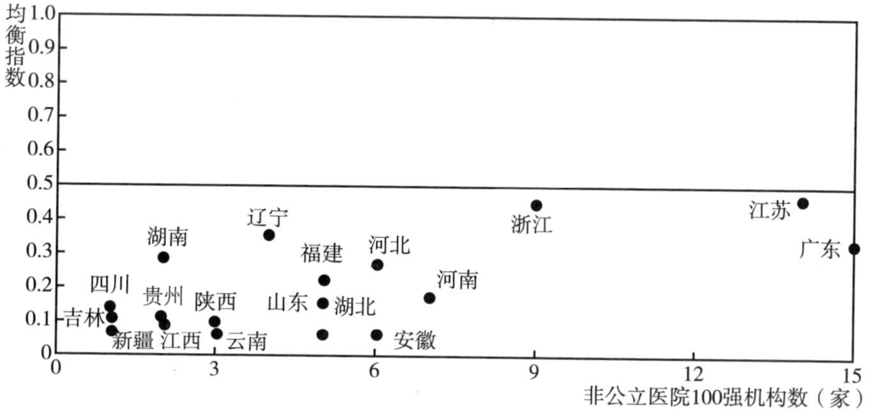

图 3　2017 届非公立医院 100 强省份均衡度

资料来源：艾力彼医院管理研究中心数据库。

(3) 城市分布

非公立医院100强分布在54个城市，有25个城市至少有2家100强医院，其中北京、宿迁、东莞和武汉入围机构数较多，下面列出有2家及以上医院入围非公立医院100强榜单的城市，详见图4。

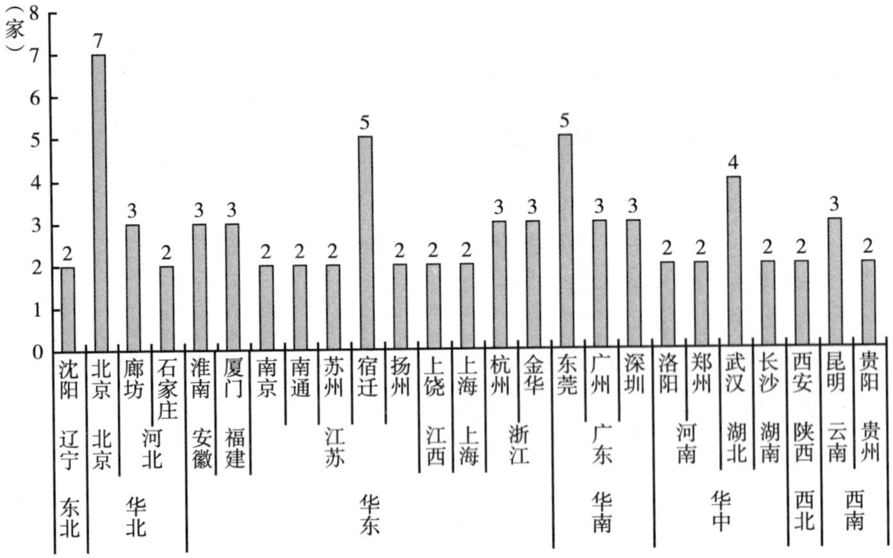

图4　2017届非公立医院100强城市分布（≥2家）

资料来源：艾力彼医院管理研究中心数据库。

2. 竞争力要素分析：西部地区的年住院手术/年出院量和全员职工/实开床位的均值明显高于东部和中部，高级/全院职工、床位使用率、平均住院天数等指标均值小于东部和中部

以表1竞争力要素指标为代表对非公立医院100强进行分析。非公立医院100强全员职工/实开床位均值为1.48，其中西部地区此项指标均值为1.60，明显高于东部和中部地区；西部地区年住院手术/年出院量也明显高于东部、中部和100强均值；西部地区床位使用率、平均住院天数和高级/全院职工却明显低于东中部地区均值和非公立医院100强均值，可见西部地区医疗技术水平并不低，详见表1。

表 1　2017 届非公立医院 100 强竞争力指标均值

竞争力要素 / 东中西部	年住院手术/年出院量	高级/全院职工	全员职工/实开床位	床位使用率（%）	平均住院天数
东部	0.40	0.09	1.53	80.13	11.46
中部	0.42	0.09	1.23	90.25	10.71
西部	0.57	0.07	1.60	77.92	9.19
100 强	0.42	0.09	1.48	81.54	11.15

资料来源：艾力彼医院管理研究中心数据库。

3. 其他特征分析：非公立医院100强以原创医院和三级医院为主

（1）起源

在非公立医院 100 强中，原创的非公立医院有 60 家，改制的非公立医院有 40 家。华东地区原创和改制医院在数量上相当，华南区和华北区原创的远多于改制的；华中区原创 4 家，改制 10 家，改制的占多数；西南、东北、西北入榜的原创医院稍多于改制的，详见图 5。

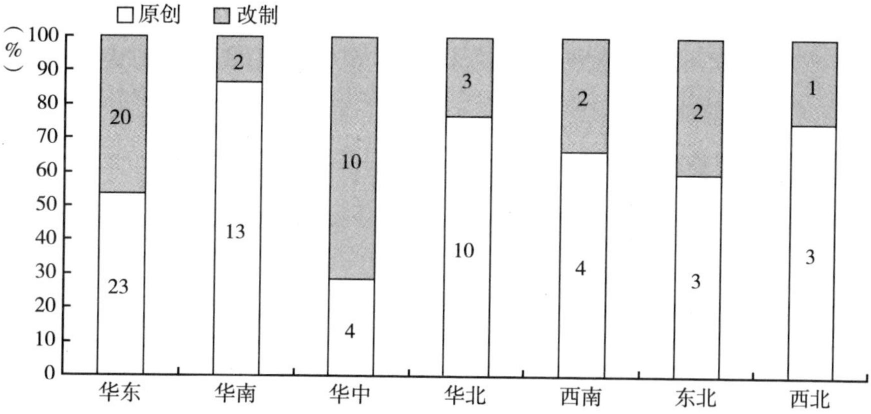

图 5　2017 届非公立医院 100 强起源及占比

资料来源：艾力彼医院管理研究中心数据库。

（2）级别

非公立医院 100 强以三级医院为主，三级医院占比为 70%，二级医院占比为 23%，有 7% 的医院未定级，其中以专科医院为主，有 6 家，详见图 6。

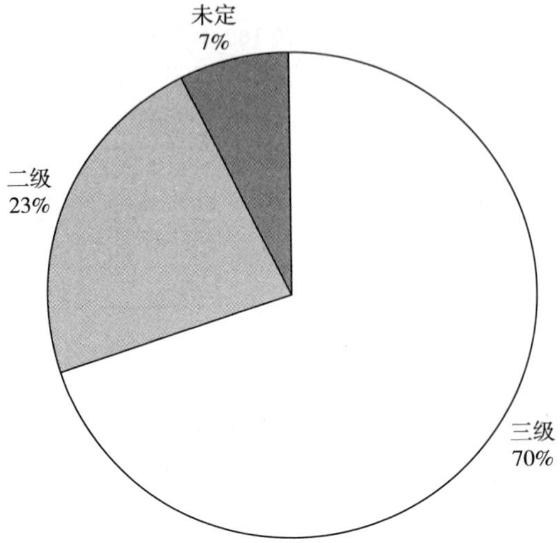

图 6　2017 届非公立医院 100 强级别

资料来源：艾力彼医院管理研究中心数据库。

（3）纵横交叉评价

在非公立医院 100 强中，有 8 家医院入围省会市属/计划单列市医院 100 强；有 25 家入围地级城市医院 500 强，其中有 2 家入围地级城市医院 100 强，9 家入围地级城市医院 101～300 强；有 17 家入围县级医院 500 强，其中有 1 家入围县级医院 100 强，15 家入围县级医院 101～300 强；仅有 3 家医院与中医医院 500 强交叉，且都为中医医院 101～500 强，详见表 2。

表 2　非公立医院 100 强与其他榜单的交叉情况

交叉机构数（家）	榜单类别							
	省会市属/计划单列市医院 100 强	地级城市医院 500 强			县级医院 500 强			中医医院 500 强
		100 强	101～300 强	301～500 强	100 强	101～300 强	301～500 强	101～500 强
1					√		√	
2		√						
3								√
8	√							
9			√					
14				√				
15						√		

（二）非公立医院300强分析

1. 地域分析：华北和华中入围机构数反超华南；江苏省机构数最多，均衡指数最大；城市中宿迁仍占优势，昆明和西安机构数增幅较大

（1）七大区分布

与非公立医院100强的七大区分布相比，华东地区入围300强机构数仍然为七大区最多；华中区和华北区入围300强机构数超过华南区；西南地区入围300强机构数也明显增多，详见图7。

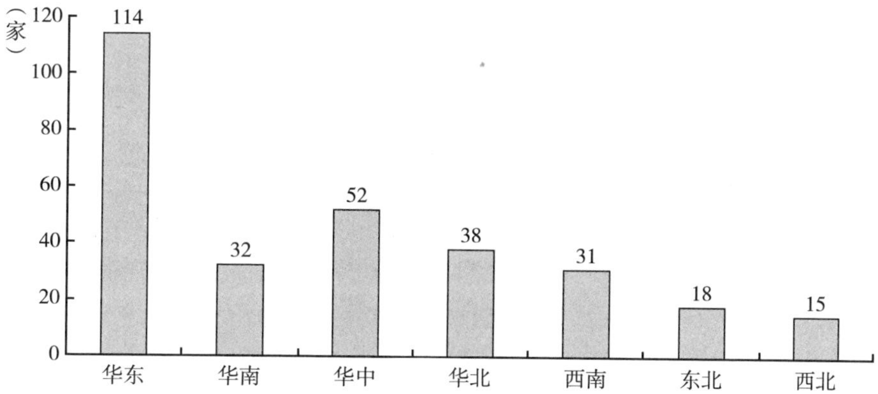

图7　2017届非公立医院300强七大区分布

资料来源：艾力彼医院管理研究中心数据库。

（2）省份分布

非公立医院300强分布于全国29个省份，省份范围比非公立医院100强明显扩大，只有内蒙古和西藏没有医院入围；且与非公立医院100强相比，江苏省入围300强机构数超过广东省，位于各省份第一；新疆、甘肃、宁夏、青海等西部偏远地区入围300强的医院仍然很少，详见图8。

非公立医院300强各省份均衡指数明显增大，其中江苏、浙江、河南三省入围300强机构数多且比其他省份均衡；湖南省入围300强机构数虽不多，但均衡指数比较突出，详见图9。

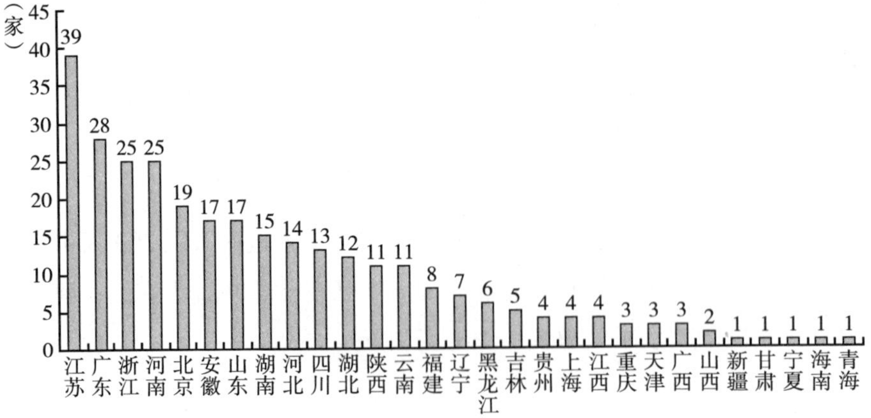

图8　2017届非公立医院300强省份分布

资料来源：艾力彼医院管理研究中心数据库。

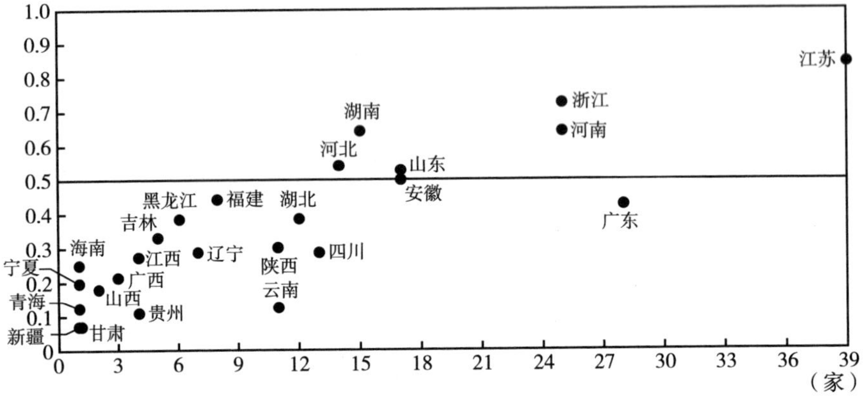

图9　2017届非公立医院300强省份均衡度

资料来源：艾力彼医院管理研究中心数据库。

（3）城市分布

非公立医院300强分布于全国116个城市，其中超过半数的城市仅有1家医院入围，部分城市入围300强的医院数量较多，下面列出入围非公立医院300强机构至少有4家的城市，详见图10。

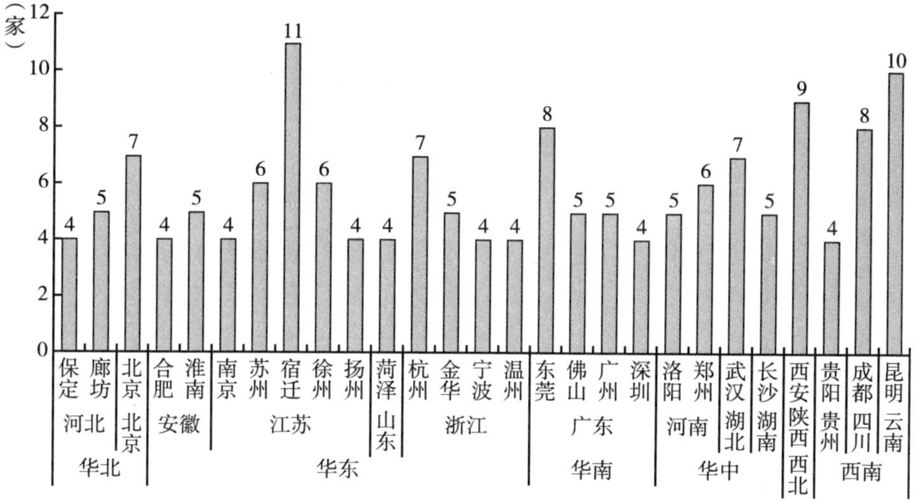

图 10　2017 届非公立医院 300 强城市（≥4 家）

资料来源：艾力彼医院管理研究中心数据库。

2. 其他特征分析：非公立医院300强中改制医院和三级医院比重下降，二级医院比重明显增大

（1）起源

尽管非公立医院 300 强中东北地区的改制医院所占比重与 100 强中所占比重相比有所增加，但是整体来讲非公立医院 300 强中改制非公立医院所占比重与 100 强相比明显下降，其中华东和华中区 300 强中改制的非公立医院比重下降最明显，详见图 11。

（2）级别

非公立医院 300 强中的二级医院比重明显增大，可见在非公立医院 101～300 强中，各类二级医院以及二级医院与三级医院之间竞争更加激烈，详见图 12。

（3）纵横交叉评价

尽管从非公立医院 100 强扩增到非公立医院 300 强，但与省会市属/计划单列市医院 100 强、地级城市医院 500 强交叉的机构数并没有增多，可见非公立医院与省会城市、计划单列市以及地级城市医院相比还是有一定

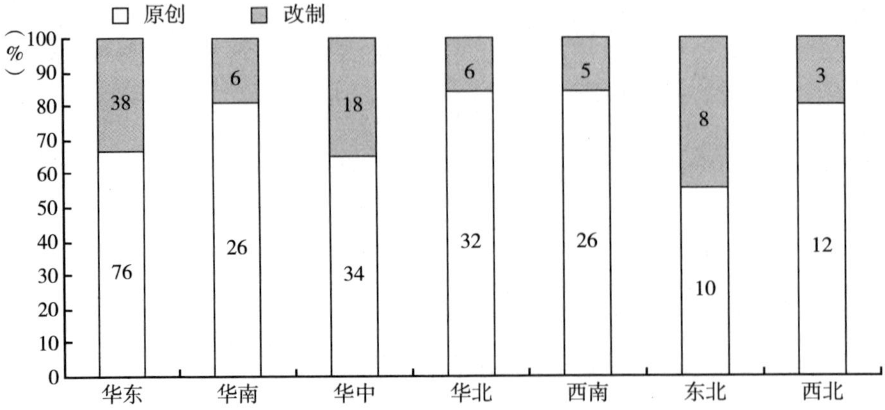

图 11　2017 届非公立医院 300 强七大区起源

资料来源：艾力彼医院管理研究中心数据库。

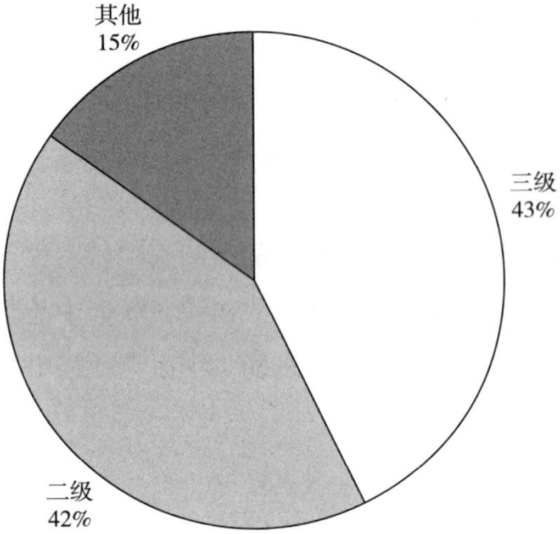

图 12　2017 届非公立医院 300 强级别

资料来源：艾力彼医院管理研究中心数据库。

差距；非公立医院 300 强与县级医院 500 强相交叉机构数增多，由 17 家增加到 26 家；另外非公立医院 300 强与中医医院 500 强交叉机构数也上升到 8 家，详见表 3。

表 3 非公立医院 300 强与其他榜单交叉情况

交叉机构数（家）	榜单类别							
	省会市属/计划单列市医院 100 强	地级城市医院 500 强			县级医院 500 强			中医医院 500 强
		100 强	101 ~ 300 强	301 ~ 500 强	100 强	101 ~ 300 强	301 ~ 500 强	101 ~ 500 强
1					√			
2		√						
8	√							√
9			√					
10							√	
14				√				
15						√		

（三）非公立医院500强分析

1. 七大区分布：西南地区入围非公立医院500强机构数增幅较大，山西、安徽的非公立医院500强均衡指数增幅较大

非公立医院 500 强中，华中、华北甚至西南地区的机构数都多于华南区，可见华南地区的非公立医院两极分化比较严重，相对于东北和西北两大区来讲，西南地区的非公立医院入围数量更多。其他几大区分布情况与非公立医院 300 强类似，详见图 13。

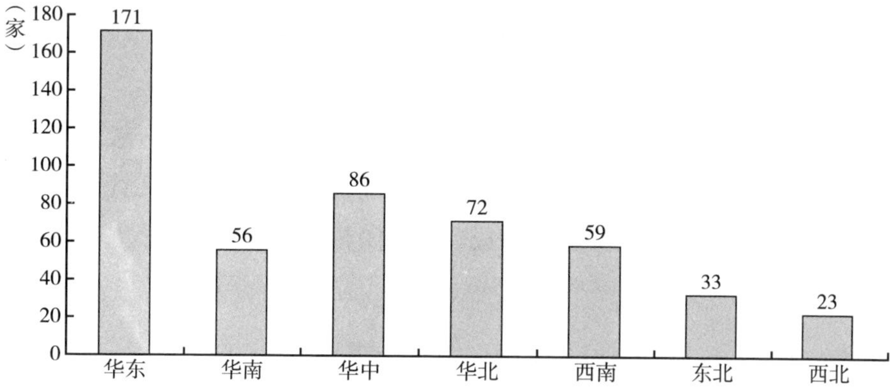

图 13 2017 届非公立医院 500 强七大区分布

资料来源：艾力彼医院管理研究中心数据库。

2. 各省份均衡指数：非公立医院500强整体均衡度上升明显，其中江苏省均衡指数最大，入围机构数最多

非公立医院 500 强中，各省份均衡指数整体明显增大，其中依然以江苏省为首，此外山西、贵州、安徽三省的均衡指数相对于非公立医院 100 强和 300 强增长幅度较大，其中贵州省 500 强均衡指数尽管增幅较大，但结果仍然低于 0. 5，详见图 14。

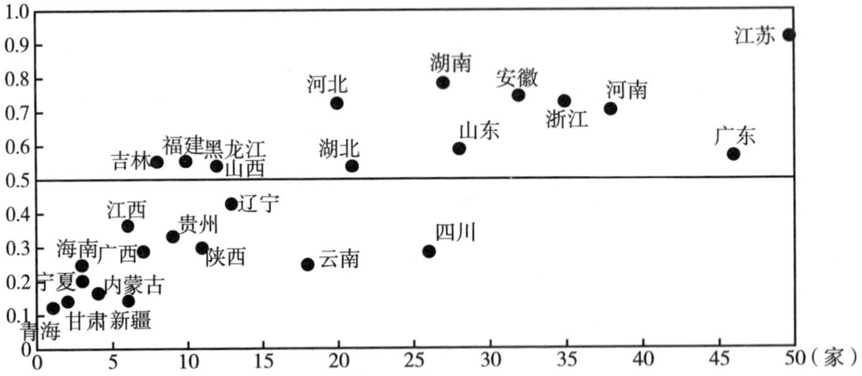

图 14　2017 届非公立医院 500 强省份均衡度

资料来源：艾力彼医院管理研究中心数据库。

二　非公立医院集团

为了增强竞争力，越来越多的非公立医院实施统一经营、分级管理、按资本份额分担风险和享受收益，建立了集团经营管理模式，且在社会资本的助推下，中国非公立医疗集团逐渐成形，集团化和上市成为非公立医院发展的两大主要路径。

（一）总部在七大区的分布

在非公立医院集团 50 强中，有 22 家集团总部位于华东区，占比 44%，

是七大区中最多的；华北次之，有 12 家，占比 24%；华中和西南均有 6 家；华南、东北、西北地区相对较少，详见图 15。

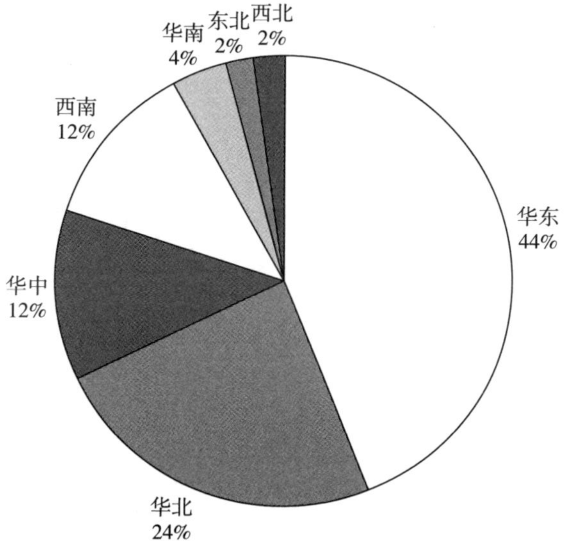

图 15　2016 届非公立医院集团 50 强七大区数量占比

资料来源：艾力彼医院管理研究中心数据库。

（二）总部所在省份和城市的分布

非公立医院集团 50 强涵盖 434 家成员医院，总部分布在全国 18 个省份的 27 个城市，其中至少 1/2 的省份和城市仅有 1 家入围非公立医院集团 50 强；浙江、江苏各有 7 家非公立医院集团入围 50 强榜单，是入围非公立医院集团 50 强最多的省份；北京、武汉、上海入围集团数也较多，详见图 16。

（三）上市情况

非公立医院集团 50 强中上市集团有 20 家（占总数的 40%），分布在 10 个省份，其中浙江省最多，有 4 家，占该省入围 50 强集团数的一大半；北京、江苏、贵州皆有 3 家，分别占各自入围 50 强集团数的 33%、43%、100%，可见贵州省的上市集团非常占优势。相对而言北京市的上市集团优势并不明显。

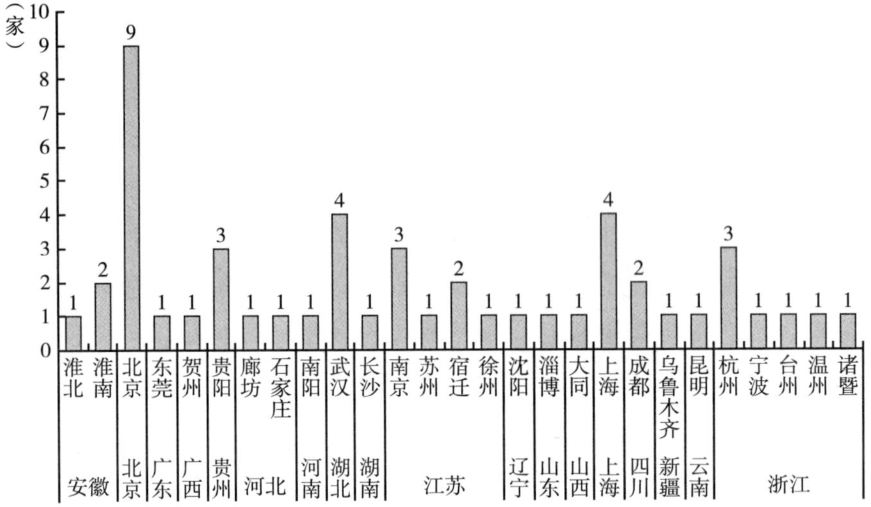

图16　2016届非公立医院集团50强省份和城市分布

资料来源：艾力彼医院管理研究中心数据库。

非上市集团有30家（占总数的60%），分布在14个省份；安徽省的3家50强非公立医院集团都为非上市集团，北京市的9家50强非公立医院集团中有3家是上市集团，详见图17。

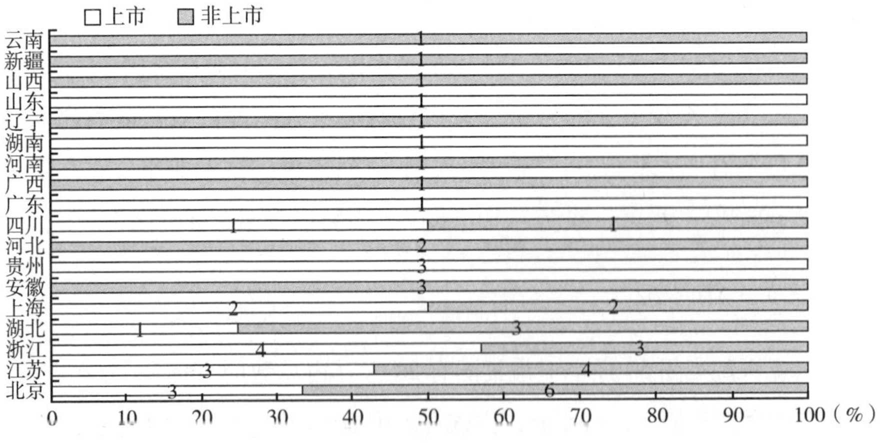

图17　2016届各省份非公立医院集团50强上市情况

资料来源：艾力彼医院管理研究中心数据库。

三　结语

（1）对于非公立医院100强、300强、500强，从机构数的七大区分布来看，华东区入围的机构数处在前三位，说明华东区非公立医院发展较好；华南区的医院机构数在100强中较占优势，但在300强和500强中优势已明显减弱；华中、华北和西南三大区入围300强和500强的机构数量较多，说明该区域的储备力量较大；东北和西北两大区无论是100强还是300强、500强入围机构数均较少。

（2）非公立医院500强均衡指数大都超过0.5，江苏、浙江均衡指数较高，甘肃、青海、新疆等经济欠发达的西部地区的均衡指数较低。

（3）江苏、浙江、广东等省入围机构数为最多；北京、宿迁、东莞、西安、成都、昆明等城市入围机构数较多，说明这些省份和城市非公立医疗相对活跃。

（4）整体来说，非公立医院的床位配置存在一定冗余，不存在患者太多而需要加床的现象，反而床位常常住不满，其中尽管西部地区年住院手术/年出院量最大，但其床位使用率仍然最低，可见西部地区床位未得到充分利用，再加上该区的全员职工/实开床位最大，可见医疗资源未得到充分利用，建议西部地区的非公立医院加强品牌宣传。

（5）非公立医院并没有进入顶级医院100强，且与省会市属/计划单列市医院100强交叉的医院全都是非公立医院100强，与地级城市医院、县级中医医院相交叉的医院皆位于非公立医院300强中，可见非公立医院301～500强的整体竞争力相对较弱。

（6）与非公立医院300强和500强类似，非公立医院集团50强中也是华东、华北、华中和西南四大区较多，而华南、西北、东北明显较少；从省份来看，非公立医院集团50强以江苏和浙江省最多；从城市来看北京市最多，且遥遥领先，武汉和上海也较多。

（7）非公立医院集团50强中非上市的集团占多数，上市集团所占比重有待提升。

参考文献

1. 庄一强、曾益新：《中国医院竞争力报告（2017）》，社会科学文献出版社，2017。
2. 庄一强、曾益新：《中国医院竞争力报告（2016）》，社会科学文献出版社，2016。
3. 国家卫生和计划生育委员会：《2017 中国卫生和计划生育统计年鉴》，中国协和医科大学出版社，2017。
4. 中华人民共和国民政部：《2017 中华人民共和国行政区划简册》，中国地图出版社，2017。
5. 中华人民共和国国家统计局：《2017 中国统计年鉴》，中国统计出版社，2017。

B.22
医养结合机构及康复医院报告

陈 忠　何永琦　蒋旭金*

摘　要： 近年来，为应对老龄化加剧、慢病高发的态势，我国制定和推出有关政策，鼓励社会办医、推动医养结合和康复医疗的发展。本报告重点对全国医养结合机构和康复医院的综合竞争力情况进行分析，通过对入围榜单机构的区域分布和机构特性进行比较分析，研究医养结合和康复医院的建设和地域分布情况。在医养结合方面，华东、华北、华中、西南上榜机构数量较多，在各梯队分布均有上榜机构，其中非公立医养结合机构占比达76%，二级医院占比达58%。康复医疗处于产业发展初期，华东、华北、华中上榜康复医院数量较多，这些区域非公立康复医院的竞争力也相对较强。

关键词： 医养结合　康复医院　竞争力指数　地域分布

一　引言

（一）名词定义

医养结合：是指一种有病治病、无病养老，将医疗资源和养老资源相结

* 陈忠，工学学士、EMBA，艾力彼医院管理研究中心；何永琦，光学工程硕士、MBA，艾力彼医院管理研究中心；蒋旭金，医学硕士，艾力彼医院管理研究中心。

合的新型养老模式。本榜单的医养结合机构遵循“211”标准，“211”含义如下：“2”是指同时拥有“医疗机构执业许可证”和“养老机构设立许可证”两证，“1”是指两证上的法定代表人为同一人、“1”是指养老机构和医疗结构位于相同或相邻地址。

康复医院：是指提供神经康复、骨科康复、疼痛康复、心肺康复、烧伤康复、老年康复和儿童康复等医疗服务的康复专科医院。康复医疗是医疗服务的重要组成部分，以疾病、损伤导致的躯体功能与结构障碍、个体活动能力受限的患者为服务对象，以提高伤、病、残人士的生存质量和帮助他们重返社会为专业特征。

（二）产业发展

1. 推动医养结合应对老龄化

卫生和计划生育委员会统计年鉴数据显示，中国2010年人口数量达13.4亿人，65岁及以上人口占比8.9%；2015年人口数量达13.7亿人，65岁及以上人口占比10.5%，中国已成为老年人口最多的国家之一。国家卫生计生委《关于推进医疗卫生与养老服务相结合的指导意见》的有关意见指出，中国人口老龄化趋势加剧，推进医疗卫生与养老服务相结合，有利于满足老年人多层次、多样化的健康养老服务需求，是应对人口老龄化的长久之计。

2. 康复医疗处于产业发展初期

目前我国康复医疗处于发展初期，由于患者认知不足，我国医院医疗偏向诊断和治疗，康复的市场需求仍有待培育。2015年全国医院康复科接受住院康复治疗人数为789.89万人次，卫生和计划生育统计年鉴数据显示，截至2016年，全国康复医院495所，康复医院从业卫生人员43807人。

目前，残疾人、有生活能力障碍老年慢性病患者是康复需求最大的两大群体。有关数据显示，我国现有残疾人8500多万人，其中有1104万名有康复需求的持证残疾人、残疾儿童未得到康复服务。2016年我国60岁及以上人口超过2.3亿人，占人口总数的16.7%，而患有慢性病、有生活能力障碍需要康复治疗的老年人超过7000万人。

（三）相关政策

为鼓励和支持医养结合、康复医疗事业的发展，近年来我国发布了多项有关政策（见表1、表2）。

表1　近年我国鼓励医养结合的有关政策

年份	发布部门	文件	相关内容
2013	国务院	《关于加快发展养老服务业的若干意见》	积极推进医疗卫生与养老服务相结合，推动医养融合发展，健全医疗保险机制
2013	国务院	《关于促进健康服务业发展的若干意见》	加快发展健康养老服务，推进医疗机构与养老机构等加强合作
2014	发改委、民政部等部门	《关于加快推进健康与养老服务工程建设的通知》	加快推进健康与养老服务工程建设的实施安排
2015	国务院办公厅	《关于印发全国医疗卫生服务体系规划纲要（2015～2020年）的通知》	推进医疗机构与养老机构等加强合作。建立健全医疗机构与养老机构之间的业务协作机制。支持有条件的医疗机构设置养老床位。支持有条件的养老机构设置医疗机构
2015	国务院办公厅	《关于印发中医药健康服务发展规划（2015～2020年）的通知》	积极发展中医药健康养老服务，发展中医药特色养老机构，促进中医药与养老服务结合
2015	十部委	《关于鼓励民间资本参与养老服务业发展的实施意见》	扶持和发展护理型养老机构建设。对民间资本投资举办的护理型养老机构，在财政补贴等政策上要予以倾斜
2015	国务院办公厅	《国务院办公厅转发卫生计生委等部门关于推进医疗卫生与养老服务相结合指导意见的通知》	全面部署进一步医疗卫生与养老服务相结合
2016	民政部、卫生计生委	《关于做好医养服务机构许可工作的通知》	医养结合审批“提速”
2016	民政部办公厅、国家卫生计生委办公厅	《关于遴选国家级医养结合试点单位的通知》	确定北京市东城区等50个市（区）作为第一批国家级医养结合试点单位

续表

时间	发布部门	文件	相关内容
2016	国家卫生计生委办公厅、民政部办公厅	《关于遴选国家级医养结合试点单位的通知》	确定北京市朝阳区等40个市（区）作为第二批国家级医养结合试点单位
2017	国家卫生计生委办公厅	《关于养老机构内部设置医疗机构取消行政审批实行备案管理的通知》	提出养老机构内部设置诊所、卫生所（室）、医务室、护理站，取消行政审批，实行备案管理

表2　近年我国鼓励康复医疗的有关政策

年份	发布部门	文件	内容
2012	卫计委	《"十二五"时期康复医疗工作指导意见》	推动康复医疗机构建设和管理，鼓励、支持和引导社会资本进入康复医疗服务领域
2017	国务院	《残疾预防和残疾人康复条例》	县级以上人民政府支持社会力量投资康复机构建设，鼓励多种形式举办康复机构
2017	卫计委	《关于深化"放管服"改革激发医疗领域投资活力的通知》	制定独立设置的康复医疗中心、护理中心、消毒供应中心、健康体检中心、中小型眼科医院等机构的基本标准及管理规范，拓展社会投资领域，推动健康服务业新业态发展
2017	卫计委	《关于印发康复医疗中心、护理中心基本标准和管理规范（试行）的通知》	康复医疗中心、护理中心功能定位以贴近社区、服务家庭为主，推进分级诊疗、促进医养结合

二　上榜医养结合机构竞争力分析

（一）地域分布

1. 七大区分布

根据2016届医养结合机构50强入围机构统计分析，在全国七大区中，按照竞争力指数进行排名，华东为第1位，入围机构数12家，竞争力指数为0.253，华北、华中为第2、第3位（见表3）。

表 3　2016 届医养结合机构 50 强七大区分布和竞争力指数

项目＼区域	华东	华北	华中	西南	华南	东北	西北
入围机构数(家)	12	9	10	7	6	4	2
竞争力指数	0.253	0.192	0.189	0.146	0.108	0.077	0.035

资料来源：艾力彼医院管理研究中心医院竞争力数据库。

将医养结合机构 50 强榜单分成 5 个梯队，华东在第一梯队（前 10 强）有 4 家，第二梯队（11 ~20 名）有 2 家，第三梯队（21 ~ 30 名）3 家，第四梯队（31 ~40 名）2 家，第五梯队（41 ~ 50 名）1 家。华东、华中、华北在各梯队均有机构入围榜单（见图 1）。

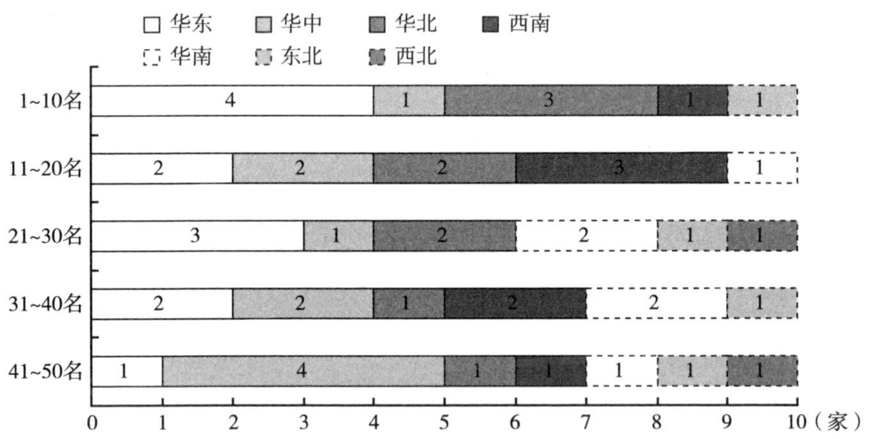

图 1　医养结合机构 50 强阶梯分布

资料来源：艾力彼医院管理研究中心医院竞争力数据库。

2. 省域分布

在医养结合机构 50 强中，全国有 21 个省份/直辖市的医养结合机构入围榜单。竞争力指数前五位分别是湖南（6 家）、北京（4 家）、河北（4 家）、浙江（4 家）、广东（4 家），5 个省份入围机构数占比为 44%（见表 4）。长沙、成都、广州、南宁、齐齐哈尔、杭州是入围机构数较多的地级市，而其中 5 个均是省会城市（见表 5）。

表 4　2016 届医养结合机构 50 强省份分布

省份	湖南	北京	河北	浙江	广东	福建	重庆
机构数(家)	6	4	4	4	4	3	3
竞争力指数	0.112	0.093	0.08	0.076	0.076	0.064	0.069
省份	四川	黑龙江	江苏	山东	广西	河南	湖北
机构数(家)	3	2	2	2	2	2	2
竞争力指数	0.06	0.043	0.043	0.046	0.032	0.043	0.034
省份	山西	辽宁	吉林	上海	云南	陕西	新疆
机构数(家)	1	1	1	1	1	1	1
竞争力指数	0.019	0.015	0.019	0.025	0.017	0.016	0.019

资料来源：艾力彼医院管理研究中心医院竞争力数据库。

表 5　2016 届医养结合榜单中入围机构较多的城市

所在地区	所在省	所在地	机构数(家)
华中	湖南	长沙	3
西南	四川	成都	3
华南	广东	广州	2
	广西	南宁	2
东北	黑龙江	齐齐哈尔	2
华东	浙江	杭州	2

注：直辖市略。
资料来源：艾力彼医院管理研究中心医院竞争力数据库。

（二）非公立医养结合机构

在医养结合机构 50 强中，非公立医养结合机构有 38 家，占比为 76%，说明社会办医养结合已经得到较大发展。入围榜单机构中，二级医院占比为 58%，说明医养结合是二级医院转型发展的方向（见图 2）。此外，有相当数量的医养结合机构没有进行等级认定，可见社会办医养结合机构的规范化管理水平有待进一步提升。

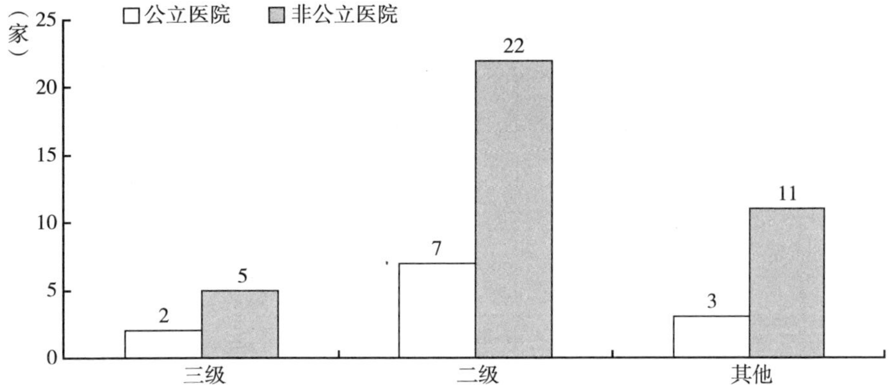

图 2　2016 届医养结合机构 50 强不同等级机构分布

资料来源：艾力彼医院管理研究中心医院竞争力数据库。

三　上榜康复医院竞争力分析

（一）地域分布

1. 七大区分布

根据 2016 届康复医院 50 强入围医院统计分析结果，在全国七大区中，华东位居第 1 位，入围医院数 21 家，竞争力指数为 0.392，华北、华中分别位居第 2、第 3 位（见表 6）。

表 6　2016 届康复医院 50 强七大区分布和竞争力指数

项目＼区域	华东	华北	华中	东北	西南	华南	西北
入围机构数（家）	21	7	7	6	5	2	2
竞争力指数	0.392	0.170	0.123	0.109	0.100	0.056	0.049

资料来源：艾力彼医院管理研究中心医院竞争力数据库。

将康复医院 50 强榜单分成 5 个梯队，华东在第一梯队（前 10 强）有 2 家，第二梯队（11～20 名）、第三梯队（21～30 名）、第四梯队（31～40

名）各有 5 家，第五梯队（41 ~ 50 名）有 4 家。华东在每一个梯队均有康复医院进入榜单，说明康复医院已逐步形成梯队。华北仅进入第一梯队（4 家）、第四梯队（2 家）、第五梯队（2 家）榜单，华南仅进入第一梯队（2 家），西北仅进入第二梯队（2 家）榜单（见图 3），说明华北、华南、西北断层差距较大。

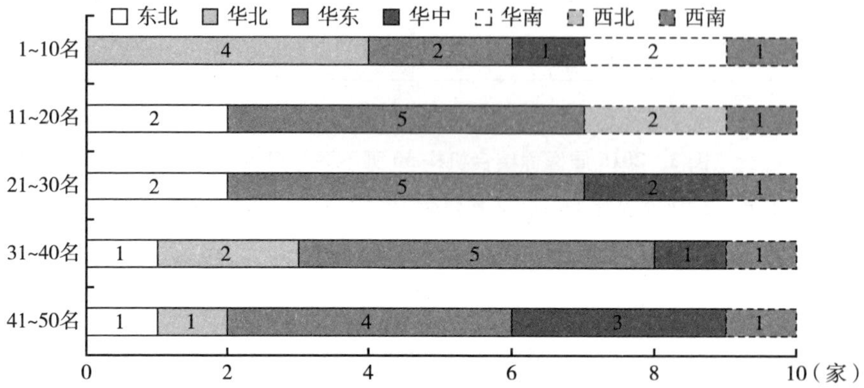

图 3　康复医院 50 强阶梯分布

资料来源：艾力彼医院管理研究中心医院竞争力数据库。

2. 省域分布

在康复医院 50 强中，有 18 省份的康复医院进入榜单。北京最多，有 6 家，竞争力指数为 0. 155；浙江、上海两省各有 5 家，江苏、辽宁各有 4 家，福建、河南、湖南各有 3 家医院，具体见表 7。对入围榜单的省份进行分析可知，入围康复医院数从中国东部、中部、西部依次减少，说明康复医院的建设水平与经济发展、人口数量、医疗服务水平等因素密切相关。

表 7　入围省份康复医院数及竞争力指数

省份	北京	上海	浙江	江苏	辽宁	福建	河南
机构数(家)	6	5	5	4	4	3	3
竞争力指数	0. 155	0. 09	0. 085	0. 084	0. 071	0. 059	0. 042

续表

省份	湖南	安徽	广东	四川	重庆	甘肃	贵州
机构数(家)	3	2	2	2	2	1	1
竞争力指数	0.062	0.045	0.056	0.041	0.046	0.024	0.013
省份	河北	黑龙江	湖北	吉林	江西	山东	陕西
机构数(家)	1	1	1	1	1	1	1
竞争力指数	0.015	0.024	0.019	0.015	0.015	0.014	0.025

资料来源：艾力彼医院管理研究中心医院竞争力数据库。

（二）非公立康复医院

1. 全国非公立康复医院分布

在康复医院50强中，非公立康复医院有20家，占比为40%。华东入围的非公立康复医院最多，有7家，竞争力指数为0.349。华中有5家非公立康复医院上榜，竞争力指数为0.254。华北有4家，东北、华南各有1家，西北没有非公立康复医院入围（见表8）。

表8 2016届非公立康复医院七大区分布和竞争力指数

项目＼区域	华东	华中	华北	西南	华南	东北	西北
入围机构数(家)	7	5	4	2	1	1	0
竞争力指数	0.349	0.254	0.202	0.084	0.072	0.038	—

资料来源：艾力彼医院管理研究中心医院竞争力数据库。

CARF（Commission on Accreditation of Rehabilitation Facilities）是国际最高标准的康复医疗机构的认证体系。在康复医院50强中，有8家医院已经通过CARF认证或正在筹备CARF认证，其中公立和非公康复医院各占50%。

2. 省域非公分布

在康复医院50强入围非公立医院中，有14省份和直辖市的非公康复医院进入榜单。浙江、北京最多，有3家，竞争力指数为0.177和0.160；湖南、安徽两省各有2家（见表9）。

表 9　入围省份非公立康复医院数及竞争力指数表

省份	浙江	北京	湖南	河南	安徽	福建	广东
入围非公立医院数(家)	3	3	2	2	1	1	1
竞争力指数	0.177	0.160	0.157	0.099	0.085	0.056	0.093
省份	贵州	河北	湖北	江西	辽宁	四川	上海
入围非公立医院数(家)	1	1	1	1	1	1	1
竞争力指数	0.048	0.054	0.07	0.053	0.049	0.06	0.061

资料来源：艾力彼医院管理研究中心医院竞争力数据库。

四　结语

我国人口老龄化正在加速，65 岁及以上人口超过 1.5 亿人。医养结合是应对人口老龄化的有效模式。近年来，我国陆续推出相关利好政策，推动医养结合产业的发展，鼓励社会资本进入该领域，非公立医院也获得了较好的发展。部分二级医院积极转型，发展老龄人护理。虽然如此，我国养老医疗服务仍然供给不足，发展空间巨大。

我国的康复医疗尚处于发展初期，有关政策相对较少，目前主要服务人群有残疾人、患有慢性病有生活能力障碍需要康复治疗的老年人。但随着人们对康复医疗服务的深入认识，神经内外科、骨科、心肺科、小儿科和妇产科等疾病的术后康复需求也蕴含巨大的发展机会。康复治疗转诊机制、康复人才建设、社会大众对康复医学的认知都是康复产业发展的重要影响因素。

参考文献

1. 庄一强、曾益新：《中国医院竞争力报告（2017）》，社会科学文献出版社，2017。

2. 国家卫生和计划生育委员会：《2017 中国卫生和计划生育统计年鉴》，中国协和医科大学出版社，2017。

3. 中华人民共和国民政部：《2017 中华人民共和国行政区划简册》，中国地图出版社，2017。
4. 中华人民共和国统计局：《中国统计年鉴 2017》，中国统计出版社，2017。
5. 中国残疾人联合会：《残疾人康复服务“十三五”实施方案》，2016。

B.23

2017年A股上市公司投资医疗服务企业分析报告

隋国平　刘 方　程门雪*

摘　要： 2017年，A股未有新的独立IPO企业，但上市公司收购医院活动较为活跃，采用了横向整合、垂直并购、跨界投资等多种形式；鉴于医疗服务行业的特殊性，支付方式以现金为主。预计2018年并购趋势将进一步保持，大型医疗服务集团的地位将进一步凸显。

关键词： 上市公司　医院　并购　A股

首先对本报告做统计说明如下。

报告中数据来自WIND并购库以及相关上市公司的披露文件。

报告的统计是2017年初至2017年12月12日期间完成的，包括A股上市公司或其子公司获得医疗服务业标的控股权的案例，不包括A股上市公司参与的产业基金收购案例、A股上市公司参股但未取得控制权的案例。

医疗服务业标的包括综合性医院、专科医院、其他医疗机构（体检中心、口腔诊所、血透中心、独立影像中心）等，也包括以一个或多个以此类医疗机构为主要资产的公司。

交易完成的标准是上市公司公告交易完成，或上市公司公告交易通过了总经理会议、董事会或股东大会通过且不存在其他实质阻碍。

* 隋国平，首都医疗集团总裁；刘方，艾力彼学术顾问、医疗板块投融资专家；程门雪，医疗板块投融资专家。

仅披露外币计价的交易金额的交易采用2017年12月12日平均汇率换算为人民币计价。

市值统计截至2017年12月12日收盘。

由于信息披露、统计方法、交易方案变更等情况，本报告中的案例数量和方案内容可能与实际情况存在偏差。

一　整体市场情况

2017年至今，A股上市公司投资医疗服务企业的并购共有22次，有17家A股上市公司参与了并购，涉及30家医疗服务业标的，合计交易规模117.64亿元。

2017年以来完成的金额最大的一笔交易是2017年10月23日公告完成的美年健康（002044. SZ）以26.97亿元收购慈铭健康体检管理集团有限公司72.22%股权的交易，交易采用了发行股份购买资产的方式。最大的一起海外交易是2017年7月18日公告完成的永泰能源（600157. SH）以约人民币13.84亿元跨界收购美国辅助生殖诊所Lifovum Fertility Management的交易。

二　投资特点分析

（一）收购主体分析

对17家参与医疗服务业并购的A股上市公司分析结果如下。

从行业上看，如图1所示，在17家中，有12家均为医疗保健行业上市公司，另有5家分别为食品、信息技术、材料、工业及能源行业的上市公司。在12家医疗保健行业上市公司中，有7家为以医药为主业的企业，4家为以医疗器械为主业的企业，还有1家以医疗服务为主业的企业。

从地域上看，如图2所示，17家上市公司中有5家均来自广东省，北京、江苏、浙江、贵州各有2家，湖北、甘肃、安徽、山西各1家。

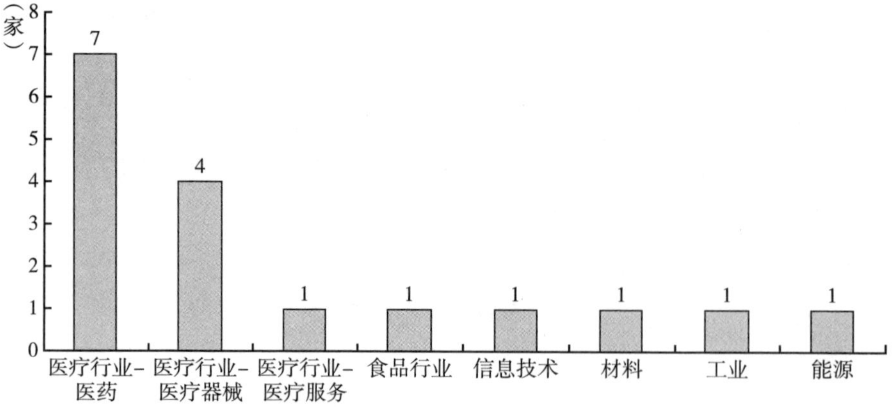

图 1　参与医疗服务业并购的 A 股上市公司类型

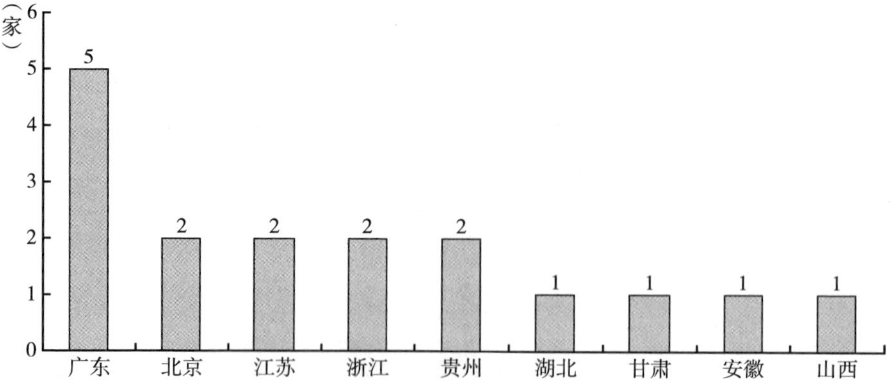

图 2　参与医疗服务业并购的 A 股上市公司所在地区

从上市板块看，如图 3 所示，17 家上市公司中有 7 家主板上市公司、5 家中小板上市公司和 5 家创业板上市公司。

从市值规模上看，如图 4 所示，17 家上市公司中市值小于 100 亿元的有 7 家，100～300 亿元的有 6 家，大于 300 亿元市值的有 4 家。

（二）标的公司分析

对 30 个医疗服务业标的的分析结果如下。

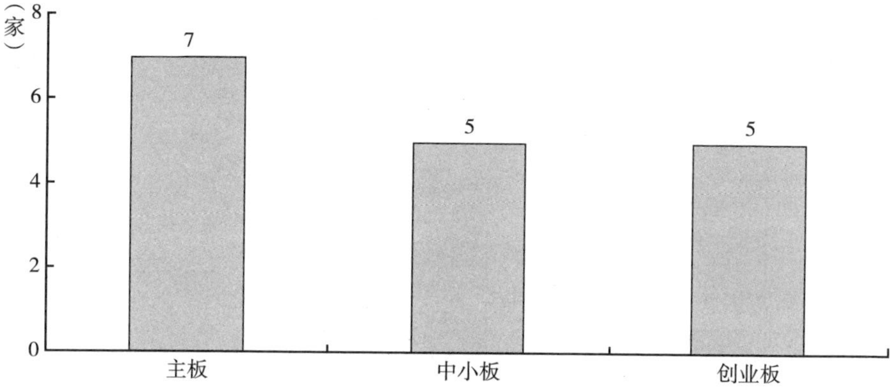

图3　参与医疗服务业并购的A股上市公司所在板块

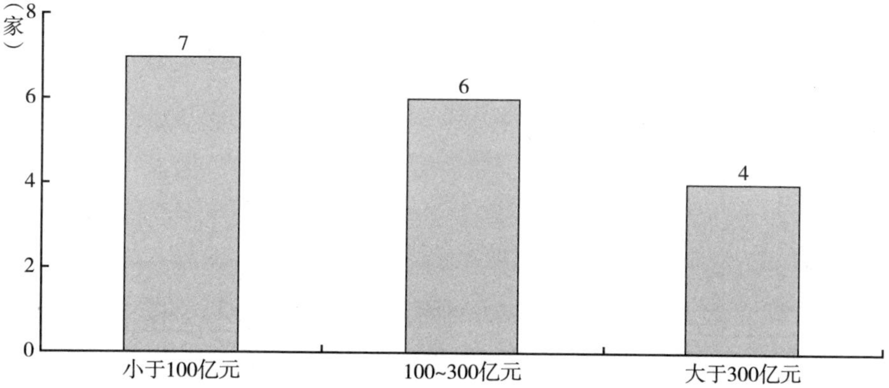

图4　参与医疗服务业并购的A股上市公司市值规模

从标的交易价格上看，如图5所示，平均的交易金额为3.92亿元，对应标的平均估值为6.7亿元，小于1亿元的有15个，1亿~10亿元的有10个，大于10亿元的有5个。

从标的类型上看，如图6和图7所示，30个标的中有8个综合性医院（或以综合性医院为主要业务的公司，下同）、7个专科医院、5个综合门诊部、4个体检中心、2个眼科中心，影像诊断中心、医学诊断中心、眼科门诊、辅助生殖诊所各1家。其中，综合性医院、专科医院、综合门诊部的平均交易金额分别为4.65亿元、0.84亿元、0.21亿元，对应标的平均估值为10.50亿元、1.18亿元和0.31亿元。

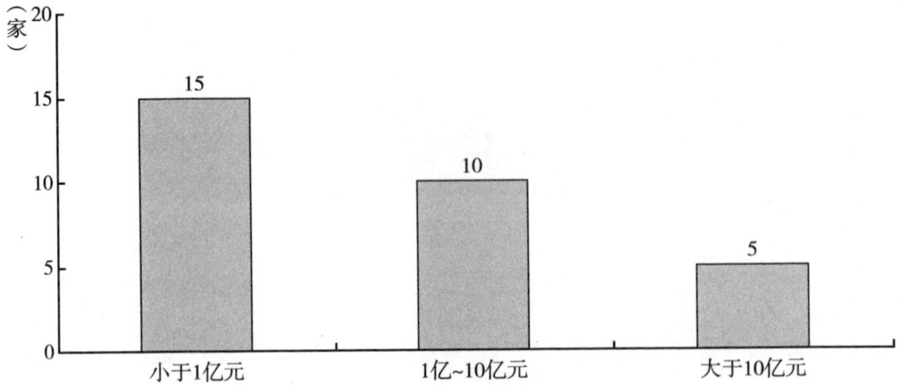

图5　医疗服务业标的交易金额与交易数量

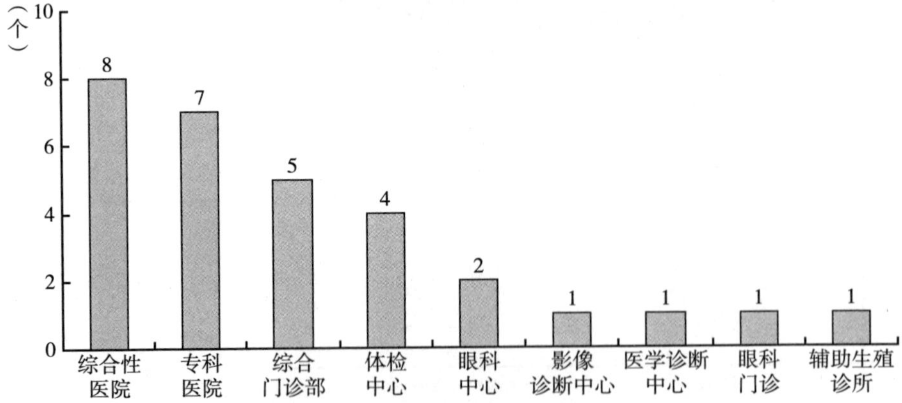

图6　医疗服务业标的类型

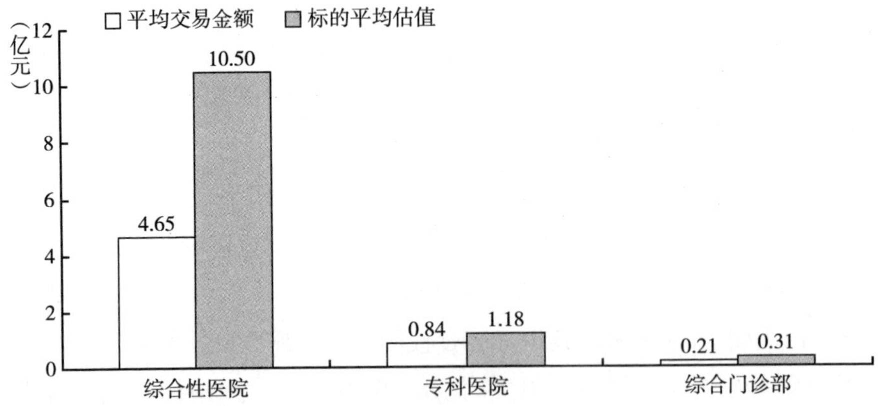

图7　不同标的类型的平均交易金额和平均估值

从标的所在地域看，如图8所示，30个标的中有4个境外标的，平均交易金额10.84亿元，占总数量的13.3%，占总交易金额的36.9%。在26个境内标的中，有1个为全国性体检中心，另外25家共计分布于12个省份，其中较为集中的地区包括四川（有4个标的在四川开设医疗服务机构）、安徽（3个）、江苏（3个）、江西（3个）、辽宁（3个）、浙江（3个）、广东（2个）、湖北（2个）等。另外，在湖南、云南、山东、重庆等省份各有1个标的公司在当地开设医疗服务机构。境内标的的平均交易金额为2.86亿元，对应平均估值为5.19亿元。

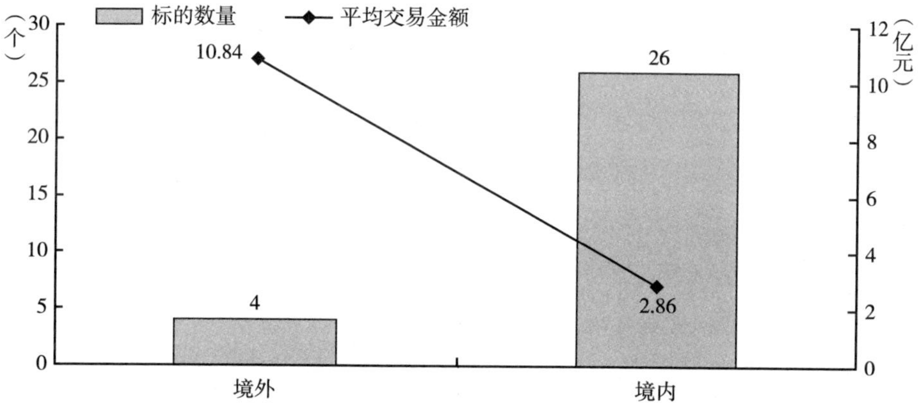

图8　不同地域医疗服务业标的的数量和平均交易金额

（三）交易模式分析

对30个医疗服务业标的的分析结果如下。

从投资模式上看，如图9和图10所示，对这30个标的的并购中，有14起是采用横向并购的模式，8起采用的是垂直并购的模式，另有8起是跨界并购的模式。

从并购方式上看，如图11所示，21起是采用协议并购的方式，有4起采用发行股份购买资产的方式，有3起采用增资的方式，另有1起通过要约收购方式完成的并购，1起通过协议收购加增资的方式完成并购。

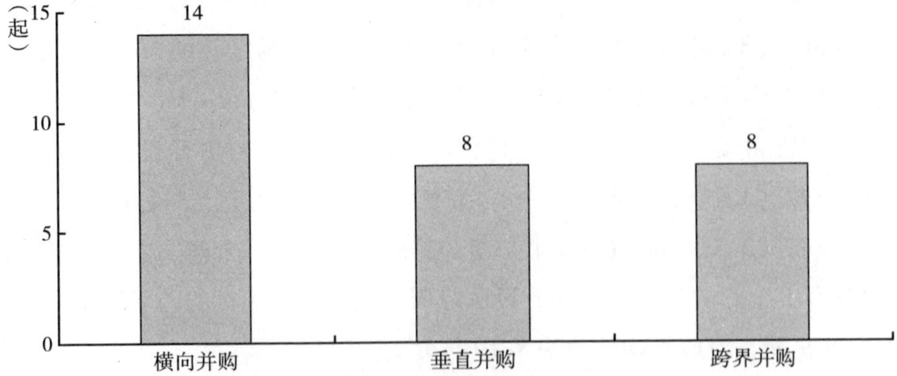

图 9　医疗服务业标的并购的投资模式

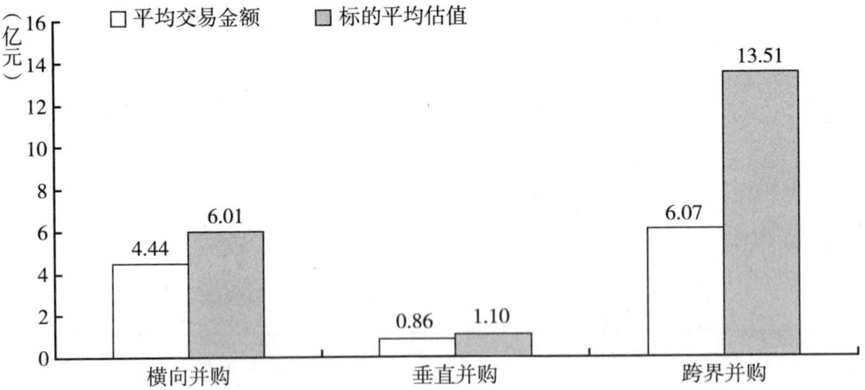

图 10　不同并购模式的平均交易金额和平均估值

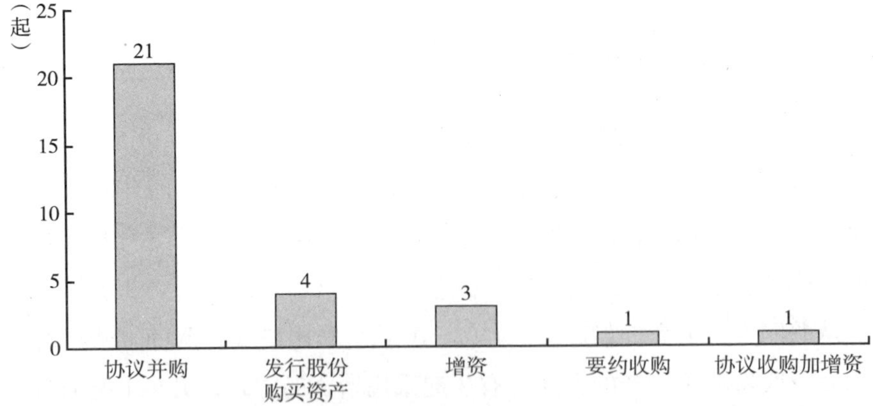

图 11　医疗服务业标的并购方式

从支付方式上看，如图12所示，除4起发行股份购买资产案例采用股权支付外（其中1起采用了部分现金支付），其他的26起并购均为现金支付。股权支付为主的收购平均交易金额为8.66亿元，现金支付为主的收购平均交易金额为3.19亿元。

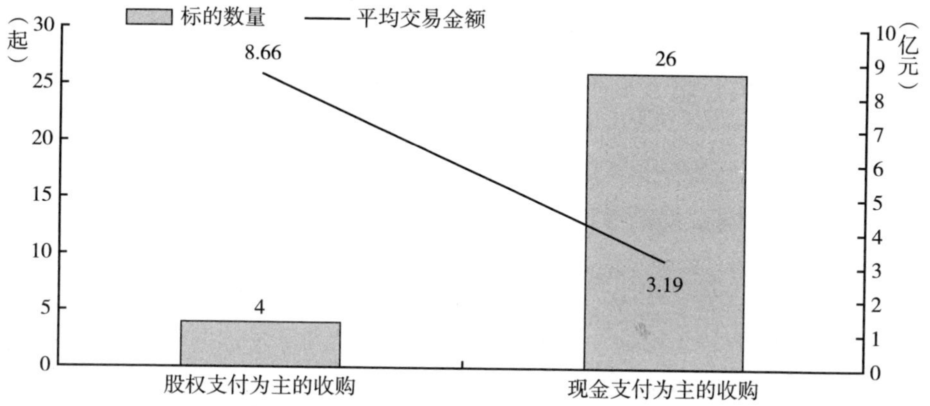

图12　医疗服务业标的并购不同支付方式的数量及平均交易金额

三　2018年展望

（一）并购活动保持活跃

近年来，随着我国医疗服务业市场规模的不断扩大、鼓励社会资本参与医疗体制改革和投资医疗行业的政策不断出台，医疗服务行业的并购活动强度呈现出显著上升趋势，医疗服务企业对接境内资本市场的需求日益提升。

在2018年，我们预期这种趋势将持续，这主要源于两方面因素驱动。

一是医疗体制改革中医保控费、药品加成取消等政策的实施推动医疗服务业并购的发展。从供给上看，这些政策使得部分医疗服务企业独立经营的难度加大，因此有更强的动机被并购。从需求上看，医疗体制改革也使部分医药企业、医疗器械企业面对更强的市场竞争，其希望通过加强对医院等终端渠道的控制，提升公司的市场竞争力、延长产业链并发挥协同效应。因此，不少医药企业、医疗器械企业对医疗服务业标的具有较强的并购意愿。

二是医疗服务企业登陆 A 股资本市场的渠道受限，并购成为医疗服务企业对接资本市场的主要方式。2017 年至今没有医疗服务企业实现 A 股 IPO，而目前 A 股市场中以医疗服务为主营业务的上市公司数量也少于同属医疗健康领域的医药行业和医疗器械行业。在此背景下，我们预计 2018 年并购依然会是医疗服务企业登陆 A 股市场的主要方式，并购活动会保持活跃。

（二）跨境交易持续推进

与国外先进水平相比，目前我国医疗服务行业的整体水平相对较低，优质医疗服务资源较为稀缺。相对而言，美国、欧洲等发达国家和地区拥有大量优质的医疗服务资源，其成为 A 股上市公司理想的收购标的。通过收购海外的医疗服务资产，上市公司可以获得国外优秀的管理体系、丰富的运作经验以及先进的技术，弥补国内医疗服务行业缺少行业领先技术、品牌吸引力和社会信任度等问题。2017 年至今，A 股上市公司在美国、欧洲、澳大利亚等地收购了影像诊断中心、辅助生殖诊所、眼科中心等专业医疗服务机构，增强了上市公司的业务实力、医疗服务技术水平和国际影响力。预期在 2018 年，跨境交易依然会是医疗服务行业并购的一个重点趋势。

（三）大型医疗集团凸显

随着近年来医疗服务行业并购的不断发生，一些大型医疗集团逐渐发展形成，并会在未来成为医疗服务业并购的主要参与力量。

大型医疗集团的壮大是市场发展的自然趋势：首先，医疗行业天然具有重资产、周期长、技术密集的特点，因此规模化的医疗集团更具有资本优势和技术优势；其次，在竞争不断加剧的市场中，通过统一品牌、统一采购、统一财务、统一培训、大型设备共享、高端人才共享等模式，大型医疗集团具有更高的市场竞争力；最后，一个拥有全产业链的医疗集团，可以实现医药及器械的生产制造、流通、医疗服务等产业链上下游业务的协同，这也突出了医疗集团的优势。

目前，国内已经形成了许多医疗集团，如华润、北大等社会资本办医的国资医疗集团，复星等非国资医疗集团等。许多A股上市公司也参与了相关布局，有望借助资本市场发展成为更具规模的医院服务业集团。如美年健康（002044. SZ）已通过借壳、并购等资本运作，成为国内最大的体检类医疗服务提供商。爱尔眼科（300015. SZ）也通过不断的并购，成为全球规模领先的眼科医疗连锁机构，截至2017年10月已在中国大陆30个省份区建立200余家专业眼科医院，在美国、欧洲和香港开设80余家眼科医院。未来，这些大型医疗集团在医疗服务行业中、在资本市场上的地位和作用将得到进一步凸显。

B.24
民营医疗机构港股 IPO 解析

郭榕榕　李　响*

摘　要： 自2013年以来，港股市场作为医疗服务企业的上市之地已经越来越成熟和活跃，逐渐在香港主板形成了医疗服务企业的板块效应。同时，与在港股上市的数量占多数的香港本地医疗服务企业相比，从融资规模、市值还是市盈率的角度来看，中国内地医疗服务企业在港股市场都是主力军，也是较为香港资本市场投资者认可的。本文对康华医疗、新世纪医疗、弘和仁爱医疗等中国医疗服务企业的港股上市进行解析，对其业务、上市架构、投资亮点及发行情况进行分析，并对医疗服务企业港股 IPO 重点关注问题进行简要介绍。

关键词： 医疗服务企业　港股 IPO

一　医疗服务企业港股 IPO 市场概要

（一）香港是近年来医疗服务企业上市最活跃的市场

自2013年以来，港股 IPO 的医疗服务企业有17家，而美国上市的

* 郭榕榕，硕士，中金公司投行部医疗医药行业组；李响，硕士，中金公司投行部医疗医药行业组。

医疗服务企业却仅有 9 家（见表 1）。相比之下，在中国内地和美国上市的医疗服务企业都是本地的医疗服务机构为主，而中国香港市场包括了中国内地、中国香港乃至新加坡等地医疗服务集团。从医疗集团业务属性来看，中国内地和美国上市的医疗服务企业都是纯营利性的医疗机构，且以专科为主，这些营利性医疗机构的医疗收入都来自患者的个人支付和商业保险，而港股 IPO 的医疗服务机构不仅有中国香港本地的专科营利性医疗机构，也有来自中国内地的综合医院、专科医院，这些医院有的是以患者个人支付和商业保险支付为主要收入的专科医院，比如新世纪医疗，也有以中国内地政府基本医疗保险支付为主要医疗收入的综合医院和专科医院，比如弘和仁爱、康华医院和康宁医院。2013 年以来，港股市场作为医疗服务企业的上市之地已经越来越成熟，香港主板逐渐形成了医疗服务企业的板块效应。

表 1　中国香港、美国 2013 年至今已 IPO 上市医疗服务企业情况

医疗服务企业名称	上市日期	上市地点	主营业务	主营业务区域
港股 IPO 的医疗服务企业				
德斯控股	2017 年 10 月 13 日	联交所创业板	皮肤护理服务	新加坡
恒智控股	2017 年 7 月 12 日	联交所创业板	安老院舍营运商	中国香港
弘和仁爱医疗	2017 年 3 月 16 日	联交所主板	综合医疗服务；以中国内地政府基本医疗保险支付的医疗收入为主	中国内地
松龄护老集团	2017 年 2 月 15 日	联交所主板	安老院舍营运商	中国香港
新世纪医疗	2017 年 1 月 18 日	联交所主板	儿科，妇产科连锁医院；以个人支付和商业保险支付的收入为主	中国内地
康华医疗	2016 年 11 月 8 日	联交所主板	综合医院；以中国内地政府基本医疗保险支付的医疗收入为主	中国内地
瑞慈医疗	2016 年 10 月 6 日	联交所主板	综合医院业务、体检业务及诊所业务；以个人支付和商业保险支付的收入为主	中国内地
医汇集团	2016 年 5 月 31 日	联交所创业板	提供企业医疗及牙科方案	中国香港
盈健医疗	2016 年 4 月 1 日	联交所主板	综合医疗服务	中国香港

续表

医疗服务企业名称	上市日期	上市地点	主营业务	主营业务区域
香港医思医疗集团	2016 年 3 月 11 日	联交所主板	医疗、准医疗、健康管理及传统美容服务，销售护肤、保健及美容产品，以及投资控股	中国香港
联合医务	2015 年 11 月 27 日	联交所主板	医疗保健服务	中国香港
康宁医院	2015 年 11 月 20 日	联交所主板	医疗服务；医院管理服务，精神卫生、医学心理和相关医学领域的科学研究和技术转让；以中国内地政府基本医疗保险支付的医疗收入为主	中国内地
和美医疗	2015 年 7 月 7 日	联交所主板	在中国的私立妇产科专科医院集团，为妇女及新生儿提供诊疗及预防保健服务；以个人支付和商业保险支付的收入为主	中国内地
密迪斯肌	2014 年 12 月 18 日	联交所创业板	皮肤护理服务	中国香港
百本医护	2014 年 7 月 8 日	联交所主板	医护人手解决方案服务	中国香港
华润凤凰医疗	2013 年 11 月 29 日	联交所主板	综合医疗服务，提供医院管理、咨询服务及医院集团衍生业务	中国内地
美国上市的医疗服务企业				
APOLLO MEDICAL	2017 年 12 月 8 日	纳斯达克	综合性医疗保健公司，为医院、健康计划、医生提供解决方案	美国
CATASYS	2017 年 4 月 26 日	纳斯达克	基于数据分析的专业行为健康管理和综合治疗服务	美国
ENVISION HEALTH CARE	2016 年 12 月 2 日	纽约证券交易所	医生主导服务，流动手术中心管理，急性护理和医疗运输设备的领先提供商	美国
QUORUM HEALTH	2016 年 4 月 20 日	纽约证券交易所	一般急救护理医院的运营和管理机构	美国
SURGERY PARTNERS INC	2015 年 10 月 1 日	纳斯达克	手术解决方案及术后关爱	美国
TELADOC INC	2015 年 7 月 1 日	纽约证券交易所	远程医疗，医生交叉覆盖，在线医生咨询，电子病历，健康互动工具，医疗保健，员工福利，人事福利，医疗福利等	美国

续表

医疗服务企业名称	上市日期	上市地点	主营业务	主营业务区域
JOINT	2014 年 11 月 11 日	纳斯达克	整脊椎诊所	美国
AAC HOLDINGS INC	2014 年 10 月 2 日	纽约证券交易所	为毒品和酒精成瘾病人提供有效的临床护理和治疗方案	美国
爱康国宾	2014 年 4 月 9 日	纳斯达克	为个人及团体提供健康检查、医疗、家庭医生、慢病管理、健康保险等全方位个性化服务，同时，爱康国宾为保险公司和医疗机构提供第三方的健康管理服务	中国

资料来源：万得资讯。

（二）中国内地医疗服务企业成为医疗服务企业港股 IPO 板块的主力军

与在港股上市的数量占多数的香港本地医疗服务企业相比，不论是从融资规模、市值还是从市盈率的角度来看，中国内地医疗服务企业在港股市场都是主力军，也是较受香港资本市场投资者认可的企业。

表 2　港股 IPO 的医疗服务企业统计

医疗服务企业名称	上市日期	首发市盈率	融资规模（百万港元）	当前市值（百万港元）	当前市盈率
中国民营医疗机构					
弘和仁爱医疗	2017 年 3 月 16 日	19.00x	490.68	1879.44	69.85x
新世纪医疗	2017 年 1 月 18 日	28.99x	956.98	4694.44	42.57x
康华医疗	2016 年 11 月 8 日	20.32x	978.97	3,972.60	25.16x
瑞慈医疗	2016 年 10 月 6 日	17.07x	818.71	3359.29	51.00x
康宁医院	2015 年 11 月 20 日	32.48x	783.29	2739.00	35.59x
和美医疗	2015 年 7 月 7 日	30.00x	1471.53	2123.57	19.85x
华润凤凰医疗	2013 年 11 月 29 日	20.39x	1705.10	12383.26	-7.35x
均值		24.04x			33.81x

续表

医疗服务企业名称	上市日期	首发市盈率	融资规模（百万港元）	当前市值（百万港元）	当前市盈率
中国香港及其他地区医疗服务机构					
德斯控股	2017 年 10 月 13 日	18.66x	72.00	360.00	25.03x
恒智控股	2017 年 7 月 12 日	43.09x	72.00	344.00	51.47x
松龄护老集团	2017 年 2 月 15 日	21.87x	175.87	673.92	56.75x
医汇集团	2016 年 5 月 31 日	14.00x	70.20	85.28	-20.01x
盈健医疗	2016 年 4 月 1 日	14.32x	121.69	574.79	42.67x
香港医思医疗集团	2016 年 3 月 11 日	12.00x	744.86	3668.49	18.28x
联合医务	2015 年 11 月 27 日	36.63x	379.04	1340.35	30.40x
密迪斯肌	2014 年 12 月 18 日	17.47x	40.00	297.85	94.02x
百本医护	2014 年 7 月 8 日	15.31x	50.00	612.00	18.77x
均值		21.48x			35.26x

注：首发市盈率以上市当年净利润（上市日期在 6 月 30 日之前）或者以上市下一年净利润（上市日期在 6 月 30 日以后）为计算依据；市值为 2017 年 12 月 19 日数据。

资料来源：万得资讯。

（三）中国内地医疗企业为什么选择港股 IPO?

在高市盈率的 A 股医疗服务上市公司的诱惑下，中国内地医疗服务企业为什么还会选择港股上市？主要有以下几个层面的原因。

首先，医疗服务企业，尤其收入大多来自中国基本医疗保险的综合医院，在 A 股上市的政策的不明朗。自 2009 年爱尔眼科 A 股上市以来，尚无第二个医疗服务机构 IPO A 股上市。相对比之下，中国内地医疗服务机构已有 7 家成功在港股 IPO。香港市场已经有不同业务类型、商业模式的内地医疗服务机构上市的成功案例可供参考，香港监管机构对中国医疗服务企业也比较了解，拥有较好的判断力。在港股和 A 股 IPO 上市的中国医疗服务企业见表 3。

表 3　在港股和 A 股 IPO 上市的中国医疗服务企业

医疗服务企业名称	上市日期	上市方式
港股 IPO 医疗服务企业		
德斯控股	2017 年 10 月 13 日	IPO
恒智控股	2017 年 7 月 12 日	IPO
弘和仁爱医疗	2017 年 3 月 16 日	IPO
松龄护老集团	2017 年 2 月 15 日	IPO
新世纪医疗	2017 年 1 月 18 日	IPO
康华医疗	2016 年 11 月 8 日	IPO
瑞慈医疗	2016 年 10 月 6 日	IPO
医汇集团	2016 年 5 月 31 日	IPO
盈健医疗	2016 年 4 月 1 日	IPO
香港医思医疗集团	2016 年 3 月 11 日	IPO
联合医务	2015 年 11 月 27 日	IPO
康宁医院	2015 年 11 月 20 日	IPO
和美医疗	2015 年 7 月 7 日	IPO
密迪斯肌	2014 年 12 月 18 日	IPO
百本医护	2014 年 7 月 8 日	创业板转主板
华润凤凰医疗	2013 年 11 月 29 日	IPO
华夏医疗	2002 年 5 月 10 日	IPO
内地上市医疗服务企业		
美年健康	2016 年 1 月 8 日	借壳上市
爱尔眼科	2009 年 10 月 30 日	IPO
通策医疗	2007 年 4 月 13 日	借壳上市

资料来源：万得资讯。

其次，港股市场的投资机构以有行业以及企业价值判断能力的机构投资者为主。参加港股 IPO 认购的机构投资者主要分为四类，分别是中资背景投资者、香港本地大亨或企业、国际机构投资者和国际企业投资者。中国内地医疗服务市场普遍被投资机构认为是最有吸引力的市场之一，该行业成为港股 IPO 市场投资机构资产配置的一部分，所以相比其他行业，医疗服务板块在香港资本市场平均市盈率较高（见图 1）。

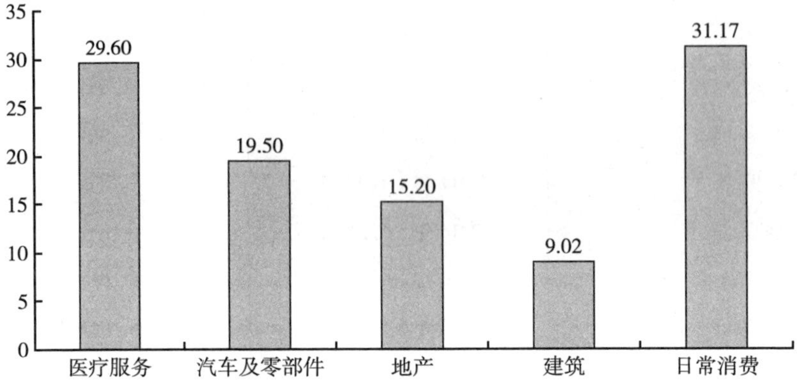

图 1　港股上市公司各行业 2016 年平均市盈率

资料来源：中金公司行业研究报告。

二　港股 IPO 的中国医疗服务企业类型

对于已上市的医疗服务企业，我们根据上市公司收入和利润的主要来源、上市主体对医院的管控模式以及医院的业务属性等方面，将已上市的医疗服务企业分成以下四类（见表 4）：①以供应链收入和利润为主要来源，自营医院加托管第三方医院并举的凤凰医疗模式；②以营利性综合医院的医疗服务收入为主，加少量医院托管费用收入，代表企业是康华医院；③以营利性专科医院的医疗服务收入为主，加少量托管费用收入，代表企业是康宁医院（医保为主）和新世纪医疗（商业保险加个人支付）；④以托管非营利性医院的托管费用收入为主，代表企业是弘和仁爱。针对这些不同类型的医疗服务上市企业，我们对上市过程中重点关注的问题亦有所不同。

表 4　不同类型的医疗服务上市企业

模式	以供应链收入和利润为主要来源，自营医院加托管第三方医院并举	以营利性综合医院的医疗服务收入为主，加少量医院托管费用收入	营利性专科医院的医疗服务收入为主，加少量托管费用收入		以托管非营利性医院的托管费用收入为主
代表型企业	华润凤凰医疗（1515. HK）	康华医院（3689. HK）	康宁医院（2120. HK）	新世纪医疗（1518. HK）	弘和仁爱医疗(3869. HK)
业务概述	公司拥有 100 余家医疗机构，分布于华北、华东、华中、华南等主要区域。公司向自有或管理的非营利性医院提供医院管理服务，并通过 IOT 模式参与公立医院改革	公司拥有两家综合医院并管理一家心血管专科医院，旗下的康华医院是中国内地首家取得三级甲等评级的民营营利性综合医院，也是中国最大的私立营利性三甲综合医院	公司为目前国内最大的民营精神专科医院集团之一，面向精神和心理疾病患者提供全方位的专科医疗服务，拥有自营专科医院七家，并管理三家精神专科医院、一家主要从事精神科业务的中西医结合医院和两个精神科科室	公司为专注于向儿童与妇女提供医疗服务的民营医疗机构，拥有三家以“新世纪”为品牌的营利性医疗机构，同时提供医院管理咨询服务。公司专注于中高端医疗市场，面向拥有较高收入或偏好优质医疗服务的家庭	公司系弘毅投资的医院运营管理业务的核心平台，公司拥有上海最大的民营非营利性综合性医院——杨思医院的举办权，同时拥有并运营民营营利性综合性医院——福华医院，在上海浦东地区打造了区域医疗服务体系
主营业务结构（按 2016 年收入计）	综合医疗服务：39. 2% 医院管理服务：7. 59% 集团采购组织（GPO）业务：52. 88% 其他医院衍生业务：0. 33%	医疗服务（包括门诊、住院及体检）：99. 91% 医院管理：0. 09%	医疗服务：94. 24% 医院管理：4. 56% 其他（含附属医院及租金收入）：1. 19%	医疗服务 – 儿科：74. 72% 医疗服务 – 妇科：18. 04% 医院咨询服务：5. 95% 其他：1. 29%	医院管理服务：81. 10% 综合医疗服务：18. 90%
主要业务模式	供应链服务和营利性医疗服务并存	以营利性医疗服务为主	营利性医疗服务为主，医院管理为辅	营利性医疗服务为主，医院管理为辅	以医院管理服务为主

资料来源：各企业招股说明书、年报。

（一）康华医疗港股上市案例解析

1. 康华医院业务基本介绍以及上市架构

（1）业务基本介绍

康华医疗旗下的康华医院是中国内地首家取得三级甲等评级的民营营利性综合医院，也是中国内地最大的民营营利性综合医院（按截至2015年末注册病床数计算）。康华医院向各类病人提供医疗服务，其坐落在珠三角腹地东莞，紧邻广深高速公路，逾70%住院病人是非东莞本地的病人。除康华医院外，康华医疗亦在东莞经营仁康医院，仁康医院为一家旨在服务周边地区的民营营利性综合医院。两家医院通过病人转诊、技术支援、多点执业办法及研究、教学合作互为补充。此外，凭借丰富的民营医院运营管理经验，康华医疗在医疗服务需求较高且经济较为发达的地区积极拓展医院管理业务，借助在心血管领域的诊断治疗实力，于2016年6月与重庆康华众联心血管病医院签订为期10年的管理协议。

康华医院擅长多个医疗领域。康华医院在整形外科方面拥有国家卫计委认可的1个国家临床重点专科；在心内科、普通外科及医学成像方面拥有广东省卫计委认可的3个广东省临床重点专科；在脊椎及关节外科、胸外科拥有东莞市卫计局认可的2个东莞市特色专科。

（2）上市架构

康华医疗的上市架构与其业务结构相匹配，包括：①医疗服务，全资控股2家营利性医疗机构——康华医院和仁康医院；②医疗管理服务，通过全资子公司康华医疗管理向重庆康华众联心血管病医院提供医院管理服务。康华医疗上市结构具体如图2所示。

2. 康华医疗上市的主要中介机构

保荐人：中国国际金融香港证券有限公司。

律师：世达国际律师事务所、通商律师事务所、富而德律师事务所、天元律师事务所。

审计师：德勤·关黄陈方会计师行。

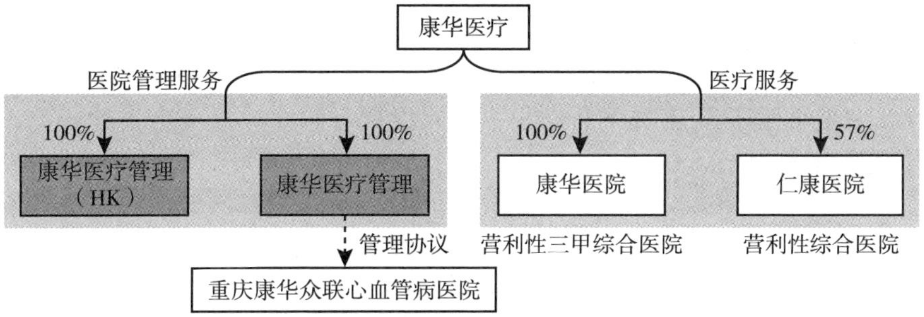

图 2　康华医疗上市结构

资料来源：康华医院招股说明书。

3. 投资亮点以及发行情况

（1）康华医疗的投资亮点

根据康华医疗招股说明书及我们对公司的理解，我们总结的投资亮点如下。

作为中国领先的民营营利性综合医院运营商，康华医疗拥有强大的品牌及竞争优势，能够把握珠三角地区医疗市场的巨大增长潜力。

拥有高水平的医疗团队及先进的医疗设施，不仅提供综合医疗服务，而且在多个领域拥有突出的诊断及治疗实力。

在成功运营三级甲等综合医院方面拥有丰富经验，积极通过医院托管及选择性并购推动业务快速扩张。

着力发展具备差异化优势的高端特殊服务，把握老龄化以及二胎政策带来的广阔市场机遇。

拥有资深、专注及稳定的高级管理层团队，以及由专业人士组成的高水平医疗团队。

（2）康华医疗的发行情况

康华医疗于 2016 年 10 月 27 日开始发行，绿鞋[①]后募集金额 1.27 亿美元，约占绿鞋后发行后总股本 25.24%。本次发行的价格区间为 11.60 ~

① 绿鞋是超额配售选择权制度的俗称，承销商在股票上市之日起 30 天内，可以择机按同一发行价格比预定规模多发 15%（一般不超过 15%）的股份，绿鞋可根据市场情况调节融资规模，使供求平衡，增强市场投资者的信心。

14.50 港币，最终发行价格为 11.60 港币。本次发行中基石投资者①认购 3000 万美元，占绿鞋前发行规模的 23.8%。本次发行国际配售获得约 1.5 倍认购，国际配售投资者类型分布中，私人投资者和企业投资者占比较高，合计近60%，对冲基金占比近20%，长线基金比例略超20%，具体如图 3 所示。

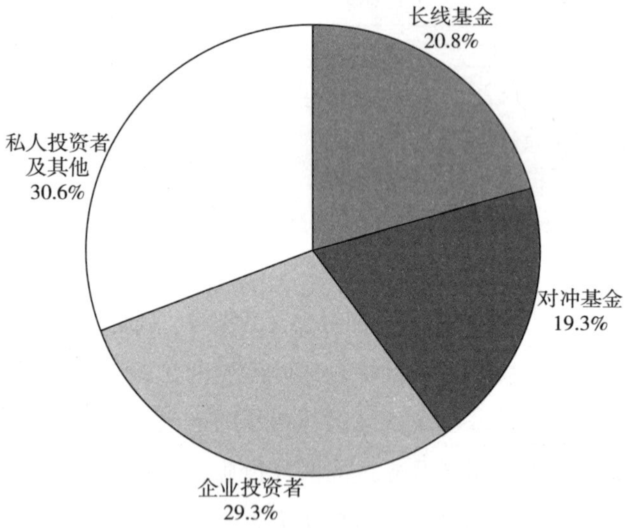

图 3　康华医疗国际配售投资者类型分布

资料来源：康华医疗全球发售资料。

（二）新世纪医疗港股上市案例解析

1. 新世纪医疗业务基本介绍以及上市架构

（1）业务基本介绍

新世纪医疗是北京领先的私立儿科医疗服务提供者，旗下有以“新世纪医疗”品牌经营 3 家医疗机构。按照 2015 年的市场份额，新世纪医疗在北京私立儿科医疗市场及中高端儿科市场中均排名第一，在中国中高端私立

① 基石投资者主要是一些一流的机构投资者、大型企业集团以及知名富豪或其所属企业。基石投资者的引进系对公司基本面和发展前景的肯定，会给市场带来较大的信心。

儿科医疗市场排名第二。以 2015 年的儿科住院服务及门诊服务量衡量，新世纪医疗在北京私立儿科医疗服务市场中排名第二。2015 年 11 月，新世纪医疗通过收购北京新世纪妇儿医院，将业务拓展至妇产科领域，丰富了服务内容，使新世纪医疗能够以领先的儿科服务实现网络效应及协同效应、提升客户的忠诚度并扩大收入基础。

新世纪医疗专注于中高端医疗市场，面向拥有较高家庭收入或偏好优质医疗服务的家庭。新世纪医疗秉承提供优质及以客户为中心的医疗服务原则，致力于提升客户体验及公司声誉。

新世纪医疗拥有 10 多年 PPP 合作累积的公私合作经验以及独立运营的管理经验。旗下的北京新世纪儿童医院是通过与北京儿童医院的公私合营成立的，新世纪医疗拥有其 65% 的股份，北京儿童医院拥有其 35% 的股份。

凭借丰富的医院管理运营经验，新世纪医疗于 2015 年 12 月开始提供医院管理咨询服务，通过该服务，新世纪医疗可以快速了解当地医疗市场，这有助于其业务的增长与扩张。

（2）上市架构

新世纪医疗的业务结构包括：①医疗服务，控股 2 家营利性医院及 1 家门诊部，涵盖妇科及儿科；②医院管理咨询，为包括天津和平新世纪妇儿医院在内的 4 家医院提供管理咨询服务。新世纪医疗上市结构具体如图 4 所示。

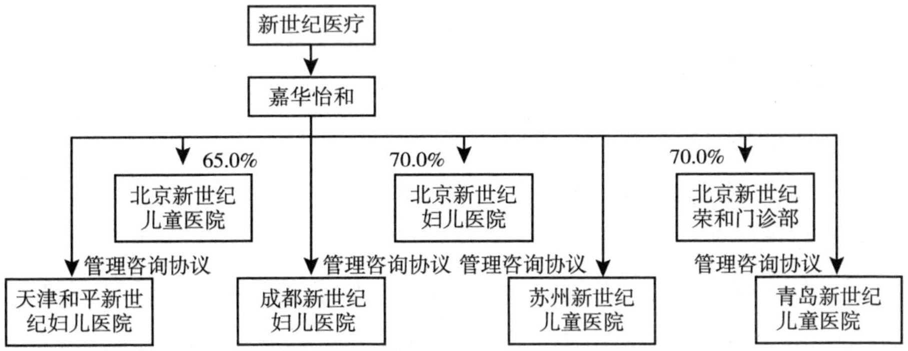

图 4　新世纪医疗上市结构

资料来源：新世纪医疗招股说明书。

2. 新世纪医疗上市的主要中介机构

保荐人：中国国际金融香港证券有限公司、Merrill Lynch Far East Limited。

律师：Sullivan & Cromwell（Hong Kong）LLP、通商律师事务所、普衡律师事务所、竞天公诚律师事务所。

审计师：普华永道会计师事务所。

3. 投资亮点以及发行情况

（1）新世纪医疗的投资亮点

根据新世纪医疗招股书及我们对公司的理解，我们总结的投资亮点如下。

作为行业的先行者和领导者，处于能把握中国私立儿科医疗市场增长机遇的有利地位，占有的全国市场份额领先，是极少数能够提供全科医疗服务的机构。

利用儿科优势完成妇儿医疗服务一体化的战略布局，是北京地区少数有能力提供全方位妇儿一体化医疗服务的私立医疗服务提供商。

能够吸引并组建强大优秀的医疗人才梯队，通过10多年经营，拥有覆盖儿科全科和妇产科的优秀医生及护理团队。

拥有强大的医疗服务创新能力，能够快速响应市场需求，通过诊疗技术和服务内容与形式的创新迅速捕捉并满足中高端市场的需求，率先提出家庭医生理念，拥有众多忠实的会员。

经过10多年的经营和经验积累，以PPP模式建立了可规模化及可复制的业务模式，在保证医疗品质的前提下，系统性并高效地开设新的医疗机构，为未来的扩张提供独特的平台。

（2）新世纪医疗的发行情况

新世纪医疗股份于2017年1月11日开始发行，绿鞋后募集金额1.23亿美元，约占绿鞋后发行后总股本27.71%。本次发行的价格区间为6.36～8.36港币，最终发行价格为7.36港币，本次发行中基石投资者认购金额合计约5.88亿港元，占绿鞋前发行规模的63.7%。本次发行国际配售获得约3倍认购（按照7.36港币统计），国际配售投资者类型分布中私人投资者和企业投资者占比较低，合计约 32%，对冲基金占比较高，超过 50%，长线基金占比近 20%，具体如图 5 所示。

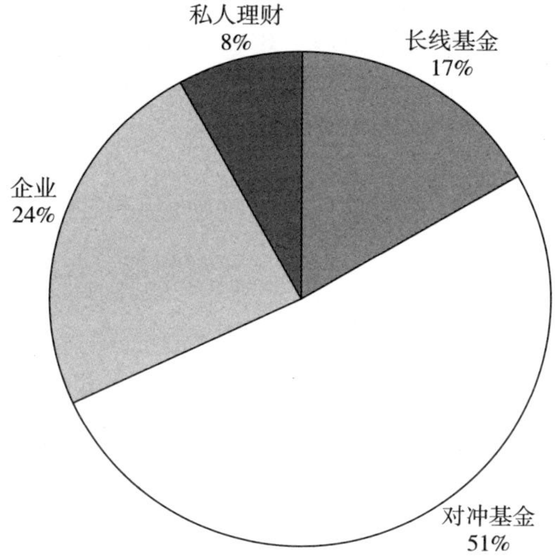

图 5　新世纪医疗本次发行的国际配售投资者类型分布

注：按照 6.36 港币统计。
资料来源：新世纪医疗全球发售资料。

（三）弘和仁爱医疗港股上市案例解析

1. 弘和仁爱业务基本介绍以及上市架构

（1）业务基本介绍

弘和仁爱医疗是弘毅投资的医院运营及管理业务的核心平台。其拥有上海最大的民营医院——杨思医院（民营非营利性综合医院，与二级医院规模相当，以 2015 年收入计）的举办权，并为该医院提供管理及咨询服务，同时拥有并运营福华医院（非公立营利性综合医院，与一级医院规模相当），在上海浦东地区打造了区域医疗服务体系。

弘和仁爱医疗的管理层具有丰富的医院运营经验和投资经验，拟整合旗下医院所在区域内的医疗资源，构建区域医疗服务中心，为该区域内的居民提供连续、系统、便利、高品质的综合医疗服务。同时，弘和仁爱医疗拟通过并购进行扩张，锁定二级或三级医院、拥有二级或三级医院同等规模、具有医疗专科特色并坐落于人口规模较大和经济较为发达区域内的医院，并以该医院为起点，整合区域内医疗资源，组建区域医疗服务中心，致力于成为涵盖医疗服务、康复服务及养老服务的高品质区域医疗服务中心。

（2）上市架构

弘和仁爱医疗的业务结构包括：①医院管理服务，为一家非营利性综合医院提供管理服务；②医疗服务，拥有一家营利性综合医院。弘和仁爱医疗上市结构如图 6 所示：

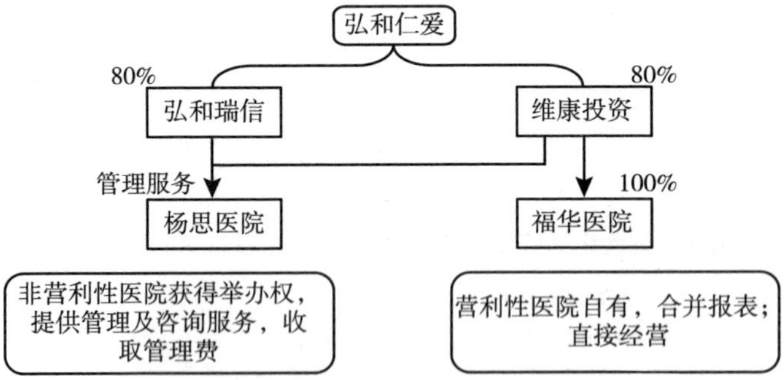

图 6　弘和仁爱医疗上市结构

资料来源：弘和仁爱医疗招股说明书。

2. 弘和仁爱医疗上市的主要中介机构

保荐人：中国国际金融香港证券有限公司。

律师：佳利（香港）律师事务所、环球律师事务所、高伟绅律师行、通商律师事务所。

审计师：普华永道会计师事务所。

3. 投资亮点以及发行情况

（1）弘和仁爱医疗的投资亮点

根据弘和仁爱医疗招股书及我们对公司的理解，我们总结的投资亮点如下。

拥有一支经验丰富并且执行力强的管理团队，能通过管理提升医院的价值。

抓住中国经济转型和医疗改革带来的机遇，采用创新经营模式聚焦区域医疗服务市场。

为上海最大的非公立医院提供管理及咨询服务，为建立区域医疗服务中心提供基础。

得到控股股东弘毅投资的大力支持，协助建立一个平台化、品牌化的医院运营管理集团。

（2）弘和仁爱医疗的发行情况

弘和仁爱医疗股份于 2017 年 3 月 9 日开始发行，绿鞋后募集金额 6322. 3 万美元，约占绿鞋后发行后总股本 27. 7%。本次发行的价格区间为 12. 80 ~ 15. 00 港币，最终发行价格为 12. 80 港币。本次发行中基石投资者认购 1500 万美元，占绿鞋前发行规模的 27. 3%。本次发行中国际配售获得约 1. 85 倍认购（扣除基石、零售外绿鞋后的规模），国际配售投资者类型分布中私人投资者和企业投资者占比较高，合计约 63%，对冲基金和长线基金占比分别近 20%，具体如图 7 所示。

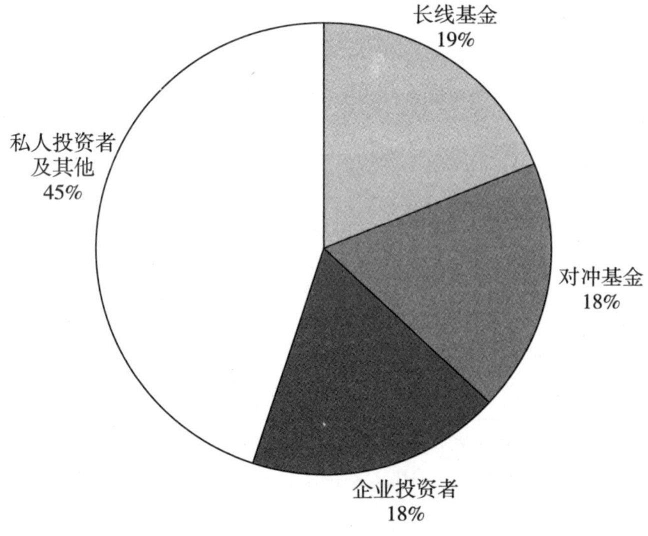

图 7　弘和仁爱医疗国际配售投资者类型分布

资料来源：弘和仁爱医疗全球发售资料。

三　医疗服务企业港股 IPO 基本要求

对于医疗服务企业而言，港股 IPO 上市有三套财务测试标准：盈利测试、市值/收入测试、市值/收入/现金流测试（见表 5）。由于医疗服务企业大多规模不大，目前已上市的医疗服务企业均采用第一套财务测试标准。从目前已在港股 IPO 的医疗服务企业规模来看，上市当年的净利润①约为 2600 万～15800 万港币，融资规模约为 4.90 亿～17.05 亿港币；规模最小的是以托管非营利性医院为主的弘和仁爱医疗（见表 6）。对于以医疗服务收入为主的医疗集团而言，我们建议上市当年的净利润不低于 1 亿人民币，融资规模不低于 1 亿美金。

表 5　香港主板上市的基本要求测试标准

财务要求(符合以下其中一项测试即可)		
盈利测试	市值/收入测试	市值/收入/现金流测试
三年累计盈利≥5000 万港币 市值≥2 亿港币	最近一年收入≥5 亿港币 市值≥40 亿港币	最近一年收入≥5 亿港币 市值≥20 亿港币 三年经营业务产生现金流合计≥1 亿港币
其他要求		
最低公众持股量一般为 25%(如上市时市值 >100 亿港币,则可减至 15%) 至少 300 名股东 管理层最近三年不变 拥有权和控制权最近一年不变 至少 3 名独立董事,且必须占董事会成员人数至少 1/3 要求每半年提交财务报告		

资料来源：香港联交所网站，http://www.hkex.com.hk/－/media/HKEX－Market/Listing/Getting－Started/201710－－Listing－in－HK_ tc.pdf。

① 因弘和仁爱医疗及新世纪医疗于 2017 年第一季上市，其 2017 年净利润尚未披露，目前暂用 2016 年净利润数据。

表 6 已上市的中国医疗服务企业上市当年的收入、净利润、净利润率、融资规模

医疗服务企业名称	股票代码	上市日期	融资规模（百万港元）	收入（百万港元）	净利润（百万港元）	净利润率（%）
弘和仁爱医疗	3869. HK	2017 年 3 月 16 日	490. 68	180. 42	26. 91	25. 70
新世纪医疗	1518. HK	2017 年 1 月 18 日	956. 98	550. 00	110. 00	27. 86
康华医疗	3689. HK	2016 年 11 月 8 日	978. 97	1395. 00	158. 00	11. 68
瑞慈医疗	1526. HK	2016 年 10 月 6 日	818. 71	966. 00	35. 00	3. 60
康宁医院	2120. HK	2015 年 11 月 20 日	783. 29	410. 00	66. 00	15. 02
和美医疗	1509. HK	2015 年 7 月 7 日	1471. 53	1087. 00	127. 00	12. 12
华润凤凰医疗	1515. HK	2013 年 11 月 29 日	1705. 10	1205. 00	114. 00	10. 15

注：收入、净利润及净利润率为上市当年数据；因弘和仁爱医疗及新世纪医疗均于 2017 年第一季度上市，其收入、净利润及净利润率为 2016 年末数据。

资料来源：万得资讯。

四 医疗服务企业港股 IPO 的重点关注问题

医疗服务企业在港股 IPO 过程中可能会面临业务、法律、财务和内控等多方面问题，具体而言，我们将从业务、法律和财务三方面来分别阐述。

（一）业务问题

1. 同业竞争

香港联交所关注上市申请人的业务是否会与控股股东、关联人士存在任何或潜在的同业竞争，如果一些资产因为各种客观原因（比如盈利、资质、土地瑕疵）不纳入上市申请人的体系，并且可能保留在控股股东或其子公司旗下，有可能与上市申请人业务形成竞争，需要向香港联交所解释不会影响上市申请人“是否适合上市的资格”。

2. 关联交易

重组过程可能造成上市申请人与控股股东之间存在关联交易，并可能会形成对控股股东或者关联人士的依赖（比如贡献利润、业务运营或者其他方面），引起香港联交所对于“公司是否适合上市”的疑问。

3. 非营利性医院托管问题

香港联交所关注上市申请人是否符合其经营所在地的法律法规，如上市申请人的业务模式主要为管理公司模式，且其业绩主要源于非营利性医院，则香港联交所关注上市申请人是否具有专业的医院运营管理能力、管理咨询服务关系的稳定性以及管理咨询服务价格的合理性、是否存在非营利性医院的变相分红问题。

（二）法律方面

1. 土地和物业瑕疵

香港联交所对上市申请人是否拥有明确合法的土地和物业拥有权十分重视，尤其是涉及主营业务的土地和物业，需要关注并解决拟纳入上市申请人体系内的医疗机构是否存在任何物业瑕疵的问题。

2. 医务人员执业的合规性

具备丰富临床经验的医务人员是医疗服务机构上市申请人的核心竞争力，香港联交所关注上市申请人拥有的医务人员执业的合规性、核心医务人员的稳定性以及上市申请人是否依赖多点执业医师从而影响其业务的持续增长能力。

3. 投诉信/负面报道/医疗纠纷

在上市过程中，香港联交所可能会收到针对上市申请人的投诉信，并请上市申请人及保荐人对此回应。通常作为医疗服务机构的上市申请人在业绩记录期间存在负面报道及医疗纠纷，主要包括虚假宣传，医疗事故及诉讼等。

4. 业务资质及范围

医疗服务机构涉及的业务资质包括经营资质（如医疗机构执业许可证等，无该资质不得开展相应的业务）以及评级资质（如“二级甲等”资质，用于评定医疗服务机构的等级）。香港联交所关注上市申请人是否取得其开展业务所需的必要经营资质、是否存在超范围经营的问题及确认收入的合法合规性。

（三）财务问题

1. 毛利率变动

香港联交所关注上市申请人在业绩记录期内是否存在毛利率异常波动、与同行业有显著差别的情况。针对该等情况，上市申请人应在《财务资料之管理层讨论》章节或 A1 申请文件中给予充分合理的解释。

2. 应收账款坏账计提

医疗服务机构上市申请人（特别是医保定点机构）可能会存在业绩记录期间各期末应收账款余额较大的情况，源于医保部门结算周期较长，形成了较大金额的应收款。香港联交所关注上市申请人的应收账款会计处理是否恰当、坏账计提是否充分、产生应收账款交易的真实性以及欠款方的类别。

3. 盈利情况

香港联交所关注拟上市范围内的医疗服务机构是否在业绩记录期内存在累计亏损情况。

4. 股权激励计划及股份支付

根据香港上市规则，已上市的企业需遵循上市规则第十七章要求实施股权激励计划。香港联交所会关注该等股权激励计划是否进行了恰当的股份支付处理并要求上市申请人在招股书中披露有关股权激励计划的细节，如为 H 股①上市申请人，其股权激励计划还需符合中国法律法规并向中国证监会披露。

（四）内控问题

对于医疗服务机构的上市申请人，香港联交所会关注其内控制度的有效

① H 股指中国（内地）的股份有限公司在香港联交所发行并上市流通的股票。

性，特别是是否存在商业贿赂的问题，例如上市申请人的医生、员工及行政人员对药品、医疗器械及设备的采购以及医疗服务的提供是否存在收取不正当款项及其他利益的情况，上市申请人对商业贿赂的内部防范措施是否完善等。

（五）其他

根据香港联交所要求，上市申请人还需要满足管理层连续性和控股股东连续性、社会责任的合规性（包括环保、社保）、独立性、税务合规性等多方面要求。上市申请人如存在上述相关方面的问题，保荐人应从论证其是否会对主营业务造成重大影响以及充分披露等角度进行解释。

五　港股 IPO 基本流程

港股 IPO 整体工作大致需要 6～9 个月的时间，通常为保证项目时间表的推动效率，上市申请人应在项目正式启动前确保其满足在财务及业务方面的成熟度，例如通过盈利/收入/现金流预测、有定期审计报告、能在中介团队要求的时间内出具管理层报告、业务具备可持续发展性、管理层连续性高等。

港股 IPO 整体工作大致可分为项目准备、香港联交所审核及发行上市三个阶段。项目准备阶段的工作主要包括与上市申请人管理层、客户及供应商进行访谈及走访，审阅合同、决议、协议、牌照等各项法律文件，审计师进场并出具审计报告，聘请内控顾问核查上市申请人内控制度，编制招股书及申请文件等工作。香港联交所审核阶段的主要工作包括由保荐人牵头组织上市申请人及中介团队持续回复香港联交所及证监会提出的问题，持续进行尽职调查工作，启动为上市申请人寻找基石投资者的工作。在上市申请人通过香港联交所聆讯后，上市申请人及各方中介进入发行上市阶段工作。这一阶段的主要工作包括进行分析师及上市申请人管理层路演，持续进行与投资者的沟通工作，派发招股说明书，进行定价及配售，继而挂牌上市（见图 8）。

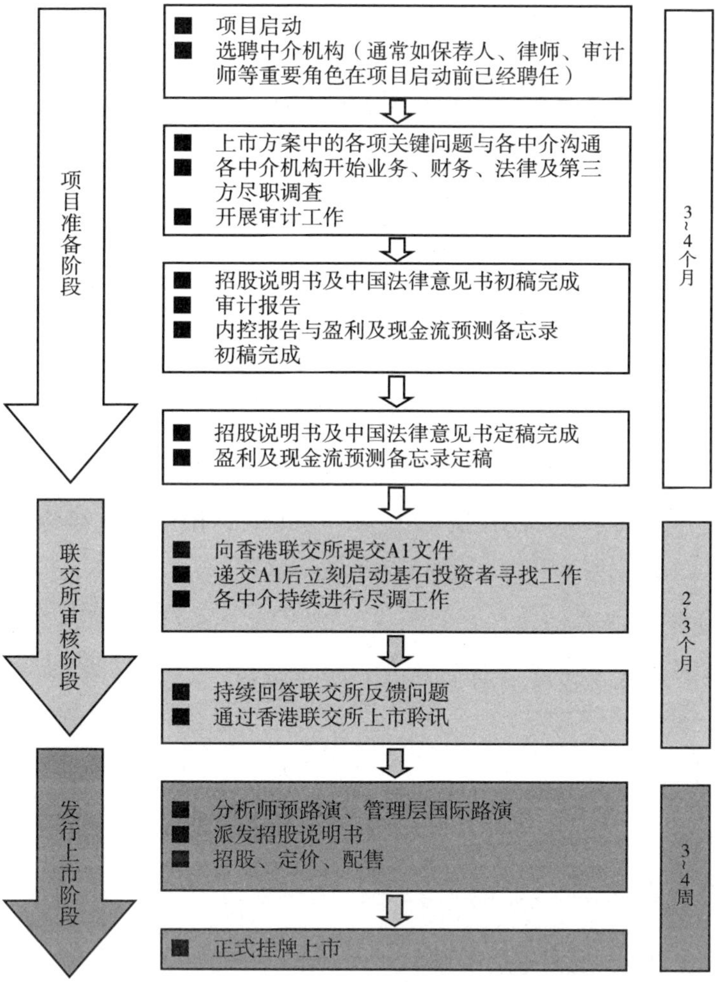

图 8　港股 IPO 流程图

注：红筹架构是指中国境内的公司在境外设立离岸公司，然后将境内公司的资产注入或转移至境外公司，实现境外控股公司海外上市融资的目的。如上港股 IPO 流程图为 H 股及红筹架构通用流程图。通常红筹架构的搭建一般需要 4 ~ 12 个月的时间，根据上市申请人的红筹架构搭建方案而定，红筹架构的搭建可与港股 IPO 项目准备阶段的工作同时进行。H 股上市申请人无需搭建红筹架构，但需要获得中国证监会的受理（“小路条”）及批复（“大路条”），上述工作应与港股 IPO 项目准备阶段的工作同时进行，通常来说，不会对时间表造成太大的影响。

资料来源：香港上市规则，http：//www. hkex. com. hk/listing/rules - and - guidance/listing - rules？sc_ lang = zh - HK。

B.25 最具投资价值医院的衡量：BHI投资评级

庄一强　何永琦*

摘　要： 在新医改的推动下，非公立医院数量快速增加，各方社会资本积极布局医疗服务领域，并购活动日益频繁。本文重点研究医院投资价值的重要评估因素，研讨最具投资价值医院（Best-valued Hospital for Investment，BHI）平台的基本原理和运作方式。

关键词： 非公立医院　投资价值　投资评级

一　医院投资

（一）非公立医院投资现状

最新统计显示，截至2017年6月，非公立医院机构数达17153家，占比超过57%，同比增加12%，从床位数、年诊疗人次、年入院人次等指标发现，非公立医院的服务能力正在日益提高（见表1）。医院投资已经成为大健康产业发展的热点之一。

* 庄一强，博士，艾力彼医院管理研究中心主任；何永琦，MBA、光学工程硕士，艾力彼医院管理研究中心。

表 1　2013～2017 非公立医院发展情况

年份	机构数（家）	机构数全国占比（%）	床位数（张）	床位数全国占比（%）	年诊疗人次（万人次）	年诊疗人次全国占比（%）	年入院人次（万人次）	年入院人次全国占比（%）
2013	11313	46	713216	16	28667.1	10	1692.3	12
2014	12546	49	835446	17	32465.4	11	1960.3	13
2015	14518	53	1034179	19	37120.5	12	2365.4	15
2016	16432	56	1233637	21	42184.3	13	2777.2	16

根据产业演进理论，非公立医院发展正处于初创期，集中度较低。随着产业发展步入规模化、集团化，为实现产业协同、提高市场控制能力、获取规模经济效益、降低经营成本等，横向和纵向并购活动将会加剧，并购规模也将会增大（见图 1）。

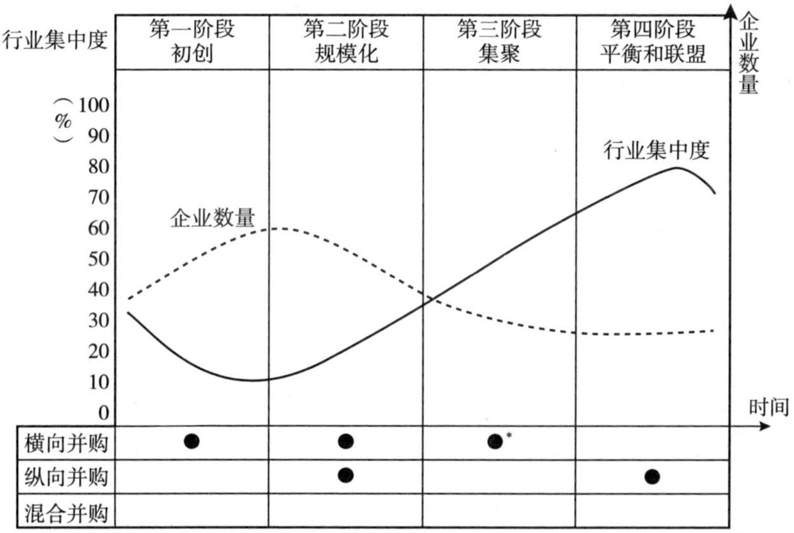

图 1　产业演进与并购

注：＊此时发生的为少量但规模很大的横向并购。

（二）医院投资价值评估

社会资本投资医疗服务领域将会大力推动医院的发展，医院投资是一个发现价值、创造价值、实现价值和分享价值的过程。在这个过程中，投资环境、市场潜力、医院竞争力、投后价值管理是尤为关键的价值评估因素。

1. 投资环境

医院投资环境主要由政治环境、经济环境、社会环境和地理环境等四方面的内容构成。

政治环境包括政策法规、体制约束、政府关系等要素，各个地区自行出台了一些医院投资并购的医疗产业政策，要求各有不同，所以在投资医院前，需要了解当地政策，尤其是医院改制所涉及的国有资产、人事关系等核心问题。

经济环境决定了当地的医疗消费水平和支付能力。艾力彼研究显示，入围榜单的非公立医院集团从东部往西部呈现三层梯度分布，主要集中在经济发达的直辖市和省会城市。

社会环境包括人口情况、当地医疗卫生状况、生活习惯等要素。人口总量决定了当地医疗的服务体量，人口结构与疾病病种密切相关。

地理环境包括地理位置、交通情况等要素。根据病种的缓急程度决定了医院的服务半径。医院的地理位置、交通情况影响就医送达时间，是患者就诊的关键考虑因素。

2. 市场潜力

市场潜力评估要素主要包括市场规模、竞争力格局和成长性，是医院投资决策的关键要素。市场规模是市场需求的测量目标，医院提供医疗服务的市场规模主要由病种、患者数量、患者来源等要素决定。

竞争格局是指市场经营主体进入市场的一种状态，主要表现为市场经营主体全部到位和所有市场经济经营主体之间的竞争，包括公立医院和非公立医院的能力对比。竞争格局和市场规模大小可能直接决定了对医院的投资规模。

成长性是衡量市场发展速度的重要指标，反映市场未来的发展状况。例如，大数据、互联互通、人工智能具有巨大的颠覆力量，智慧医疗的发展将推动中国医疗资源的重新布局和优化。

3. 医院竞争力

医院自身的竞争力是医院在市场竞争中体现出来的综合能力。艾力彼以大数据为工具，构造科学完整的指标体系，对医院竞争力进行综合评价。艾力彼医院竞争力评价指标体系包括医疗技术与质量、服务水平、资源配置、运行效率、教学科研、变革创新等评价维度，各维度由相应的二级和三级指标组成。专科竞争力指标体系包括人才队伍、医疗质量、服务能力、疾病结构与患者来源、教学科研和配套建设等评价维度。

TOPSIS 评价法是根据将有限个评价对象与理想化目标的接近程度进行计算的排序方法，对现有的对象进行相对优劣的评价。艾力彼采用加权 TOPSIS 综合评价法对医院竞争力进行定量分析，利用大数据对投资标的进行横向比较，以确定医院标的的竞争力。

4. 投后价值管理

医院投资具有周期长的特点，医院标的主要吸引战略投资者，投资人须更加重视投后的价值管理，寻找价值创造的驱动因素，推动医院价值提升。按照信息经济学的观点，信息越是不对称，信誉和品牌就显得越发重要。所以，医院品牌价值应是医院投后价值管理的重要衡量指标，也是医院价值提升的最主要驱动因素。

英国的 Interbrand 公司 1990 年开始进行品牌资产评估研究，2001 年起每年发布 *Best Global Brands*。该公司对“最具价值”的定义主要集中在三点：该品牌的产品或服务的财务业绩状况、对于消费者购买决策的影响力以及在市场上有多大的竞争力。

二　BHI 投资评级

（一）BHI 的诞生

医院投资的技术门槛高、周期长，部分地区存在难以逾越的政策障碍，投后管理的专业化、市场化的医疗管理团队稀缺，因此需要专业匹配平台帮助投资决策。最具投资价值医院（Best-valued Hospital for Investment，BHI）是对医院融资项目进行评价，对以地级城市为最小单位的投融资环境、市场竞争环境、公立和非公立医院专科服务能力等进行全方位的评价，提供投前、投中、投后的整体解决方案，将投资方和融资方各自的需求进行互补式匹配，以期达到最佳投融资组合。BHI 投融资平台的服务对象包括医院、投资机构、银行、证券机构、保险公司等。

（二）BHI 投资评级

BHI 投资评级为投资人提供全面、初步的投资参考意见。投资评级分为主动评级（艾力彼收集公开资料对医院进行主动评级）与委托评级（医院委托艾力彼评级）。BHI 评级使用的评级语言包括：投资评级、评级展望、市场关注。

BHI 投资评级用固定的英文字母和符号表示医院的价值程度。如 AA +，第一个字母为环境友好度，第二个字母为医院竞争力，第三个符号加号（+）或减号（-）表示医院竞争力的增强或减弱。

表 2　BHI 级别评定定义

维度	级别	评定
环境友好度	A	投资环境非常好，市场非常好
	B	投资环境较好，市场较好
	C	投资环境一般，市场一般
	D	投资环境较差，市场较差
医院竞争力	A	具有全国非公竞争力强
	B	具有省域非公竞争力强
	C	具有地级非公竞争力强
	D	申请破产

（三）投资展望和市场关注

评级展望是预计三个月内市场关注的事件成为现实，对未来评级变化做出的预测，表达为：正面、稳定、负面。正面是指事件将会提高标的医院的价值，例如通过医院管理标准化认证、筹备上市、引入技术团队、获得医保定点等；负面是指事件将对标的医院的价值造成破坏，例如发生“一票否决四要素”（一级甲等医疗事故、虚假广告、骗保、欺诈病人）的行为。

市场关注是指市场传闻（可能被证实也可能尚未被证实）三个月内如传闻属实将对医院产生利好或者利空，但关注点需要进一步核实才能做出评级展望调整。

表 3　BHI 投资评级示例

医院	投资评级	评级展望	市场关注	评级时间
东莞 *** 医院	AA +	正面	商保定点	2017 年 12 月 29 日
佛山 *** 医院	AB –	正面	医保定点	2017 年 12 月 20 日
濮阳 *** 医院	BA +	稳定	高层变动	2017 年 4 月 9 日
东莞 *** 医院	AA –	负面	骗保行为	2017 年 3 月 2 日
苏州 *** 医院	AA	正面	上市预备	2017 年 2 月 10 日
武汉 **** 医院	BA	稳定	国际合作	2016 年 9 月 9 日
浙江 *** 医院	CA +	稳定	股权变更	2016 年 9 月 9 日
南京 *** 医院	BB	负面	医疗官司	2016 年 8 月 20 日
西安 *** 医院	DD –	正面	被收购	2016 年 8 月 3 日
首都 *** 医院	BA +	正面	通过三甲	2016 年 2 月 10 日

三　思考与展望

（一）医院投资并购活动将日趋频繁

国家鼓励社会办医，新医改推动分级诊疗，医养结合推动医疗消费升级，大数据和人工智能引领新的医疗技术革命，公立医院加快医联体建设步伐，非公立医院数量快速增加。非公立医院在大健康领域寻找市机遇的同时，将会面临来自医联体、新科技、新进入者的更大挑战。在医院投资周期长的特点下，医院集团化经营将是提高竞争力的有效途径。可以预期，未来医院的并购活动将日益频繁，建立联盟打造全国性专科连锁品牌是快速发展的有效途径。

（二）医院投资走向专业化

医院投资是一个价值发现、价值创造、价值实现和价值分享的过程。环境、市场、医院等因素不确定性较大，投资风险高，因此需要组建专业团队开展调研，开展评估和提出价值创造的投资建议。医院投资需要重视投后的医院管理，需要职业化的医院管理团队的投入，才能确保医院价值提升。

（三）BHI 的发展

BHI 投资评级有主动评级和委托评级。BHI 将围绕医院投融资需求，根据医院、战略投资机构、银行信贷、商业保险、券商等各利益相关者，遵循“数据说话、时间说话”的原则，提供专业、客观的第三方评价服务。

参考文献

1. 庄一强、曾益新：《中国医院竞争力报告（2017）》，社会科学文献出版社，2017。
2. 庄一强、曾益新：《中国医院竞争力报告（2016）》，社会科学文献出版社，2016。
3. 国家卫生和计划生育委员会：《2017 中国卫生和计划生育统计年鉴》，中国协和医科大学出版社，2017。
4. 贺华溢：《基于产业演进曲线理论的我国并购与产业演进关系研究》，北京交通大学，硕士学位论文，2009。

附　录

Appendix

B.26
医院综合及专科竞争力评价方法与指标

庄一强　王兴琳　刘剑文*

为了研究与分析我国医院的竞争能力，艾力彼医院管理研究中心（以下简称“艾力彼”）一贯致力于构建与完善医院的定量评价——医院第三方分层评价体系。依据这个评价体系，艾力彼从2010年开始，连续多年发布中国医院竞争力排行榜。

一　参评对象

综合竞争力评价包括综合医院、中医医院，不含专科医院和部队医院。

* 庄一强，博士，艾力彼医院管理研究中心主任；王兴琳，管理学博士，艾力彼医院管理研究中心；严卓然，法学硕士，艾力彼医院管理研究中心；刘剑文，理学学士，艾力彼医院管理研究中心。

专科竞争力评价包括综合医院、中医医院的专科以及专科医院，不含部队医院。

第一，顶级医院：全国最佳综合医院，含中医医院，不含专科医院和部队医院。

第二，省会市属/计划单列市医院（以下简称“省/单医院”）：医院位于省会城市和计划单列市，由市卫计委管辖的综合医院、中医医院、市办医学院附属综合医院和该市区级医院。

第三，地级城市医院：位于地级城市（不含省会城市和计划单列市）的综合医院、中医医院、各级医学院附属综合医院和区级医院。

第四，县级医院：位于县域的综合医院、中医医院。

第五，非公立医院：政府持股小于50%的股份制医院，即社会资本（含国有商业资本）控股及改制后的医院，包括原创型非公立医院和改制后非公立医院。

第六，中医医院：由各级中医药管理局管辖的综合性中医医院，含中西医结合医院和民族医院。

第七，省域医院：位于省、自治区、直辖市内所有的综合医院、中医医院，不含专科医院和部队医院。

第八，非公立医院集团50强：在同一个企业集团法人旗下，由该集团控制（全资、控股或可合并报表）的独立法人医院所组成的医院群，不包括无股权关系的医院集团、医联体、医共体。

第九，医养结合机构：拥有“医疗机构执业许可证”的医院与拥有“养老机构设立许可证”的养老机构位于相同或相邻地区，并拥有同一个法定代表人。

第十，华人地区最佳医院：涵盖中国大陆、中国台湾、中国香港、中国澳门和新加坡的顶级综合医院，不包含专科医院。

第十一，康复医院：康复专科医院，不包括综合医院的康复科。

第十二，地级专科30强：进入地级医院100强的16个专科，包括普外、骨科、泌外、神外、胸外、ICU、心内、呼吸、消化、神内、肾内、内分泌、肿瘤内科、妇科、产科、儿内科。

第十三，县级专科30强：进入县级医院100强的14个专科，包括普外、骨科、泌外、神外、ICU、心内、呼吸、消化、神内、肾内、内分泌、肿瘤内科、妇产科、儿内科。

二 评价方法

（一）评价方法的确定

医院的发展是一个动态的、多维的系统，而其竞争力也受到多重因素的影响。目前综合评价方法主要有秩和比法、加权TOPSIS法、层次分析法、模糊评价法等，各种方法均具有不同的优劣势。譬如秩和比法可以进行分档排序，消除异常值的干扰，但在对指标值进行秩代换的过程中会损失部分信息，导致对信息利用不完全；加权TOPSIS法能够充分利用原有数据信息，引入不同量纲的评价指标进行综合评价，其不足之处是只能对每个评价对象的优劣进行排序，不能分档管理。

为了使本评价活动更加客观、公正，尤其是要确保医院竞争力排行榜评价方法的科学性，评价专家组在正式评价前，选取了多种综合评价方法，经过多方论证和听取医院管理界专家意见后，采用了加权TOPSIS法对医院竞争力进行定量分析，最后得出各医院和专科的排名。

（二）指标权重的确定

权重是以某种数量形式权衡被评价对象总体中相对重要程度的量值。目前权重系数的确定方法大致可分为两大类：一类为主观赋权法，其原始数据主要由专家根据经验主观判断得到，如层次分析法、专家咨询法等；另一类为客观赋权法，其原始数据由各指标在被评价对象中的实际数据处理后形成，如主成分分析法、离差最大化法、熵值法、探索性因子分析法等。这两类方法各有其优点和缺点：主观赋权法客观性较差，但解释性强；客观赋权法确定的权数在大多数情况下精度较高，但有时会与实际情况相悖，而且对所得结果难以给予明确的解释。基于上述原因，有些学者提出了综合主观赋权法、客观赋权法的第三类方法，即组合赋权法。艾力彼的医院竞争力排名采用专家咨询法与探索性因子分析法相结合，确定维度及指标权重，这正是组合赋权法中的一种综合评价方法。

（三）研究方法详解

1. 探索性因子分析法

探索性因子分析法通过研究众多变量之间的内部依赖关系，用少数几个假想变量即因子来反映原来众多的观测变量所代表的主要信息，并解释这些观测变量之间的相互依存关系。权重确定的实现步骤如下。

第一，一级指标下二级指标权重的确定。

对每个维度运用主成分方法提取公因子，用最大方差法对公因子进行旋转，以 Anderson-Rubin 法计算因子得分，可以得到所求公共因子的载荷矩阵。每个因子载荷系数表示各个二级指标对一级指标的相对重要性，在一般情况下，其绝对值越大，则表明公共因子对所代表的原始指标变量的解释效果越好，二者的相关性越强。因此，对因子载荷系数的绝对值进行归一化处理，可以得到各个二级指标相对于对应一级指标的权重 ω_{ij} ，其中 i 为一级指标序列，j 为二级指标序列。

第二，综合竞争力下一级指标权重的确定。

针对得到的各公因子（即一级指标）的因子得分，再次进行因子提取，得到运营规模、医疗技术、经济资源在综合竞争力上的因子载荷矩阵，经过归一化处理可以得到各个一级指标相对于综合竞争力的权重 ω_i ，其中 i 为一级指标序列。

2. 加权 TOPSIS 分析法

TOPSIS 的全称是“逼近于理想值的排序方法”（Technique for Order Preference by Similarity to an Ideal Solution），是 C. L. Hwang 和 K. Yoon 于 1981 年提出的一种适用于根据多项指标、对多个对象进行比较选择的分析

方法。TOPSIS 法根据有限个评价对象与理想化目标的接近程度进行排序，是在现有对象中进行相对优劣的评价。理想化目标有两个：一是肯定的理想目标或称最优目标，二是否定的理想目标或称最劣目标。评价最好的对象应该与最优目标的距离最近，而与最劣目标距离最远，距离的计算可采用明考斯基距离，常用的欧几里得几何距离是明考斯基距离的特殊情况。而加权 TOPSIS 分析法则是对 TOPSIS 分析法的进一步深化，与普通的 TOPSIS 分析法相比，它更加强调各参与评价指标重要性的不同，从而使评价结果更趋合理。

加权 TOPSIS 分析实现步骤如下。

第一，建立评价对象的数据矩阵。

针对评价对象建立数据矩阵（见表 1），i 为评价对象，j 为参与评价的指标，X_{ij} 为第 i 个对象第 j 个指标的原始数据。

表 1　加权 TOPSIS 法评价指标原始数据矩阵

评价对象 i	参与评价的指标 j			
	指标 1	指标 2	…	指标 m
对象 1	X_{11}	X_{12}	…	X_{1m}
对象 2	X_{21}	X_{22}	…	X_{2m}
…	…	…	…	…
对象 n	X_{n1}	X_{n2}	…	X_{nm}

第二，将数据指标同趋势化。

在保持高优指标不变的情况下，对原始指标进行同趋势化变换，即将低优指标和适度指标进行高优化，同趋势化后的指标数据矩阵为 $Y = \begin{pmatrix} Y_{11} & Y_{12} & \cdots & Y_{1m} \\ Y_{21} & Y_{22} & \cdots & Y_{2m} \\ \cdots & \cdots & \cdots & \cdots \\ Y_{n1} & Y_{n2} & \cdots & Y_{nm} \end{pmatrix}$，其中 Y_{ij} 为第 i 个对象第 j 个指标的同趋势化后数据。

第三，对同趋势化后的指标数据进行归一化。

对指标数据进行归一化处理的目的是消除指标的单位和含义不同导致的数据上的不可比性，建立规范化矩阵，计算公式为

$$\alpha_{ij} = \frac{Y_{ij}}{\sqrt{\sum_{s=1}^{n} Y_{sj}^{2}}}, 其中 i = 1,2,\cdots,n; j = 1,2,\cdots,m$$

归一化后的指标数据矩阵为 $A = \begin{pmatrix} \alpha_{11} & \alpha_{12} & \cdots & \alpha_{1m} \\ \alpha_{21} & \alpha_{22} & \cdots & \alpha_{2m} \\ \cdots & \cdots & \cdots & \cdots \\ \alpha_{n1} & \alpha_{n2} & \cdots & \alpha_{nm} \end{pmatrix}$，其中 α_{ij} 为第 i 个对象第 j 个指标的同趋势化后数据。

第四，寻找最优目标与最劣目标。

针对每个指标，从归一化后的指标数据矩阵中找出最大值和最小值，分别构成最优目标及最劣目标，且最优目标 $A^{+} = (\alpha_1^{+}, \alpha_2^{+}, \cdots, \alpha_m^{+})$，最劣目标 $A^{-} = (\alpha_1^{-}, \alpha_2^{-}, \cdots, \alpha_m^{-})$，其中 $\alpha_j^{+} = \max(\alpha_{1j}, \alpha_{2j}, \cdots, \alpha_{nj})$ 与 $\alpha_j^{-} = \min(\alpha_{1j}, \alpha_{2j}, \cdots, \alpha_{nj})$ 分别为矩阵中第 j 列的最大值和最小值，$j = 1, 2, \cdots, m$。

第五，计算评价对象与最优目标和最劣目标间的距离。

各评价对象与最优目标间的距离为 $D_i^{+} = \sqrt{\sum_{j=1}^{m} \varphi_j (\alpha_{ij} - \alpha_j^{+})^2}$，各评价对象与最劣目标间的距离为 $D_i^{-} = \sqrt{\sum_{j=1}^{m} \varphi_j (\alpha_{ij} - \alpha_j^{-})^2}$，其中 i 为评价对象个数，当 m 为二级指标序列时，φ_j 为二级指标相对于一级指标的权重，当 m 为一级指标序列时，φ_j 为一级指标相对于综合竞争力的权重。

第六，计算相对贴近度，并据此对各评价对象进行排序。

加权 TOPSIS 指数用来衡量各评价对象与最优目标的相对贴近度，计算公式为：$C_i = \frac{D_i^{-}}{D_i^{+} + D_i^{-}}$，$i = 1, 2, \cdots, n$。

显然 $C_i \in [0,1]$，其值越接近 1，表示该评价对象越接近最优水平，按

C_i 的大小排序，C_i 越大，排序的位置越靠前，表明该评价对象的综合结果越好。

三　指标体系

艾力彼认为数据具有四重属性。一是科学性，数据能代表被测量的对象，能表达设计的效果，这是数据的效度。二是可获得性，指的是数据获取的难易程度。三是准确性，数据真实可靠，这是数据的信度。四是持续获得性，数据收集可持续进行，形成时间序列，可供纵向分析，了解事物发展趋势，并对未来做出预测。从另一个角度看，获取的数据可分为结构数据、过程数据和结果数据。

医院及专科竞争力是一个综合性的概念，其定量表现形式多种多样，任何单一指标仅能反映出一个侧面，只有构造完整的指标体系才能科学全面地对其竞争力做出综合评价。由于指标之间往往具有一定的相互关系，甚至有信息重叠的现象，并不是所有的指标都有必要选入评价体系。因此，指标体系的选取需要平衡考虑。

艾力彼从数据属性出发，参考美国医疗机构评审国际联合委员会（Joint Commission International，JCI）所提出的《美国医疗机构评审国际联合委员会医院评审标准》，综合多方因素，为不同类型的医院及专科设计评价指标，并不断进行调整与完善。如针对不同层级的医院（华人地区医院、顶级医院、省/单医院、地级城市医院、县级医院）、不同类型的医院（非公立医院、中医医院、医养结合机构、康复医院），都特别设置了不同的指标，兼顾评价对象的特性。

（一）综合评价体系

适用于顶级医院、省/单医院、地级城市医院、县级医院、省域医院、非公立医院、中医医院、医养结合机构、康复医院榜单。医院综合竞争力评价体系见图 1。

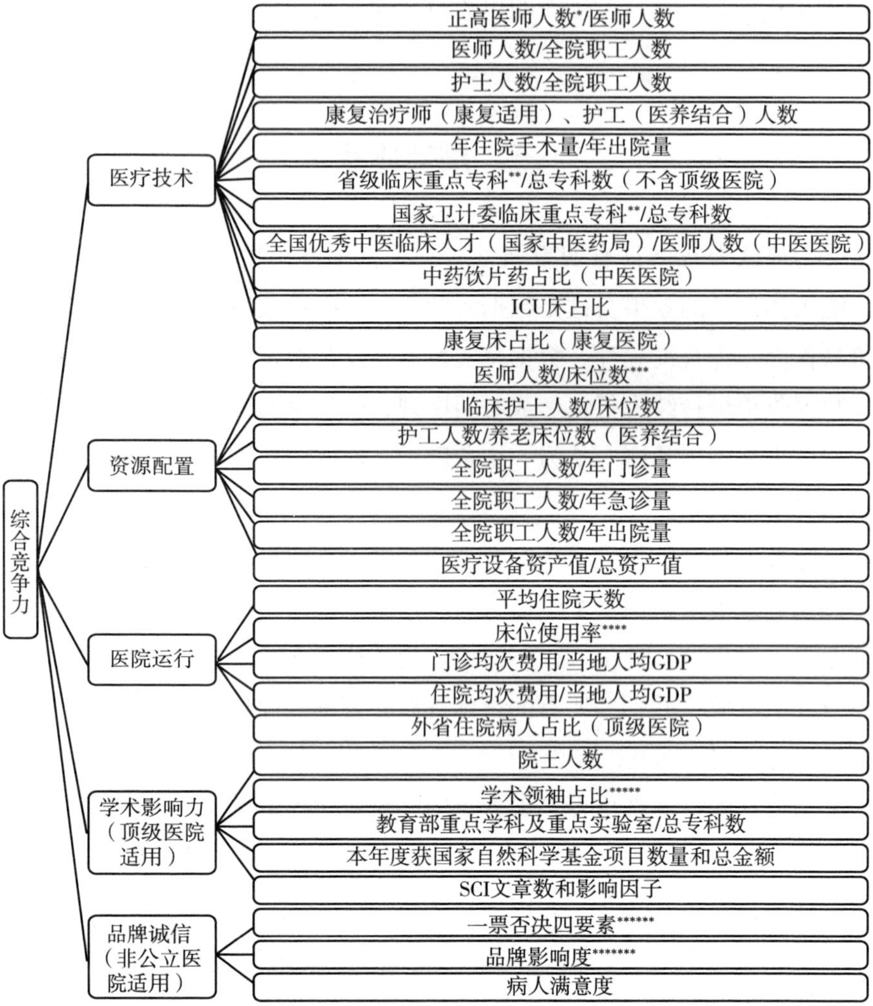

图1　医院综合竞争力评价体系

注：* 中医医院统计时包含国家级名中医人数；** 中医医院统计时包含国家中医药管理局临床重点专科；*** 指实开床位数，医养结合机构指医疗床位数；**** 与艾力彼测算的最优使用率对比，越接近得分越高；***** 本院医生在中华医学会、中国医师协会的主任委员、副主任委员占全院医师比例；****** 一票否决四要素是指三年内无一级甲等医疗事故、虚假广告、骗保和欺诈病人（虚假检查、无病收治、乱收费等）；******* 品牌影响度包括医院认证项目（星级认证、等级评审、JCI、HIMSS、CARF 等）、行业协会任职、省级及以上奖项（政府或行业协会颁发）。

（二）专科评价体系

适用榜单：地级医院 16 专科 30 强、县级医院 14 专科 30 强。专科能力评价体系见图 2。

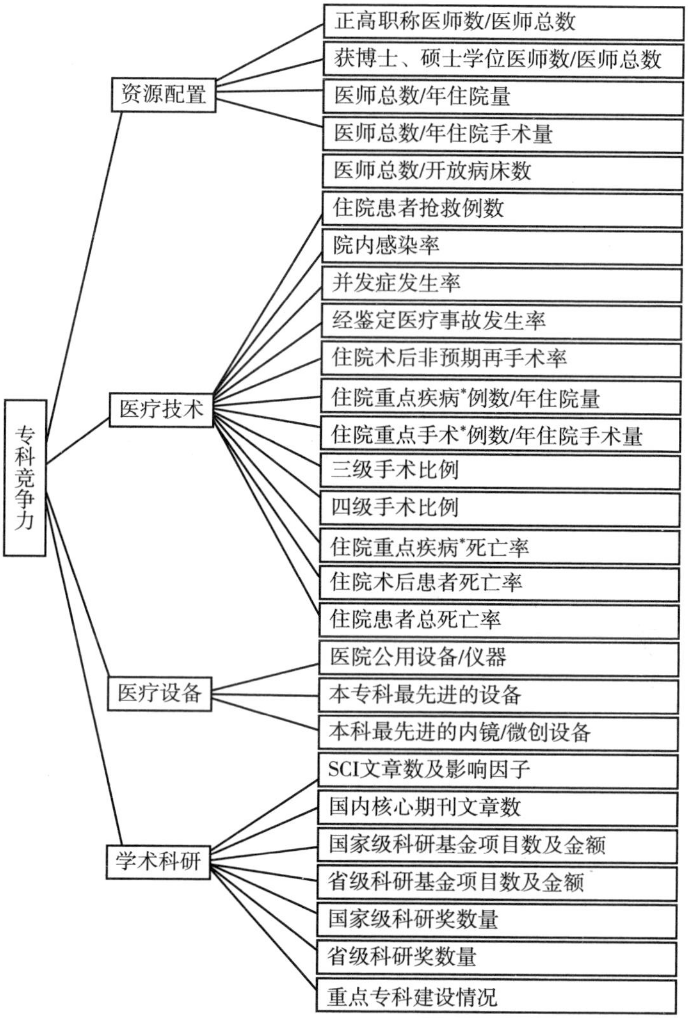

图 2　专科能力评价体系

注：* 符合 2011 版三级综合医院评审标准 18 种住院重点疾病（ICD10 编码）、18 种住院重点手术（ICD－9－CM－3 编码）。

（三）非公立医院集团评价体系

非公立医院集团评价体系见图3。

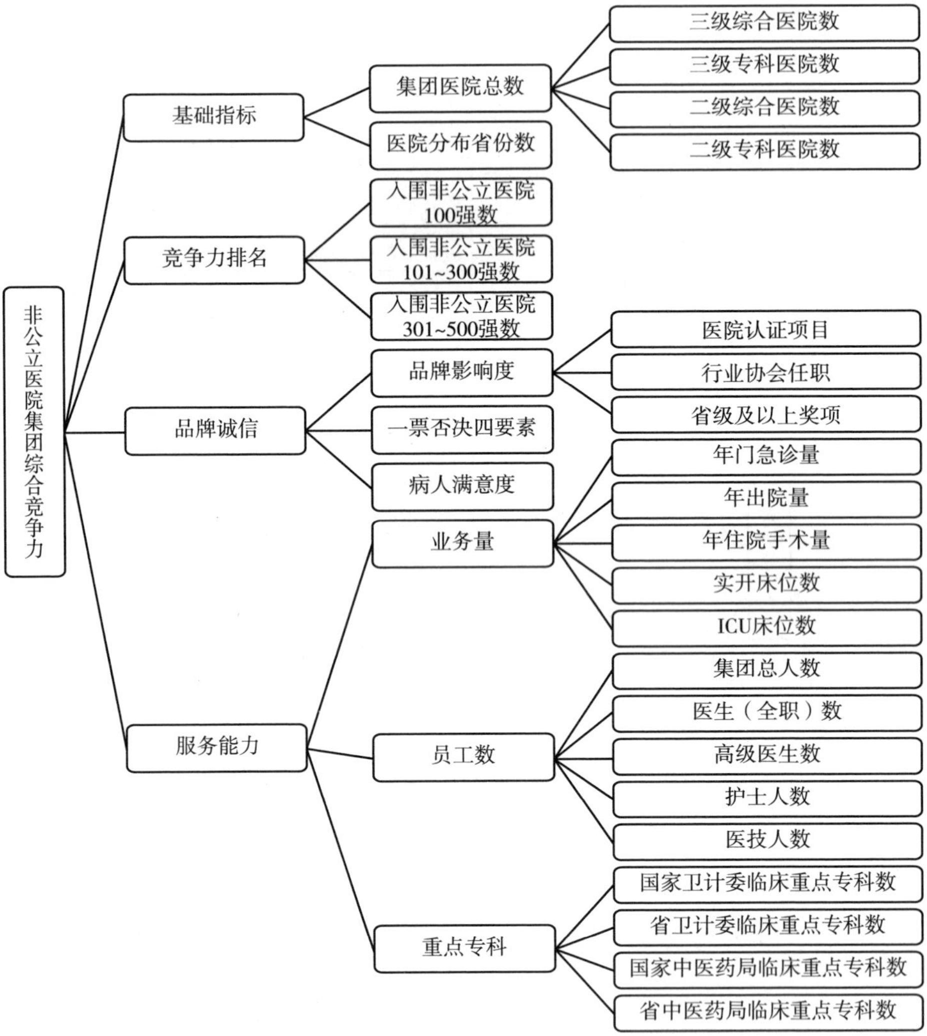

图3　非公立医院集团评价体系

注：医院认证项目包括星级认证、等级评审、JCI、HIMSS、CARF等；行业协会任职指在中国医院协会民营医院管理分会系统任职或非公立医疗机构协会系统任职；一票否决四要素包括三年内无一级甲等医疗事故、虚假广告、骗保和欺诈病人（虚假检查、无病收治、乱收费等）；省级及以上奖项指由政府或行业协会颁发的奖项。

4. 华人地区最佳医院评价体系

华人地区最佳医院指中国大陆、台湾、香港、澳门和新加坡的最佳综合医院，不包含专科医院。华人地区最佳医院评价体系见图 4。

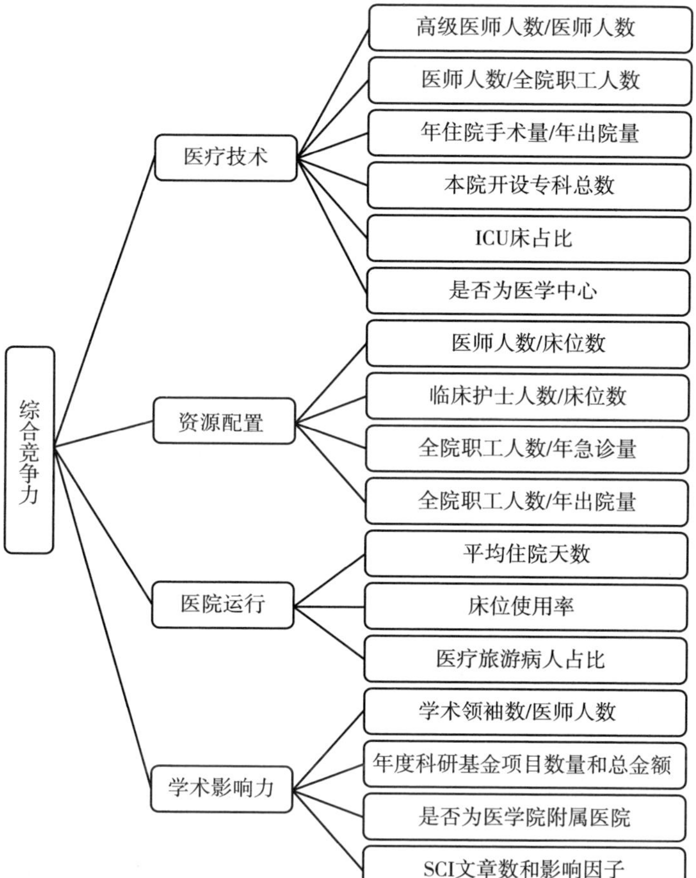

图 4　华人地区最佳医院评价体系

注：高级医师人数指当地最高级别职称的医生人数，在中国大陆指主任医师，在中国香港指顾问医师，在中国台湾指主治医师，在新加坡指高级顾问医师，在中国澳门指顾问医生；ICU 含外科 ICU、NICU、CCU 等；医学中心在中国大陆指卫生部属医院，在中国台湾指医学中心，在中国香港、中国澳门、新加坡指区域联网总医院；资源配置指标与医院的服务能力和效率相关；床位使用率与测算的最优床位使用率对比，越接近得分越高；医疗旅游病人在中国大陆指医院所在省以外的病人数，在其他地区指医疗旅游病人数；学术领袖数指本院医生在中华医学会、台湾医学会、香港医学会、澳门医学会、新加坡医学会担任主任委员、副主任委员的人数；科研基金在中国大陆指国家自然科学基金，在其他地区指当地最高科学研究基金。

四　数据来源

竞争力评价的数据来源丰富，主要有以下渠道：艾力彼医院管理研究中心数据库；医院在艾力彼数据直报平台提交的数据；医院公开数据；各级人民政府公开数据；各级卫生计生委公开数据；各级人力资源和社会保障局公开数据；各级统计局公开数据。

参考文献

1. 庄一强、曾益新：《中国医院竞争力报告（2017）》，社会科学文献出版社，2017。
2. 庄一强、曾益新：《中国医院竞争力报告（2016）》，社会科学文献出版社，2016。
3. Methodology, *U. S. News & World Report Best Hospital* 2015 - 2016
4. American Hospital Association (AHA), *Annual Survey of Hospitals Database documentationmanual*, American Hospital Association, 2016.
5. 方敏、郭启勇、刘天峰、徐佳、劳惠娜、庄一强、于慧清：《转型期基层医院生存与发展研究（四）——基层医院专科发展现状分析》，《现代医院管理》2010年第4期。
6. 高万良、庄一强等：《医院核心竞争力理论探索与案例分析》，世界图书出版公司，2005年第1版。
7. Miller M. R., Pronovost P., Donithan M., Zeger S., Zhan C., Morlock L., Meyer G. S., "Relationship between Performance Measurement and Accreditation: Implications for Quality of Care and Patient Safety," *American Journal of Medical Quality*, 2005, 20 (5).
8. Donabedian A., "The Role of Outcomes in Quality Assessment and Assurance," *Quality Review Bulletin*, 1992, 18 (11).
9. Donabedian A., "The Quality of Care: How Can It Be Assessed?" *Journal of the American Medical Association*, 1988, 260.
10. De Marco M. F., Lorenzoni L., Addari P., Nante N., "Evaluation of the Capacity of the APR - DRG Classification System to Predict Hospital Mortality," *Epidemiol Prev*, 2002, 26 (4).

11. Rivard, P. E., Luther S. L., Christiansen C. L., Zhao S. B., Loveland S., Elixhauser A., et al., "Using Patient Safety Indicators to Estimate the Impact of Potential Adverse Events on Outcomes," *Medical Care Research and Review*, 2008, 65 (1).

Appendix

Notes of Ranking Criteria for Top 100 Hospitals in Asia with Major Chinese Population

1. Hospitals in Asia with Major Chinese Population refer to full-service hospitals in mainland China, Taiwan, Hong Kong, Macao and Singapore. Specialty hospitals are not included.
2. Refers to the number of doctors at the highest level of the local title. Mainland China refers to the chief physician, Hong Kong refers to the consultant physician, Taiwan refers to the professor and attending physician, Singapore refers to the senior consultant physician, Macau refers to the consultant physician.
3. Include surgery ICU, NICU, CCU and others.
4. Mainland China refers to the ministerial level hospital, Taiwan refers to the medical center, Hong Kong, Macao and Singapore refer to networked general hospital.
5. The categories included are about hospital capacity and efficiency.
6. Referenced to the optimal bed usage rate, the closer the rate, the higher the scores.
7. Medical tourist is defined as patients from out of province for hospitals in mainland China and out of the respective region/country for hospitals in Taiwan, Hong Kong, Macao and Singapore.
8. Chair or vice chair of the following associations and their respective branch associations: Chinese Medical Association, the Taiwan Medical Association, the Hong Kong Medical Association, the Macao Medical Association, and the Singapore Medical Association.
9. Refer to grants from the National Natural Science Foundation in mainland China and respective top regional/national science foundations in Taiwan, Hong Kong, Macao and Singapore.

B.27
中国上市医疗服务企业排名指标

庄一强　刘剑文*

中国上市医疗服务（医服）企业（Healthcare Provider）排名指标，参考“财富500强”企业排行榜的取样原则，以公开、可单独披露医服信息的企业数据，按照公开公正的原则进行排名。

第一，信息来源：上市公司2016年年报，公司市值采用2016年12月31日收市价，汇率采用2016年12月31日人民币汇率中间价。

第二，单独上市的医服企业或上市公司下属能够单独披露医服信息的企业，包括控股或控制管理权的医院、诊所、体检机构。

第三，上市地点：国内外资本市场。

第四，营业地点：中国大陆。

第五，指标与权重：①医疗市值（30%），医疗市值 = 医疗收入/集团总收入 × 集团总市值；②医疗收入（30%）；③医疗总资产（25%），医疗资产 = 医疗收入/集团总收入 × 集团总资产；④医疗毛利率（10%）；⑤医疗机构数（5%），（诊所、体检所）×0.3。

根据以上指标，做出如下说明。

第一，由于各企业年报的表述不尽相同，排名研究组采取统一的数据取样原则。比如有的准确披露机构数目，有的只披露超过 x 家，对于后者我们推定其机构数至少有 x 家，因此以 x 家为采用数据。

* 庄一强，管理博士，香港艾力彼医院管理研究中心主任；严卓然，法学硕士，香港艾力彼医院管理研究中心。

第二，有些上市集团包含医疗服务业务，但没有单独披露医服市值、医服总资产。研究组统一以“医服收入/集团总收入”为系数，计算医服分部的市值和总资产。

第三，有些公司已经开展医服业务，但所披露医服部分的数据不够充分，无法进入排名程序。希望未来完整披露医服数据之后，可以进入排行榜，目前只进入“上市医疗服务潜在上榜企业”。

B.28
医院信息互联互通排名指标

庄一强　王彩云　罗永杰　唐洪磊　乐立权*

在信息时代，医院信息互联 HIC 有利于提高医院的未来形象。院内互联联接的人、财、物和信息，提供管理辅助决策与技术支撑，提高管理效率，促进监管透明化；院际互联助力分级诊疗，实现人不下沉，技术下沉；第三方互联助力 DRGS 应用、第三方支付、第三方检验检查、商业保险、移动医疗与共享医疗；大众互联有利于改善病人及家属的就医体验，提高满意度，在目前医院互联互通参差不齐的背景下，HIC 的排名显得极具现实意义。

HIC 排名指标如下。

第一，院内互联：院内信息孤岛越多则得分越低。

第二，院际互联：院际互联互通联接越紧密则得分越高。

第三，第三方互联：与医保中心，商业保险公司，第三方支付（支付宝、微信等），独立检查、检验机构，以及医疗互联网企业等外部第三方机构的联接越紧密得分越高。

第四，大众互联：与大众及患者的互联互动（网上挂号、网上查询检查结果等）越多得分越高。

根据以下指标，做出如下说明。

---

* 庄一强，管理博士，艾力彼医院管理研究中心主任；王彩云，卫生经济学硕士，艾力彼医院管理研究中心；罗永杰，药学硕士，艾力彼医院管理研究中心；唐洪磊，生物统计、环境科学双硕士，艾力彼医院管理研究中心；乐立权，资深软件工程师，艾力彼医院管理研究中心。

第一，排名对象：主要针对中国医院竞争力排行系列的上榜医院及优秀互联互通医院。

第二，数据来源：根据医院自主填报信息核实表及其他渠道信息来源。

第三，数据复核：艾力彼研究人员通过多渠道数据复核并对部分医院进行现场调查、核实。

B.29
名词解释

一　竞争力指数

（一）名词解释

竞争力指数代表某地域（省、自治区、直辖市、省会城市、计划单列市以及地级城市）在分层排名体系中的竞争能力，分为分层竞争力指数和综合竞争力指数。

分层竞争力指数：在四横两纵医院（顶级、省会市属与单列市、地级城市、县级、非公立、中医）排行榜中，某地域进入该分层榜单医院的竞争力之和。

综合竞争力指数：某地域各分层竞争力指数的总和。

（二）计算公式

分层竞争力指数＝某地域分层百强医院得分之和/该层百强医院得分总和。

综合竞争力指数＝某地域各分层竞争力指数乘以权重之后的总和。

（三）范例

在“县级医院排名100强”排行榜中，安徽省入围4家医院，安徽省的县级医院分层竞争力指数为这4家医院得分之和与100强总得分的比值，即

$$\text{安徽省县级医院竞争力指数} = \frac{333.077 + 316.934 + 306.098 + 296.787}{41061.484} \approx 0.031$$

福建省入围 1 家医院，得分为 325.68，则

$$福建省县级医院竞争力指数 = \frac{325.681}{41061.484} \approx 0.008$$

由此说明，安徽省的县级医院竞争力水平高于福建省。

二　均衡指数

（一）名词解释

均衡指数又称 A/B 指数，A 表示某地域某分层入榜医院所在的行政区域数量；B 表示该地域所有行政区域[①]总数。例如：某省有 20 个地级城市，则 B＝20，该省其中 15 个地级城市的医院进入榜单，则该省地级城市医院的均衡指数为 15/20＝0.75。均衡指数表示某地域医疗资源的分布均衡程度，指数越接近 1，医疗资源分布越均衡，越接近 0，医疗资源分布越失衡。

（二）范例

江苏省入围“地级城市医院排名 100 强”医院所在城市共 11 个，则 A 为 11；江苏省共有 12 个地级城市（不包括省会城市），则 B 为 12。因此，江苏省地级城市医院 100 强均衡指数为 0.917。

$$江苏省 100 强均衡指数 = \frac{11}{12} \approx 0.917$$

云南省入围“地级城市医院排名 100 强”医院所在城市只有 1 个，则 A 为 1；云南省共有 15 个地级城市（不包括省会城市），则 B 为 15。因此，云南省地级城市医院 100 强均衡指数为 0.067。

$$云南省 100 强均衡指数 = \frac{1}{15} \approx 0.067$$

---

① 随着分层分类排名目标行政区域的变化而变化，比如县、地级城市、省会城市等。

因此，江苏省医疗资源分布相对均衡，而云南省医疗资源分布很不均衡。

三　三甲医院上榜率

（一）名词解释

三甲医院上榜率只适用于顶级医院的分析，代表某省份的三甲医院进入顶级医院100强榜单的比例。

X = 某省份进入顶级医院100强榜单的医院数
Y = 某省份所有三甲医院的总数
某省份顶级医院的三甲上榜率 = X/Y

（二）范例

陕西省共有三甲医院33家，其中入围顶级医院100强的有4家三甲医院，即

陕西省顶级医院三甲上榜率 = 4/33 = 0.1212

贵州省共有三甲医院27家，其中入围顶级医院100强的有1家三甲医院，即

贵州省顶级医院三甲上榜率 = 1/27 = 0.0370

陕西省的顶级医院三甲上榜率比贵州省高，说明陕西省的三甲医院比贵州省的三甲医院强。

四　榜单评价对象定义

顶级医院：全国最佳综合医院，含中医医院，不含专科医院和部队医院。

省会市属/计划单列市医院：医院位于省会城市和计划单列市，由市卫计委管辖的综合医院、中医医院、市办医学院附属综合医院和该市区级医院。

地级城市医院：位于地级城市（不含省会城市和计划单列市）的综合医院、中医医院、各级医学院附属综合医院和区级医院。

县级医院：位于县域的综合医院、中医医院。

非公立医院：政府持股小于50%的股份制医院，即社会资本（含国有商业资本）控股及改制后医院，包括原创型非公立医院和改制后非公立医院。

中医医院：由各级中医药管理局管辖的综合性中医医院，含中西医结合医院和民族医院。

省域医院：位于省、直辖市、自治区内所有的综合医院、中医医院，不含专科医院和部队医院。

县级专科30强：进入县级医院100强的14个专科包括普外、骨科、泌外、神外、ICU、心内、呼吸、消化、神内、肾内、内分泌、肿瘤内科、妇产科、儿内科。

地级专科30强：进入地级医院100强的16个专科包括普外、骨科、泌外、神外、胸外、ICU、心内、呼吸、消化、神内、肾内、内分泌、肿瘤内科、妇科、产科、儿内科。

医院信息互联互通HIC 100强：主要针对中国医院竞争力排行系列的上榜医院及优秀互联互通医院。

上市医疗服务（医服）企业30强：单独上市的医服企业或上市公司下属能够单独披露医服信息的企业，包括控股或控制管理权的医院、诊所、体检机构。

非公立医院集团50强：在同一个企业集团法人旗下，由该集团控制（全资、控股或可合并报表）的独立法人医院所组成的医院群，不包括无股权关系的医院集团、医联体、医共体。

医养结合机构：拥有“医疗机构执业许可证”的医院与拥有“养老机

构设立许可证”的养老机构位于相同或相邻地区，并拥有同一个法定代表人。

康复医院：康复专科医院，不包括综合医院的康复科。

华人地区最佳医院：涵盖中国大陆、中国台湾、中国香港、中国澳门和新加坡的顶级综合医院，不包含专科医院。

Abstract

Annual Report on China's Hospital Competitiveness (2017 - 2018) is written by the Hong Kong Ailibi Hospital Management Research Center. Editor is Chong Yiqiang. Deputy editors are Liao Xinbo, Wang Xinglin, Liu Zemei. Ailibi has developed several hospital rankings by its own hospital hierarchical evaluation system and thus the book is a collection of horizontal and vertical comparison and study on the rankings in 2017. The book is divided into four parts, which are overall report, the 1st sub-report, the 2nd sub-report and special reports.

The overall report includes two parts. The first part is 16 rankings of China's hospitals management in 2017, including top 100 hospitals in china, top 100 municipal hospitals in capital cities and separately listed cities, top 500 hospitals in prefecture-level cities, top 500 county-level hospitals, top 500 private hospitals, top 500 Chinese medicine hospitals, top 30 hospitals in each province, top 30 county-level specialized hospitals, top 30 prefecture-level specialized hospitals, top 100 hospitals in hospital information connectivity (HIC), top 30 Chinese medical service enterprises in 2016, top 50 hospital groups, top 50 medical care and senior services organizations, top 50 rehabilitation hospitals, top 100 hospitals in overseas Chinese community, index of private hospitals in each province. The second part is hierarchical medical system and analysis of regional development, which includes report of hierarchical medical system through big data analysis, report of HIC accreditation and report of Star Accreditation development.

1stsub report: this part is a collection of studies based on the rankings of the 2016 - 2017 Chinese hospital management with the perspective of the third-party hierarchical evaluation system. It aims to analyze the listed hospitals from the different dimension in geography, economy and focuses on the distribution in each province. This part includes report of county-level hospital, report of hospitals in prefecture-level cities, report of municipal hospitals in capital cities and separately listed cities, report of top 100 hospitals in china and top 100 hospitals in overseas Chinese community, report of Chinese medicine hospitals.

2nd sub report: this part is a collection of reports on seven economic zones such as Northeast, North China, East China, Central China, South China, Northwest, Southwest and also reports on top 30 hospitals in 24 provinces, cities and autonomous regions. On the hand, it can find out the comprehensive competitiveness of each province. On the other hand, it can do a deep study from the rankings in each province to understand the situation of hospitals in the same province.

3rd sub report: this part is special reports on county-level and prefecture-level specialized hospitals. The medical capability of county-level and prefecture-level specialized hospitals is essential to the development of hierarchical medical system, the allocation of medical resources, the improvement of medical equality and availability, the promotion of society harmony. This part will give a comprehensive evaluation of county-level and prefecture-level specialized hospitals from more than 30 indicators in five dimensions.

This last part is special reports for private hospitals, which summarizes the effective way for private hospitals' development. It includes report of index of private hospital development, report of private hospitals and private hospital group, report of medical care and senior services organizations, report of rehabilitation hospitals, analysis of listed medical services enterprises, report of best-valued hospital for investment.

Medical reform hasentered the deep water area. To build a suitable hierarchical medical system is difficult but essential as well. I hope the publishing of the *Annual Report on China's Hospitals Competitiveness* (2017 – 2018) can bring scientific and objective support to the medical industry.

Contents

Ⅰ General Reports

B. 2 Hierarchical Medical System and Analysis of Regional Development

Zhuang Yiqiang, Tang Honglei / 115

Abstract: The passage analyzed the regional balance degree of the hierarchical medical system with the support of the ranking data of Ailibi Chinese hospitals' competitiveness as well as the regional economy and population data. The analytic result indicated that there were various unbalance features in the existing Chinese medical resources, which were chiefly reflected by the unbalanced development among areas, different kinds of hospitals and hospitals of different levels in the same province, etc. The unbalanced distribution of predominant medical resources and the unbalance degree of the development of population and economy bring daunting challenge to the massive health strategy of hierarchical medical system.

Keywords: Hierarchical Medical System; Predominant Medical Resources; Competitiveness; Unbalance of Regional Development

B. 3 Hierarchical Medical System Benchmarks: Big Data Analysis of Hospitals In Every Level

Wang Xinglin, Fang Min and Liu Jianwen / 135

Abstract: The passage mainly analyzes data of top 300 hospitals in prefecture-level cities and top 300 county-level hospitals from 2012 to 2016, to understand the competency and existing problems of benchmarks hospitals of prefecture-level and county-level. As the results show, the numbers of beds and medical staffs in hospitals have been increasing in the past five years. Correspondingly, the total services quantities have been increasing as well and technologies have also been strengthened. Meanwhile the services income has been on a rapid rise, and the hospitals are on a rapid increase period in total. The effect of controlling the percentage of medicine is remarkable. However, the problems of the heavy percentage of income that is not relevant to medical insurance, the rapid rise of the percentage of checkup and weak scientific research are also obvious.

Keywords: Prefecture-level Hospitals; County-level Hospitals; Operation; Specialists

B. 4 Report of Star Accreditation Development in 2017

Liu Hong, Shi Jibin, Liu Zemei, Jiang Xujin,

Chen Zhong and Shan Tao / 165

Abstract: Hospital Star Accreditation Standards (2018) was revised and updated according to fixed revision cycle. The revision was accomplished on the basis of : source of law basis, evidence-based basis and comparison of peer standards. The accreditation standards focus on safety culture, top-level design, communication and sharing between inside and outside of hospitals, and construction of the institution process. After the trial implementation of the new standards, 13 five-star hospitals have been certificated, and altogether 47 hospitals have entered the authentication execution process. While the accreditation was going on, we also carry on Huangpu Internal surveyors Training Camp three phases of the management training for the hospitals managers. The star accreditation has got the approval of the accredited hospitals, and has caused the concern of the industry, which opens the new chapter of Chinese hospitals evaluation by the third party.

Keywords: Hospital Evaluation by Third Party; Local Hospital Accreditation Standards; Huangpu Internal Surveyors Training Camp; Star Accreditation

Abstract: The object of the study of the report was competitiveness of China's hospitals · HIC ranking and HIC accreditation. The passage made a comprehensive demonstration of the development of HIC accreditation, the significance of HIC accreditation and source of the standards, evaluation dimensions, as well as analyzing the top 100 HIC hospitals in 2017. Through the analysis, we can have a better understanding of the current situation of HIC.

Keywords: Hospital Information; Interconnection; HIC Accreditation

Ⅱ 1st Sub-report Reports of Hospitals in Every Level

Abstract: The passage made an analysis about the comprehensive competitiveness evaluation of top 100, top 300 and top 500 county-level hospitals in 2017. The top 100 county-level hospitals centrally distribute in eastern China and are mainly located in Shandong (24 hospitals), Jiangsu (23 hospitals), Zhejiang (15 hospitals). From the view of the average growth rate of competitiveness factors in the past five years, the average grow rate of annual quantity of surgery was the highest (11.2%), and it was much higher than the growth rate of the proportion of senior staffs in all staffs (3.0%), which was the slowest. Among the top 300 and top 500, the quantities of selected hospitals in Shandong, Jiangsu and Zhejiang in eastern China still ranked top three, followed by Hubei in the central China. The competence of county-level hospitals in other provinces remained to be improved, while the problem of imbalance in the development of county-level hospitals still remains.

Keywords: County-level Hospitals; Distribution; Balance Degree

B. 7 Report of Hospitals in Prefecture-level Cities in 2017

Liu Hong, Li Bowen and Liu Jianwen / 205

Abstract: The subjects of the study are general hospitals in prefecture-level cities (provincial capitals and separately listed cities were not included), which contains traditional Chinese medicine hospitals and affiliated general hospitals of medical schools. The passage analyzed the top 100, top 300 and top 500 in prefecture-level cities from the view of regional distribution, competitiveness indexes and equilibrium degree, etc. The outcome of the East China is better than other areas, and Jiangsu, Guangdong are better than other provinces. The top 100 of prefecture-level cities have maintained a good momentum of development in medical technology and allocation of resources, but the phenomenon of inequity in dominant medical resources distribution still exists.

Keywords: Hospitals in Prefecture-level Cities; Competitiveness Indexes; Balance Indexes

B. 8 Report of Municipal Hospitals in Capital Cities and Separately Listed Cities

Yao Shufang, Deng Zhaoying / 221

Abstract: The passage evaluates the comprehensive competitiveness of Chinese municipal hospitals in capital cities and separately listed cities. The regional distribution of the top 100 showed big regional differences, among the east, the middle part and the west. The east is the strongest and the west is the weakest. Inside the seven major areas, the East China is the strongest and the North China is the weakest. Guangzhou, Shenzhen and Xian get relatively stronger competitiveness, and no hospitals in Lasa are selected as the top 100 of municipal hospitals in capital cities and separately listed cities. The unbalanced development problems of Chinese municipal hospitals in capital cities and separately listed cities remain unsolved.

Keywords: Municipal Hospitals in Capital Cities and Separately Listed Cities; Comprehensiveness; Evaluation

B.9 Report of Top 100 Hospitals in China and Top 100 Hospitals in Overseas Chinese Community

Zhuang Yiqiang, Zheng Huirong and Li Qian / 232

Abstract: The passage analyzed top 100 hospitals in China and top 100 hospitals in overseas Chinese community from the view of medical technology, academic influence, resources allocation and hospitals operation, etc. The analytic results indicated that: inside the top 100 hospitals ranking in China, Beijing, Shanghai, Guangdong have the most quantities of hospital; in the chart of the top hospitals in overseas Chinese community, the number of hospitals in the mainland is ascendant, and most of them are public hospitals. By comparison, private hospitals in Taiwan, Hongkong, Macao and New Zealand are relatively more competitive, and they all get private hospitals ranked in the top 100. As to the ratio of the staffs in one patient bed (the number of the staffs in the hospitals/ the numbers of the beds in the hospitals), Singapore gets the highest ratio, which reaches 7.03, and the number of the mainland is only 1.74, which ranks the last.

Keywords: Top Hospitals; Overseas Chinese Community; Competitiveness; Academic Influence

Abstract: The passage analyzes Chinese medicine hospitals (including hospitals of integrated Chinese and western medicine and minority hospitals) from the view of hospitals distribution, balance degrees and competitiveness, etc. The East China area has an obvious advantage over the seven areas, and among the east, west and the middle areas, the East has the same obvious advantages. The distribution of top 500 hospitals in the eastern, central and western regions is similar to those in the top 100. Policies, economics, populations and education resources have a deep influence on the development of Chinese medicine hospitals.

Keywords: Chinese Medicine Hospitals; Regional Distribution; Competitiveness Elements

Ⅲ 2nd Sub-report Report of Different Regions

Abstract: The report mainly analyzed the comprehensive competitiveness of hospitals in the northeast area (Heilongjiang, Jilin, Liaoning), through the comparison and analysis of six hospitals rankings of the four vertical and two horizontal (top hospitals, municipal hospitals in capital cities and separately listed cities, prefecture-level cities hospitals, county-level hospitals, private hospitals, Chinese medicine hospitals), to study the distribution of medical resources of all provinces of the region. From the view of regional competitiveness, northeast area ranks the fifth in the seven regions; in the view of provincial competitiveness, Liaoning province is the strongest in the northeast area. Competitiveness of the top hospitals in northeast region has been improved.

Keywords: Northeast Area; Hospitals Competitiveness; Medical Resources; Balance Analysis

Abstract: By analyzing and evaluating the comprehensive competitiveness of charts in North China area from the view of provincial distribution, top hospitals distribution, the distribution balance degree of hospitals in prefecture-level cities and county-level cities, distribution of prefecture-level cities in provincial charts, the passage finds that the competitiveness of the North China area ranks the fourth among the seven areas, which is in the middle. Beijing has both the most abundant high quality medical resources and the largest number of hospitals in the top 100 hospitals. The distribution degree of the county-level hospitals in Hebei, Shandong and Neimenggu remains to be improved. In the distribution of prefecture-level cities in the provincial charts, the high quality medical resources in each province mainly concentrate on the provincial cities.

Keywords: North China area; Hospitals Competitiveness; Medical Resources; Balance Degree

Abstract: The report mainly analyzes the comprehensive competitiveness of hospitals in central China (Henan, Hubei, Hunan), by means of comparing and analyzing the six hospitals ranking charts of four vertical and two horizontal (top hospitals, municipal hospitals in capital cities and separately listed cities, hospitals in prefecture-level cities, hospitals of county-level cities, private hospitals, Chinese medicine hospitals), and studying the distribution of medical resources of each province in the area. The comprehensive competitiveness of hospitals in central China area ranked third in the seven areas of our country, and the numbers of municipal hospitals in capital cities and separately listed cities and private hospitals on the lists decreased over the same period.

Keywords: Central China Area; Hospitals Competitiveness; Medical Resources; Balance Degree

Abstract: The report mainly analyzed the comprehensive competitiveness of hospitals in East China (Shanghai, Jiangsu, Zhejiang, Anhui, Fujian, Jiangxi, Shandong), by means of comparing and analyzing the six hospitals ranking charts of four vertical and two horizontal (top hospitals, municipal hospitals in capital cities and separately listed cities, hospitals in prefecture-level cities, hospitals of county-level cities, private hospitals, Chinese medicine hospitals), and studying the distribution of medical resources in each province and municipal cities in the area. The comprehensive competitiveness of hospitals in east China ranks the first among the seven areas of our country, and the medical strength of Shanghai is in the lead, the comprehensive competitiveness of Jiangsu, Zhejiang, Shandong located in the second, third and fourth place in the country. Jiangsu, Zhejiang and Shandong have more hospitals of four vertical and two horizons on the lists, and also a higher balance degree and a better distribution of regional medical resources.

Keywords: Hospitals Competitiveness; Medical Resources; Balance Degree; East China Area

B. 15　Report of China's Hospitals Competitiveness (South China)　*He Yongqi, Gao Rong and Liu Jianhua* / 295

Abstract: The report mainly analyzed the comprehensive competitiveness of hospitals in South China (Guangdong, Guangxi, Hainan), by means of comparing and analyzing the six hospitals ranking charts of four vertical and two horizontal (top hospitals, municipal hospitals in capital cities and separately listed cities, hospitals in prefecture-level cities, hospitals of county-level cities, private hospitals, Chinese medicine hospitals), and studying the distribution of medical resources in each province of the area. The comprehensive competitiveness of hospitals in the south China area ranks second among the seven areas in our country, the numbers of both top hospitals and municipal hospitals in capital cities and separately listed cities increased over the same period. The medical resources in the area mostly concentrates on the pearl river delta region, and the concentration ratio is high, while the balance degree of county-level hospitals is relatively low.

Keywords: South China Area; Hospitals Competitiveness; Medical Resources; Balance Degree

B. 16　Report of China's Hospitals Competitiveness (Northwest China)　*Zhang Juanjuan, Tian Bin and Chen Lan* / 303

Abstract: The report uses hierarchical classification method to analyze the regional competitiveness of hospitals in Northwest China (including Shanxi, Xinjiang, Gansu, Ningxia, Qinghai). The comprehensive competitiveness of hospitals in northwest area is relatively low, which is at the end of the rankings among the seven areas, the competitiveness of top hospitals, prefecture-level hospitals and county-level hospitals was the lowest among the seven areas, while the development of private hospitals and Chinese medicine hospitals had a comparative advantage, but the development of hospitals in prefecture-level cities had made breakthroughs. As to the balance degree, apart from Shanxi province, the balance degree of hospitals in prefecture-level cities and county-level cities of other provinces is very low; the balance degree of the top 30 in Shanxi province is the highest, and the balance degree of the top 30 in Xinjiang is close to those in Gansu; the overall balance degree of the provincial top 10 in northwest area is relatively low, which mainly concentrates on the provincial cities.

Keywords: Northwest China; Competitiveness; Balance Degree

Abstract: The subjects in the study are hospitals in the Southwest China (Sichuan, Guizhou, Yunnan, Chongqing), by means of comparing the chart of four vertical and two horizontal comprehensively, and analyzing regional competitiveness, provincial competitiveness and top 30 hospitals in each province. The regional competitiveness of southwest area ranks the fifth among the seven areas, which is in the middle and lower reaches, and the distribution of the high quality medical resources in the region is relatively uneven.

Keywords: Southwest Area; Regional Distribution; Competitiveness Index; Balance Degree

Ⅳ 3rd Sub-report Specialized Hospitals

Abstract: The passage analyzes the data of top 30 in the county-level specialized hospitals: the hospitals of the top 30 of the county-level surgery come from the top 60 of comprehensive ranking of county-level hospitals. The top 30 of county-level specialized hospitals are mainly located in 10 provinces like Jiangsu, Zhejiang, Shandong, Guangdong. As to the model specialists of the county-level hospitals, the top 30 of the county-level specialists have excellent performance in aspects like the size of the specialists, medical technology and resources allocation. However, problems like high utilization rate of the bed and low ratio of nurses and beds still exist. Further accumulation and precipitation and the promotion of the reconstruction of specialists still needed to be done by hospitals in county-level cities, to build high quality specialists that meet the need of both the development of county-level hospitals and county patients.

Keywords: County-level Hospitals; Surgery Ranking; Internal Medicine Ranking

B. 19 Report of Prefecture-level Specialized Hospitals

Liu Jianwen, Li Bowen and Zhuang Yiqiang / 352

Abstract: The passage analyzes the data of 16 specialists in top 30 of prefecture-level hospitals. The top 30 of prefecture-level specialized hospitals come from the top 60 of the comprehensive ranking of prefecture-level hospitals, competitiveness of specialists is relatively high, but problems like the relatively low ratio of doctors and beds and the low rate of nurses and beds, the overburden of working pressure of staffs, over pressure of beds are obvious, and the services stress needs to be further relieved, while the diagnosis and treatment of disease structure needs to be optimized as well.

Keywords: Hospitals in Prefecture-level Hospitals; Ranking of Surgery; Ranking of Internal Medicine

V Special Reports: Private Hospitals

Abstract: The index of private hospitals development reveals the current situation of private hospitals in our country. Since the new medical reform has begun, private hospitals have acquired more opportunities of development and remarkable process, but the development pattern of private hospitals still have a considerable space for development, compared to the governmental hospitals that have strong monopoly position so far. Their gap is still very wide.

Keywords: Development Index of Private Hospitals; Private Hospitals; Regional Development

Abstract: For the past few years, under the encouragement and support of the related policies, the private hospitals in our country develop rapidly, and the number of private hospitals have exceeded governmental hospitals for two years. Under the intense market competition, more and more hospitals enter the developmental pattern of hospital group from single hospital. Collectivization and company listing are the two main paths for the development of private hospitals. The report aims at studying the development of private hospitals and private hospital group by means of analyzing comprehensive competitiveness and regional distribution. According to the analysis of the number of organizations on the list, competitiveness and the number of organizations of private hospitals distribute in three layers of gradients; East China has the largest number of private hospital group among the seven areas, as to provinces, Jiangsu and Zhejiang have more private hospital groups in the charts, as to cities, Beijing, Shanghai and Wuhan have more private hospital groups on the lists.

Keywords: Private Hospitals; Private Hospital Groups; Competitiveness Factors; Regional Distribution

Abstract: In recent years, with the situation of aging and high breakout rate of chronic diseases, our country formulated and promulgated related policies to encourage the establishment of private hospitals, to promote integration of medical care service and elderly care service and the development of rehabilitation. The report mainly analyzes the comprehensive competitiveness of medical care and senior services organizations as well as rehabilitation hospitals all over the country, through the comparison and analysis of the characteristics and regional distribution of organizations on the lists, to study the reconstruction and regional distribution of medical care and senior services organizations as well as rehabilitation hospitals. In the respect of integration of medical care service and elderly care service, the East, North, Central and Southwest have more organizations in the charts, and also have organizations on the list of every gradient. The private medical care and senior services organizations take up 76%, and secondary hospitals take up 58%. Rehabilitation is in the early stage of industrial development, the East, North and Central have more rehabilitation hospitals on the list, and the competitiveness of private rehabilitation hospitals in these areas was relatively stronger.

Keywords: Integration of Medical Care Service and Elderly Care Service; Rehabilitation Hospitals; Competitiveness Index; Regional Distribution

Abstract: In 2017, there is no new independent IPO enterprises of A-share lists, but the activities of quoted companies purchasing hospitals are quite positive, which adopted various forms like horizontal collaboration, vertical merge and cross-border investment. Given the particularity of medical service industry, the payment was mainly by cash. It is estimated that the trend of merging will be further maintained in 2018, and the position of large medical service enterprises will be prominently protruding.

Keywords: Quoted Companies; Hospitals; Merging; A-share

Abstract: Since 2013, as the place where medical services companies go IPO, Hong Kong stock market have become more and more active and mature, gradually formed the plate effect of medical services companies in Hong Kong main board. At the same time, compared to the local Hong Kong medical services companies that took up the majority of the quantities of going IPO in Hong Kong stock market, from the view of financing scale, market value and price earnings ratio, medical services companies in mainland are the main force of Hong Kong stock market, and also have been recognized by investors in Hong Kong capital market. The passage analyzes the cases of Chinese medical services companies go IPO in Hong Kong stock market like Kanghua healthcare, New Century healthcare, Hongherenai healthcare, and analyzes their services, listing structure, investment highlights and issuing situation, as well as briefly introduce the problems that medical services companies Hong Kong stock IPO mainly focuses on.

Keywords: Medical Services Companies; Hong Kong Stock; IPO

Abstract: Driven by the new medical reform, and led by the technology of big data and artificial intelligence, the number of private hospitals increased sharply, social capitals of all parties laid out medical service field zealously, and the merging activities were increasingly frequent. The passage mainly studies the important assessment factors of hospitals' investment value, and discusses the basic theory and operation of the platform of best-valued hospital for investment.

Keywords: Private Hospitals; Investment Value; Investment Ratings

Ⅵ Appendix

皮书起源

“皮书”起源于十七、十八世纪的英国，主要指官方或社会组织正式发表的重要文件或报告，多以“白皮书”命名。在中国，“皮书”这一概念被社会广泛接受，并被成功运作、发展成为一种全新的出版形态，则源于中国社会科学院社会科学文献出版社。

皮书定义

皮书是对中国与世界发展状况和热点问题进行年度监测，以专业的角度、专家的视野和实证研究方法，针对某一领域或区域现状与发展态势展开分析和预测，具备原创性、实证性、专业性、连续性、前沿性、时效性等特点的公开出版物，由一系列权威研究报告组成。

皮书作者

皮书系列的作者以中国社会科学院、著名高校、地方社会科学院的研究人员为主，多为国内一流研究机构的权威专家学者，他们的看法和观点代表了学界对中国与世界的现实和未来最高水平的解读与分析。

皮书荣誉

皮书系列已成为社会科学文献出版社的著名图书品牌和中国社会科学院的知名学术品牌。2016 年，皮书系列正式列入“十三五”国家重点出版规划项目；2013~2018 年，重点皮书列入中国社会科学院承担的国家哲学社会科学创新工程项目；2018 年，59 种院外皮书使用“中国社会科学院创新工程学术出版项目”标识。

S 基本子库
UB DATABASE

中国社会发展数据库（下设 12 个子库）

全面整合国内外中国社会发展研究成果，汇聚独家统计数据、深度分析报告，涉及社会、人口、政治、教育、法律等 12 个领域，为了解中国社会发展动态、跟踪社会核心热点、分析社会发展趋势提供一站式资源搜索和数据分析与挖掘服务。

中国经济发展数据库（下设 12 个子库）

基于“皮书系列”中涉及中国经济发展的研究资料构建，内容涵盖宏观经济、农业经济、工业经济、产业经济等 12 个重点经济领域，为实时掌控经济运行态势、把握经济发展规律、洞察经济形势、进行经济决策提供参考和依据。

中国行业发展数据库（下设 17 个子库）

以中国国民经济行业分类为依据，覆盖金融业、旅游、医疗卫生、交通运输、能源矿产等 100 多个行业，跟踪分析国民经济相关行业市场运行状况和政策导向，汇集行业发展前沿资讯，为投资、从业及各种经济决策提供理论基础和实践指导。

中国区域发展数据库（下设 6 个子库）

对中国特定区域内的经济、社会、文化等领域现状与发展情况进行深度分析和预测，研究层级至县及县以下行政区，涉及地区、区域经济体、城市、农村等不同维度。为地方经济社会宏观态势研究、发展经验研究、案例分析提供数据服务。

中国文化传媒数据库（下设 18 个子库）

汇聚文化传媒领域专家观点、热点资讯，梳理国内外中国文化发展相关学术研究成果、一手统计数据，涵盖文化产业、新闻传播、电影娱乐、文学艺术、群众文化等 18 个重点研究领域。为文化传媒研究提供相关数据、研究报告和综合分析服务。

世界经济与国际关系数据库（下设 6 个子库）

立足“皮书系列”世界经济、国际关系相关学术资源，整合世界经济、国际政治、世界文化与科技、全球性问题、国际组织与国际法、区域研究 6 大领域研究成果，为世界经济与国际关系研究提供全方位数据分析，为决策和形势研判提供参考。